Diagnostic Imaging of Congenital Heart Defects
Diagnosis and Image-Guided Treatment

先天性心脏病影像诊断与影像引导介入治疗

原著 ［德］Matthias Gutberlet

主译 黄国英 刘 芳

中国科学技术出版社
·北 京·

图书在版编目（CIP）数据

先天性心脏病影像诊断与影像引导介入治疗 /（德）马蒂亚斯·古特贝勒特 (Matthias Gutberlet) 原著；黄国英, 刘芳主译 . -- 北京 : 中国科学技术出版社 , 2024. 11. -- ISBN 978-7-5236-0968-2

Ⅰ . R541.1

中国国家版本馆 CIP 数据核字第 2024U81A76 号

著作权合同登记号：01-2024-1552

Copyright © 2020 of the original English language edition by Georg Thieme Verlag KG, Stuttgart, Germany.
Original title: *Diagnostic Imaging of Congenital Heart Defects: Diagnosis and Image-Guided Treatment, 1e*
By Matthias Gutberlet.

Illustrator: Martin Hoffmann, Neu-Ulm, Germany

《先天性心脏病影像诊断与影像引导介入治疗》（第 1 版）英文原版由德国斯图加特的 Georg Thieme Verlag KG 于 2020 年出版，版权归其所有。
作者：[德] 马蒂亚斯·古特贝勒特（Matthias Gutberlet）。
插画绘制：[德] 马丁·霍夫曼（Martin Hoffmann）。

策划编辑	孙　超　张凤娇	
责任编辑	张凤娇	
装帧设计	佳木水轩	
责任印制	徐　飞	

出　　版	中国科学技术出版社	
发　　行	中国科学技术出版社有限公司	
地　　址	北京市海淀区中关村南大街 16 号	
邮　　编	100081	
发行电话	010-62173865	
传　　真	010-62179148	
网　　址	http://www.cspbooks.com.cn	

开　　本	889mm×1194mm　1/16	
字　　数	478 千字	
印　　张	19.5	
版　　次	2024 年 11 月第 1 版	
印　　次	2024 年 11 月第 1 次印刷	
印　　刷	北京盛通印刷股份有限公司	
书　　号	ISBN 978-7-5236-0968-2 / R·3326	
定　　价	218.00 元	

译者名单

主　译　黄国英　刘　芳

副主译　储　晨

译校者　（以姓氏笔画为序）

王　凤　国家儿童医学中心 / 复旦大学附属儿科医院

刘　芳　国家儿童医学中心 / 复旦大学附属儿科医院

孙淑娜　国家儿童医学中心 / 复旦大学附属儿科医院

孙景巍　蚌埠市第一人民医院 / 蚌埠市儿童医院

何　岚　国家儿童医学中心 / 复旦大学附属儿科医院

张　璟　国家儿童医学中心 / 复旦大学附属儿科医院

张立凤　国家儿童医学中心 / 复旦大学附属儿科医院

林怡翔　国家儿童医学中心 / 复旦大学附属儿科医院

赵　璐　国家儿童医学中心 / 复旦大学附属儿科医院

赵趣鸣　国家儿童医学中心 / 复旦大学附属儿科医院

胡喜红　国家儿童医学中心 / 复旦大学附属儿科医院

高　燕　国家儿童医学中心 / 复旦大学附属儿科医院

黄国英　国家儿童医学中心 / 复旦大学附属儿科医院

曹银银　国家儿童医学中心 / 复旦大学附属儿科医院

梁雪村　国家儿童医学中心 / 复旦大学附属儿科医院

储　晨　国家儿童医学中心 / 复旦大学附属儿科医院

曾子倩　国家儿童医学中心 / 复旦大学附属儿科医院

戴广安　国家儿童医学中心 / 复旦大学附属儿科医院

内容提要

　　本书引进自 Thieme 出版社，全面介绍了近年来先天性心脏病影像学及介入治疗学的新技术、新进展，辅以 1100 余幅高清图像，图文并茂，便于理解和阅读。全书共 5 章，内容从简入繁，循序渐进，包括先天性心脏病的胚胎发育及分类、外科与介入手术治疗、影像诊断，以及每一类先天性心脏病的影像学表现和基于影像的干预策略，还提供了心脏影像学测量的标准参考值。本书对于学习和掌握先天性心脏病影像诊疗知识具有极大帮助，可作为心脏病学及医学影像学相关学科从业者的常备参考书。

主译简介

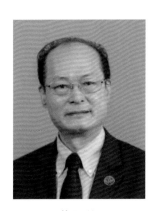

黄国英

　　医学博士，主任医师，教授，博士研究生导师，国家儿童医学中心／复旦大学附属儿科医院心血管中心学科带头人，复旦大学附属儿科医院前任院长。现任复旦大学上海医学院儿科学系主任，上海市出生缺陷防治重点实验室主任，国家儿科及小儿外科专业医疗质量控制中心主任，新生儿先天性心脏病筛查国家级项目管理办公室主任，中国医师协会儿科医师分会会长，中华医学会罕见病分会副主任委员，中华医学会儿科学分会副主任委员、心血管学组组长，以及 *Pediatric Medicine*、《中华儿科杂志》、*Chinese Medical Journal*、*Science Bulletin* 等学术期刊主编、副主编和编委。主持重要科研项目 30 余项，包括"十三五"和"十四五"国家重点研发计划"生殖健康及重大出生缺陷防控研究"和"生育健康及妇女儿童健康保障"重点专项、国家自然科学基金重点项目、中国医学科学院医学与健康科技创新工程项目等，在 *Lancet*、*Annals of Internal Medicine*、*Circulation*、*Nature Communication* 等学术刊物发表论文 500 余篇，主编、副主编专著和教材 31 部。以第一排名荣获上海市科学技术进步一等奖等奖项 7 项。享受国务院政府特殊津贴，荣获国家卫生健康委有突出贡献中青年专家、中国医院协会中国医院优秀院长、全国卫生系统先进工作者、中国儿科医师奖、上海医学发展杰出贡献奖、上海市市长质量奖和谈家桢临床医学奖等荣誉。

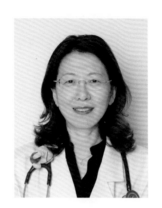

刘 芳

　　医学博士，主任医师，教授，博士研究生导师，国家儿童医学中心 / 复旦大学附属儿科医院心血管中心主任、心内科主任。中国医师协会儿科医师分会心血管学组副组长，中华医学会儿科学分会心血管学组秘书，上海市医学会儿科分会心血管学组副组长，国家儿童医学中心心血管专科联盟副主任委员。从事儿童心血管临床工作 30 余年，先后主持国家自然科学基金 2 项、上海市自然科学基金及其他省部级基金 6 项，参与多项国家级及省部级重大项目研究。以第一作者及通讯作者身份发表医学论文 80 余篇，主译《实用小儿心脏病学》（第 5 版、第 6 版）及《小儿心脏病手册》，参编儿科学专著 10 余部。

原书参编者

原 著

Matthias Gutberlet, MD, PhD, EBCR
Professor of Cardiac Imaging
Chair, Department of Diagnostic and Interventional Radiology
Heart Center Leipzig
University Leipzig
Leipzig, Germany

参编者

Hashim Abdul-Khaliq, MD
University Professor
Clinic for Pediatric Cardiology
Saarland University Hospital
Homburg, Germany

Farhad Bakhtiary, MD
Associate Professor
Department of Cardiac Imaging
Leipzig Heart Center
University Hospital Leipzig
Leipzig, Germany

Philipp Beerbaum, MD
University Professor
Department of Pediatric Cardiology
Intensive Care Clinic
Hannover Medical School
Hannover, Germany

Petra Böttler, MD
Pediatric Practice
Freiburg, Germany

Jens Bremerich, MD, EBCR
Associate Professor
Department of Medical Radiology
University Hospital of Basel
Basel, Switzerland

Arno Bücker, MD, MSc
University Professor
Department of Diagnostic and Interventional
Radiology Clinic
Saarland University Hospital
Homburg, Germany

Ingo Dähnert, MD
University Professor
Clinic of Pediatric Cardiology

Leipzig Heart Center
University Hospital Leipzig
Leipzig, Germany

Joachim G. Eichhorn, MD
Associate Professor
Clinic of Pediatric and Adolescent
Leverkusen Hospital
Leverkusen, Germany

Florentine Gräfe, MD
Senior Physician
Clinic of Pediatric Cardiology
Leipzig Heart Center
University Hospital Leipzig
Leipzig, Germany

Gerald F. Greil, MD, PhD
University Professor
Department of Pediatrics
Children's Medical Center
UT Southwestern Medical Center
Texas, USA

Matthias Grothoff, MD, EBCR
Associate Professor
Department of Diagnostic and Interventional
Radiology
University Hospital Leipzig
Leipzig Heart Center
Leipzig, Germany

Jan Janoušek, MD, PhD
Chief
Children's Heart Centre
2nd Faculty of Medicine
Charles University
Motol University Hospital
Prague, Czech Republic

Willi A. Kalender, MD
University Professor
Institute of Medical Physics
University of Erlangen-Nuremberg
Erlangen, Germany

Christian Kellenberger, MD
Associate Professor
Department of Pediatric Radiology
Children's Hospital Zurich - Eleonore Foundation
Zürich, Switzerland

Martin Kostelka, MD
University Professor
Clinic of Cardiac Surgery
Leipzig Heart Center
University Hospital Leipzig
Leipzig, Germany

Titus Kühne, MD
Associate Professor
Department of Congenital Heart Disease
German Heart Institute Berlin
Pediatric Cardiology
Berlin, Germany

Eberhard Künzel, MD
Department of Diagnostic and Interventional
Radiology
Leipzig Heart Center
University Hospital Leipzig
Leipzig, Germany

Heiner Latus, MD
Department of Congenital Heart Disease
German Heart Institute Berlin
Munich, Germany

Lukas Lehmkuhl, MD, EBCR
Associate Professor

Department of Diagnostic and Interventional
Radiology
Leipzig Heart Center
University Hospital Leipzig
Leipzig, Germany

Joachim Lotz, MD
University Professor
Institute for Diagnostic and Interventional
Radiology
University of Göttingen
Göttingen, Germany

Philipp Lurz, MD
Associate Professor
Department of Congenital and Genetic
Heart Defects
University Hospital Leipzig
Leipzig Heart Center
Leipzig, Germany

Marcus Makowski, MD
Associate Professor
Department of Radiology
Charité – Universitätsmedizin Berlin

Berlin, Germany

Friedrich Wilhelm Mohr, MD
University Professor
University Hospital Leipzig
Leipzig Heart Center
Department of Cardiac Surgery
Leipzig, Germany

Nicole Nagdyman, MD
Associate Professor
German Heart Center Munich
Department of Pediatric Cardiology
Munich, Germany

Axel Rentzsch, MD
Saarland University Hospital
Pediatric Cardiology Clinic
Homburg, Germany

Samir Sarikouch, MD
Associate Professor
Department of Cardiothoracic, Transplant,
and Vascular Surgery
Hannover Medical School
Hannover, Germany

Achim A. Schmaltz, MD
University Professor
Department of Pediatric Cardiology
Essen University Hospital
Essen, Germany

Wolfgang Schmidt, MD†
University Professor
Department of Anatomy
University Hospital Leipzig
Leipzig, Germany

Erich Sorantin, MD
University Professor
Department of Radiology
Medical University of Graz
Graz, Austria

Michael Steinmetz, MD
Pediatrician
Pediatric Cardiology and Intensive Care Clinic
University Medical Center Göttingen
Heart Center
Göttingen, Germany

原 书 序

Diagnostic Imaging of Congenital Heart Defects: Diagnosis and Image-Guided Treatment 一书主要介绍了先天性心脏病（常见及复杂疑难病）及常见心肌病的全部影像诊疗技术，并辅以丰富的临床病例影像资料及翔实的图解。

几十年前，因为患儿存活率极低，先天性心脏病并未成为医学界关注的焦点，但目前儿童和成人先天性心脏病诊疗已成为心内科、心外科、重症医学、麻醉学和医学影像学多学科合作的重点领域。也正是这种跨学科的合作，促进了医学影像技术的高质量发展，使其在诊断先天性心脏缺陷、识别后续疾病或残余问题，以及指导实施治疗方案等方面具有决定性的作用。

病种繁杂是先天性心脏病的特点之一，这也体现在其具有 70 个不同的 ICD-10 编码（WHO 国际疾病和相关健康问题统计分类）和 206 个 IPCC 编码［国际儿童先天性心脏病外科命名委员会（ISNPCHD）的国际儿童先天性心脏（IPCC）编码，www.ipccc.net］。因此，精确的影像诊断需要医师十分熟悉先天性心脏病的病理解剖并有深刻的理解。

多数情况下，先天性心脏病患者在一生中需要接受多种纠正或姑息治疗。机体的生长和退化会导致形态和功能发生改变。只有通过精确的成像，才能及时判断治疗效果，并观察心脏形态和功能的改变。为了有效实施各种医学成像，进而全面评估疾病，医生需要充分了解先天性心脏病的各种治疗方法。

随着医疗科技的发展，治疗方法不断进步，临床对先天性心脏病的胚胎发育和遗传基础的知识需求日益增加，需要有明确的命名法来描述各种心脏缺陷之间的关系和差异，尤其是在科学研究领域。多年来，ISNPCHD 一直致力于这项工作。以大动脉转位为例，其并不足以描述心脏缺陷的类型，需要准确地将其命名为"室间隔完整的完全性大动脉转位"（TGA IVS）或"先天性矫正型大动脉转位"（ccTGA）。

本书极好地概述了先天性心脏病从诊断到治疗的多种影像诊断模式。最初，心脏成像多应用于后天获得性心脏病的诊断，主要是左心室的病变。成人与儿童心脏的评估方法和要点并非一一对应，尤其是先天性心脏病，成人侧重于右心室和肺循环的评估。这一问题正在通过"先天性心脏病协作网络"（Competence Network for Congenital Heart Defects）解决，并积极推动医疗行业整体以合理的方式、规范实施先天性心脏病的影像学检查。多学科协作在先天性心脏病协作网络建设中做出了重大贡献，书中也详细介绍了这些方面的内容。

在此，感谢为本书出版工作做出贡献的所有人，相信本书有助于加深广大医学同仁对先天性心脏病的认识与了解。

Ulrike Bauer, MD
Managing Director,
Kompetenznetz Angeborene Herzfehler e. V.

译者前言

先天性心脏病（简称"先心病"）是导致我国婴幼儿死亡的主要先天性疾病之一，也是儿科医师，尤其是从事儿童心血管疾病诊治的医师最为关注的疾病之一。目前，先心病的诊治已成为心内科、心外科、重症医学、医学影像学和麻醉学等多学科合作的代表性领域。医学影像技术的飞速发展为临床先心病的诊断、治疗和随访工作提供了十分有力的支持。临床和影像医师都需要不断更新和提高对先心病影像学知识的了解和应用能力，以提升先心病的诊治水平。

当看到 Gutberlet 教授主编的 *Diagnostic Imaging of Congenital Heart Defects: Diagnosis and Image-Guided Treatment* 一书后，我们决定将它翻译出来并推荐给国内同行。这本书与其他有关先心病的专著不同，其内容侧重于先心病的影像诊断及其在临床中的应用。书中全面介绍了影像学技术的基础知识，尤其注重与临床相关的部分；详细描述了各类常见、少见和复杂先心病从诊断到治疗的多种影像诊断模式，展现了丰富的影像资料，并配有详尽的注释，同时还涵盖了心肌病、心肌炎、川崎病等其他重要心血管疾病的影像诊断知识。此外，本书开头还简明扼要地介绍了心脏的胚胎发育、节段诊断及先心病外科手术相关基础知识，有助于读者理解后面的主体内容。

感谢复旦大学附属儿科医院心血管中心的同仁为本书翻译做出的贡献，同时感谢每一位为本书出版工作做出贡献的人。希望本书的翻译出版能有助于提高广大医师对先心病及其他儿童心血管疾病影像学知识的认识水平，以及应用影像诊断、治疗疾病的能力。

在翻译过程中，我们尽可能遵照原书原意，专业词汇的翻译尽可能遵循国际规范，但由于中外术语规范及语言表达习惯有所不同，中文翻译版中可能遗有疏漏之处，敬请广大读者批评指正。

国家儿童医学中心 / 复旦大学附属儿科医院　黄国英　刘　芳

原书前言

Diagnostic Imaging of Congenital Heart Defects: Diagnosis and Image-Guided Treatment 一书所涉及的疾病谱非常广泛，涵盖相关常见病、罕见病及复杂疑难病。本书并非常规的先天性心脏病学教科书，其更注重在基础医学知识与临床专业技能之间保持一种平衡。本书也不是一部单纯的图谱，在展现多种形式的影像资料时，均配有全面的相关说明，如取材医院、诊断和治疗等。

对于先天性心脏病而言，胚胎发育是一个重要因素。因此，本书的第 1 章主要介绍了胚胎学相关内容。此外，书中也介绍了目前多种主要的治疗技术手段。从作者和出版者的角度出发，基于可靠的资料向读者慎重地提出建议，帮助大家选择最优的诊疗方案，是我们编写此书的初衷。书中还包括一些目前尚未广泛普及但极具前景的新技术。

尽管参编者众多，但我们在编写过程中尽可能统一结构体例，以保证书稿的可读性，以简明的版式设计突出重点内容。此外，先天性心脏病的统一命名非常重要，尤其是在保证内容质量方面，但本书是由临床医师和来自各领域的影像诊断医师基于日常临床实践所写，而在日常临床实践中，在不影响患者医疗的情况下，对先天性心脏病的分类可能并没有那么精确和一致。

本书的内容几乎囊括了先天性心脏病影像诊断与影像引导介入治疗相关的各个方面。尽管可能还存在一些不足，但我们相信本书仍不失为一部内容全面且值得阅读的优秀参考书。

我们非常感谢您在阅读本书后给予反馈，并期待与广大读者进行交流和探讨，包括为本书后续版本更新提出宝贵的建议。

Matthias Gutberlet, MD, PhD, EBCR

致 谢

多学科协作是医学领域的有效模式，尤其对于不断发展的各个亚专业，更需要定期开展多学科交流。没有哪一个人能够学习并传授某医学专业或亚专业领域的全部知识，对于相对较少见的疾病（如先天性心脏病）尤其如此。因此，我们努力为本书的每一章组建多学科的作者团队。来自美国、德国、奥地利、瑞士和捷克等国的各学科专家参与了本书的创作，他们的专业领域涉及解剖学、心外科、儿科、心内科、物理学、放射学，甚至是电生理学。我谨向所有作者表示深切和真诚的感谢，感谢大家在书稿创作期间的不懈努力，以及奉献精神。

如果没有 Stephan Konnry 及其同事的支持，我们将不会如此圆满、顺利地完成本书的出版。本书的出版人 Apoorva 女士和所有编辑们与作者团队反复沟通，并提出了宝贵建议，在此一并感谢。此外，特别感谢 Thieme 出版社的设计部门，他们完美实现了复杂的设计要求。

多学科协作的概念，正如我在临床实践及在与先天性心脏病协作网络项目合作中所熟知的那般，是本书的重要基础。为此，我要衷心感谢 Peter Lange 博士，他是先天性心脏病协作网络的创始人，同时也是我的导师。此外，我还要感谢先天性心脏病协作网络及其总负责人 Ulrike Bauer 博士给予的支持和帮助。

再次感谢所有作者和编辑，也要感谢我的所有同事，尤其是 Leipzig 心脏中心附属医院的同事，感谢他们提供了如此优秀、高质量的影像资料。

我希望所有读者都能在阅读此书时感到愉悦且开卷有益。

Matthias Gutberlet, MD, PhD, EBCR

献 词

谨以本书献给我的妻子 Petra Matouschek。

目　录

第1章 心脏发育和先天性心脏病的分类
Cardiogenesis and Classification of Congenital Heart Defects

Eberhard Kuenzel   Wolfgang Schmidt   著

赵趣鸣 译   刘 芳 校

一、心脏发育

对心脏及其相邻血管系统的正常形态发生和发生的时间顺序有深入的了解（表 1-1）将有助于理解复杂先天性心脏病。在寻找先天性缺陷成因的过程中，确定缺陷形成的时期非常重要（表 1-2）。在这些生长发育时期，多种不同的致病机制可能导致相同的畸形。

（一）心前发育阶段（排卵后 1～2 周）

在心前期（图 1-1A）将形成一个原始的循环系统，以保证胚胎获得营养。一旦达到 0.1mm 的厚度，胚胎就不能单独通过扩散来获取营养。胚胎血岛逐渐融合形成一个原始的网状毛细血管系统。自发育的第 3 周起，成血管细胞从卵黄囊群一并迁移，然后形成简单的内皮管。这些内皮管随后在体液和血流动力学因素影响下发生增殖、分化和退化，逐渐转变成最终的器官型血管模式。

（二）心脏发育阶段（排卵后 3～8 周）

真正的心脏发育始于胚胎约 1.5mm 长时，形成马蹄形生心板（表 1-1）。在胚盘发育和背侧神经管大量生长的过程中，生心板向腹侧尾部移位。之后，腹侧胸壁在外胚层上方的心包腔上闭合。胚胎外和胚胎内血管丛融合形成一个单一的三层心管（图 1-1B），该结构长约 1mm，由内部的心内膜层、外部的心外膜肌层和中间的凝胶状基质区（心胶质）组成。最初拉长的心管通过一个宽的心系膜向背侧连接到浆液性心外膜腔。在此阶段，脑动脉和尾静脉的血管极已经可以区分。胚胎外和胚胎内的静脉分支回流入位于横膈的静脉血管极。排卵后第 22 天，生心板形成并能够主动收缩，将血液沿脑动脉血管极泵

入成对的背主动脉，这些主动脉同样通过脐动脉与胎盘相连。

细长心管向弓形心管的转变大约发生在第 21 天（图 1-2）。与既往以对称的形态发生相反，心脏成襻的形式是自主的不对称侧化发生，仅持续约 24h，而且与血流动力学因素无关。一旦心管在血管端相对固定，心管伸展的"体动脉"部分就会向腹尾侧偏移，然后向右偏移。心管下方的"体静脉"流入部分在中央部分的右旋（向右成襻）过程中，将向后、向左偏离，并向右凸起。自第 23 天起，可以区分已经分化

表 1-1 在心脏发生（选择）过程中各个结构的时间确定

结 构	排卵后时间（天）	头臀长（mm）	卡内基分期[1]
生心板	19	1.5	9
心管	19～26	1.5～4.5	9～11
心襻	22～30	2～5	10～12
原发隔	28～44	4～14	13～17
继发隔	42～60	11～31	17～23
室间隔	28～51	4～18	13～19
特殊传导系统	28～51	4～18	13～19
冠状动脉	37～51	8～18	16～19
主动脉弓和肺动脉	26～44	3～14	12～17

表1-2　心血管畸形形成的时间（选择）[2]			
畸　形	缩略语	排卵后时间（天）	卡内基分期[1]
右位心		22～26	10～11
肺静脉异位连接/回流	APVC/APVR	26～38	12～15
原发孔型房间隔缺损	ASD Ⅰ	30～42	13～17
继发孔型房间隔缺损	ASD Ⅱ	35～60	15～23
永久性房室通道		32～48	14～18
室间隔缺损	VSD	32～48	14～18
左心室双出口	DOLV	28～42	13～16
右心室双出口	DORV	28～38	13～15
心室发育不全		42～60	17～23
房室瓣狭窄		42～60	17～23
半月瓣狭窄		35～60	15～23
大动脉转位	TGA	35～42	15～16
法洛四联症	TOF	42～51	17～20
主肺动脉窗（主动脉肺动脉间隔缺损）	APSD	35～42	15～16

好的心管部分和分隔它们的沟（图1-2），即静脉窦、共同心房或原始心房、原始心室、心球、心圆锥和动脉干。

在第26～30天，单个心管节段显著膨胀后，划分了额外的外部沟和褶皱，它们对于之后的间隔形成、瓣膜系统的发育和传导系统的分化十分重要。根据生长需要，在生心板从颈部区域向上胸部区域移位过程中，通过对初级单一管状管腔进行复杂的内部分隔，实现肺和体循环血管床最终分离的技术条件。

由于在心管形成（心脏襻化）开始时，腔室的结构尚不平滑，最初的小梁化发生在室间孔邻近（图1-3）。之后会形成形态学左心室的大部分原始心室被完全小梁化。形态学上的右心室则由心球近端的弯曲部分发育而来。而两个心室的联合流出道部分由心球远端细长的节段形成，动脉干由大动脉的根

部形成。

出生后，直至卵圆窝的功能性关闭和动脉导管的关闭，心脏发生才完全结束。

临床相关性

在心脏襻化过程中发生的任何意外都可能导致多种畸形，如心室反位或先天性校正型大动脉转位（congenitally corrected transposition of the great arteries, ccTGA）, DORV 或心耳并置。

1. 心房区的形态发生

最终的心房通过四种复杂机制获得其结构。
- 静脉窦的合并。
- 体静脉连接区域的形成。
- 房窦瓣膜和卵圆孔的瓣膜装置的形成。
- 通过房间隔的形成进行心房分隔。

内壁光滑的静脉窦在第28～30天整合到最终的心房。除了主要部分引流入心房外，左右窦角（每个都包含成对的主静脉、脐静脉和卵黄静脉）可以在静脉窦上得到区分（图1-4）。一旦形成主要的门静脉循环系统，将从肝右静脉开始形成与心脏直接相邻的下腔静脉，从右窦角形成上腔静脉。第26天，心房与静脉窦分离，形成新月形、朝左的窦房隔。这导致了假想的左右心房的功能性分离，但与静脉窦的广泛连接仍然存在。因此，所有心脏静脉仅与最终的右心房相连。在中央静脉窦部分进行性心房化的范围内，静脉瓣膜（图1-5和图1-6）和静脉窦间隔［之后将演变为下腔静脉瓣（欧氏瓣）和冠状窦瓣（德氏瓣）］是可区分的（图1-5）。通过将左侧静脉窦的主静脉和右侧的初级肺静脉整合在一起，形成了壁面光滑的背侧区域，而肌肉小梁的心耳则是原始心房的剩余部分。

提示

Chiari 网：右心房内可移动的丝状或网状的右侧静脉窦瓣吸收不全后遗留的残余结构，一般从界嵴延伸到冠状静脉窦内下腔静脉的连接处。

2. 肺静脉的形态发生

肺芽最初通过内脏血管供血。肺静脉通过肺丛和内脏静脉引流至左和右上主静脉。只有在原始（或

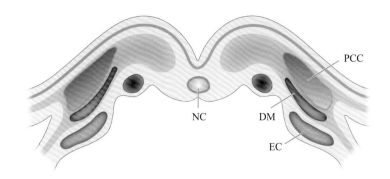

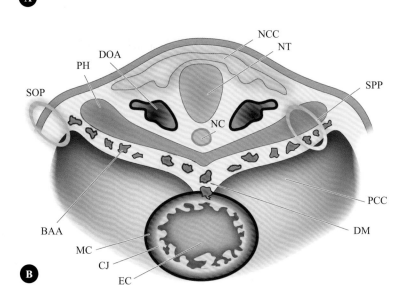

◀ 图 1-1 心脏发育初始阶段示意

A. 心前发育期，血管生成祖细胞簇通过汇合的血岛和内皮管形成胚盘的原始血管系统；B. 心脏发育期，生心板发育成单个心管。BAA. 鳃弓动脉（咽弓动脉的上皮祖细胞）；CJ. 心胶质；DM. 背中膜；DOA. 背主动脉；EC. 心内膜垫；MC. 心肌；NC. 脊索（背索）；NCC. 迁移神经嵴细胞；NT. 神经管；PCC. 心包腔；PH. 咽；SOP. 体壁层；SPP. 脏胸膜

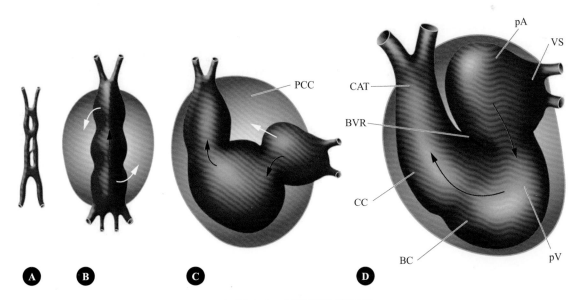

▲ 图 1-2 心脏襻化过程示意

从原始心管到成襻后的最终心脏的各发育阶段，包含了分段和衍生。心脏内的黑箭分别指示从静脉到动脉入口的血流方向，其他箭表示心脏旋转或内陷的方向。正常发育对应这里描述的心脏右旋（向右成襻）。A. 阶段 1（正位）；B. 阶段 2（正位）；C. 阶段 3（侧位）；D. 阶段 4（侧位）。BC. 心球；BVR. 球室嵴（初始不对称，大约在排卵后第 23 天开始）；CAT. 共同动脉干（动脉单干）；CC. 心圆锥；PCC. 心包腔；pA. 原始心房（原始右心房）；pV. 原始心室（原始右心室）；VS. 静脉窦

初级）肺静脉干从左心房后壁长出后（第28～30天）（图1-6），在肺与支气管旁毛细血管丛及一分为二的肺静脉干之间才出现第一个吻合。首先是主肺静脉干，然后是肺静脉干的两个分支形成的四条不同的肺静脉，通过相对生长的方式并入左心房后壁。因此，原始肺静脉发育为左心房光滑且薄的后壁，而不是后移的心房小梁部。

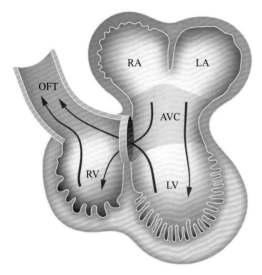

▲ 图 1-3　心脏襻化时的主要血液路径示意

流出道的形成主要通过心室襻化（即后来的右心室）来实现的。但是，在发育中的左心室和动脉段之间已经存在直接的流出道（冠状切面，腹面观）。AVC. 房室通道；LA. 左心房；LV. 左心室；OFT. 流出道；RA. 右心房；RV. 右心室

临床相关性

- 心上型和心内型完全性肺静脉异位引流（total anomalies of pulmonary venous return, TAPVR）是主要静脉系统汇入失败的结果。相反，心下型 TAPVR 定义为胚胎状态持续的发育停滞，伴有内脏静脉系统的完全引流。

- 原始肺静脉与左心房后壁的不完全融合会导致纤维肌性间隔的持续存在，从而导致左心房分区，也就是左心房三房心。

3. 心房区的分隔

心房壁内陷时，两个瓣膜状结构 – 窦房瓣 – 向头侧融合至假性间隔，然后逐渐消退，形成窦房移行区分界。而位于心球和动脉干之间弯曲处的房室沟收缩代表着可从外观上辨别的真正的分隔，几乎同时在原始心房的后侧头侧形成房间沟，对应腔内半圆形的原发隔。原发隔的凹形下游离缘主要构成了共同心房之间的垂直分隔，也组成原发孔的上缘。大约在第 35 天，有明确的证据表明，原发隔上有多个相继汇合的孔（开窗）出现，即继发孔。

原发隔的下缘与后来房室瓣平面上的心内膜垫融合，导致原发孔逐渐缩小，在第 37～42 天消失。同时，继发孔确保了心房水平血流动力学的重要交通，这随后被右侧出现的继发隔改变。心房顶部的前侧头侧发育为继发隔，位于原发隔和静脉窦瓣膜之间，向心底部或心内膜垫方向生长。原发隔和继

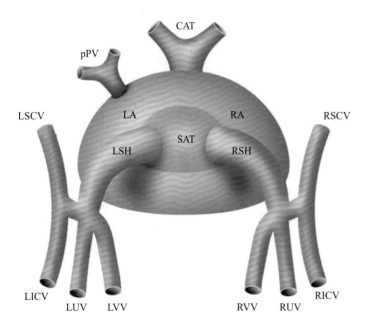

◀ 图 1-4　初级双侧对称构型的原始静脉系统示意（背面观）

经同侧窦角引流至发育中的心脏原始心房。CAT. 共同动脉干（动脉单干）；LA. 左心房；LICV. 左下主静脉；LSCV. 左上主静脉；LSH. 左窦角；LUV. 左脐静脉；LVV. 左卵黄静脉；pPV. 原始肺静脉；RA. 右心房；RICV. 右下主静脉；RSCV. 右上主静脉；RSH. 右窦角；RUV. 右脐静脉；RVV. 右卵黄静脉；SAT. 窦房过渡

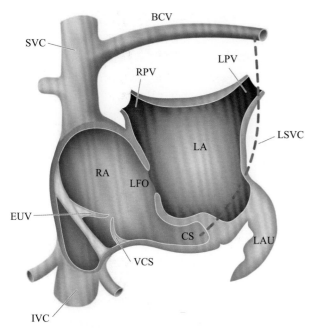

▲ 图 1-5　最终的邻近心脏的静脉系统示意（腹面观）
左窦角和左主静脉系统的退化，以及窦口的右移位。由于左心房的斜静脉（Marshall 斜韧带）退化不完全，导致永存左上腔静脉（虚线）通常与右心房中的冠状窦连接。BCV. 头臂静脉；CS. 冠状窦；EUV. 欧氏瓣（下腔静脉瓣）；IVC. 下腔静脉；LA. 左心房；LAU. 左房耳；LFO. 卵圆窝边缘；LPV. 左肺静脉；LSVC. 左上腔静脉；RA. 右心房；RPV. 右肺静脉；SVC. 上腔静脉；VCS. 德氏瓣（冠状窦瓣）

发隔的游离缘连接形成卵圆孔，其功能性关闭及出生后的闭合，标志着左右心房分隔的完成。出生后左心房压力增加导致从原发隔延伸出的卵圆瓣与继发隔的边缘被挤贴在一起（图 1-7），形成卵圆窝。

临床相关性

- ASD Ⅱ，最常见的房间隔缺损（atrial septal defect, ASD）类型，可能是原发隔开窗和消退期间发生不成比例的细胞凋亡，通常导致广泛的 ASD。
- ASD Ⅰ，特征是室间隔完整而 ASD，实际上是部分型房室间隔缺损（atrioventricular septal defect, AVSD）。

4. 心脏毗邻静脉系统和体静脉系统的发育

由于毛细血管网的异质性，最终血管床是根据区域偏好形成的，因此静脉系统比动脉系统的可变性更高。

双侧对称的窦角可被视为进入静脉窦的未融合

的早期胚胎心内膜管的近端部分（图 1-8A）。

基本上，静脉系统在两侧可以区分为以下三种。

- 脐静脉。
- 卵黄静脉。
- 主静脉。

三个系统都经同侧窦角将血液引流至作为窦房移行区的共同静脉窦内（图 1-4）。在此过程中，脐静脉从脐带输送富含氧气和营养的绒毛膜绒毛和胎盘绒毛血液，卵黄静脉从卵黄、内脏和门静脉系统输送血液，而心上静脉和心下静脉则输送来自胚胎上下体部的血液。脐静脉连接到快速发育的肝脏毛细血管丛和血窦，然后血液经此通过肝内吻合直接流向静脉窦。脐静脉的肝外部分退化后，其血液只能经卵黄静脉流过肝脏，最后到达门静脉。左窦角退化后，血液在肝后经右卵黄静脉到达门静脉。相反，胎儿循环所必需的分流系统，即静脉窦，通过绕过肝血管床将富含氧的脐静脉血直接输送到心脏。最后，右脐静脉完全退化，胎盘血只能通过肝脏到达左脐静脉（图 1-8B）。出生后，左脐静脉和静脉导管闭合，成为胎儿的静脉韧带。

临床相关性

- 奇静脉延续综合征。在右下主静脉系统非典型闭塞伴下腔静脉肝段缺如的情况下，肝静脉直接流入右心房。下半身的体静脉血经奇静脉和半奇静脉系统或横向吻合汇入上腔静脉。
- 左前主静脉、共同主静脉和左窦角的持续存在导致永存左上腔静脉，其沿着 Marshall 韧带和左心房斜静脉走行，通常经由扩大的冠状窦流入右心房（图 1-5）。此外，当扩张的冠状窦没有与左心房完全隔离，即冠状窦型 ASD。正常的右侧上腔静脉可能存在发育不良，甚至完全缺失。

5. 房室瓣的形态发生

第 38～42 天，房室间隔合并后，在侧边界和房室管壁之间出现狭缝状开口，后来形成三尖瓣和二尖瓣。心内膜垫（图 1-9）（房室移行区的腔内突出物）在此处起关键作用。

房室瓣的最终结构（瓣尖、腱索和乳头肌）主要由心底部附近的心内膜表面凹陷直接发育形成。心内膜网状组织内的肌原纤维在第 60 天开始分化，它

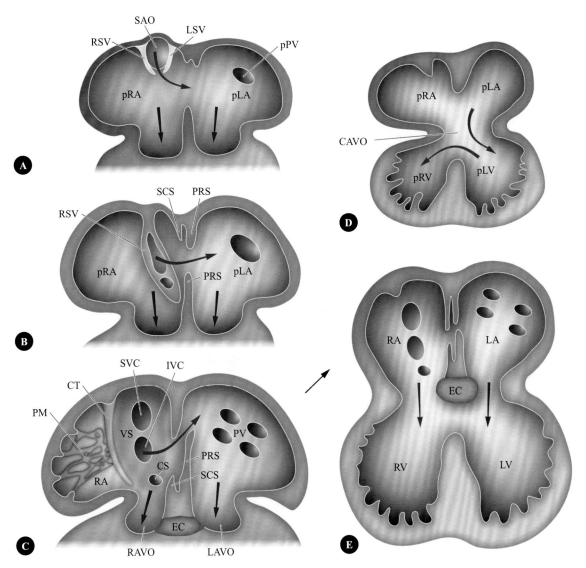

▲ 图 1-6　窦房移行区的形态发生和原始心房的分隔示意

心脏邻近静脉和静脉窦壁融合后，最终分隔开的心房与相关静脉口形态发生的发育阶段。切开的冠状面，腹面视图。箭指示血液流动方向。A. 阶段 1；B. 阶段 2；C. 阶段 3；D. 带有心室的图，阶段 1～3 之前的阶段；E. 带有心室的图，阶段 3。CAVO. 共同房室口；CS. 冠状窦；CT. 界嵴；EC. 心内膜垫；IVC. 下腔静脉；LAVO. 左侧房室口；LSV. 左侧静脉窦瓣；LV. 左心室；pLA. 原始左心房；pLV. 原始左心室；pPV. 原始肺静脉；pRA. 原始右心房；pRV. 原始右心室；PM. 梳状肌；PRS. 原发隔；PV. 肺静脉；RA. 右心房；RAVO. 右侧房室口；RSV. 右侧静脉窦瓣；RV. 右心室；SAO. 窦房口；SCS. 继发隔；SVC. 上腔静脉；VS. 静脉窦；LA. 左心房

们于心内膜下的间充质中发育，并沉积在心底部附近（心室流入道）的心内膜垫中。相较于心尖部，聚集于心底部的较少。靠近心尖小梁部的绝大多数肌原性成分构成了后来的乳头肌结构的基础。相反，在心底附近和心底间的肌小梁网中的间充质物质转化为纤维瓣尖或纤维腱索。

　　人类心脏在二尖瓣和三尖瓣口假定仅形成两个瓣膜，因此三尖瓣的隔瓣在其单独发育中有独特的作用。上、下心内膜垫融合是非常重要的，其不仅

与共同房室管的分隔相关，而且通过与原发隔的区域性融合，对充分关闭心房内的十字交叉区域起着十分重要的作用。

临床相关性

Ebstein 畸形：特征是先天性三尖瓣单个或多个（发育不良）瓣叶向右心室心尖部移位，从而导致形态学右心室出现部分"心房化"。它

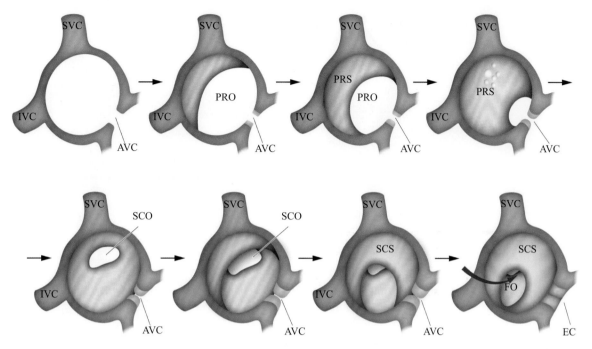

▲ 图 1-7　共同心房的间隔发育示意（右侧观）

描述了通过原发隔和继发隔发育，晶状体样间隔的连续发育及卵圆窝形成的过程。同时，通过心内膜垫的协调融合，共同房室通道也被分隔。AVC. 房室通道；EC. 心内膜垫；FO. 卵圆孔；IVC. 下腔静脉；PRO. 原发孔；PRS. 原发隔；SCO. 继发孔；SCS. 继发隔；SVC. 上腔静脉

的胚胎发生基础显然是由右心室壁腔内的发育紊乱引起的，在正常发育过程中，右心室壁显露了心室肌的内层。

6. 心室区的形态发生

在第 26～30 天的心脏成襻过程中，心室和心房通过房室间隔和房室沟的发育而分隔（图 1-2）。结果，心室管大部分发育成形态学左心室，而真正的形态学右心室仅由心管右侧的下部形成。

原始右心室通过室间隔、圆锥间隔和房室间隔间复杂的相互影响分隔而成（图 1-10）。真正室间隔的肌部在第 30 天左右形成，为心室管底部的一个内侧肌褶。向前、向左的部分通过心襻的心室部分和流出道之间到达移行区。相比之下，后侧部分是向右延伸到房室间隔下部的右侧周边，因此理论上三尖瓣口以后将被分配给最终的右心室。自第 28 天起，便可以辨认出圆柱形流出道，其近端和远端段分别称为"心脏圆锥"（圆锥段）和"动脉干"。

圆锥间隔形成于圆锥心室移行区的对应侧壁上，将形成主动脉和肺动脉流出道，并与圆锥作为一个整体，在心脏成襻的过程中被合并入最终的心室中。

与流出道不同，心室流入道区域的肌小梁与流入道间隔连接，流入道间隔以与室间隔稍微不同的方向延伸到腔室中，在与室间隔的接触点处形成隆起，在发育完成的心脏上被识别为隔缘小梁或调节束，是形态学右心室的特征（图 1-11）。

在第 28～35 天远端动脉干流出道出现分隔。成对的动脉干分隔分别融合到圆锥动脉干移行区的前部和后部周围。主肺动脉间隔协助将最初的共同动脉干完全分为独立的主动脉和肺动脉流出道。

室间孔的最终闭合也发生在分隔过程中。结果，膜部间隔由圆锥间隔的近端部分发育而来，心室流出道的特征性拓扑结构和大动脉典型的左螺旋旋转由成对的初级间隔原基融合所致。它们在近端圆锥中呈现左前和右后排列，在圆锥动脉干区域呈现前后排列，最后在动脉干远端呈现左头侧和右尾侧排列。

临床相关性

- 完全没有心内膜垫融合将导致一个共同（永久）的房室开口的形成。由于广泛的中央间隔缺损，使得心脏的所有四个腔室之间能够进行病理交通。

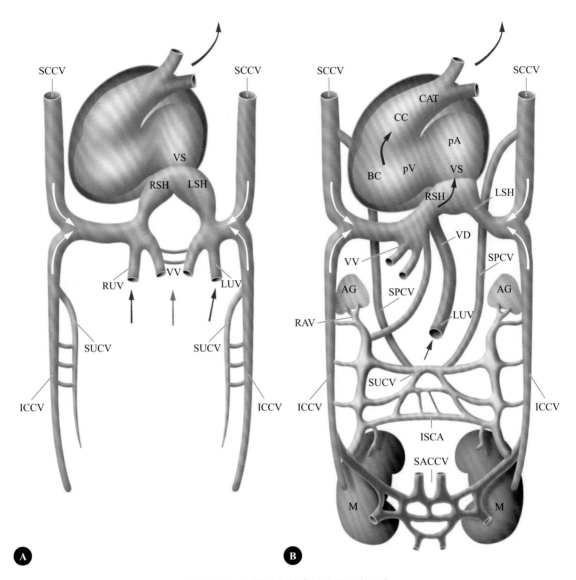

▲ 图 1-8　原始对称静脉系统的形态发生

主静脉系统和上主静脉、下主静脉和骶主静脉的示意，包括许多吻合。心脏发育范围内的右侧化。箭表示血液流动的方向。A. 胚胎早期；B. 胚胎后期。AG. 肾上腺；BC. 心球；CAT. 共同动脉干（动脉单干）；CC. 心圆锥；ICCV. 下共同主静脉；ISCA. 心下吻合；LSH. 左窦角；LUV. 左脐静脉；M. 后肾静脉；pA. 原始心房；pV. 原始心室；RSH. 右窦角；RUV. 右脐静脉；SACCV. 骶主静脉；SCCV. 上共同主静脉；SPCV. 心上静脉；SUCV. 心下静脉；VD. 静脉导管；VS. 静脉窦；VV. 卵黄静脉；RAV. 右肾上腺静脉

- 仅在中心合并的心内膜垫可能导致右侧或左侧房室口的形成，然而，可能在二尖瓣的前瓣（称为二尖瓣裂）或三尖瓣的隔瓣发生裂。
- （左）心室心肌致密化不全（海绵状心肌）是由生理性心肌致密化停止引起的（见第4章）。

- 双出口综合征的病因可认为是球室折叠没有退化伴圆锥和流出道间隔的融合缺失。Taussig-Bing畸形，即右心室双出口综合征Ⅱ型同时合并并行排列的大动脉，其主动脉经肥厚的主动脉下圆锥完全从形态学右心室发出，而肺动脉瓣口骑跨于对合不良的 VSD 上。

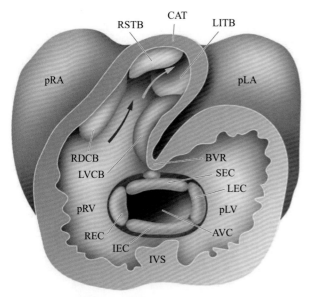

▲ 图 1-9　房室瓣的形态发生示意

心内膜垫、圆锥隆起和动脉干隆起的协调融合，以及肌性室间隔和球室折叠，帮助分隔房室管和流出道。心室、圆锥和动脉干的冠状切面和腹侧视图。AVC. 房室通道；BVR. 球室嵴；CAT. 共同动脉干（动脉单干）；IEC. 心内膜垫下部；IVS. 室间隔；LEC. 心内膜垫左侧；LITB. 左下动脉干膨出；LVCB. 左腹侧圆锥膨出；pLA. 原始左心房；pLV. 原始左心室；pRA. 原始右心房；pRV. 原始右心室；RDCB. 右背侧圆锥膨出；REC. 心内膜垫右侧；RSTB. 右上动脉干膨出；SEC. 心内膜垫上部

7. 邻近心脏的大血管的发生

基于原始心管的发育和分化，主动脉弓、肺动脉和动脉导管的形态发生彼此密切协调。第一批胚胎内血管在第 17～19 天以成对、位于背腱索旁的旁正中对称背主动脉的形式出现。在第 19～21 天，它们与位于尾部的脐动脉建立密切联系，并通过第一对咽动脉与胚胎心脏的流出道（动脉干）相连。主动脉囊按从头至尾侧的方向发出 6 对咽弓动脉（亦称为主动脉弓），进而形成一个初级的左右对称的血管系统（图 1-12A）。在动脉干的背侧壁上，它们附着于两条背主动脉上，这两条背主动脉最初融合为单一的左旁正中主动脉，后来成为降主动脉。此外，向身体各个节段供血的节段间动脉由背主动脉系统形成。头颈部的血管由前三条弓状动脉通过背主动脉的节段性闭塞形成（图 1-12B）。后锁骨下动脉起源于头位的节段间动脉Ⅶ。

最后，在第 46 天，在左锁骨下动脉形成后，右背主动脉远端的左背主动脉连接处将发生闭塞。从现在起，左主动脉弓将作为第四条左咽弓动脉的永

存段，对侧弓动脉的头侧段则作为右锁骨下动脉的起始部分。

主肺动脉干起源于左第六咽弓动脉的近侧段，远端则分化为动脉导管，其多于出生后退化。外周肺动脉在肺器官分化过程中出现，它们将连接到第六咽弓，而在这个过程中，最初由背主动脉形成的咽丛消退。

<table>
<tr><td>

临床相关性

- TGA 是由螺旋动脉干间隔形成紊乱而导致的。

- 临床上认为，经解剖学校正的 TGA 病例，尽管证实了心室动脉的一致性，但大动脉之间的空间关系仍受到干扰。这是因为主动脉和肺动脉下圆锥存在持续、孤立的转位。

- 法洛四联症，由心脏圆锥不对称分隔引起。圆锥隔膜的腹侧移位导致漏斗狭窄，缺少与室上嵴的接触阻碍了室间隔的闭合。

- 主肺动脉间隔缺损和膜周部室间隔缺损（ventricular spetal defect, VSD）可以用流出道各间隔的融合不完全来解释。

- 右背主动脉的持续存在将导致双主动脉弓；在这种情况下，右弓占优势，动脉导管位于左侧（见第 4 章）。

- 第四鳃弓动脉闭锁可导致主动脉弓离断，右降主动脉是右背主动脉持续存在伴第四左主动脉弓完全闭塞的结果。

- Lusoria 动脉是右第四主动脉弓（锁骨下段）闭塞伴永存右背主动脉的结果，后者在正常生理情况下是闭塞的。右主动脉弓存在时，左颈总动脉将作为主动脉弓的起始分支出现，其次是右颈总动脉、右锁骨下动脉和食管后血管段。形成左锁骨下动脉和动脉导管的这个节段，也就是生后被称为"Kommerell 憩室"（见第 4 章）。

- 间歇性主动脉肺动脉侧支，构成了背主动脉和肺血管丛之间的原始早期胚胎血管连接。由于其持续存在，在某些病理情况下可能变得重要，如体肺侧支伴肺动脉闭锁（见第 4 章）。

</td></tr>
</table>

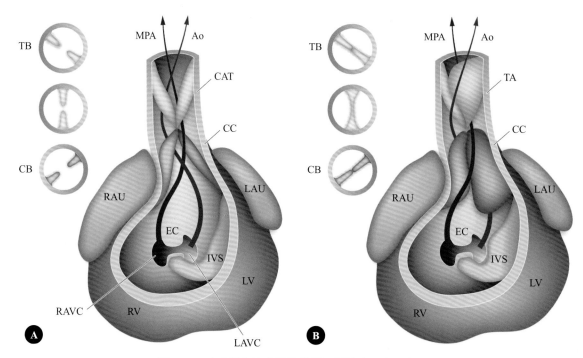

▲ 图 1-10　房室管与流出道的分隔，螺旋式形态发生的示意

圆锥和动脉干间隔、心内膜垫和肌性室间隔的融合是房室及心室动脉连接一致的基础；大小合适的横断面图，打开流出道，腹侧视图。A. 早期；B. 晚期。Ao. 主动脉；CAT. 共同动脉干（动脉单干，TA）；CB. 圆锥膨出；CC. 圆锥；EC. 心内膜垫；IVS. 室间隔（肌性室间隔）；LAU. 左心耳；LAVC. 左房室通道；LV. 左心室；MPA. 主肺动脉（肺动脉干）；RAU. 右心耳；RAVC. 右房室通道；RV. 右心室；TB. 动脉干隆起

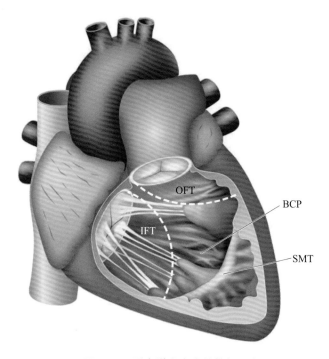

▲ 图 1-11　形态学右心室的特征示意

BCP. 粗大成分（粗大的小梁成分）；IFT. 流入道（三尖瓣流入道）；OFT. 流出道（漏斗部流出道）；SMT. 隔缘小梁（aka 调节束）

8. 半月瓣的形态发生

在第 35~38 天，两个未连接到连续间隔系统的心内膜垫在胚胎上形成（最初大约长 7cm），位于圆锥动脉干过渡区斜横切面的狭窄端。垫状瓣膜突出物分别为主动脉瓣和肺动脉瓣的前后半月瓣提供物质基础。相比之下，肺动脉瓣和主动脉瓣的左右窦分别起源于动脉干间隔的外侧部分。自第 57 天开始，在半月瓣的细胞外基质中可以看到后来变成胶原质的弹性纤维，其发育过程中神经嵴细胞明显参与。

9. 冠状血管的形态发生

第 32 天，首次可见冠状血管。一般认为自第 41 天起，功能性冠状循环便开始了，并取代了之前在腔血池的基础上供应心肌的循环系统。心外膜下心室间充质内诱导毛细血管丛的发育。第一批流入静脉窦的心外膜下冠状干静脉见于第 35 天。冠状窦作为从心脏引流血液的唯一血管，在主静脉、脐静脉和卵黄静脉退化后，由左窦角发育而来。其最终出口位于发育中的原发隔的右侧。冠状动脉与流出道内皮相连通的迹象最早于第 40 天可见。冠状动脉口

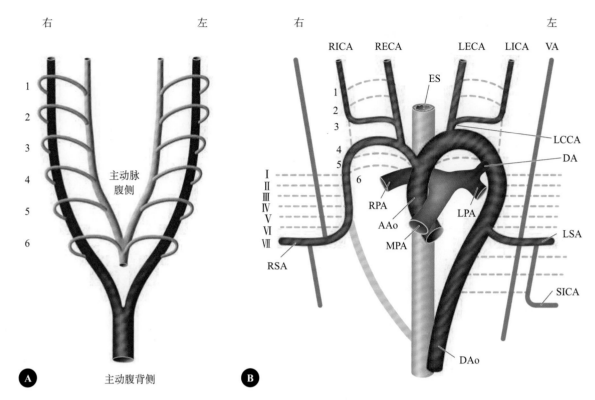

▲ 图 1-12　心脏附近主要血管的形态发生示意

咽弓动脉主要对称系统的转化和最终主动脉、肺动脉干、动脉导管和心脏附近动脉的形成。阿拉伯数字 1～6 表示左右对称主动脉弓系统及其衍生系统，罗马数字 Ⅰ～Ⅶ 表示节间动脉。退化的结构以浅灰色显示。A. 早期；B. 最终形成（左位主动脉弓，左侧降主动脉）。AAo. 升主动脉；DA. 动脉导管；DAo. 降主动脉；ES. 食管；LECA. 左颈外动脉；LICA. 左颈内动脉；LPA. 左肺动脉；LSA. 左锁骨下动脉；MPA. 主肺动脉（肺动脉干）；RECA. 右颈外动脉；RICA. 右颈内动脉；RPA. 右肺动脉；RSA. 右锁骨下动脉；SICA. 最上肋间动脉；VA. 椎动脉

只有在主动脉瓣的左右窦完全分隔后才可见。

二、分类和命名

（一）节段分析和调节算法

除了诊断和治疗方面的创新外，对先天性缺陷的认识进展尤其反应在命名和分类的变化。由于旧时认为先天性缺陷只能通过尸解做出诊断，因此，只能由病理学家来诊断，这些缺陷产生的主要影响是通过在解剖台上进行的视觉形态学分析来解释的。最初的分类尝试可以追溯到 Lev，他试图根据对单个心脏结构的形态学分析，为复杂的缺陷建立普遍适用的分类[3]。重要的修正和修改可以追溯到 Van Praagh[4] 和 De la Cruz[5]。这些作者考虑到节段间的联系，在 20 世纪 70 年代中期进行了一项基础的节段分析。另一个进步主要归功于 Anderson[6]，其基于对复杂心脏畸形在不同节段的特征进行严格的形态学分析（称为节段分析），建立了一个公认的（尽管

并未普遍采用）命名法。但其命名法存在不足之处，不仅是在临床实用性，还在于落后的术语发展和解剖所见与临床事件之间有限的转化，如单心室[7]。而且，有一大部分的间隔缺损（亦称分流缺损）和梗阻型或异常的肺静脉连接难以整合入节段分析。

最原始的先天性缺陷是基于严格的血流动力学，发绀和非发绀缺陷之间肉眼可见的差异进行临床分类。诊断选择的增加使心脏左右缺陷得到进一步区分。一些描述和分类早已在日常临床实践中确立，用于常见的并发缺陷，如法洛四联症、ASD、卵圆孔未闭（patent foramen ovale, PFO）和动脉导管未闭（patent ductus arteriosus, PDA）。

畸形的正式诊断发生在节段分析的范围内[6]，节段分析使用描述性算法分析三个主要心脏节段（心房和心室节段及流出道），独立于病因和先前建立的复杂实体事件。表 1-3 提供了单个节段内可能出现的各种畸形的概述。

畸　形	缩　写	同义词
静脉节段		
部分性肺静脉异位连接 / 引流	PAPVR/PAPVC	部分型肺静脉换位
完全性肺静脉异位连接 / 引流	TAPVC/TAPVR	完全型肺静脉换位
心房节段		
房间隔缺损	ASD	
原发孔型房间隔缺损	ASD Ⅰ	原发孔型缺损
继发孔型房间隔缺损	ASD Ⅱ	继发孔型缺损
左心房三房心	CTS	二尖瓣瓣上狭窄
卵圆孔未闭	PFO	卵圆孔开放
房室间隔缺损		
房室间隔缺损	AVSD	心内膜垫缺损
部分型房室间隔缺损	PAVSD	部分型房室通道畸形，心内膜垫缺损
完全型房室间隔缺损	CAVSD	完全型房室通道畸形
左 / 右心室双入口	DILV/DIRV	左 / 右单心室
二尖瓣闭锁	MA	左心发育不良综合征
二尖瓣狭窄	MS	
二尖瓣关闭不全	MI	
三尖瓣闭锁	TA	
心室节段		
单心室心脏	CU	单心室（两房一室三腔心）
室间隔缺损	VSD	
左心室心肌致密化不全性心肌病	LVNC	左心室心肌生理性致密化中断
心室大动脉节段		
主动脉瓣闭锁	AoVA	主动脉瓣闭锁 –HLHS
主动脉瓣关闭不全	AI	主动脉瓣关闭不全
主动脉狭窄	AS	

表 1–3　不同心脏畸形的概况[8]

（续表）

畸　形	缩　写	同义词
左 / 右心室双出口	DOLV/DORV	
肺动脉闭锁	PA	
肺动脉狭窄	PS	
主动脉瓣下狭窄	SAS	主动脉瓣下或主动脉圆锥狭窄
漏斗部肺动脉狭窄	inf.PS	肺动脉瓣下或漏斗部狭窄
主动脉闭锁	AoA	HLHS
动脉节段		
完全性永存动脉干	TAC	
主动脉肺动脉间隔缺损	APSD	主肺动脉窗
先天性矫正型大动脉转位	ccGA	
室间隔完整的完全性大动脉转位	TGA IVS	
主动脉缩窄（导管前、邻近导管、导管后）	CoA	婴儿型 / 成人型主动脉缩窄
主动脉弓离断	IAA	（主动脉弓闭锁）
主动脉瓣上狭窄	SVAS	（如合并其他动脉狭窄，就属于 Williams 综合征）
动脉导管未闭	PDA	动脉导管开放

由于临床环境和跨学科理解还需要除病理形态学方面外的其他信息，这些信息必须考虑术语和分类。

（二）原发性位置异常

根据心脏位置和心尖在胸区的方位，可进行以下区分：左位心，心脏位于左半胸，心尖位于左前下方位；右位心，心尖位于右前下方向；中位心，心脏位于矢状位中部，心尖在中前下方向。

特殊的临床情况下可见特殊的错位，如心脏异位和先天性心包缺陷。

（三）继发性位置异常

继发性位置异常可由单侧肺发育不良或胸廓 / 脊柱畸形引起，或胸腔内占位导致心脏移位引起，同时在很大程度上保持着正常的器官轴和心尖的空间方向。在这些情况下，与常见的左位心相比，称之为心脏右移或中移。

基于位置异常与心血管畸形之间的常见关联，

为进行精确诊断，有必要通过病理形态学方法分析出心脏节段的拓扑结构、连接和关系[6]。

1. 位置

内脏位置由不成对的单侧腹部实质器官（肝、脾、胃和胰腺）及主支气管的走行和分支情况决定。通常，肝脏及下腔静脉的肝上段和形态学右心房位于身体的同一侧（内脏心房一致性）。形态学左心房与脾脏、胃和胰腺的位置关系亦如此。形态学右主支气管（动脉上支气管）更直、更短，直接发出分支。因此，右上叶支气管走行于左肺动脉背部。相比之下，形态学左支气管（动脉下支气管）的走向更为水平，更长，左肺上叶支气管在左肺动脉前向头侧延伸。在正常情况下（心脏正位），这些解剖结构最终会被分配到相应的身体一侧。然而，在反位的情况下，呈镜像结构，而心房不定位（heterotaxia异位）的特征为异构。内脏异位的病例中经常存在脾脏异常。在这些病例中，右侧异构常伴有无脾，矢状对称的肝脏和与其相对应的右位腹大动脉。相反，左侧异构常伴有多脾和下腔静脉肝段缺如伴奇静脉连接。

心室位置是根据所在的身体侧面来定义的（右手和左手法则）（图 1-13）；内脏正位及左位心时，由于右襻，形态学右心室具有右手方向。定位问题由体内器官关系变化引起，特别是大动脉彼此之间的位置。原则上，大动脉可以沿不同的路线运行，并且与动脉所处位置和心室动脉连接无关。在这种情况下，相对于位于中央的肺动脉干，可出现 8 种不同位置关系的主动脉（类似于钟面）。

临床相关性

生理性的器官单侧化障碍表现为异位综合征和与单侧化障碍相对应的生理不对称器官结构（单侧化疾病）。异位综合征几乎均与复杂心脏缺陷伴无脾症或多脾综合征有关，并因其他形态障碍（中线缺陷）而加重。在横向位移的情况中，心耳并置常与复杂的心脏畸形及位置异常有关。

2. 心房形态学

在定义心房、心室和大动脉之间的连接和关系前，必须根据基本的，分段的内在标准进行明确识别。

心房节段的明确性定义主要基于心耳形态，而非汇入的血管。形态学右心房的特征是具有三角形的心耳，心耳与右心房连接处较宽，并有典型的肌肉结构进行分隔（界嵴）（图 1-14）。梳状肌是形态学右心耳的另一特征。相比之下，右房壁内光滑部位的成分，如卵圆窝缘或胚胎静脉瓣膜的残余结构（冠状窦瓣和下腔静脉瓣），被认为是次要和可变的。

形态学左心耳的特征是形状呈手指状或圆柱形，与心房的其余部分紧密相连，缺乏肌肉分隔，梳状肌发育有限。

3. 心室形态学

心室节段主要通过典型的心尖肌小梁形态和相关的房室瓣进行分段。形态学右心室具有粗大的肌小梁，顶部下的肌小梁称为隔缘肉柱，也就是调节束（图 1-11，图 4-76 至图 4-78）。此外，由于圆锥肌肉的插入，三尖瓣和半月瓣之间存在不连续性。将伸开拇指的手掌贴在室间隔上，有助于确定形态右心室的位置。这时，拇指将指向流入道（房室瓣），其他手指朝向流出道（半月瓣）。以这种方式，就能区分内脏正位时的右手架构（图 1-13A）和内脏反

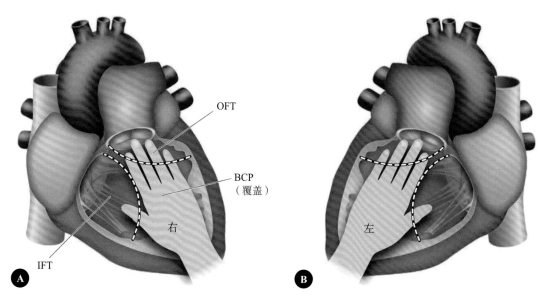

▲ 图 1-13　右手和左手法则示意

通过将手掌叠加在室间隔上来定义形态学右心室的拓扑结构。在这种情况下，拇指表示房室入口（流入道），伸出的手指表示流出道。A. 右手拓扑（心室右襻）；B. 左手拓扑（心室左襻）。BCP. 宽大的部分（宽大的小梁部）；IFT. 流入道；OFT. 流出道

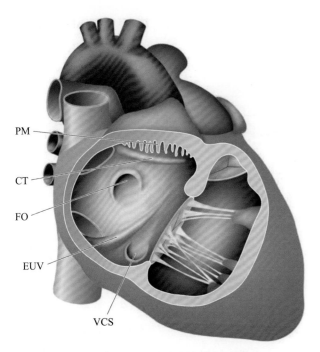

▲ 图 1-14 右心房形态特征示意

钝的有梳状肌的三角形心耳，与心房体部相连较宽，通过终嵴分界。卵圆窝、冠状窦瓣膜和下腔静脉瓣膜。胚胎冠状窦瓣膜的残余物可以作为 Chiari 网状结构存在。CT. 界嵴；EUV. 下腔静脉瓣（欧氏瓣）；FO. 卵圆窝；PM. 梳状肌；VCS. 冠状窦瓣（德氏瓣）

位时的左手架构（图 1-13B）。在室间隔完全不发育的情况下，必须区分孤立的形态学右心室或左心室与小梁化极其粗糙的过渡期心室。相比之下，形态学左心室以心尖精细的小梁化为特征。此外，二尖瓣和半月瓣之间形成纤维连续性。

除了心尖形态（小梁部）之外，心室还可以基于两个附属结构的存在来定义：流入道（入口）和流出道（出口）。缺乏流入道的心室被认为是"发育不全的心室"。在这些病例中，流出道的存在不太具有决定性。没有流入道但有流出道的心室体被认为是"出口心室"（出口心腔）。如果只存在小梁部，则称之为"小梁化瓣膜"。相较之下，如果半月瓣超过 50%的面积都位于一个心室，那该心室被认为是出口心室（出口心腔）。

4. 大动脉形态学

大动脉主要根据血管分支和分支模式来识别。主动脉以其拱形路线和颈动脉起源为特征，为冠状动脉和体循环提供血液。相比之下，肺动脉分支为肺循环供血并对肺动脉干非常重要。

5. 房室连接的形态学

使用序列节段分析（节段方法），根据明确的节段分配（节段方法）定义房室连接和心室动脉连接并分析它们的位置（关系）。

房室连接主要取决于连接的位置和方式（类型），其次是房室瓣的形态（模式）。在房室连接一致的情况下，形态学右心房与形态学右心室相连，或形态学左心房与形态学左心室相连。在房室连接不一致的情况下，形态学右心房与形态学左心室相连，反之亦然。

临床相关性

特殊的房室连接形式见于心房异构的病例中，或者因骑跨至对侧而缺乏正常房室连接的病例中。

- 在双心房单心室的房室连接的病例中，需要区分右心室双入口、左心室双入口和单心室双入口。
- 就房室连接方式而言，房室瓣的形态是决定性的。病理形态分为以下几类：狭窄、跨坐（或骑跨）、非穿孔（闭锁）或未发育（发育不良）。
- 在共同房室通道的病例中，VSD 伴单一房室瓣骑跨属于另一种形式。
- 存在潜在的上下心室连接时，十字交叉的房室连接[9]是房室连接中一种极其罕见的形式，特征是房室流入道的十字交叉排列偏离正常的平行排列（图 1-15）。心室旋转异常导致形态学右心室入口区明显缩短伴漏斗部发育良好，所以出现矛盾的房室连接、意外的上下心室连接及水平排列的室间隔是可能的。在这些病例中，若伴随 VSD，常见原因是间隔缺损合并腱索十字交叉（称为跨坐）。

6. 心室动脉连接的形态学

与房室连接分析相似，心室动脉连接的分析同时涉及两个心室和各自的流出道：如果形态学右心室和肺动脉，或者形态学左心室和主动脉之间存在唯一的连接，结果就是心室动脉连接一致。相反，如果形态学右心室与主动脉连接，并且形态学左心室与肺动脉相连，则结果就是心室动脉连接不一致。

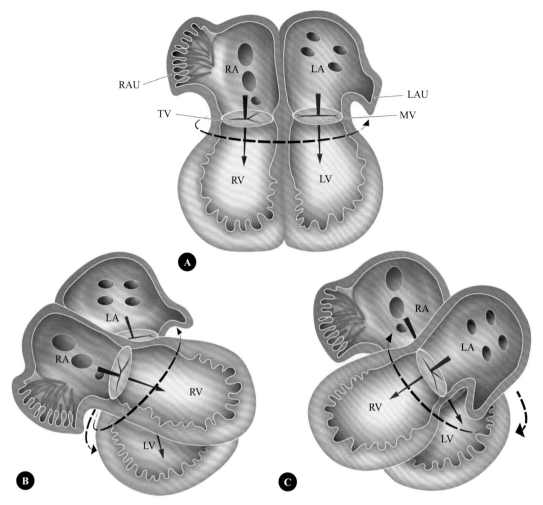

▲ 图 1–15　十字交叉心的正式发生（也就是扭转的心腔）示意

腹面观，箭代表血流方向。A. 房室连接一致时的逆时针扭矩；B. 房室连接一致时的逆时针扭矩；C. 房室连接不一致时的顺时针扭矩。LA. 左心房；LAU. 左心耳；LV. 左心室；MV. 二尖瓣；RA. 右心房；RAU. 右心耳；RV. 右心室；TV. 三尖瓣

临床相关性

在单心室、永存动脉干和流出道闭锁病例中出现的特殊类型（图 1–16）。

- 在单心室房室连接的病例中，需要区分 DORV、DOLV 和单心室双出口。在合并流出道闭锁或永存动脉干的病例中，房室连接关系有不同的可能性。

- 肺动脉异常起源中特殊形式的心室动脉连接有时被称为"半动脉单干"。在这些病例中，主动脉发出肺动脉，这主要影响右肺动脉，它起源于升主动脉，在高于主动脉瓣的地方发出。相比之下，对侧肺动脉是正确起源于右心室的肺动脉主干的直接延续，并穿过正常肺动脉瓣。

- 在双出口心室的情况下，两条大动脉（每条动脉的开口横截面积都超过 50%）起源于同一个心室，因此第二个心室只能通过 VSD 与大动脉相连。如果存在双动脉圆锥，两个大动脉都只与或主要与形态学右心室相连（DORV）。相反，如果没有主动脉下和肺动脉下圆锥，或出现肺动脉下圆锥狭窄，大动脉将相对于心脏底部向背侧移位，这意味着它们主要起源于形态学左心室（DOLV）。

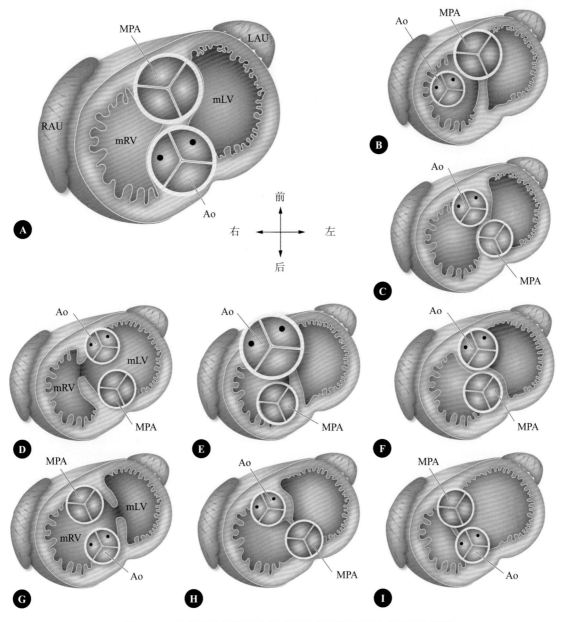

▲ 图 1-16 内脏正位情况下合并或不合并间隔缺损的"转位"示意

打开的心室，尾部观。A. 正常心脏；B. Taussig-Bing 心脏；C. 右位大动脉转位；D. 左心室双出口；E. 骑跨的主动脉；
F. 左位大动脉；G. 右心室双出口；H. 肺动脉干骑跨；I. 主动脉和肺动脉骑跨。Ao. 主动脉；LAU. 左心耳；mLV. 形
态学左心室；MPA. 主肺动脉（肺动脉干）；mRV. 形态学右心室；RAU. 右心耳

- 如果是单出口心室，只有一条大动脉与心室相连（两个分开的心室或一个单独的心室）；此外，要么没有直接连接到第二根血管，要么是通过 VSD 继发性连接的。在这些情况下，孤立的动脉可以是主动脉、肺动脉（在各自血管闭锁的情况下）或共同动脉干。

提示

在跨学科交流的范围内，严格区分术语"心室动脉连接不一致"和"TGA"是很重要的，以避免由于大动脉的位置（关系）变化和起点（连接）不同引起的关注点改变而产生了误解。

7. 心室动脉连接和大血管的关系

心室的空间关系可以区分右襻（球室管右旋）或左襻（左侧球室管）。在正常情况下，形态学右心室相对于形态学左心室位于右前位（右襻）。大动脉之间的关系是由它们相对于心脏底部的位置来决定的。在正常发育和内脏正位的情况下，肺动脉口位于左前方，主动脉口位于右后方，同时呈螺旋状。因此，肺动脉位于左侧，主动脉位于右侧（图1-16）。

与最初将转位理解为大动脉的相对定位或位置异常相反，基于Van Praagh等[4]的工作，现已建立了更严格的TGA命名法，即心室起源的位置交换，继而出现大动脉相对于室间隔的位置交换。以此方法，D-TGA（D-MGA），即D型大动脉转位（D型大动脉错位），特征是心室动脉连接不一致。相比之下，L-TGA（L-MGA），即L型大动脉转位（L型大动脉错位），特征是房室连接和心室动脉连接均不一致（孤立性心室反位）。这意味着，如果心房动脉连接保持一致，该复杂畸形可被解释为先天性或功能上的"纠正"，因此体循环和肺循环系统相互平行的灾难不会发生，如D-TGA的情况。然而，根据国际儿科和先天性心脏病命名学会的说法，大动脉转位类型（D-TGA和L-TGA）常用口语名称不能明确地描述这些心脏缺陷。需要更准确地称为室间隔完整的完全性大动脉转位（complete transposition of the great arteries with intact ventricular septum, TGA IVS）或ccTGA，在本书之后的章节将一直使用这种命名。

临床相关性

D-MGA定义为主动脉口的右前位置（图1-16C）和肺动脉口的左后位置。因此，L-MGA是主动脉口相对于肺动脉口处于左前位置（图1-16F）。在这些情况下，主动脉也相对于肺动脉位于右侧（见第4章）。

参考文献

[1] O'Rahilly R. Developmental stages in human embryos. Carnegie Inst Washington Pub. 1973; 631:1–167.

[2] Chuaqui B, Farru O. Die Missbildungen des Herzens und der grossen Gefässe. In: Doerr W, Seifert G, Uehlinger E, ed. Pathologische Anatomie des Herzens und seiner Hüllen. Spezielle pathologische Anatomie; 22.1. Berlin: Springer; 1993; 237–461.

[3] Lev M. Pathologic diagnosis of positional variations in cardiac chambers in congenital heart disease. Lab Invest. 1954; 3(1):71–82.

[4] Van Praagh R. Terminology of congenital heart disease. Glossary and commentary. Circulation. 1977; 56(2):139–143.

[5] De la Cruz MV, Berrazueta JR, Arteaga M, et al. Rules for diagnosis of arterioventricular discordances and septal identification of ventricles. Br Heart J. 1976; 38:341–354.

[6] Anderson RH, Becker AE, FreedomRM, et al. Sequential segmental analysis of congenital heart disease. Pediatr Cardiol. 1984; 5(4):281–287.

[7] Macartney FJ, Partridge JB, Scott O, Deverall PB. Common or single ventricle. An angiocardiographic and hemodynamic study of 42 patients. Circulation. 1976; 53(3):543–554.

[8] Schumacher G, Hess J, Bühlmeyer K, Eds. Klinische Kinderkardiologie. Berlin: Springer; 2001: 105–106.

[9] Anderson RH, Shinebourne EA, Gerlis LM. Criss-cross atrioventricular relationships producing paradoxical atrioventricular concordance or discordance. Their significance to nomenclature of congenital heart disease. Circulation. 1974; 50(1):176–180.

推荐阅读

DeHaan RL. Development of pacemaker tissue in the embryonic heart. Ann N Y Acad Sci. 1965; 127(1):7–18.

第 2 章　先天性心脏病的手术治疗
Surgical Treatment for Congenital Heart Defects

一、手术治疗的基础

Martin Kostelka　Farhad Bakhtiary　Friedrich Wilhelm Mohr　著

张　璟　译　刘　芳　校

（一）先天性心脏病手术的演变

成功治疗先天性心脏病的第一例手术是波士顿儿童医院的 Robert E. Gross 博士[1] 1938 年纠治动脉导管和 1945 年纠治主动脉缩窄[2]。先天性心脏病手术首先取得的决定性突破是由于心肺机的发展，它使心脏直视手术成为可能。通常这些手术是在婴儿期以后进行的，新生儿的麻醉、重症监护和手术器械尚未发展。在超声心动图开展之前，先天性心脏病的诊断依靠侵入性检查，相应的并发症发生率较高，因此，通常采取非根治性姑息治疗的分步疗法，而不是现在常用的早期纠治。

为简单起见，先天性心脏病的病理生理学可以简化为以下主要问题。

• 容量超负荷：如间隔缺损（房间隔缺损、室间隔缺损）导致右侧容量负荷超载。

• 压力超负荷：由于右心室或左心室流出道狭窄引起，可影响一个或两个心室。

• 发绀：由于肺动脉血流量减少或两个平行循环之间的无效混合，如完全性大动脉换位。

（二）先天性心脏病外科分期手术或姑息性手术

以下外科手术的描述是治疗过程的一个示例。

提示

先天性心脏病分期治疗的目标是尽量减少上述病理生理问题。先天性心脏病在年幼时无法完全根治，分期治疗能够使患儿生长，使身高和体重增加，为在最终手术治疗风险显著降低的年龄对这些患儿进行手术创造机会。

---

1. 体肺分流术

体肺分流术通过增加肺动脉血流量而减轻发绀。

这个手术技术原理相对简单，选择合适的分流管道尺寸是关键。分流太小会导致残余发绀，分流太大会导致容量负荷过大，甚至发生充血性心力衰竭。分流手术类型具体如下。

(1) Blalock-Taussig 分流术（图 2-1）：Blalock-Taussig 分流术是巴尔的摩约翰斯·霍普金斯医院的外科医生 Alfred Blalock 和心脏病专家 Helen Taussig 于 1947 年发明的[3]。该手术将锁骨下动脉与肺动脉直接吻合以增加肺血流量，并允许分流管道与患儿一同生长，但技术要求非常高（尤其是对于年幼儿童），有早期并发血栓形成的风险。这也是其他更简单的分流手术技术更为普及的原因之一。

(2) Waterston 分流术（图 2-2）：Waterston 分流术是升主动脉和右肺动脉之间的人工连接。通过右侧胸廓切口，通过部分钳夹的方式连接升主动脉与右肺动脉。分流管道的大小至关重要，经常发生肺容量超负荷。随着患儿长大，主要是右肺动脉可能发生扭转或变窄。影像学检查不仅有助于观察形态，而且可以无创地评估分流量。

(3) Pott 分流术（图 2-3）：Pott 分流术是降主动脉和左肺动脉之间的人工连接。通过左胸切口，通过部分钳夹的方式连接两个血管。Pott 分流术与 Waterston 分流术缺点相同，而且在日后行最终纠治手术时将其移除难度极大。

2. 肺动脉环缩

目前室间隔缺损仍然是最常见的先天性心脏病，缺损导致两个心室的容量超负荷。如果缺损大且肺阻力低，患儿将出现充血性心力衰竭的症状。肺动脉流量和压力增加可导致肺微循环不可逆的损害，即发展为肺血管病变。20 世纪 50 年代，Muller 和 Darmann[4] 首次描述了利用肺动脉环缩以减少血流量和压力（图 2-4）。与肺动脉分流术类似，肺动脉环缩带不会随患者生长而生长。肺动脉进行环缩术后，随着患儿生长又会再次发绀，若有瘢痕形成，肺动

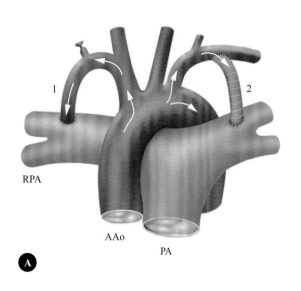

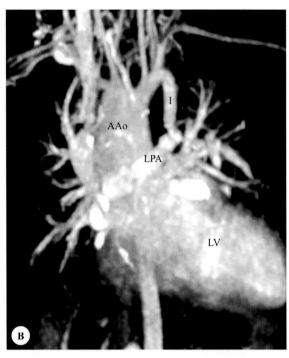

▲ 图 2–1 **Blalock-Taussig 分流术**

A. Blalock-Taussig 分流术示意，锁骨下动脉和肺动脉分支之间的连接，右（1）使用自身的锁骨下动脉，左（2）使用 GORE-TEX 人工材料；B. 左肺动脉行 Blalock-Taussig 分流术（1）后，磁共振血管成像的最大强度投影重建图。
AAo. 升主动脉；LPA. 左肺动脉；LV. 左心室；PA. 肺动脉；RPA. 右肺动脉

脉流出道和肺动脉瓣均会发生变形。

3. 房间隔造口术

发绀往往是由于肺动脉血流量减少引起，也见于完全性大动脉转位的病例，如果既不存在动脉导管未闭，也无间隔缺损，新生儿会因为发绀而死亡。1950 年，Blalock 和 Hanlon 描述了一种改进的方法，他们通过手术切除了大部分房间隔，使在患有大动脉换位的新生儿产生医源性房间隔缺损。1966 年出现了 Rashkind 球囊房隔造口术，也称为 Rashkind 手术 [5]（图 2-5），自此 Blalock 和 Hanlon 的手术方法就很少使用了。

4. 功能性单心室的外科治疗

儿科心脏手术的一个总体目标是尽快纠正先天性心脏病，然而，经常无法进行双心室修补。如果仅有一个功能性心室能够独立维持两个循环系统（体循环或肺循环）之一，这被称为"单心室心脏"。功能性单心室心脏最常见于以下畸形。

- 三尖瓣闭锁。
- 心室双入口。
- 左心发育不良综合征（hypoplastic left heart

syndrome, HLHS）。

- 肺动脉闭锁合并室间隔完整。
- 单心室房室连接的心脏。
- 房室瓣骑跨。
- 心室不平衡（房室间隔缺损）。

"左心发育不良综合征"这一总称涵盖了不同程度的左心室结构发育不全的广泛心脏缺陷，包括以下情况。

- 主动脉瓣闭锁。
- 主动脉瓣狭窄。
- 二尖瓣狭窄。
- 二尖瓣闭锁。
- 左心室发育不良。
- 左心室缺如。
- 升主动脉明显发育不良（55% 的病例中直径小于 3mm）。
- 主动脉缩窄（80% 的病例）。

最常见的合并畸形是主动脉弓离断，完全性肺静脉异位引流或异常的房室瓣。

对于单心室心脏，主要治疗目标是将体循环和

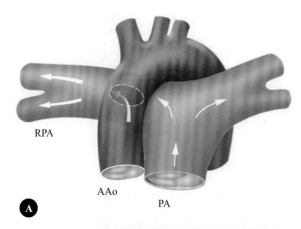

◀ 图 2-2 Waterston 分流术

A. 升主动脉后壁和右肺动脉之间的 Waterston 分流术示意；B. Waterston 分流术患儿的 MRI 横断面电影序列。注意升主动脉后壁和右肺动脉之间的连接。升主动脉和右肺动脉（箭）之间的信号强度存在明显差异，升主动脉和分流管道中血流更强，信号强代表血流强；C. 磁共振血管成像后的原始数据，冠状面图像同样显示 Waterston 吻合（箭）。AAo. 升主动脉；PA. 肺动脉；RPA. 右肺动脉；SVC. 上腔静脉

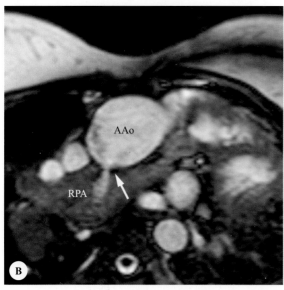

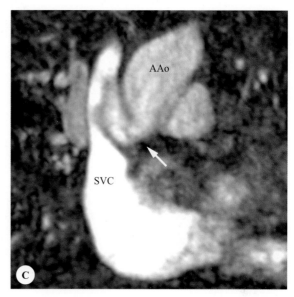

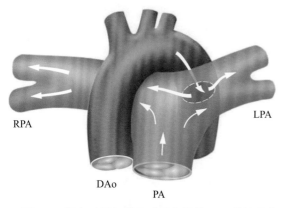

▲ 图 2-3 降主动脉与左肺动脉之间的 Pott 分流示意

DAo. 降主动脉；LPA. 左肺动脉；PA. 肺动脉；RPA. 右肺动脉

肺循环分开，以确保功能性单心室的正常容量负荷，并达到正常的动脉氧饱和度。外科手术一般分为三个步骤。

第一步，无论功能状态如何，出生后 7 天内都只进行姑息性手术。肺血流量过大，行肺动脉环缩术（图 2-4）；肺灌注不足，行 Blalock-Taussig 分流术（图 2-1）。HLHS 的解剖和生理情况非常特殊，通常在新生儿期进行复杂的 Norwood I 期手术（图 2-6）。该手术方式是形成一个新的主动脉，进行主 - 肺分流术及房间隔造口术。

第二步，通常在 4—6 月龄时，进行 Glenn 手术，即双向腔静脉 - 肺动脉连接（图 2-7）。

第三步，通常在 3—4 岁（体重 12kg）时，进行全腔静脉 - 肺动脉连接（total cavopulmonary connection, TCPC）。这一步完成了 Fontan 循环。TCPC 可以将 GORE-TEX 管道经右心房放置在心内，也可以放置在心外，心外管道是当前首选外科手术方法，可避免心房内操作。心外管道放置于右心房外，在下腔静脉和右肺动脉之间，并与上腔静脉相连（图 2-8）。

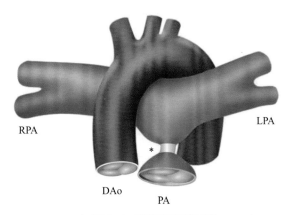

▲ 图 2-4 肺动脉环缩示意

肺动脉环缩带（＊）用于减少肺容量负荷，如大型室间隔缺损时。DAo. 降主动脉；LPA. 左肺动脉；PA. 肺动脉；RPA. 右肺动脉

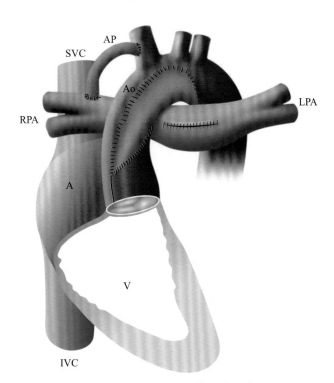

▲ 图 2-6 Norwood Ⅰ 期手术示意

Norwood Ⅰ 期手术：形成新的主动脉、进行主肺分流术及房间隔造口术，治疗左心发育不良综合征。A. 心房；Ao. 主动脉；AP. 主肺分流；IVC. 下腔静脉；LPA. 左肺动脉；RPA. 右肺动脉；SVC. 上腔静脉；V. 心室

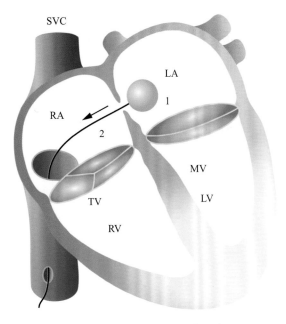

▲ 图 2-5 Rashkind 手术示意

在这一手术中，球囊导管（1）通过开放的卵圆孔进入左心房，然后再回撤（2），从而在左右心房之间建立分流，用于完全性大动脉转位急诊治疗。LA. 左心房；MV. 二尖瓣；RA. 右心房；SVC. 上腔静脉；TV. 三尖瓣；LV. 左心室；RV. 右心室

（三）早期纠治与分期治疗

1. 先天性心脏病分期治疗的缺点

所有上述姑息性干预措施都需要开胸手术，可导致纵隔和血管的瘢痕形成、变形甚至夹层。此外，分期治疗意味着至少要进行两次手术，会带来额外的负担。

2. 先天性心脏病早期治疗的优点

心脏直视手术的开展使得早期纠治先天性心脏病成为可能。在低温支持下暂时中断循环，可以及早纠治不太复杂的先天性心脏病。第一个复杂的心脏手术治疗是法洛四联症或房室间隔缺损，通过交叉循环（将父母其中一个用作氧合器[6]）或体外循环进行。然而，在 20 世纪 50 年代和 60 年代，初始姑息治疗和随后的纠治手术仍然是年长患者的标准治疗方法。

1972 年，Brian Barrat-Boyes 和 Castañeda 使用心肺机在波士顿儿童医院完成了许多手术。20 世纪 70 年代后期，前列腺素 E_1 的应用使得单纯通过药物在新生儿中保持动脉导管开放或使动脉导管重新开放成为可能，这样患儿在术前可保持稳定状态以对部分先天性心脏病进行早期矫正。有创和无创性诊断技术的优化也改善了早期手术治疗的条件。

右心室和左心室之间的差异出生后才开始显现。与左心室相比，右心室明显薄一些。左心室心肌细胞通过增生和肥大，使左心室的厚度和质量迅速增

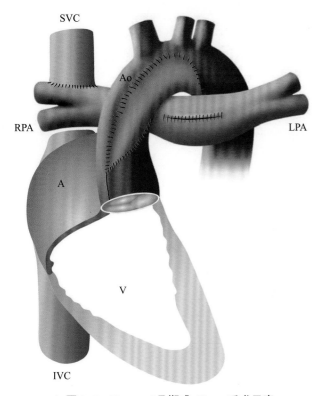

SVC

Ao

RPA

LPA

A

V

IVC

▲ 图 2-7 Norwood Ⅱ 期或 Glenn 手术示意

进行双向腔肺吻合代替主肺分流术（图 2-6）。A. 心房；Ao. 主动脉；IVC. 下腔静脉；LPA. 左肺动脉；RPA. 右肺动脉；SVC. 上腔静脉；V. 心室

加。通常认为心肌细胞的分裂能力只持续到出生后 3 个月。成长中的个体新的心肌细胞发育需要新的冠状动脉形成，而肌肉肥厚（如持续的高血压）会降低侧支血管形成的能力。姑息治疗本身也会干扰心脏发育。例如，法洛四联症先进行分流手术、完全性房室共道进行肺动脉环缩术，这时右心室承受压力超负荷后出现心肌肥大，继而形态上呈圆形而不是半圆形。

此外，早期纠治使得肺血管在出生后的第 1 年可正常发育。出生后，随着小动脉平滑肌组织的退化，肺阻力降低。如果肺动脉压力和流量在生后 1～2 年没有降低，就可能会发生肺动脉高压。一般来说，如果患儿肺血管阻力超过体循环阻力的 3/4 并维持不变，则不能施行手术。自此，患儿由于肺血流量减少，发绀越来越重，最初的左向右分流转换为右向左分流，这种现象被称为 Eisenmenger 反应或 Eisenmenger 综合征。姑息性治疗旨在防止这种转变，肺动脉环缩术可以保持肺动脉压力低于体循环压力的一半。

心室几何形状的改变对三尖瓣有相当大的影响，不同于二尖瓣的腱索，三尖瓣的腱索主要连在室间隔，这种情况通常会导致三尖瓣关闭不全，意味着除了压力超负荷外，还会发生右心室容量超负荷。

（四）常见先天性心脏病的心脏外科手术治疗

以下将某些外科手术作为治疗过程的示例进行描述。

1. 室间隔缺损的外科治疗

手术指征：所有的婴儿期发生大量的左向右分流和肺充血的室间隔缺损病例。

室间隔缺损纠治术常包括胸骨正中切开、双侧胸腺次全切除术、纵向心包切开术，并切除心包部分用作室间隔缺损补片。室间隔缺损修补主要在心肺机的协助下在轻中度低温条件下进行，并做升主动脉、上腔静脉和下腔静脉插管。心肺机流量稳定后，阻断升主动脉，然后打心脏停搏液诱导心脏停搏，最后阻断上下腔静脉。

对于合并肺动脉高压的儿童，需要检查是否存在动脉导管未闭并将其结扎。心脏停搏后，在右心房做纵向切口，检查卵圆窝、三尖瓣和冠状窦，根据室间隔缺损类型（膜部或肌部）和位置所对应的结构，决定手术过程。

(1) 膜周部室间隔缺损：通过三尖瓣进行术中直视和补片缝合，可通过三尖瓣环固定缝线。手术结束时，必须检查三尖瓣，有时可能需要进行三尖瓣交界成形术。

(2) 膜部高位或双动脉瓣下型室间隔缺损：可通过肺动脉瓣到达缺损并用心包补片缝合。

(3) 漏斗部肌部室间隔缺损：需要切开右心室，并需额外的心包补片进行右心室流出道重建（图 2-11D）。

(4) 心尖部肌部室间隔缺损：不能通过三尖瓣到达缺损部位，须切开右心室或左心室心尖部，以便清晰地看到室间隔缺损边缘，从而进行安全的补片缝合。

2. 完全性大动脉转位的外科手术治疗

大动脉转换手术（简称"动脉调转"）无疑是小儿心脏手术中最伟大的成功案例之一。在 Jatene 等 [7] 1975 年提出动脉转换手术之前，外科治疗方式包括 Mustard[8] 或 Senning 心房调转手术进行生理矫

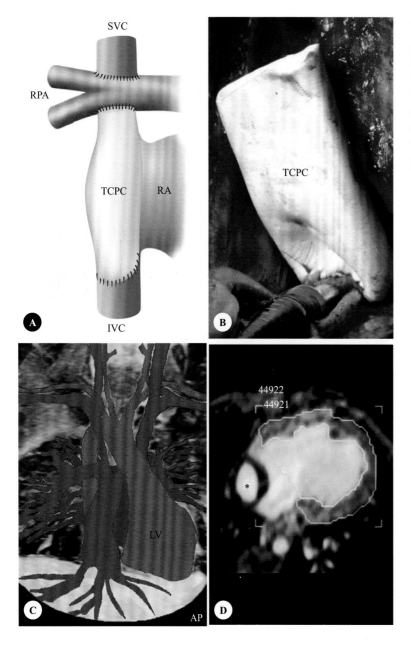

◀ 图 2-8 完成腔肺吻合

A. 全腔静脉 - 肺动脉连接（TCPC）示意图；
B. 心外 GORE-TEX 管道；C. 磁共振血管成像彩色最大强度投影图，显示了上腔静脉、下腔静脉和右肺动脉（蓝色）之间连接的全貌；D. MRI 电影序列显示了舒张末期 TCPC管道的横断位图（*）。AP. 主肺分流；IVC.下腔静脉；LV. 左心室；RA. 右心房；RPA.右肺动脉；SVC. 上腔静脉

正。来自上下腔静脉的血液通过静脉板障自二尖瓣转移到解剖左心室（图 2-9），然后输送至肺部，从而将来自肺静脉的血液通过右心房和右心室泵入主动脉。

　　动脉调转术通常在婴儿出生后 5～10 天进行，因此技术要求极高，尽管早期死亡率有间断性增加，但其为解剖纠治，远期有着显著优势。

　　动脉调转术操作如下：胸骨正中切开术和双侧胸腺次全切除术（图 2-10A）后，切除一块心包（图 2-10B）用以重建新的肺动脉（图 2-10E），心包片还可用于缝合房间隔缺损。切除带蒂的冠状动脉（图 2-10C 和 D）。肺动脉需要显露到分叉处，并切断动

脉导管。双侧腔静脉插管连接心肺机后，应用通气导管通过右上肺静脉引流左心房，由主动脉插管的上部位置（几乎靠近主动脉弓）支撑。体外循环期间，患儿被降至中等度低温状态。需要控制肺动脉内的血流，钳夹、分离和彻底缝合动脉导管。心脏停搏液使心脏停搏后，在瓣膜上方约 2cm 处横断主动脉，并用三个固定缝线标记接合处。同时，拉伸主动脉，彻底解剖主动脉和肺动脉之间的区域，切下两个带蒂的冠状动脉，注意保护半月瓣，并放置固定缝线。用适当尺寸的心包修补主动脉壁的缺损（图 2-10F）。肺动脉横断后，三个固定缝线拉伸肺动脉瓣。然后根据接合处的位置和带蒂冠状动脉的大小、位置和

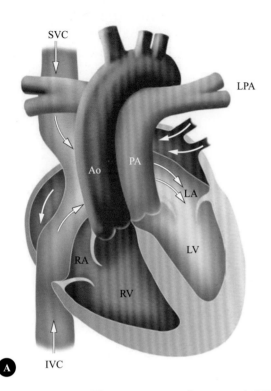

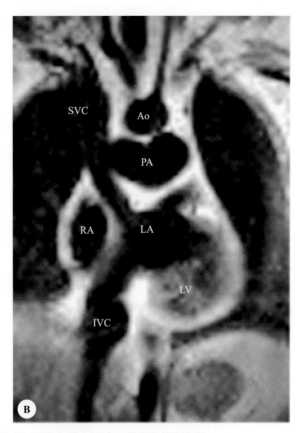

▲ 图 2-9　**Mustard 或 Senning 心房调转术纠治完全性大动脉转位伴室间隔完整**

A. 显示静脉板障将心房水平的血流从上腔和下腔静脉导向左心房；B. 对应的 MR 冠状位 T₁W SE 图像（MR 自旋回波图像）。Ao. 主动脉；RA. 右心房；IVC. 下腔静脉；RV. 右心室；LA. 左心房；SVC. 上腔静脉；LPA. 左肺动脉；LV. 左心室；PA. 肺动脉

解剖结构，重建肺动脉根部，将带蒂冠状动脉缝至新的主动脉，使其既无张力，也不过多游离。应用 Lecompte 方法缝合主动脉 [10]，即将肺动脉分叉移至主动脉前方（图 2-10G）。直接缝合或用心包补片缝合房间隔缺损，移除主动脉阻断，使冠状动脉灌注。心脏复跳后缝合肺动脉（图 2-10H），然后缝合心房。根据患者的血流动力学和呼吸状况，直接关闭胸腔或延迟关胸。

临床相关性

远期结果已证实非解剖纠治心房调转术的缺点。因心房内手术操作以构建静脉板障，患儿易患心律失常，包括缓慢性心律失常、窦房结功能障碍、快速性心律失常，尤其是房性折返性心动过速（50% 的病例约 20 年后发生），随后死于心搏骤停。右心衰竭也是典型表现，因为形态学右心室现在承担体循环心室功能。在

影像检查时，还需考虑其他常见并发症，如三尖瓣关闭不全、板障狭窄和板障漏 [9]。

提示

在动脉调转术期间，所有患儿都需要足量的儿茶酚胺支持治疗。

3. 法洛四联症的外科手术治疗

氧饱和度足够（80%～90%）的患儿，建议在婴儿期纠治。早期纠治可避免慢性缺氧的不良影响。建立体外循环、心脏停搏后，放置固定缝线，显露肺动脉瓣并行交界切开（图 2-11A）。使用 Hegar 扩张器测试肺动脉瓣环的尺寸。如果瓣环足够大，则保留肺动脉瓣；如果瓣环发育不良，须切开瓣环并应用跨瓣心包补片扩大整个右心室流出道。然后切开右心室（图 2-11B），切断或切除引起梗阻的肌肉

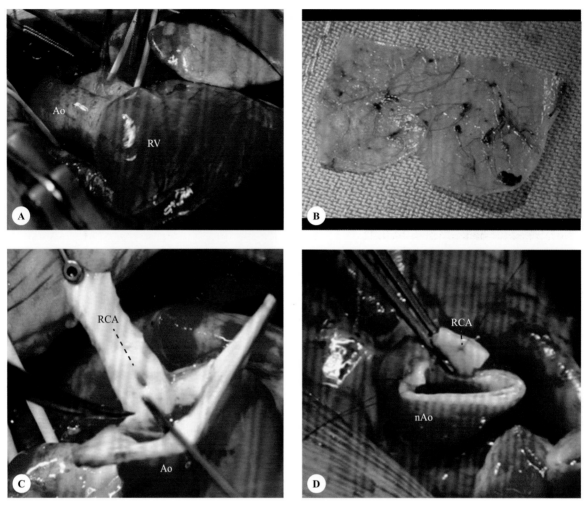

▲ 图 2-10　大动脉调转术

A. 完全性大动脉转位病例，主动脉发自右心室；B. 制备用于建立新的肺动脉的心包补片；C. 主动脉根部制备带蒂的右冠状动脉；D. 将带蒂的冠状动脉移植入新的主动脉。Ao. 主动脉；nAo. 新的主动脉；RCA. 右冠状动脉；RV. 右心室

组织（图 2-11C）。确定室间隔缺损，法洛四联症的室间隔通常前移，在室间隔缺损的边缘放置 Teflon 支撑缝线，剪切适当大小的心包片缝在室间隔缺损上。切开心房检查三尖瓣及其功能，以及房间隔。关闭之前其他所有的分流。在保留肺动脉瓣时，分别应用两个单独的补片扩大右心室流出道（图 2-11D）和肺动脉主干。瓣环发育不良时，切开漏斗部进行跨瓣补片（图 2-11C）。手术方法选择影响法洛四联症矫治术后肺动脉瓣关闭不全发生的可能性和程度[11]。

二、患儿准备与镇静

Axel Rentzsch　Hashim Abdul-Khaliq　著
张　璟　译　刘　芳　校

进行超声心动图、CT 和 MRI 影像诊断需要患儿配合检查、尽可能保持不动。诊断条件如地方、异常噪声，尤其是经食管超声心动图（transesophageal echocardiography, TEE）的食管探头的放置，即使长大的合作患儿也感到恐惧，因此无法清醒状态下进行。出于这个原因，年幼的孩子只能被镇静后再进行此类检查。多项研究表明，按照麻醉标准操作，可以安全有效地进行镇静[12-16]。

（一）术前访视

父母经常觉得给孩子镇静是一件令人担忧的事情，一是担心检查结果，二是看到孩子在不寻常的环境中，而且状态发生了明显变化。可能单单出于诊断原因进行的镇静也会给孩子带来额外的风险，尽管这个风险很小。因此，必须向父母详细解释操作指征、持续时间和镇静方法，以及镇静的敏感性。

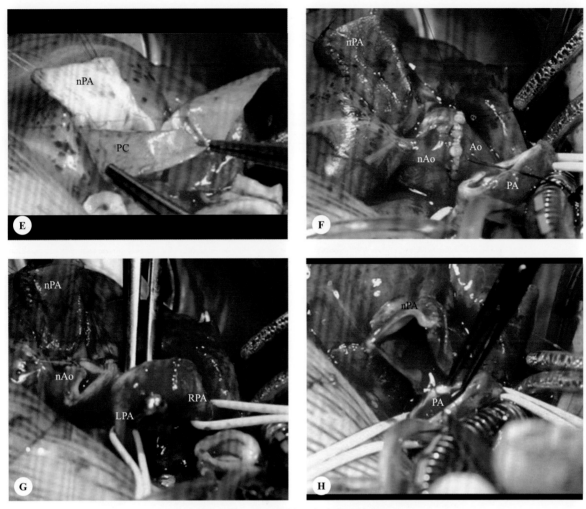

▲ 图 2-10（续） 大动脉调转术

E. 用心包补片（图 2-10B）重建新的肺动脉；F. 新的主动脉与主动脉吻合；G. 套住左右肺动脉以准备 Lecompte 手术，并将肺动脉移至前方，最终新的主动脉位于新的肺动脉后方；H. 准备新的肺动脉与肺动脉分叉处行端端吻合。Ao. 主动脉；LPA. 左肺动脉；nAo. 新的主动脉；nPA. 新的肺动脉；PA. 肺动脉；PC. 心包；RPA. 右肺动脉

根据法律规定，应在镇静前至少 24h 对患儿进行初步检查并对家长解释。

检查患儿的时候，需观察上呼吸道阻塞、下呼吸道病理或炎症变化，以及肌肉无力的表现。需要检查呼吸、心脏循环、代谢、神经肌肉系统和精神运动发育情况。

> **提示**
>
> 如果出现急性发热、化脓性呼吸道感染或阻塞性支气管炎，应推迟镇静。如果怀疑接触儿童传染性疾病，为未接种疫苗的儿童安排预约时应考虑潜伏期 [17]。

患有慢性呼吸系统疾病的儿童应在最佳状态时接受检查。对于服用抗癫痫药物的儿童、患有精神运动障碍或注意缺陷的儿童，建议从一开始就计划进行全身麻醉。早产儿在纠正胎龄 43 周前呼吸暂停的风险均增加 [17]。

镇静前 3 天建议不接种灭活疫苗，镇静前 2 周不接种减毒活疫苗，理论上，对疫苗的任何全身反应都可以暂时调节或降低免疫反应，因为麻醉、紧张，尤其是创伤会降低细胞介导的免疫功能。然而，无论如何，没有临床证据表明先前接种疫苗会增加与麻醉或围术期并发症发生率相关的风险 [18]。为避免疫苗的不良反应与操作后并发症两者之间相互混淆，

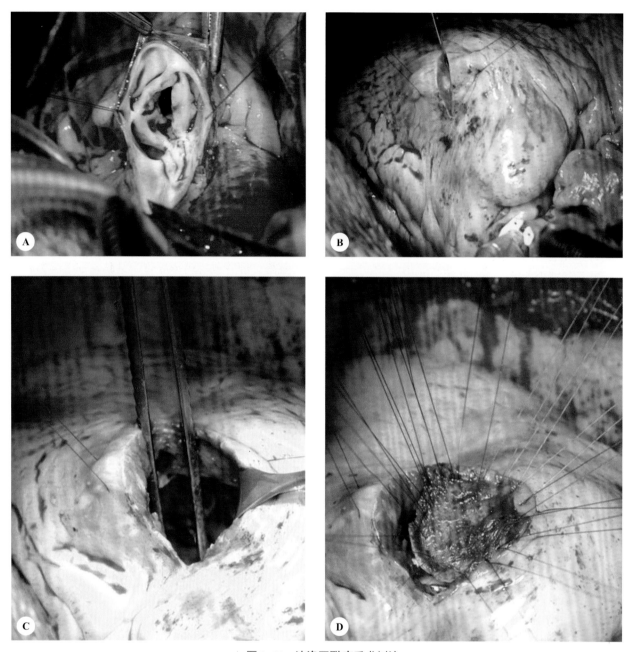

▲ 图 2–11　法洛四联症手术纠治

A. 法洛四联症患儿发育不良和狭窄的肺动脉瓣；B. 切开右心室；C. 漏斗部切除术；D. 右心室流出道补片缝合

建议遵守上述时间间隔[19]，然而对于紧急检查，最近接种过疫苗不能作为禁忌。

提示

根据影像学检查的计划设定具体时间或日期，通常一个检查会牵涉整个家庭。鼓励营造适合儿童的环境和父母陪伴。

（二）镇静

1. 镇静的等级

镇静是使用药物来达到抗焦虑、催眠和遗忘为特征的神经生理状态，对于年幼儿童是进行 TEE、CT 和 MRI 影像检查的理想状态。欧洲非麻醉医师镇静和（或）镇痛指南[20]使用 Ramsay 镇静量表[21]来描述镇静等级。

- 1 级：清醒。

- 2 级：昏昏欲睡。
- 3 级：睡眠，对言语有反应。
- 4 级：睡眠，对物理刺激有反应。
- 5 级：睡眠，对物理刺激没有反应（昏迷）。

根据欧洲指南，对患儿进行不太舒服的检查 2 级或 3 级镇静（轻度镇静）就足够了。然而，短时间的 4 级或 5 级镇静（深度镇静，有时仅持续几秒）无法完全避免，因此，镇静医生必须能够处理在深度镇静下可能发生的并发症。

2. 安全

儿科镇静的目标如下。

(1) 患儿最大的安全性。

(2) 尽量减少不适、心理创伤、恐惧和疼痛。

(3) 达到适当的失忆状态。

(4) 避免烦躁的扭动。

(5) 医疗监视后能够安全离开。

为了达到以上要求，应选择成功率最高、剂量最低的药物。

3. 禁食

为了避免肺部误吸的风险，建议在术前和准备镇静期间禁食数小时，包括禁食固体食物和较软的固体食物（如婴儿食品）6h、母乳 6h 和水 2h [22, 23]。然而，多项前瞻性研究表明，禁食失败与误吸率增加、其他不良麻醉事件无关 [24, 25]。Ghaffar 等 [26] 发现对于 6 个月以下的儿童，禁食超过 2h 会导致超声心动图检查期间镇静效果降低。

4. 出院

大多数医院的标准是在镇静后监护和观察患儿直到完全清醒后回家。如果只是做了诊断目的的镇静，儿童和青少年只要在达到先前的临床精神状态，空气状态下外周血氧饱和度高于 95%（非发绀患儿），不脱水，没有喘鸣或呕吐的症状，进食或饮水均无问题，就可以回家。镇静医师决定患儿何时可以离开。

5. 镇静程序

不同机构的儿童镇静程序差异很大。儿童择期放射检查的成功率为 94%～98% [27, 28]。一般来说，年幼儿童需要镇静；如果给孩子合理的解释并且允许父母在场，完全可以说服 7 岁及以上的儿童合作。由于大多数影像学检查是在静脉镇静下进行的，因此患儿在儿科放置必要的静脉留置针可能会有所帮助，以避免延误检查。

> **提示**
>
> 出生 6 周以内的婴儿可以在餐后自然睡眠期间进行 MRI 检查。进食时间和扫描预约之间的良好时间协调是此方法的先决条件。如果患儿没有睡着，可以用水合氯醛或咪达唑仑镇静。

水合氯醛对体重低于 15kg 儿童的成功率最高 [29]。剂量 50～100mg/kg（最大剂量：1.5g），口服给药，镇静持续时间为 60～120min [30]，用药后 30～60min 后生效。不同科室的良好合作可确保在预约扫描前 30min 口服（或通过胃管）或直肠灌入水合氯醛。肝脏或心脏传导障碍是禁忌证，因为较高剂量水合氯醛会使心肌对去甲肾上腺素敏感，导致心律失常。水合氯醛和苯二氮䓬类药物被认为是最不危险的催眠药。MRI 检查的镇静方案中有 3% 的心脏呼吸系统不良事件发生率，可通过刺激或改善体位的方式快速解决 [29]。一项对 1095 名患儿（大多数患有先天性心脏病）的回顾性研究，超声心动图检查前给予水合氯醛进行镇静，6.6% 的病例发生高碳酸血症（二氧化碳浓度较呼气末初始值增加 20%），5.9% 的病例出现低氧和低血压，0.4% 的病例出现呕吐。不足 6 月龄的儿童发生不良事件的风险增加 [31]。Coté 等 [32] 分析了使用各种药物发生的不良镇静事件，并描述了 13 例服用水合氯醛后导致持久神经损伤或死亡的病例，其中单独使用水合氯醛的 7 例，联合使用其他药物的 6 例，均为剂量错误、没有监测或非医疗人员监测造成的。其中 2 名患儿有先天性心脏病，推测心律失常可能是不良结局的原因。

对于体重超过 10kg 的儿童，水合氯醛需要量较大，可导致胃部刺激和呕吐，可以选择咪达唑仑，以 0.05～0.10mg/kg 的剂量缓慢静滴直至达到预期效果。咪达唑仑因其高的亲脂性而迅速生效。它具有抗焦虑、镇静和肌肉松弛作用，并引起顺行性遗忘，在给第二剂之前应有 2～5min 的观察等待期，以便充分评估镇静作用。咪达唑仑的半衰期为 2h，根据注射的剂量和速度，可能会出现呼吸抑制或呼吸暂停。对于超过 20～30min 的影像学检查，需要额外的剂量。给药后 3～4h 仍可能出现烦躁、攻击性、共济失调、戒断样现象或全身抑制和欣快感；在早产儿和新生儿中更常观察到癫痫发作，呼吸暂停的风险也增加。

对不合作的儿童并不一定需要深度镇静。对于有疑虑的年龄较大的儿童，给予单剂量的抗焦虑苯二氮䓬类药物可以帮助其成功完成影像学检查。

许多研究认为丙泊酚为理想的短期麻醉剂[33]。静脉给药后 10～20s 患儿失去知觉，唤醒时间也很短（仅 5～15min），这就是丙泊酚非常适合门诊镇静的原因。为减少给药过程中静脉刺激导致的疼痛，可用等量的 0.9% 氯化钠溶液稀释。丙泊酚不具有镇痛作用，也不是肌肉松弛剂。首先，初始推注剂量为 3～5mg/kg，先推注 1/4 量，然后根据效果给予余下的，之后以 2～7mg/（kg·h）的剂量持续输注。对于婴儿，可能需要高达 15mg/（kg·h）的初始剂量，检查期间可以减少至 5～8mg/（kg·h）。如果推注太快，可能会导致呼吸减弱和氧饱和度下降，不过可以通过轻微伸展颈部、下颌前推动作、给氧及在某些情况下使用氧气面罩来快速解决[34]。此外，丙泊酚具有负性肌力特性，是一种外周血管扩张药，降低血压，患有心脏疾病或血容量不足的儿童可通过缓慢输注，控制这些影响。由于这种负性肌力作用和全身阻力的广泛降低，在对新生儿和心室功能有限的患儿、肺动脉高压患儿进行推注时应特别小心。极少数情况下，其负性变时作用可能需要阿托品或拟交感神经药物治疗。在丙泊酚之前应用咪达唑仑可显著降低所需的丙泊酚剂量[35]。

对于新生儿、肺动脉高压和心脏功能差的患儿，检查镇静可选择右旋氯胺酮和咪达唑仑的组合。静脉注射右旋氯胺酮（0.5～1mg/kg）约30s，可出现伴有镇痛和遗忘的麻醉作用，持续 5～10min。右旋氯胺酮会导致唾液分泌增加，因此建议同时给予抗胆碱药。优点包括最大限度地减少呼吸抑制，能够一次完成甚至痛苦的介入手术、遗忘及完全不动。尽管它具有拟交感神经作用，但在高交感张力时（如低容量）可发生低血压。因此，氯胺酮对心脏病患者有益。一个缺点是听觉过敏，限制了其在 MRI 中的应用。苏醒阶段也可能发生噩梦和幻觉，可以同时应用苯二氮䓬类药物减少此类不良反应。

6. 监测和设备

镇静期间的监测内容包括脉搏血氧饱和度、无创血压测量、心电图（electrocardiogram, ECG）描记、二氧化碳测定和体温监测，特别是对于较长的检查过程。此外，如果无法与孩子直接接触，视频监控可以提高安全性。在给予任何形式的四级镇静之前，应开始监测，执行镇静人员必须始终可见监护仪屏幕，并且图像清晰。监护设备必须适合儿童使用大小，并且可以用于 MRI 设备进行 MRI 检查。不适用于 MRI 设备的监护仪会影响图像质量，通常无法很好工作。

使用 3～5 个导联进行连续 ECG 记录可以监测心率并检测节律紊乱。高质量的 ECG 导联至关重要，特别是对于负荷 MRI 检查或给药时。可以通过 ECG 电极或呼吸带监测呼吸频率。

应该为每位患儿准备一个吸氧用的鼻导管。不管何种镇静方式，呈现与当前氧饱和度相对应的波形变化的连续脉搏血氧仪是最低标准；出现通气不足和脉搏血氧仪测定出氧饱和度下降之间总是存在延迟，特别是在持续吸氧期间[37]，因此，单独使用脉搏血氧仪监测呼吸并不可靠。

二氧化碳测定术测量呼出气体中的二氧化碳含量，并提供呼吸缓慢和呼吸暂停的瞬时报告，间接反映镇静的深度。在不良镇静事件期间，二氧化碳测定术可以比临床观察或脉搏血氧仪更快识别呼吸暂停和气道阻塞[38-40]。美国儿科学会当前的指南明确推荐二氧化碳测定法，特别是对于无法接触患儿的镇静时，如在 MRI 机房中[22]。

如果预计要进行较长时间检查（如在临床试验范围内），需要应用直肠探头进行连续体温监测，尤其是婴儿。寒战会让患儿烦躁不安，氧气需求量显著增加，加温毯或适当的加温系统（Bair Hugger™）可防止体温过低。室内温度应至少为 22℃。

氧气接头和面罩、适合所有年龄段的呼吸和插管装置（喉镜、气管插管、喉罩）、吸引器和相应的各种尺寸导管，以及紧急药物和拮抗药（氟马西尼、纳洛酮）在镇静和转运期间必须配备并可用。除颤器容易拿到，而且能够将患者迅速转移到重症监护病房。

7. 并发症

儿童镇静会有严重风险，如通气不足、低氧血症、呼吸暂停、气道阻塞、误吸、喉痉挛和不良心肺事件。这些风险可以降至最低，但不能完全消除。对不良镇静事件最常见原因的调查表明，监测不足、剂量不正确、过量、工作区设备不足、合格人员不足及患者过早出院，是不良事件发生的重要原因[32]。美国麻醉医师协会（American Society of Anesthesiologists, ASA）身体状态Ⅲ级或Ⅳ级（患有功能受限或持续威胁生命的严重全身性疾病的患儿）和年龄小于 1 岁是风险增加的预测因素[41]。相比之下，不良事件的发生与检查类型或患儿的体重或性别之间没有明显关联。当联合使用镇静药时，不良事件的发生率（OR）要升高 5 倍[42]。发育迟缓儿童在镇静期间发生缺氧的可能性是其他儿童的 3 倍[43]。

因此，建议由专业的儿科医师或麻醉师对儿童和青少年进行麻醉，最好至少与他们指定的一名护士一起进行。为了能够在出现并发症时采取适当的措施，相关人员必须定期接受复苏培训，包括气道、插管和呼吸管理。由于不能在 MRI 检查室内进行复苏（如使用除颤器），工作人员还应练习从 MRI 室转运患儿，最好是可拆卸的桌子。偶有需要计划高度精确的镇静方案，需考虑以下禁忌证。

- 气道问题。
- 呼吸暂停风险（新生儿、早产儿）。
- 吸入风险。
- 颅内压升高。
- 癫痫（过去 24h 内有过全身大发作）。
- 以前镇静有过并发症（如不良事件的发生）。
- 最近 1 个月内因癫痫发作而复苏过。
- 心脏循环功能失代偿。

患儿在镇静和（或）镇痛下进行检查时，不良反应经常出现在恢复阶段，因此需要有合适的空间，室内具备足够数量的休息区、合格人员、监护、设备、材料和治疗任何并发症的药物。

提示

应由合格人员持续监测患儿，包括通过脉搏血氧仪，直至患者完全恢复。

（三）特殊检查方法

1. 经胸超声心动图

一般来说，儿童和青少年进行经胸超声心动图（transthoracic echocardiography, TTE）检查几乎不需要镇静准备，通常可以在患儿清醒时进行。某些情况下，抵抗型婴幼儿可能需要应用水合氯醛或咪达唑仑进行轻度镇静。每次检查还应确保同步 ECG 监测。特别是对于婴儿和幼儿，检查应在安静的房间内进行，以便在父母或其他可信赖的人不在的情况下提供平静的效果。对于不安的孩子，通过喂食或给予 20% 或 24% 葡萄糖来分散注意力会有所帮助。根据临床经验，在记录多普勒信号时调高有节奏的心跳声音可使许多幼儿平静。

2. 经食管超声心动图

检查通常由另外的医生进行，还应有经过适当培训的技术助理协助。在幼儿，少数情况下可能需要插管麻醉；对于大多数患儿，利多卡因喷雾局部麻醉加上咪达唑仑、丙泊酚或氯胺酮的镇静就足够了（图 2-12）。检查期间通常不推荐使用抗胆碱能药物，但对于大量流涎的年幼患儿应用阿托品可能有帮助[44]。须始终保持静脉通路的通畅，以便需要时快速应用对比剂或药物，如食管插管引起血管迷走反应时。局部口腔麻醉在放置插管前一刻通常会导致令人不适的反应和喉咙刺激，而且口腔麻醉后 2h 内不能喝任何东西。根据患儿情况，完成检查后在门诊给予 2～5h 的 ECG 和脉搏血氧仪监测。检查前应连接超声探头并进行功能测试。

3. CT

CT 检查无痛，并且可以比超声心动图和 MRI 检查更快，但代价是有辐射暴露。使用最新一代 CT 设备时，CT 的射线暴露量低于诊断性心导管检查，因此，CT 是一种合理、无创的替代方法，特别是观察先天性心脏病患儿的冠状动脉。对于 7 岁以下的儿童，或年龄较大但不合作或发育迟缓的儿童，即使扫描仅需几秒，也很难或不可能让其保持静止。此外，心电门控触发的 CT 检查需要较低的心率。因此，这些情况下，轻度镇静通常有帮助。对于曾经的老设备，注射对比剂时需要控制呼吸，这种情况需考虑使用气管插管全身麻醉或喉罩机械通气。CT检查应用对比剂，须考虑肾功能限制和甲状腺功能影响。

4. MRI

MRI 检查也无痛，但通常比 TTE 或 CT 检查时间更长。与 CT 一样，很难让 7 岁以下的儿童在 30~60min 保持不动，因此，需要深度镇静（如果检查注射对比剂时需要控制呼吸，那么需要气管插管或喉罩全身麻醉）（图 2-13）。如果计划使用钆对比剂，则患儿不能有任何严重的肾功能限制。

从组织的角度来看，在 MR 中计划孩子的一天并不难。此外，尽量协调检查日期与休息时间。MRI 检查前需取下耳环、发夹和类似配件，并确保留在身上的衣服都不含金属。

5. 心导管检查

对于年长且合作的患儿，咪达唑仑轻度镇静和良好的局部麻醉通常就足够了。然而，大多数 2 岁以上儿童需要深度镇静（图 2-14 和图 2-15），可以应用丙泊酚输注，还可以应用氯胺酮以确保患儿在穿刺血管时保持不动。对于婴儿和 2 岁以下的儿童，或进行困难、长时间的介入手术，可能需要气管插管吸入麻醉或丙泊酚麻醉。每位患儿均应放置用于给氧的鼻导管，还需定期吸痰以防止分泌物积聚。手

臂放在头部两侧，但需注意合适高度，以防止体位引起的神经丛麻痹。

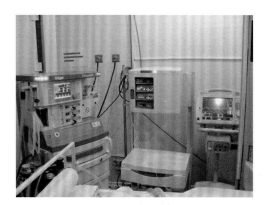

▲ 图 2-13　MRI 中的麻醉单元

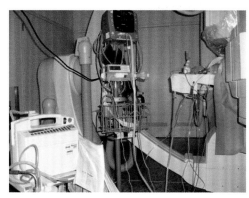

▲ 图 2-14　心导管检查室中的镇静
监护仪、灌注仪和抽吸装置可以无限制应用于患儿

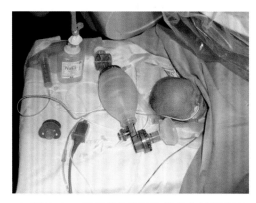

▲ 图 2-15　患者体位安放和准备心导管检查
在心脏导管检查期间，手臂向上定位并固定在头部的两侧。复苏袋应在触手可及的地方

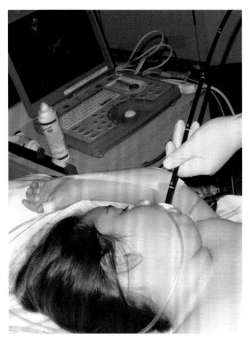

▲ 图 2-12　食管超声心动图

参考文献

[1] Gross RE. Surgical management of the patent ductus arteriosus: with summary of four surgically treated cases. Ann Surg. 1939; 110(3):321–356.

[2] Gross RE. Surgical correction for coarctation of the aorta. Surgery. 1945; 18:673–678.

[3] Taussig HB, Blalock A. The tetralogy of Fallot; diagnosis and indications for operation; the surgical treatment of the tetralogy of Fallot. Surgery. 1947; 21(1):145.

[4] Smith GW, Thompson WM, Jr, Dammann JF, Jr, Muller WH, Jr. Use of the pulmonary artery banding procedure in treating type II truncus arteriosus. Circulation. 1964; 29 Suppl.:108–113.

[5] Rashkind WJ, Miller WW. Creation of an atrial septal defect without thoracotomy. A palliative approach to complete transposition of the great arteries. JAMA. 1966; 196(11):991–992.

[6] Warden HE, Cohen M, De Wall RA, et al. Experimental closure of interventricular septal defects and further physiologic studies on controlled cross circulation. Surg Forum. 1955; 5:22–28.

[7] Jatene AD, Fontes VF, Paulista PP, et al. Successful anatomic correction of transposition of the great vessels. A preliminary report. Arq Bras Cardiol. 1975; 28(4):461–464.

[8] Mustard WT. Successful two-stage correction of transposition of the great vessels. Surgery. 1964; 55:469–472.

[9] Gutberlet M, Hoffmann J, Künzel E, et al. [Preoperative and postoperative imaging in patients with transposition of the great arteries]. Radiologe. 2011; 51(1):15–22.

[10] Lecompte Y, Zannini L, Hazan E, et al. Anatomic correction of transposition of the great arteries. J Thorac Cardiovasc Surg. 1981; 82(4):629–631.

[11] Grothoff M, Hoffmann J, Lehmkuhl L, et al. Time course of right ventricular functional parameters after surgical correction of tetralogy of Fallot determined by cardiac magnetic resonance. Clin Res Cardiol. 2011; 100(4):343–350.

[12] Hertzog JH, Havidich JE. Non-anesthesiologist-provided pediatric procedural sedation: an update. Curr Opin Anaesthesiol. 2007; 20(4):365–372.

[13] Pitetti R, Davis PJ, Redlinger R, White J, Wiener E, Calhoun KH. Effect on hospital-wide sedation practices after implementation of the 2001 JCAHO procedural sedation and analgesia guidelines. Arch Pediatr Adolesc Med. 2006; 160(2):211–216.

[14] Pitetti RD, Singh S, Pierce MC. Safe and efficacious use of procedural sedation and analgesia by nonanesthesiologists in a pediatric emergency department. Arch Pediatr Adolesc Med. 2003; 157(11):1090–1096.

[15] Sauer H, Grünzinger L, Pfeifer J, Lieser U, Abdul-Khaliq H. Sedation and analgosedation performed by pediatricians—experience made with the implementation of an in-house sedation standard: sedation and analgosedation-implementation of an in-house standard. Wien Med Wochenschr. 2016; 166(1–2):54–61.

[16] Smallman B. Pediatric sedation: can it be safely performed by nonanesthesiologists? Curr Opin Anaesthesiol. 2002; 15(4):455–459.

[17] Ramanathan R, Corwin MJ, Hunt CE, et al. Collaborative Home Infant Monitoring Evaluation (CHIME) Study Group. Cardiorespiratory events recorded on home monitors: comparison of healthy infants with those at increased risk for SIDS. JAMA. 2001; 285(17):2199–2207.

[18] Short JA, van der Walt JH, Zoanetti DC. Immunization and anesthesia—an international survey. Paediatr Anaesth. 2006; 16(5):514–522.

[19] Siebert JN, Posfay-Barbe KM, Habre W, Siegrist CA. Influence of anesthesia on immune responses and its effect on vaccination in children: review of evidence. Paediatr Anaesth. 2007; 17(5):410–420.

[20] Knape JT, Adriaensen H, van Aken H, et al. Board of Anaesthesiology of the European Union of Medical Specialists. Guidelines for sedation and/or analgesia by non-anaesthesiology doctors. Eur J Anaesthesiol. 2007; 24(7):563–567.

[21] Ramsay MAE, Savege TM, Simpson BRJ, Goodwin R. Controlled sedation with alphaxalone-alphadolone. BMJ. 1974; 2(5920):656–659.

[22] Coté CJ, Wilson S, American Academy of Pediatrics, American Academy of Pediatric Dentistry, Work Group on Sedation. Guidelines for monitoring and management of pediatric patients during and after sedation for diagnostic and therapeutic procedures: an update. Pediatrics. 2006; 118(6):2587–2602.

[23] American Society of Anesthesiologist Task Force on Preoperative Fasting. Practice guidelines for preoperative fasting and the use of pharmacologic agents to reduce the risk of pulmonary aspiration: application to healthy patients undergoing elective procedures: a report by the American Society of Anesthesiologist Task Force on Preoperative Fasting. Anesthesiology. 1999; 90(3):896–905.

[24] Agrawal D, Manzi SF, Gupta R, Krauss B. Preprocedural fasting state and adverse events in children undergoing procedural sedation and analgesia in a pediatric emergency department. Ann Emerg Med. 2003; 42(5):636–646.

[25] Roback MG, Bajaj L, Wathen JE, Bothner J. Preprocedural fasting and adverse events in procedural sedation and analgesia in a pediatric emergency department: are they related? Ann Emerg Med. 2004; 44(5):454–459.

[26] Ghaffar S, Haverland C, Ramaciotti C, Scott WA, Lemler MS. Sedation for pediatric echocardiography: evaluation of preprocedure fasting guidelines. J Am Soc Echocardiogr. 2002; 15(9):980–983.

[27] Frush DP, Bisset GS, III. Sedation of children for emergency imaging. Radiol Clin North Am. 1997; 35(4):789–797.

[28] Sury MR, Hatch DJ, Deeley T, Dicks-Mireaux C, Chong WK. Development of a nurse-led sedation service for paediatric magnetic resonance imaging. Lancet. 1999; 353(9165):1667–1671.

[29] Dalal PG, Murray D, Cox T, McAllister J, Snider R. Sedation and anesthesia protocols used for magnetic resonance imaging studies in infants: provider and pharmacologic considerations. Anesth Analg. 2006; 103(4):863–868.

[30] Low E, O'Driscoll M, MacEneaney P, O'Mahony O. Sedation with oral chloral hydrate in children undergoing MRI scanning. Ir Med J. 2008; 101(3):80–82.

[31] Heistein LC, Ramaciotti C, Scott WA, Coursey M, Sheeran PW, Lemler MS. Chloral hydrate sedation for pediatric echocardiography: physiologic responses, adverse events, and risk factors. Pediatrics. 2006; 117(3):e434–e441.

[32] Coté CJ, Karl HW, Notterman DA, Weinberg JA, McCloskey C. Adverse sedation events in pediatrics: analysis of medications used for sedation. Pediatrics. 2000; 106(4):633–644.

[33] Sury MR, Smith JH. Deep sedation and minimal anesthesia. Paediatr Anaesth. 2008; 18(1):18–24.

[34] Machata AM, Willschke H, Kabon B, Kettner SC, Marhofer P. Propofol-based sedation regimen for infants and children undergoing ambulatory magnetic resonance imaging. Br J Anaesth. 2008; 101(2):239–243.

[35] Paspatis GA, Charoniti I, Manolaraki M, et al. Synergistic sedation with oral midazolam as a premedication and intravenous propofol versus intravenous propofol alone in upper gastrointestinal endoscopies in children: a prospective, randomized study. J Pediatr Gastroenterol Nutr. 2006; 43(2):195–199.

[36] Coté CJ. Round and round we go: sedation—what is it, who does it, and have we made things safer for children? Paediatr Anaesth. 2008; 18(1):3–8.

[37] Shankar V, Deshpande JK. Procedural sedation in the pediatric patient. Anesthesiol Clin North America. 2005; 23(4):635–654, viii.

[38] Anderson JL, Junkins E, Pribble C, Guenther E. Capnography and depth of sedation during propofol sedation in children. Ann Emerg Med. 2007; 49(1):9–13.

[39] Lightdale JR, Goldmann DA, Feldman HA, Newburg AR, DiNardo JA, Fox VL. Microstream capnography improves patient monitoring during moderate sedation: a randomized, controlled trial. Pediatrics. 2006; 117(6):e1170–e1178.

[40] Mason KP, Burrows PE, Dorsey MM, Zurakowski D, Krauss B. Accuracy of capnography with a 30 foot nasal cannula for monitoring respiratory rate and end-tidal CO2 in children. J Clin Monit Comput. 2000; 16(4):259–262.

[41] Malviya S, Voepel-Lewis T, Tait AR. Adverse events and risk factors associated with the sedation of children by nonanesthesiologists. Anesth Analg. 1997; 85(6):1207–1213.

[42] Sanborn PA, Michna E, Zurakowski D, et al. Adverse cardiovascular and respiratory events during sedation of pediatric patients for imaging examinations. Radiology. 2005; 237(1):288–294.

[43] Kannikeswaran N, Mahajan PV, Sethuraman U, Groebe A, Chen X. Sedation medication received and adverse events related to sedation for brain MRI in children with and without developmental disabilities. Paediatr Anaesth. 2009; 19(3):250–256.

[44] Lutterotti N, Clinical Committee of the German Society of Cardiology. Quality guidelines in echocardiography. Z Kardiol. 1997; 86(5):387–401.

第3章 诊断和介入成像的技术基础
Technical Basics of Diagnostic and Interventional Imaging

一、超声心动图

Hashim Abdul-Khaliq Matthias Gutberlet 著

高 燕 译 黄国英 校

超声心动图技术最早于19世纪50年代开始应用于临床。利用超声波的物理特性,超声心动图选择2~7MHz的超声波并经特殊的换能器(超声探头),即可在肋间切面得到理想的穿透深度(图3-1)[1]。由于设备的普适性和方法的通用性(包括在重症监护病房),超声心动图是无创性影像诊断的首选方法,它可以描绘心脏形态和功能,包括患有先天性或后天性心脏病的婴幼儿[2,3]。多数情况下,通过使用特殊设计的探头,即可在产前观察心脏整体结构及发现心脏和邻近血管中可能存在的畸形。因此,超声心动图已成为诊断儿童或成人功能性和结构性心脏病的首选方法。除了普适性和实时图像采集的优点,与其他成像方式相比,超声心动图允许同时测量大量的功能参数。过去的10年中,传统二维超声心动图进一步发展出三维超声心动图,甚至是四维超声心动图及组织多普勒技术,这些都已作为新技术引入现代超声设备中。

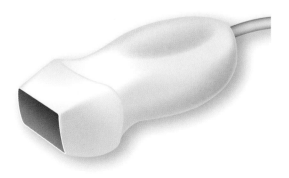

▲ 图 3-1　超声心动图换能器(探头)示意
探头可经肋间切面显示图像

(一)基本技术

以下是超声心动图的基本技术。

- 一维(M型)超声心动图。
- 二维超声心动图。
- 三维超声心动图。
- 多普勒超声心动图。

检查通常采用左侧卧位,上半身略微抬高[4]。检查者面向患者并从左侧或右侧进行检查。

1. 一维(M型)超声心动图

换能器以一定频率发射的声波被界面反射,并根据界面的深度转换为电子信号。A型超声心动图中,回声与振幅高度相对应,而B型中,回声则与显示亮度(也称强度)相对应(图3-2)。如果记录一段时间的B型图像,即"M型"(运动)。一维超声心动图目前仅保留M型模式(图3-3),用于以标准化方式确定心室直径和瓣膜水平[1]。

2. 二维超声心动图

儿童心脏和大血管的超声心动图透声窗比成人更好。儿童中更易获得额外的其他角度下的心脏及大血管视图,包括经胸成像(通过标准切面)、肋下/剑突下成像或胸骨上窝成像(图3-4)。二维图像是通过对器官进行多层扫描并以B模式描绘图像来实现的。最常使用的两种标准切面为胸骨左缘切面和左侧心尖切面(图3-4)。这些切面可以获得三个不同角度的心脏解剖长轴。这些在超声心动图中广泛应用的标准切面也适用于其他成像方式[MRI在数据采集期间调整相应角度;多排螺旋计算机体层摄影(multi-detector spiral computer tomography, MDCT),对三维数据集进行多平面重建][5]。

在胸骨旁左缘,可通过旋转探头和改变探头的角度观察到以下切面[4]。

- 胸骨旁左心室长轴切面观(图3-5):该切面主要用于评估左心室的大小和功能。此外,该切面运用二维超声和彩色多普勒可观察到膜周部和肌部

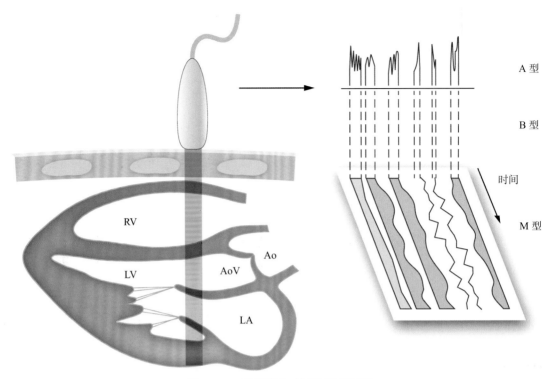

▲ 图 3-2 　一维超声心动图的原理示意

记录胸骨旁长轴切面的 A 型、B 型和 M 型超声心动图。Ao. 主动脉；AoV. 主动脉瓣；LA. 左心房；LV. 左心室；RV. 右心室

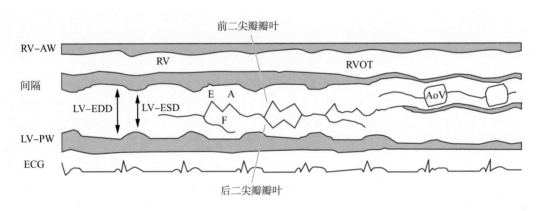

▲ 图 3-3 　M 型超声心动图示意

胸骨旁长轴切面，M 型超声扫查，记录心动周期中左右心室及二尖瓣和主动脉瓣的典型运动模式。根据左心室舒张末期内径和左心室收缩末期内径参数得到的短轴缩短率作为反映左心室功能的指标。A. A 波（心房收缩的二尖瓣运动）；AoV. 主动脉瓣；E. E 波（舒张期二尖瓣运动，称为早期充盈）；ECG. 心电图；LV. 左心室；LV-EDD. 左心室舒张末期内径；LV-ESD. 左心室收缩末期内径；LV-PW. 左心室后壁；RV. 右心室；RV-AW. 右心室前壁；RVOT. 右心室流出道

的室间隔缺损。

● 胸骨旁左心室短轴切面观（将探头旋转 90° 并相应移动）。

　　□ 观察主动脉瓣、肺动脉瓣（图 3-6）、肺动脉主干、可能存在的异常血管连接（如冠状动脉瘘、冠状动脉与肺动脉异常连接，如 Bland-White-Garland 综合征等），以及动脉导管未闭。

　　□ 观察二尖瓣、乳头肌、心尖形态（图 3-7）。该切面可用于评估左心室的大小及功能、二尖瓣的开放情况。

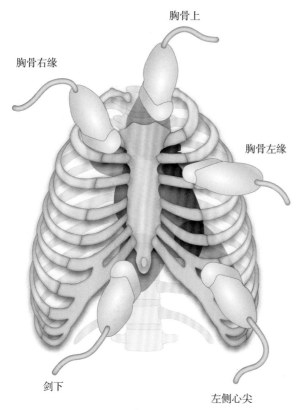

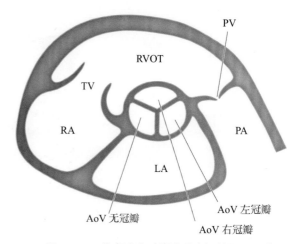

▲ 图 3-6　二维超声心动图胸骨旁短轴切面示意

该切面可显示主动脉瓣及肺动脉瓣情况。AoV. 主动脉瓣；LA. 左心房；PA. 肺动脉；PV. 肺动脉瓣；RA. 右心房；RVOT. 右心室流出道；TV. 三尖瓣

▲ 图 3-4　经胸超声心动图常用探头位置示意

通过不同的切面和角度，经胸超声心动图可以获得理想的儿童心脏和邻近大血管影像资料。在儿童中，即使是胸骨上切面通常也能观察到主动脉峡部形态

在心尖可获得以下标准切面。

• 心尖四腔及心尖五腔切面观：这些切面可观察左心室流出道和主动脉瓣（图 3-8）。彩色多普勒有助于发现相应的结构及功能异常，如主动脉瓣的湍流或反流。

• 心尖左侧二腔切面观和心尖长轴切面观（将探头旋转 90° 并适当调整角度）：这些切面有助于观察左心室流出道（图 3-9）。

胸骨上切面观（图 3-4）主要用于观察主动脉及其分支血管，肋下和剑突下切面多用于观察四腔切面。

使用标准切面可以对心脏各个不同节段及区域（包括瓣膜）的形态和功能进行实时描述和定量评估。这对于诊断房室瓣位置异常相关的心脏缺陷具有重要意义。

M 型超声一般用于以标准化方式在胸骨旁长轴和短轴上确定心腔内径（例如，左心室舒张末期内径）（图 3-2 和图 3-3）。根据使用 M 型超声所测得的不同心腔内径可获得短轴缩短率，其代表左心室的缩短分数百分比，使用以下公式确定[1]。

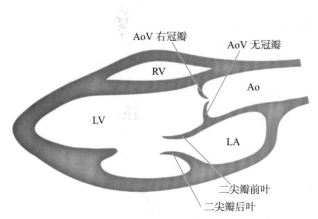

▲ 图 3-5　二维超声心动图胸骨旁长轴切面示意

Ao. 主动脉；AoV. 主动脉瓣；LA. 左心房；LV. 左心室；RV. 右心室

$$FS（\%）=[（LV\text{-}EDD-LV\text{-}ESD）/（LV\text{-}EDD）]\times100\%$$

FS：短轴缩短率（%）。
LV-EDD：左心室舒张末期内径。
LV-ESD：左心室收缩末期内径。

3. 三维超声心动图
该技术的图像来源于使用二维超声心动图通过

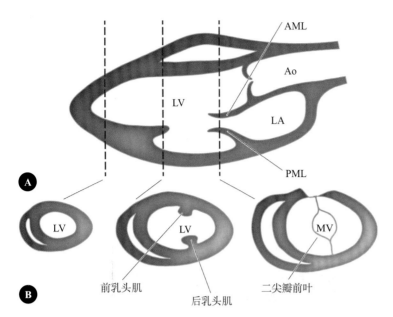

◀ 图 3-7　二维超声心动图胸骨旁短轴切面示意

探头旋转 90°后胸骨旁长轴切面（A）相对应的胸骨旁短轴切面（B）图像。红线显示相应的探头位置。A. 胸骨旁长轴切面；B. 胸骨旁短轴切面。Ao. 主动脉；AML. 二尖瓣前叶；LA. 左心房；LV. 左心室；MV. 二尖瓣；PML. 二尖瓣后叶

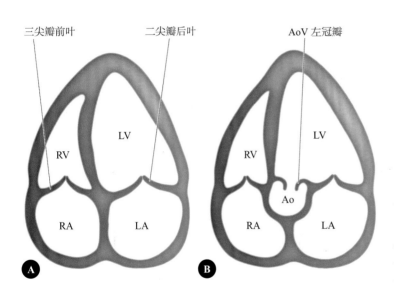

◀ 图 3-8　心尖四腔心和心尖五腔心切面观示意

A. 四腔心切面观；B. 五腔心切面观。Ao. 主动脉；AoV. 主动脉瓣；LA. 左心房；LV. 左心室；RA. 右心房；RV. 右心室

平行、旋转或扇形等方式固定探头以获得图像并进行多平面重建[4, 6, 7]或通过实时三维超声心动图采集[8]。后者只需要记录一个心动周期。现代超声设备使三维立体构型的获取变得更容易、快捷。多数高性能超声设备都拥有数字三维容积传感器，允许在单个心动周期中获取三维容积数据尤为重要（图 3-10 和图 3-11）。

对于无法屏住呼吸的婴幼儿或频繁出现期前收缩的患者，这项新技术使得收集三维数据集以重建心内结构或测量心室容积成为可能。最重要的是，它允许快速记录和计算左心室体积，实时计算右心室体积（图 3-12）。利用这些数据便可以计算收缩末期容积（end systolic volume, ESV）、舒张末期容积（end diastolic volume, EDV）和左心室射血分数。

通过将左心室容积划分为 17 个节段，可以计算单个心动周期中左心室各个节段的变化。不同步的情况下可以识别异质性变化。通过计算左心室各个容积段中的变化可计算收缩不同步指数（systolic dyssynchrony index, SDI）[9]（图 3-13）。

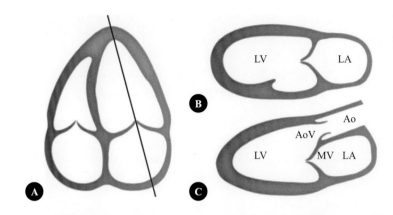

◀ 图 3-9 心尖二腔心切面观和左心室流出道横截面示意

从心尖四腔心切面观（A，红线）旋转探头 90° 并适当地调整探头倾斜角度，可以获得心尖两腔心切面观（B）及心尖长轴切面或左心室流出道横截面（C）。A. 四腔心切面观；B. 心尖二腔心切面观；C. 心尖长轴观或者左心室流出道横截面。Ao. 主动脉；AoV. 主动脉瓣；LA. 左心房；LV. 左心室；MV. 二尖瓣

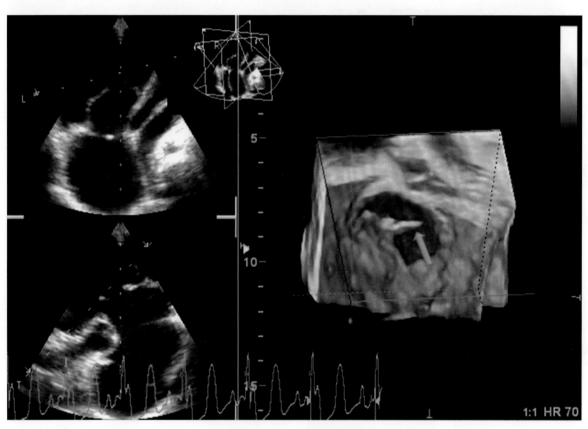

▲ 图 3-10 三维超声心动图

11 岁女孩，确诊 Ebstein 畸形，手术重建前三尖瓣的三维重建图像，图中可见自由漂浮的瓣叶（蓝箭）和断裂的腱索

动、心律失常或呼吸伪影的影响。在理想的成像条件下，所记录的左心室和右心室（尽管范围相对有限）的容积数据与 MRI 结果有很强的相关性[6, 7]。

4. 多普勒超声心动图

（1）多普勒原理：与二维超声心动图相比，多普勒超声心动图技术可获得血流方向、速度和血流类型（层流或湍流）等信息。血流速度的无创测量[3, 10]的原理是多普勒效应，超声波被移动源反射时会发生频率的变化，该频率变化与物体移动速度成正比。使用多普勒方程可计算速度（v）。

$$fd = \left(\frac{2 \times v \times \cos\alpha}{c} \right) \times f_0$$

fd：频率变化（多普勒频率或频移）。

f_0：发射频率（如 3.5MHz）。

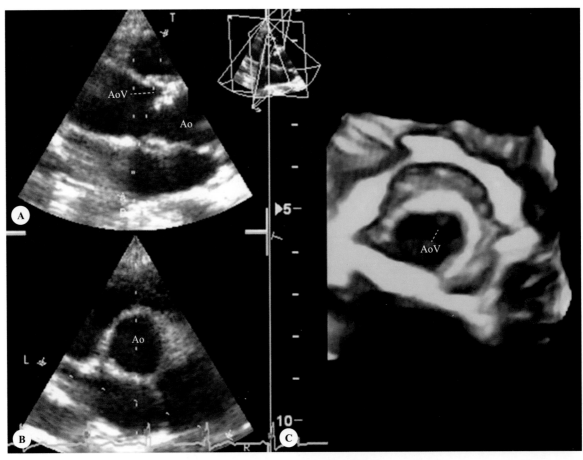

▲ 图 3-11　三维超声心动图

A. 主动脉瓣增厚，根据三维数据集重建的左心室流出道；B. 五腔心视图显示居中的升主动脉；C. 15 岁女孩，单叶式主动脉瓣的三维重建图像（外科主动脉瓣重建手术前），可观察到融合的主动脉瓣。Ao. 主动脉；AoV. 主动脉瓣

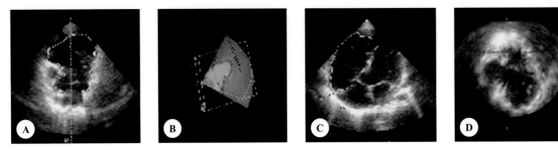

▲ 图 3-12　三维超声心动图

法洛四联症患者术后，右心室三维容积重建，可观察到右心室显著增大。A. 右心室长轴平面图（二腔心视图）；B. 使用面积测量法测量扩大的右心室的总体积；C. 右心室长轴平面图（四腔心视图）；D. 右心室短轴平面图

v：血流速度。

α：超声波与血流的夹角。

c：人体组织中的声速（约 1530m/s）。

多普勒超声心动图主要包括以下三方面[10]。

● 连续波多普勒（CW Doppler）：CW 多普勒记录沿声线的所有流速。它具有较大的穿透深度，可以记录和量化高流速。然而，与 PW 多普勒不同，它无法精确定位流速最高的部位。

● 脉冲波多普勒（PW Doppler）：PW 多普勒允许仅记录规定的样本体积（测量体积）中的流速。与

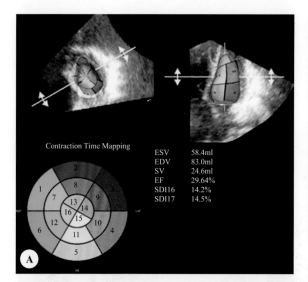

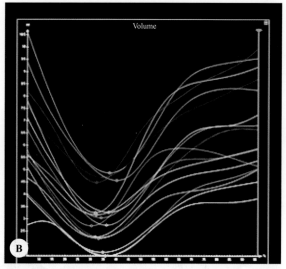

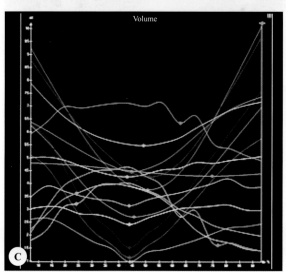

▲ 图 3-13　三维超声心动图

A. 肺动脉闭锁纠治术后，男性，左心室实时三维重建图像。根据美国心脏病协会指南，将左心室容积细分为 17 段，并且在单个心动周期内的收缩期间测量并记录在各个段中容积的减少。在 29.64% 时，患者的左心室射血分数显著降低。B. 测试对象平均容积变化的分段曲线。所有曲线都展示出一个大致同步的过程。C. 男性患者（A）容积的不同步变化，可以计算 SDI，这似乎与左心室功能密切相关。特别是在纠治肺动脉闭锁畸形后，间隔节段 1、6、7 和 12 表现出明显的不同步。EDV. 舒张末期容积；EF. 射血分数；ESV. 收缩末期容积；SDI. 收缩不同步指数；SV. 每搏输出量

CW 多普勒相比，穿透深度更小。然而，PW 多普勒允许精确定位某一点的流速。

• 彩色多普勒：该类型以彩色多普勒为代表，是最常见的多普勒超声心动图类型。通过多种体积测量方法（样本体积）得到的中位流速将显示在彩色编码二维图像中。彩色多普勒超声心动图不仅提供血流速度、湍流和流量的信息，还提供有关血流方向和血流类型的实时信息。因此，它可用于定位、定性评估瓣膜功能不全或狭窄的程度，或者评估 ASD、VSD 的分流量大小。

(2) 狭窄量化：血管或瓣膜出现阻塞（狭窄），该区域的血流速度将增加。当血流速度在狭窄前后分别被测量时（图 3-14），可应用 Bernoulli 方程计算压力梯度，即最大速度（狭窄后的血流速度）与在狭窄部位测量所得的压力梯度成正比。由于狭窄前

的速度一般相对较低（小于 1m/s），通常可以忽略不计[11]。于是，得到一个简化计算公式，该公式也适用于 MRI 血流测量中计算压力梯度[5, 12]。

$$p_1 - p_2 = 4 \times v_2^2$$

p_1：狭窄前的压力。

p_2：狭窄后的压力。

v_2：狭窄后的最大流速。

除了评估瓣膜和血管狭窄的压力梯度外，多普勒超声心动图还可获得其他相关参数的数据，以评估瓣膜功能[1, 3, 4, 10]。利用主动脉末端到主动脉瓣的内径及左心室流出道的最大流速、主动脉瓣远端的最大流速，可通过连续性方程计算得到主动脉瓣口面积，该方法在临床应用上具有特殊意义。

$$AVOA = \pi \times \left(\frac{d}{2}\right)^2 \times \left(\frac{V_{LVOT}}{V_{max}}\right)$$

AVOA：主动脉瓣口面积。

d：左心室流出道末端到主动脉瓣的直径。

V_{LVOT}：左心室流出道的最大流速。

V_{max}：主动脉瓣远端的最大流速。

利用多普勒超声对主动脉瓣狭窄程度进行分级（表 3-1）。主动脉瓣上的平均梯度与有创测量所得的主动脉瓣梯度相关性最好。

与 MRI 不同，受限于彩色多普勒的喷射长度和宽度、CW 多普勒的信号强度或信号梯度，多普勒超声心动图中的瓣膜功能不全分级（与瓣膜狭窄分级相反）只能进行半定量评估（表 3-2）[3, 4]。此外，多普勒超声还可用于评估瓣膜功能不全对升主动脉血流的影响。舒张期主动脉中的反流体积和反流持续时间为评估主动脉瓣功能不全程度提供了额外的定性信息。

提示

需要注意的是，主动脉瓣最大压力梯度和平均压力梯度是在胸骨旁五腔心视图、胸骨上窝切面及右侧胸骨旁切面测量所得。在评估狭窄严重程度时，必须参考其他影响因素，如左心室的肥大和 ECG 变化等。

（二）特殊技术及新进展

1. 经食管超声心动图

对于患有呼吸系统疾病的患者或难以在经胸角度成像的患者，可选择带有集成换能器的经食管探头进行超声心动图和多普勒超声心动图检查。与 TTE 相比，由于减少了声波吸收，使得食管附近心脏结构和血管的成像质量得到提高[4]。也可以使用高

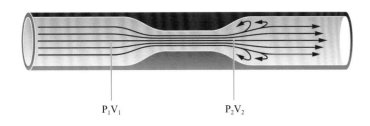

◀ **图 3-14　血管或瓣膜狭窄的流量比示意**
多普勒超声检查，应用 Bernoulli 方程通过最大流速评估压力梯度

参　数	主动脉瓣狭窄的严重程度			
	轻　度	中　度	显　著	重　度
Δp_{max}（mmHg）	<30	30~60	61~90	>90
Δp_{mean}（mmHg）	<20	20~30	31~50	>50
AVOA（cm²）	>1.00	1.00~0.75	0.74~0.50	<0.5

表 3-1　多普勒超声中主动脉瓣狭窄的分级 [4]

AVOA. 主动脉瓣口面积；Δp_{max}. 主动脉瓣上的最大压力梯度，使用 CW 多普勒测定；Δp_{mean}. 主动脉瓣上的平均压力梯度，使用 PW 多普勒测定

参　数	主动脉瓣反流		
	轻　度	中　度	重　度
彩色多普勒中的喷射宽度 /LVOT 宽度	<1/3	<2/3	>2/3
CW 多普勒的信号梯度（m/s²）	<2.5	>2.5~4.0	>4.0

表 3-2　通过多普勒测量主动脉瓣关闭不全的程度 [4]

CW. 连续波；LVOT. 左心室流出道

频换能器（5～9MHz），其显著提高空间分辨率。在单平面（只允许横向成像）、双平面和多平面探头之间进行了区分。

TEE 主要应用于以下方面（图 3-15 和图 3-16）。

• 评估心房结构（如血块、肿瘤、房间隔缺损、瓣膜形态和功能、心内膜炎瓣膜赘生物导致的瓣膜变化）。

• 评估 LVOT 的形态。

• 评估主动脉瓣（单叶瓣、二叶瓣或三叶瓣）及其功能。

• 评估升主动脉的形态和大小（如主动脉夹层）。

原则上，TEE 检查时可以进行介入治疗（如关闭心房间交通）。由于 TEE 可以很好地观察心房结构，任何心房操作，包括探查缺损和肺静脉到放置

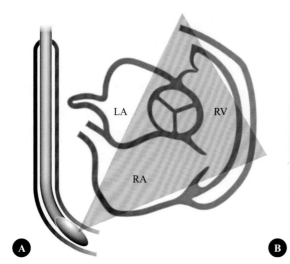
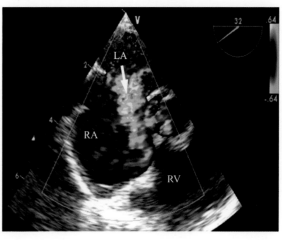

▲ 图 3-15 TEE 的 ASD 示意

A. 正在进行的经食管超声心动图（TEE）示意图，可以清楚地看到心脏结构；B. 在一个经胸声窗受限的男性患者中，使用 TEE 观察大型房间隔缺损（ASD），可见明显的左向右分流（箭）。LA. 左心房；RA. 右心房；RV. 右心室

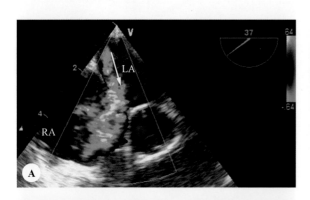
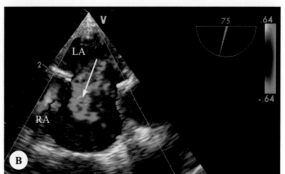

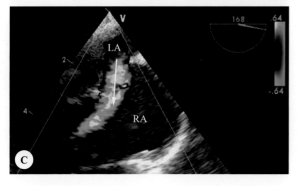

▲ 图 3-16 ASD 的 TEE

通过 TEE 可以清楚地观察房间隔。从不同角度（0°～180°）（以三个角度为例，右上角绿色数字为观察角度）对房间隔缺损（ASD）进行多平面观察（A 至 C，箭），允许介入治疗前精确描述缺损的大小、范围和形状。A. 37°；B. 75°；C. 168°。LA. 左心房；RA. 右心房

Amplatzer™ 间隔堵闭器，都可以在没有 X 线的情况下进行（图 3–17）。

2. 负荷超声心动图

20 世纪 90 年代，负荷超声心动图作为一种无创性影像学检查，开始广泛应用于冠心病的常规检查[13]。负荷超声心动图极少用于先天性心脏病患者的介入前和介入后诊断，这类患者即使进行负荷超声心动图检查也大多用于诊断心肌缺血。对于进行、评估或解释负荷 ECG 检查受限的患者，或临床表现阳性但负荷 ECG 结果阴性的患者尤其适用于进行负荷超声心动图[4]。负荷超声心动图可通过踏车运动或药物诱导（更常用）进行，对于因年龄或疾病导致运动能力或身体顺应性受限的患者更适用后者。负荷超声心动图的主要原理是负荷诱导缺血后左心室存在异常室壁运动（图 3–18），因此，在负荷超声心动图检查中，应激药多巴酚丁胺[13, 14] 比血管扩张药（双嘧达莫、腺苷）[15] 更为常用。最近，通过超声对比剂[16] 检查负荷状态下心肌灌注情况的相关试验正在开展，具有理想的应用前景，这样血管扩张药将更重要。

近年来，负荷超声心动图中室壁运动的分析方法也被应用于 MRI，这使得图像质量有了明显改善，对于因透声窗不佳而无法进行超声心动图检查的患者而言尤为重要。总的来说，这些改进体现在冠心病检测中更高的灵敏度和特异度[17]。

负荷超声心动图不仅可用于诊断心肌缺血，也可通过低剂量多巴胺负荷［5～20μg/（kg·min）］的方式进行心肌活力的诊断。检查者利用交感神经的正性肌力作用，在低剂量多巴胺应激下，原来存在收缩紊乱的区域观察到收缩能力增强[13, 14]，这被认为是心肌活力的标志。

（1）检查过程：在所有类型的负荷测试中，为了确定左心室各节段的室壁运动，一般都要记录以下

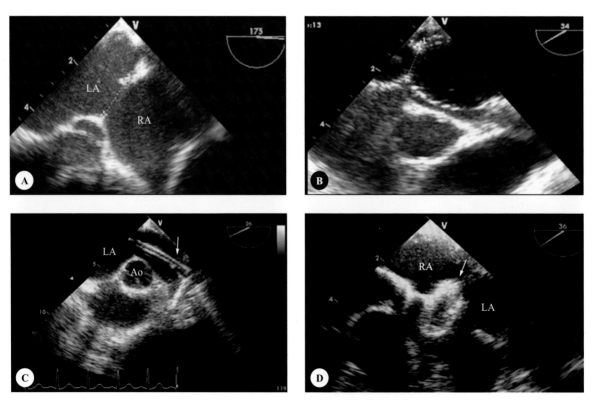

▲ 图 3–17　TEE 引导下治疗性堵闭心房间交通

A. 准确测量缺损的大小；B. 经导管在左肺静脉放置一根导丝；C. 经导丝将定型球囊引入缺损处并小心地充气，这样可以精确评估缺损大小，然后使用相同的导丝将合适的导管（箭）引入左心房；D. 在 TEE 监测期间，通过导管放置合适的 Amplatzer™ 间隔封堵器，并且只展开左心房伞盘（箭）。Ao. 主动脉；LA. 左心房；RA. 右心房

视图，包括静止状态和负荷状态。

- 胸骨旁（图 3-4）：长轴和短轴。
- 心尖：二腔和四腔视图，长轴。

美国超声心动图学会提出的 18 节段模型是左心室的常用节段模型（图 3-19）[18]：将获得的节段平面

以视频或数字媒体形式保存，然后在不同的压力水平上进行视觉或定量评估。负荷测试期间，必须对 ECG 和血压进行定期连续监测。

（2）阿托品的使用：药物负荷的情况下，如果频率增加不足（目标频率 = 220 - 年龄 × 0.85），可以

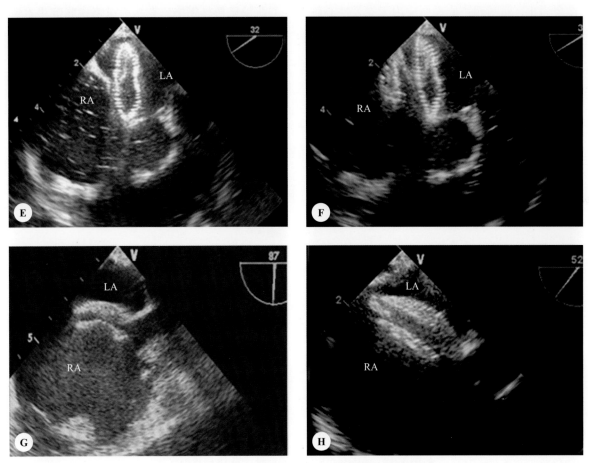

▲ 图 3-17（续）　**TEE 引导下治疗性堵闭心房间交通**

E. 仔细调整左心房伞盘，使之与房间隔或缺损相适应；F. 缓慢回撤钢揽及鞘管，展开右心房伞盘，从而关闭缺损；G. TEE 监测期间，在封堵器释放之前，应通过推拉钢缆进行负荷测试；H. 当封堵器仍与钢揽相连时，从不同的角度检查和监测封堵器的位置。LA. 左心房；RA. 右心房

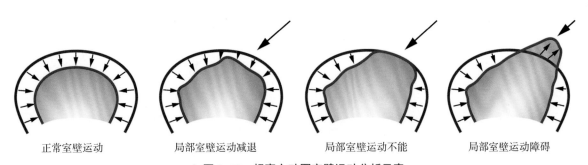

| 正常室壁运动 | 局部室壁运动减退 | 局部室壁运动不能 | 局部室壁运动障碍 |

▲ 图 3-18　**超声心动图室壁运动分析示意**

四腔心切面，蓝色轮廓表示左心室舒张末期室壁边界，红色轮廓表示左心室收缩末期边界。图中分别是健康人和各种疾病状态下的改变

静脉注射 1mg 阿托品（图 3-20）[4]。

（3）终止负荷超声心动图：负荷超声心动图的终止标准与负荷 ECG 检查相同。此外，如果出现新的室壁运动异常或对药物有不良反应，应终止负荷超声心动图。

（4）负荷超声心动图在先天性心脏病中的应用：迄今为止，负荷超声心动图应用于先天性心脏病的经验十分有限。除了应用于畸形的半月瓣或主动脉峡部不显著的形态学狭窄，在药物负荷条件下还可以识别和可视化潜在结构异常。应用阿鲁本特（Alupent，间羟异丙肾上腺素制剂的商品名）也同样可以使心率增加。这在未来可能会变得更加重要。迄今为止，只能在睡眠或镇静状态下对先天性心脏病患儿进行侵入性和非侵入性的检查。德国先天性心脏缺陷协作网络，首次在法洛四联症手术矫正后的患者中进行低剂量多巴酚丁胺负荷试验，初步结

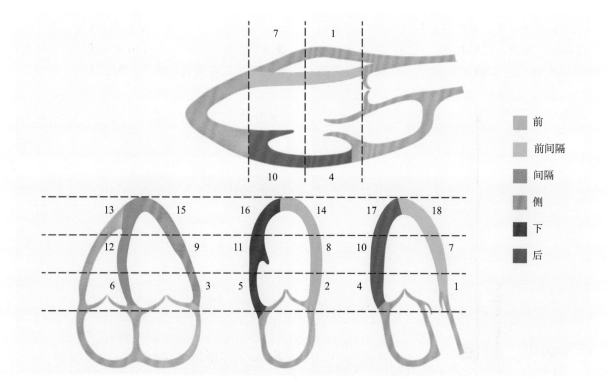

▲ 图 3-19　美国超声心动图学会修订的 18 段模型示意
数字表示 18 个节段

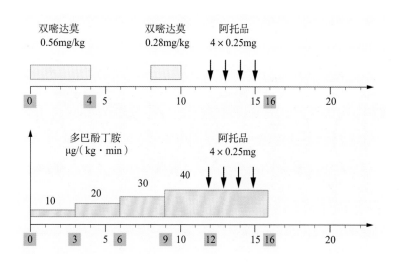

◀ 图 3-20　阿托品应用示意
使用双嘧达莫和多巴酚丁胺进行负荷试验的流程，高亮的分钟标签表示记录的时间点

果表明，将来或许可以通过该检查更早地诊断右心室衰竭，从而提供更好的治疗方案[19]。

此外，在负荷条件下，对节段心肌速度和变形进行定量分析，预期也可以发现节段心肌功能异常或左右心室收缩不同步的重要而有趣的结论。例如，在一个主动脉瓣狭窄伴室间隔心肌肥厚的患儿，在药物负荷前和负荷后，可观察到显著的形态变化（图3-21）。评估负荷条件下心肌功能时，也应考虑 2D 应变或斑点追踪等新方法。

3. 二次谐波成像

组织谐波成像可显著提高原始二维超声心动图的图像质量。如今，这项技术已成为标准方法。使用超声对比剂（也称微泡）时[20]，二次谐波震荡

允许更清楚地描绘心内膜轮廓，更稳定地抑制伪影[21, 22]。其使用单超声频率发射和双超声频率接收的特殊换能器，建议对难以成像的患者采用这种方法[23]。但是紧邻换能器（3cm 内）的图像质量并未得到改善[16]。这类超声对比剂也使得可视化心肌灌注过程成为可能。

4. 组织多普勒超声心动图和应变分析

这种相对较新的检查方法采用了多普勒原理，通过应用特殊的速度和振幅过滤器来量化心肌运动（心肌速度）。其应用脉冲多普勒和彩色多普勒，记录低速（低于 20cm/s）[24, 25]、高振幅的心肌信号，而高速、低振幅的血流信号则被过滤掉。心肌组织多普勒尚不能在常规诊断中应用，然而，在负荷情况

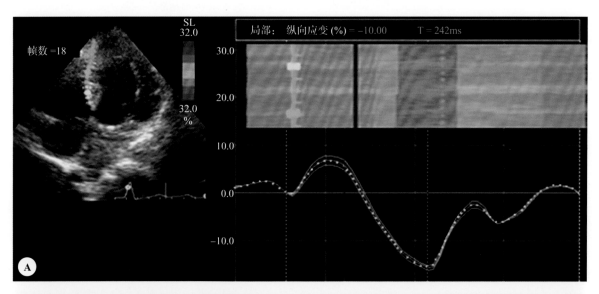

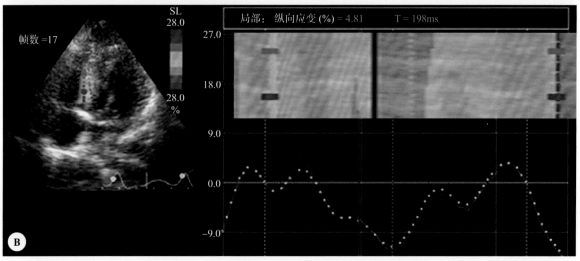

▲ 图 3-21　负荷条件下节段心肌速度和变形的定量分析

A. 一个因主动脉瓣狭窄导致左心室压力过大的男孩，其室间隔变形（应力）；B. 使用阿鲁本特进行药物负荷试验后，收缩期后的收缩清晰可见，提示可能存在心肌纤维化

下应用彩色多普勒评估心肌壁运动似乎有效。早期的方法希望能提高对舒张期室壁运动异常特征的描述[26]，意味着也可以应用于复杂先天性心脏病[27]。

（1）组织速度：组织速度是指心肌在心动周期中移动的速度。速度被定义为随时间变化的位移。

$$v = \frac{\Delta x}{\Delta t}$$

其中，v 为速度，x 为距离，t 为时间。

组织速度的单位是 cm/s。朝向超声探头的运动被认为是正速度，朝相反方向的运动被认为是负速度。速度曲线是多普勒数据的直接结果[28]（图 3–22 和图 3–23）。

（2）变形（应变）：一个物体相对于其原始尺寸的变形被称为"应变"。心肌是一个三维立体，在收缩过程中可以向任何方向变形。如果把问题简化，只考虑单一空间维度的变形，那么平均变形可以用如下数学方法表示[28, 29]（图 3–24）。

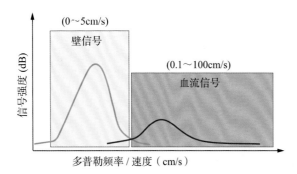

▲ 图 3–22　组织多普勒超声心动图示意
在规定的点上记录心肌壁的速度和变形。采用特殊过滤器可以抑制血液信号，只记录心肌壁信号

$$变形（应变）= \frac{(L-L_0)}{L_0}$$

其中，L 为变形结束时的长度，L_0 为时间 t_0 时的长度。

变形是一个非维度的尺寸概念，以百分数（%）表示。与初始长度相比，物体长度增加表示为正值，长度减少表示为负值。计算变形（应变）需要线性尺寸。由于超声心动图测量过程中无法记录长度的变化，因此必须使用位置梯度计算应变大小。这些梯度可以通过组织多普勒或最近通过 B 模式图像记录，方法是将两点（沿超声束）之间心肌速度差值除以两点之间的原始距离。这样就可以计算出变形率（应变率）。

$$SR = \frac{(v_2 - v_1)}{L}$$

其中，SR 为应变率 / 变形率，v_1、v_2 分别为相距距离为 L 的两个不同的点之间的速度。

如果在应变率曲线的任何时间区间内形成积分，那么在这个区间内的长度变化可按以下方式计算。

$$\frac{L(t)}{L_0} = \int SR \times dt$$

其中，$L(t)$ 为物体在时间 t 的长度，L_0 为物体在时间 t_0 的长度，SR 为应变率 / 变形率，t 为时间。

该方程可以进一步调整，以反映应变和应变速率之间的关系，如下所示[30]。

$$变形（应变）= \exp\left(\int SR \times dt\right) - 1$$

其中，SR 为应变率，t 为时间。

（3）变形率（应变率）：应变率是指心肌组织的变形率。它是心肌在特定时间间隔内的变形，单位

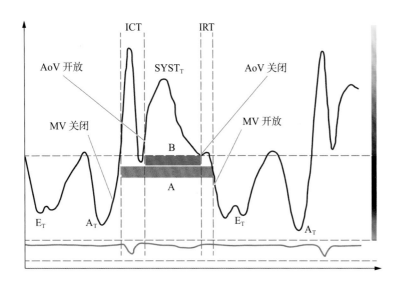

◀ 图 3–23　组织多普勒超声心动图
在一个心动周期中，组织多普勒得出的室壁速度和时间间隔的示例图。除了确定收缩期、舒张早期和舒张晚期的速度外，还可以计算重要的时间间期，如等容收缩时间和等容松弛时间，这样可以计算 Tei 指数作为整体功能的一个指标，用以下公式计算：Tei 指数 =（A－B）/B。AoV. 主动脉瓣；A_T. 舒张晚期速度；E_T. 舒张早期速度；ICT. 等容性收缩时间；IRT. 等容性松弛时间；$SYST_T$. 收缩期速度

为 s^{-1}。平均应变率可以用数学方法计算，即变形量和时间的商。

$$SR = \frac{\Delta strain}{\Delta t}$$

其中，SR 为应变率，t 为时间。

应变代表心肌在舒张末期和收缩末期之间的变形程度，而应变率代表变形的速度。因此，应变率为 0.2，表示每秒长度减少 20%。收缩期的最大应变率代表收缩期的最大变形。

5. 斑点追踪（二维应变）

这种测量室壁速度的方法是基于一种与普通多普勒方法不同的物理原理。其可以对心肌壁上的任何一点进行速度估计，而不考虑角度。在此过程中，在第一幅图像（第 1 帧）中围绕该点选择搜索模式；接下来的图像中（第 2 帧），分析程序会搜索先前的记录点的新位置（图 3-25）。然后程序会确定该点在这段时间内走过的路线。因此，速度可以通过图像序列中相对于时间的位移来计算。应变和应变率也都可以根据速度来确定（图 3-26）。

二、CT 和辐射防护

Willi A. Kalender　著

高　燕　译　刘　芳　校

（一）历史回顾

自 1972 年起，X 线、CT 开始应用于临床实践，但是，在之后的 20 年内，CT 较少应用于心脏影像学检查。扫描时间过长以至于无法得到可靠的检查结果，因此未作为临床常规影像学检查。MRI 同样面临相同困境。

20 世纪 90 年代起，成像技术飞快发展。电子束 CT 的发明，使得今日的成像技术允许在 1s 内描绘出整个心脏，有效层面扫描时间低于 100ms。电子束 CT 中心脏成像的时间分辨率为 50ms，但空间分辨率有限。所以，如今的心脏 CT 技术主要依赖于旋转速度日益提升的螺旋 CT、多排探测器系统和双源 CT（dual source CT, DSCT）。

心脏 CT 具有很大的应用潜力，尤其是其可以无创地显示冠状动脉。迄今为止，由于高辐射暴露，它很少作为先天性心脏病患儿的影像学检查之一。本章的不同部分将针对以下主题进行叙述和讨论：现代 CT 技术、心脏 CT 图像的特殊处理技术及对应图像质量、患者辐射剂量和防护，以及儿科心脏检查中的扫描技术和剂量优化建议。

（二）现代 CT 技术

CT 的发明过程和基本原理已经在许多出版物中讨论过，包括 Kalender 的相关出版物[31]。因此，本部分仅就先天性心脏病中心脏 CT 的最新进展做一简单讨论。自 1989 年起，现代 CT 一直基于螺旋扫描程序[32]，该技术已使用了十多年。其利用现代滑环技术，使探测器和球管不断围绕患者旋转。螺旋 CT 允许快速、连续、无间隔地沿着身体纵轴对患者进行扫描。若患者依从性良好，图像中几乎没有呼吸伪影。

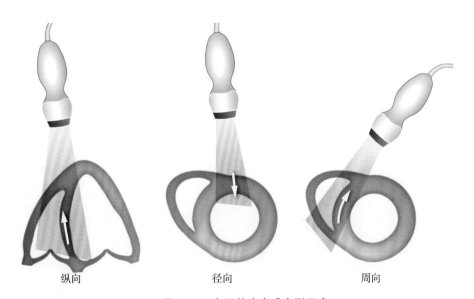

纵向　　　　　　径向　　　　　　周向

▲ 图 3-24　心肌的应变或变形示意

使用特殊的软件和更精确的数据采集配置，可以确定纵向、径向和周向的心肌壁变形

多排探测器的发明是螺旋 CT 发展的另一个极其重要的里程碑：1998 年，几乎所有制造商都同时提供了允许同时扫描四个层面的新技术。随后，该技术得到快速发展，如 2001 年的 16 层扫描仪，2004 年的 64 层扫描仪，以及更多的新型探测器。当时，这被称为"层面比赛"，技术的发展似乎与临床需求不甚相关。

为了进一步支持心脏 CT 成像，发展出双源 CT，即使用两个完整的扫描装置，包括两个 X 线管和两个探测器[31, 33]（图 3-27）。两个扫描装置被放置于同一水平面并连接在一起，合并扫描数据后共同生成图像。这类设备有着以下优势：两者的数据合并使得有效扫描时间减半；通常，CT 最小扫描范围为 180°，还需加上图像重建所需的扇形角，但 DSCT 在旋转 90° 后即可提供相同信息；双 X 线电源的存在对有效扫描时间较短的成像尤为重要，因为这可以保证患者在尽可能短的时间内暴露于所需的辐射剂量下。

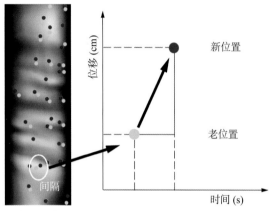

▲ 图 3-25 斑点跟踪或二维应变示意
斑点追踪不使用多普勒原理来计算心肌的速度

提示

现今，业界认为 64 排是最优的标准临床应用。更新的扫描仪一次可以记录 320 层，但仅用于部分特殊情况，如心脏成像。由于图像质量的原因，常规使用过程中通常只使用内部探测器扫描 64 个层面。

关于扫描仪和图像质量重要的相关参数见表 3-3。现代扫描仪的旋转 360° 所需时间为 0.27～0.35s。局部扫描时，单一扫描仪每张图像所需的最小采集时间为 140～200ms，而 DSCT 仅需 75～85ms。为了在所有平面和三维视图中均获得高清三维分

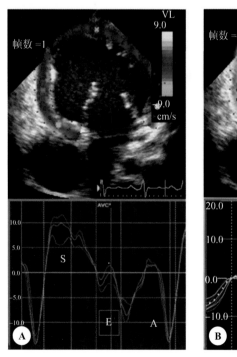
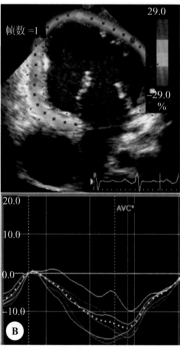
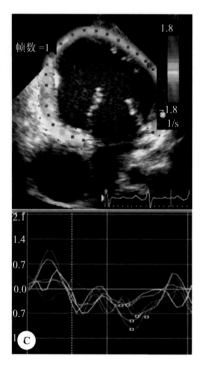

▲ 图 3-26 斑点跟踪
这种新方法可以半自动记录心肌壁情况。记录区域内心肌壁的速度、变形和变形率可以用专门软件计算出来。A. 确定室壁速度；B. 确定变形量；C. 确定变形率。A. 心房峰值；E. 早期充盈峰；S. 收缩期峰值

辨率（即沿身体长轴），最小层面厚度为 0.500～0.625mm。这保证了较高的各向同性局部分辨率；各向同性是指局部分辨率在所有三个空间维度中大致相同，允许从任何方向进行观察和评估。这对于冠状动脉检查十分重要。分辨率可能会小于 1mm，但各向同性分辨率常规可以达到 0.5mm。

图像质量一般是良好的（图 3-28），而且采集速度的提高通常与图像质量的降低无关[34]。提高采集速度的另一个好处是，工作台移位的增加使患者接受的暴露剂量显著减少。

表 3-3 高质量 CT 扫描图像的模型特征	
参　数	数　值
360° 旋转时间	0.27～0.35s
最小有效扫描时间	0.75s
层面厚度	0.5～0.6mm
同时扫描层面	64（约 320）
每次旋转 Z 轴覆盖	40～160mm
全身扫描所需时间	2～20s
扫描范围	>1000mm
各同向性局部分辨率	0.4～0.6mm
有效剂量 E	1～10mSv

提示

螺旋扫描仪、多排探测仪和高螺距 DSCT（如快速移动的工作床）结合应用大大缩短图像采集时间：在不影响图像质量的情况下，40cm/s 的转速可能用于常规检查。这意味着成人胸部的完整扫描能在 1s 内完成，儿童胸部扫描在 0.5s 完成。心脏图像采集时间约为 0.25s，十分适用于无心电门控的儿童心脏成像和配合度较差的患者。

（三）心脏成像技术

心脏成像主要目的是观察解剖结构的同时不会因运动产生模糊或伪影。因此，有效扫描时间必须明显短于心动周期长度。此外，期望扫描时间（通常以收缩周期的百分比表示）可基于心脏相位自由预定并选择。心脏时相准确分配对诊断很重要，例如，建立全心动周期的心脏四维数据集以进行功能分析，或者收集涉及最小运动（即舒张末期）的心动周期时相的数据。因此，通常需要在采集心脏图像的同时记录 ECG，以减少运动伪影的影响。前瞻性 ECG 触发和回顾性心电门控的应用可有效确认心动周期。根据所需的 ECG 时期应用前瞻性 ECG 触发技术，通常在舒张期开始。后者将连续采集所得的 CT 数据与并行采集的 ECG 数据进行回顾性分配并重建图像。

一方面，前瞻性 ECG 触发更容易实现。因为患

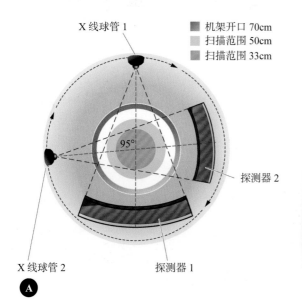

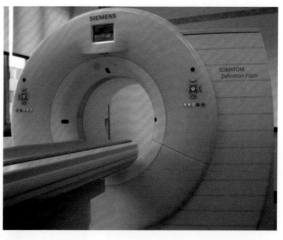

▲ 图 3-27　双源 CT

CT 备具 2 个完整的探测系统[31]。A. 扫描仪器原理的简易示意图；B. 实际设备的照片

者仅会在期望的心动周期暴露于辐射，所以患者的暴露剂量更低。然而，前瞻性触发基本上只能在心率较低的情况下进行，大多不能用于心率过高的患儿。当考虑存在禁忌证时，偶尔可以使用 β 受体拮抗药以降低心率。但是，心脏运动或瓣膜运动无法通过前瞻性触发来评估。

另一方面，回顾性心电门控允许在重建后选择最合适的时间获得成像数据，更可能采集到质量良好的图像。回顾性门控程序还允许进行基于时间的四维重建，如可检查整个心动周期内的心脏瓣膜或心室，这样就可以观察到运动中的状态。将螺旋 CT 和回顾性门控相结合的动态检查已应用于临床较长时间，然而其辐射暴露高于前瞻性门控，而且由于只有极低的床移位或螺距才允许进行回顾性门控，因此必须收集每个心动周期的数据[31]。

提示

螺距（pitch, p）：球管移动率，X 线管球旋转一周时扫描床移动的距离。

对于回顾性门控技术，扫描螺距为 0.2～0.4，这意味着数据采集重叠，导致患者暴露剂量较高。为了减少暴露剂量，在过去的几年中，使用了前瞻性触发的单次序贯扫描（点射扫描模式），螺距为 1，使暴露剂量相对更低。然而，这类扫描无法收集功能分析所必需的随时间变化的运动信息。

宽大的探测扫描仪允许通过一次旋转即可观察儿童的整个心脏，尤为适合动态检查。例如，一台以 0.5mm 的距离提供 320 个层面的设备在一次旋转中成像距离约为 12cm。这并不足以观察成年人的完整心脏，但适用于儿童人群。当前这一类扫描仪的缺点是时间分辨率较低。

DSCT 允许以大于 3 的螺距和（或）与前瞻性触发一起进行（图 3-28）。在高螺距模式中，时间分辨率非常高，约为 75ms，整体扫描时间非常短（在单个心动周期采集），约 0.25s，以及约 1mSv 的低剂量（图 3-29）。虽然，高螺距模式只适用于较低心率的情况，但图像质量与正常操作时相当。

（四）患者射线剂量及防护

本书将不对 CT 剂量测定的技术和物理理论等方面展开详细讨论。这些内容将在该领域的文献中进

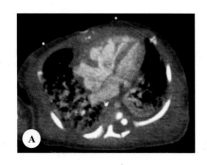 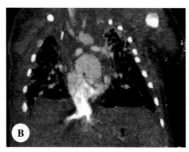 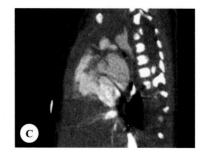

▲ 图 3-28　心脏双源 CT 图像

1 岁儿童，扫描参数：有效层扫时间 75ms，总扫描时间 0.26s，有效辐射剂量 1.1mSv。A. 横断位重建；B. 冠状位重建；C. 矢状位重建（图片由 Prof. Dr. M.Lell, Erlangen 提供）

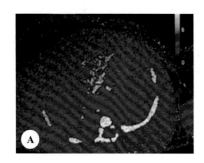 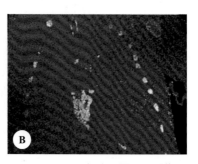 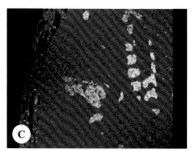

▲ 图 3-29　心脏双源 CT 图像

图 3-28 中显示的用 Monte Carlo 方法计算的三维辐射剂量分布。A. 横断位；B. 冠状位；C. 矢状位

行深入讨论[31, 35, 36]。

最重要的变量是 CT 剂量指数（CT dose index, CTDI）和剂量 – 长度乘积，根据德国 X 线条例，现代 CT 扫描仪的操作台上必须记录这两项数据。CTDI 是制造商规定的每种设备和扫描模式（独立于管电压和切片厚度）的值，必须在质量检查期间进行记录。需要由技术人员和（或）医学物理学家定期进行 CTDI 的恒定性试验（通常每年至少 2 次），确保患者剂量不变。CTDI 是在丙烯酸玻璃模型（选择直径为 16cm 和 32cm 的聚甲基丙烯酸甲酯制成的圆柱体，分别对应头颅或胸部检查）中使用 10cm 的电离室进行测定。然后，在无检查床移位的模型上所测量的 CTDI 须通过 P 值进行校正，以便进行回顾性患者检查。容积 CTDI 按除法计算。

$$CTDI_{vol} = \frac{CTDI}{p}$$

其中，$CTDI_{vol}$ 为容积 CT 剂量指数，CTDI 为 CT 剂量指数，p 为螺距。

提示

使用这个公式，可以明显地看出，即使其他扫描参数没有改变，床移位（螺距）增加时，剂量减少。

容积 CTDI（用 Gy 或 mGy 作为剂量单位）不用于估计患者的辐射暴露。该指数仅用于记录设备是否正常运行，以及回顾患者检查时是否选择了正确的检查参数。然而，容积 CTDI 允许对局部剂量进行初步评估（如检查区域的器官剂量），前提是正确使用患者数据（患者厚度与丙烯酸玻璃模型相比）。

此外，剂量 – 长度乘积允许对患者的辐射暴露（有效剂量）进行初步评估。每个 CT 检查将创建一个自动记录，用以记录选定的 CT 程序和扫描参数。该记录将显示在 CT 扫描仪的操作面板上。使用以下公式。

$$DLP = \sum_i^n CTDI_{100, W, i} \times C_i \times N_i \times M_i \times S_i$$

其中，DLP 为剂量 – 长度乘积，CTDI 为 CT 剂量指数，C 为管电流 – 时间积，N 为旋转次数，M 为层面数，S 为层面厚度，100 为在 100mm 的电离室中测量，W 为加权，i 为组织权重因子。

要计算剂量 – 长度乘积，意味着标准化 CTDI 值必须乘以相应的管电流 – 时间乘积的 mAs 值和检查区域的长度（层面厚度乘以层面数和旋转数）。对于重复检查，必须加入所有检查指标（指数 i）。这将导致计量单位为 mGy × cm（与投影射线照相中剂量 – 面积乘积相似），既可用于测量辐射暴露，也可用于同一身体部位比较检查的参考值。

因此，除了容积 CTDI 外，剂量 – 长度乘积也是明确诊断参考剂量值的基础。自 2000 年，诊断参考剂量值在欧盟具有法律约束力，自 2002 年，修订 X 线条例后，在德国具有法律约束力。诊断参考剂量值由德国联邦辐射防护局的相关法律[37]规定，每隔几年便采用最新的技术方法进行重新修订。规定的诊断参考剂量值可为检查者提供比较值，以便通过基准测试以优化患者剂量的扫描参数。联邦辐射防护局基于全国调查确定诊断参考剂量值。将各独立机构记录的特定检查类型的平均值进行排列，选择第 75 个百分位的值与诊断参考剂量值进行比较。这意味着，约 25% 进行这项检查的德国机构需要降低他们的诊断参考剂量值（对于 CT，即容积 CTDI 和剂量 – 长度乘积）。

长期以来，医疗机构除了核验影像学检查的指征是否合理、图像质量是否理想，以及影像学发现是否正确外，还会以诊断参考剂量值为参考，定期核查检查者设置的剂量值。如果统计所得的平均剂量值超过诊断参考剂量值 30% 以上，可能会因检查剂量过高而告知监管机构。医疗管理局将先行咨询检查人员，告知其应降低中位剂量值。

与患者风险相关的实际剂量单位是有效剂量。根据剂量 – 长度乘积的信息，使用 Monte Carlo 方法对普通人群进行有效剂量估计（普通人群：体重 70kg，身高 170cm）[35, 38]。患者有效剂量相应的三维分布见图 3-29。这些分布决定了直接辐射路径中单个器官，以及所有其他暴露于辐射的器官剂量。有效剂量是按各个器官的相对敏感度与整个器官剂量值的加权中位数计算的。该方法使用剂量 – 长度乘积估算有效剂量，适用于常规临床实践。

提示

必须指出，红十字国际委员会于 2008 年发表了新的组织权重因子。但某些情况下的组织权重因子与文献和 2002 年提出的 X 线条例中列出的值存在显著差异。这种差异在胸部检查尤其显著，而且与性别相关[38]。

儿童 CT 剂量评估流程与成人 CT 剂量评估流程的定义和标准化程度不同。容积 CT 剂量指数和剂量 - 长度乘积无法简单地应用于儿童检查。用于估计成人剂量时，假定颅骨和胸椎的直径分别为 16cm 和 32cm，无法充分代表儿童的解剖学比例。应严格评估文献中列出的用于有效剂量计算的剂量 - 长度乘积的常见换算值。至今，联邦辐射防护局尚未就此发表相关声明。美国医学物理学家协会建议使用转换因子[39]（表 3-4）。尽管在常规临床实践中可行性较低，但根据患者情况和器官剂量值直接计算剂量（从而提供有效剂量的估计）会更为精确（图 3-29）。自 2010 年起，建议 CT 制造商在儿童检查时，容积 CTDI 和剂量 - 长度乘积参考值的测量模型应选择更小的，直径为 16cm 的亚克力玻璃模型。近年，一直在讨论用于儿童人群的 CT 模型直径，但至今仍未明确界定。预计联邦辐射防护局很快便会公布不同年龄组儿童 CT 检查的分级参考剂量值。规定适用于所有年龄组的标准模型尺寸可能有额外的好处（图 3-30)[38]。

基于上述原因，迄今为止，在文献中发表的与儿童心脏 CT 扫描相关的患者剂量值都应重新审视，特别是有效剂量。表 3-4 对典型值进行概述。Smal 等[40] 发表了相关文献。对于剂量问题，建议采用 Monte Carlo 剂量计算程序，其可以记录每个参数。该剂量计算方法优于一些精密的算法，后者在某些情况下更易出错。一个例子是，基于螺距为 1 的实

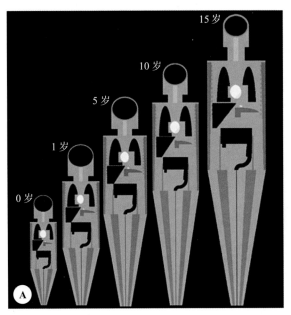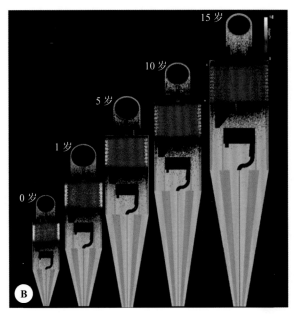

▲ 图 3-30　不同年龄组的剂量计算

A. 男孩的 ORNL 模型，年龄分别为 0 岁、1 岁、5 岁、10 岁和 15 岁；B. 心脏 CT 的 3D 剂量分布

表 3-4　各年龄段儿童胸部 CT 检查的典型剂量值和相关的转换因子，基于剂量 - 长度乘积估计有效剂量（由于儿童人群对辐射的高敏感性，儿童的转换因子是成人的 2 倍）

年龄（岁）	剂量 - 长度乘积（DLP）（mGy×cm）	转换因子（DLP 至 E）	有效剂量 E（mSv）
0	100～200	0.039	3.9～7.8
1	150～300	0.026	3.9～7.8
5	150～400	0.018	2.7～7.2
10	200～500	0.013	2.6～6.5
15	200～500	0.014	2.8～7.0

测 CT 数据模拟，验证螺距因子对剂量的影响。螺距增加而其他扫描参数保持不变的情况下，剂量相应减少。将螺距增加 0.3（回顾性门控），甚至 3 以上，意味着在管电流相同的情况下，剂量减少了 10 倍（图 3-31）。

以类似的方式，开发和评估了其他减少和优化剂量的方法。许多重要的建议是基于剂量计算得出的。

（五）扫描技术和剂量优化的建议

原则上，获得可靠、有意义的诊断结果是所有放射学检查的目标。CT 成像期间，剂量的减少不会对图像质量造成任何不良影响。现代 CT 技术的发展提供了可靠的技术支持，但尚未对技术在儿童人群中的应用进行测试和优化。即使目前尚未明确特定扫描仪应用于儿童时的最佳剂量，也应进行适当的改造，保证先天性心脏缺陷的患儿在接受心脏 CT 检查时，辐射暴露在合理范围内。在购买设备前，应详细审查设备中最佳剂量的相关选项。

在不影响图像质量的情况下降低剂量的一些建议。

• 制订严格的儿童 CT 检查适应证：应考虑是否存在其他可能的影像学检查，如 MRI[41]。

• 将检查区域严格限制于所需检查的区域：这是降低剂量 - 长度乘积，以及有效剂量的常规做法。

• 选择特别适合儿童人群的方法（如使用管电流调制和剂量自动化）：现代扫描仪提供剂量自动化功能，允许检查者通过自适应管电流以最小剂量达到所需的噪声水平。

• 降低管电流：幼儿的检查中，与常用的管电流值（如 120kV）相比，较低的 kV 值（如 80kV）更合适，允许在不降低图像质量的情况下显著降低剂量[42]。

• 在单一时期进行心脏检查：一般来说，为了明确先天性心脏病患儿的心脏解剖结构和冠状动脉形态，只需要在单一时期（通常在舒张期）而不是整个心动周期内对心脏进行可视化。前瞻性触发技术可实现单一时间成像，减少暴露，进而显著降低剂量值。

• 高螺距螺旋扫描：应选择尽可能高的螺距，以减少整体扫描时间和层面重叠，达到减少剂量的目的。

• 符合诊断参考值：比较扫描仪上显示的剂量 - 长度乘积和推荐的诊断参考值是有用的。使用现代 CT 技术时，实际显示的值常常低于诊断参考值。中位数值可帮助定位（第二个四分位数，而不是第三个）。

• 选择检查方案时进行咨询：在不确定的情况下，应向制造商、医学物理专家或其他合格的顾问进行咨询。

如果合理落实上述建议，就可以大大减少辐射暴露，特别是儿童人群，因为他们的辐射暴露风险远高于老年患者。无论如何，这对医院和医疗实践都具有很好的参考价值，对于患者剂量的优化要求是实现尽可能低且合理可行的辐射暴露。

致谢

感谢 Ms. Yulia Smal、Mr. Paul Deak、Mr. Lukas Lehmkuhl、Mr. Michael Wucherer 为编写本章所提供的帮助。

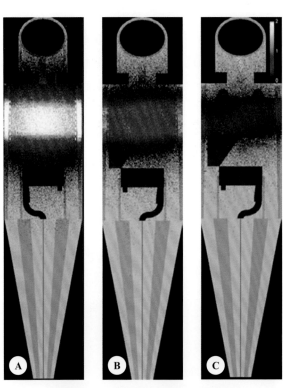

▲ 图 3-31 不同螺距（p）时剂量计算
螺距增加时，剂量明显降低，而其他参数不变（C 右上方彩色的剂量范围）。A. p=0.3，回顾性心电门控和四维图像；B. p=1.0 时，序贯图像；C. p=3.4 时，前瞻性心电门控

三、心脏 MRI

Matthias Gutberlet 著
高 燕 胡喜红 译 刘 芳 校

本书只对心脏 MRI 的技术基础进行简单描述，

主要关注先天性心脏缺陷成像所需的特殊要求。有关 MRI 物理相关的大量资料可以参考[43, 44]。尽管患儿的年龄和先天性心脏缺陷的复杂性，这类患者对成像技术具有特殊要求，但它是心脏 MRI 有史以来最早的适应证之一。因为无辐射暴露、可自由选择切面方向及不受声窗限制的多适性［与超声心动图相当，或在某些情况下（如四维血流测量）优于超声心动图］等优点，即使在今天，先天性心脏缺陷仍然是心脏 MRI 的首要适应证之一[45-47]。

由于较长的检查时间和患儿的年龄，线圈选择、镇静通常需要和检查体位等检查前准备（见第 2 章）尤其重要。有专门为新生儿和早产儿设计的 MRI 兼容的带线圈的暖箱（图 3-32）。另外，常规使用的表面线圈可用于较小的儿童，头部（图 3-33）或膝盖线圈可用于新生儿。

因为被检查的患者往往无法表述，医师需要父母及助手的协助。检查前应特别注意 MRI 检查过程中的安全问题。尽管目前在某些情况下，允许为有心脏起搏器和植入式心脏复律除颤器（implantable cardioverter defibrillato, ICD）的患者进行 MRI，市场上大多数制造商都提供"条件性"的适合 MRI 的起搏器（称为 MRI 兼容起搏器），但仍未有完全兼容 MRI 的起搏器[48]。

提示

必须特别告知陪同人员和亲属以下注意事项：即使听不到梯度噪声，磁铁一直都在！

（一）层面选择和空间编码

简单了解图像形成（空间编码、k 空间）可以帮助理解以下部分。

只有当激发脉冲的射频与激发自旋的共振频率一致时，才会出现射频刺激和相应的 MRI 信号（回波）。为了实现激发自旋的空间编码，除了静态磁场 B_0 外，还必须激发动态磁场（称梯度 G），以便受激发自旋的共振频率沿梯度发生变化（图 3-34）。随后，共振频率被认为具有位置相关性，允许精确的空间编码。最后，沿所有三个空间轴（x、y 和 z）选择梯度。z 轴上的梯度，即垂直于切面，称为层面选择性梯度。

为了允许在激发层面（二维）或激发体积（三维）内进行空间编码，除了 z 轴上的层面选择梯度外，还必须激发垂直 x 轴和 y 轴上的梯度。x 轴被称为"频率编码方向"或"读出方向"，而 y 轴被称为"相位编码方向"。G_x 被称为"频率编码梯度"或"读出梯度"，G_y 分别被称为"相位编码梯度"。

激发后，垂直于第一个梯度的第二个梯度很快被激活，导致自旋发生受控衰减，从而使自旋在自旋进动过程中的每一图像列（相位编码梯度）都具有不同的相位。在测量过程中，与其他两个梯度成直角的第三个梯度激活。它确保每个图像列的自旋具有不同的进动速度，这意味着它们发送了一个不同的 Larmor 频率（选择性和频率编码梯度）。为了能够从记录的复杂频谱生成图像，必须使用 Fourier 转换将信号解析为频率分量，并且将数据存储在称为 k 空间的虚拟空间中。

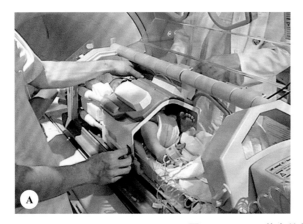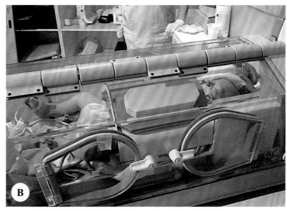

▲ 图 3-32 **MRI 兼容的带多通道身体线圈的暖箱**

Nomag 暖箱（LMT Medical Systems）。足月男性新生儿，20 日龄。A. 暖箱的足侧观；B. 侧面观（图片由 Prof. Dr. med. Hans Mentzel, IDIR, University Hospital Jena 提供）

因此，所有三个梯度一起在三个空间平面上编码信号。接收到的信号对应身体的特定层面，包括频率和相位编码的组合，计算机可以使用 Fourier 转换将其转换为二维图像。

提示

k 空间是一类数学存储形式，一个虚拟的对图像生成非常重要的特殊空间。

- 空间是对称的。
- 空间中的每个点都包含了完整的图像信息。
- 对比度（低空间频率）由 k 空间的中心决定。
- 分辨率（高空间频率）由 k 空间的边缘决定。

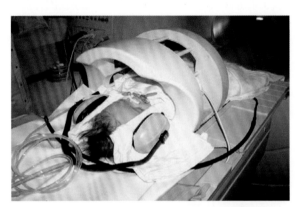

▲ 图 3-33　使用头线圈对新生儿进行检查

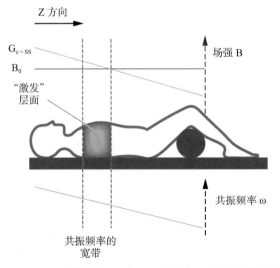

▲ 图 3-34　共振频率 ω 对 Z 方向梯度 G_z 的位置依赖性

梯度叠加在静磁场 B_0 上。这种梯度也称为 "层面选择性"（标记为 "ss"）。因为只有频率在该带宽内的自旋才能被激发，所以层面厚度可以通过限制共振频率、脉冲频率的带宽来决定

所有频率都可以用单一回波信号在一个方向（频率编码方向）上测量。对于第二个方向（相位编码），只能测量与梯度相对应的频率强度。为了接收所有频率，必须用不同的相位编码梯度值进行重复测量。

层面相位阶跃的数量是整个二维 MRI 层扫的总时间测量中最重要的影响因素，这可以用以下公式进行计算。

提示

$$T = TR \times PES$$

其中，PES 为相位阶跃，T 为总时间（单位为秒），TR 为重复时间（单位为秒）。

利用虚拟 k 空间的对称性来计算数据，而不是对所有数据进行测量，可用于多种方式来减少测量时间。然而，这确实会对信噪比产生负面影响。

（二）避免运动伪影

除了受检者的运动外，心脏和膈肌运动都会影响成像，可以通过适当的安置、患者准备和镇静等方式来解决，特别是为婴幼儿检查时。

为了 "冻结" 心脏运动，最简单的方法是将数据采集限制在心动周期中心脏运动最不明显的阶段，即舒张期。除了数据采集外，通常还需要记录体表 ECG。

1. 心电门控和触发

需要区分两种类型的 ECG 触发技术，分别是 ECG 触发和 ECG 门控。

(1) ECG 触发：触发过程中，数据获取相对于 R 峰值有一定的时间延迟，称触发延迟。这意味着单个回波序列的重复时间与触发延迟和 RR 间隔的长度有关。这种类型的触发允许触发先前自定义的心动周期内任意时期（即舒张末期或收缩末期）的单个层面。心动周期中的收缩时间在整个心动周期中相对恒定。然而，舒张期的持续时间高度依赖于频率。触发延迟相应的方向值参考表格；为了定位单个心动周期中某个确切的时刻，可以获取测试电影 MRI，如在四腔心视图中。

(2) ECG 门控：门控技术是指使用不同的重复时间间隔，在心动周期的不同阶段采集图像。回顾性门控是一种特殊类型门控。在采集过程中，ECG 被连续地记录和保存，随后在重建过程中将心动周期各阶段与所采集的图像相匹配。这种序列控制，允

许在整个心动周期内以不同的时间分辨率记录心脏，尤为适合功能检查（室壁运动分析、流量测量等）。

提示

如果因为信号太弱导致 ECG 无法触发，可以使用脉搏血氧仪的脉搏曲线进行触发。但是，需要考虑脉冲波相对于 R 峰值的时间延迟。

一般来说，前瞻性触发用于通过自旋回波（spin-echo, SE）序列的单纯成像，SE 序列使用与浅表 ECG R 峰相对的固定触发延迟。应注意表面电极，同时也记录了其他电信号，包括那些由主动脉和心室内的血流磁场诱发的电信号。这一磁场可能会被系统误认为 T 波，甚至是 R 峰[45]。一般来说，将电极放置在其他地方（如远离主动脉）可以识别和避免这类问题。

2. 呼吸补偿

成像过程中显著的呼吸偏移会导致伪影（图 3-35）。为了避免这种情况，最简单的方法是使用非常快速的实时序列。然而，这类序列受限于较差的信噪比和空间分辨率，多数情况下，只能作为定位序列。因此，常用方法是采用屏气技术。

当然，婴幼儿通常不可能使用屏气技术。这类人群的图像采集需要借助外部传感器（如记录"腹式呼吸"的呼吸带）或导航技术。

导航技术允许以时间分辨率描绘横膈的位置（图

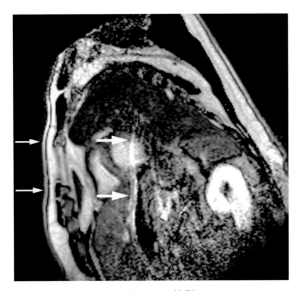

▲ **图 3-35 伪影**
图像采集过程中，平行于胸壁（细箭）的相位编码方向上的短轴层面，可见呼吸偏移引起的伪影（粗箭）

3-36）。数据采集仅在呼吸周期的特定部分（即门控窗）进行，无须患者执行任何指令。因此，十分适合先天性心脏病的患儿。使用导航技术进行实际图像采集前，将记录心脏右侧的横膈在矢状位的触发信号。由于肝脏、横膈和肺之间较大的对比度差异，k 空间中可利用一条线显示膈肌穹顶的运动[45]。连续测量以时间分辨率描述膈肌的运动，类似于超声心动图中的 M 超。根据所需成像技术，可以测量呼吸循环的特定部分。如果达到膈面的相应高度，在实际采集序列开始时会产生触发脉冲。总的来说，这种类型的数据采集耗时长于屏气技术，但图像质量非常高。迄今为止，这项技术主要用于观察全心序列中的冠状动脉。它也可以与其他序列［如黑血序列或某些水肿敏感，但图像采集时间较长的 T2 加权（T2-weighted, T2W）序列］结合屏气技术。

较小儿童通常呼吸浅而快，也无法执行屏气命令，为他们检查，除了使用导航技术外，还可以尝试在自由呼吸并多次重复(3~4 次)后进行图像采集，随后取平均值。相应的序列参数具体如下。

- NSA：平均信号数。
- NEX：激发次数。

（三）快速成像

为了能够获取动态图像（如电影 MRI）以尽可能快地评估心功能，越来越快的梯度系统和 GE（梯度回波）序列被投入实际应用。这类信号可受到潜在的外周神经刺激或由高频激发脉冲［也称比吸收率（specific absorption rate, SAR），其具有相应阈值，尤其是儿童人群］引起的组织变热的限制。

1. 平行成像

平行成像为这一问题提供了解决方案，是目前最为广泛应用的快速成像采集和重建技术之一，旨在避免这些限制。基本上，几乎所有类型的序列都可以与平行成像相结合。

提示

平行成像过程中会同时记录 MRI 信号，这意味着存在多个（至少两个）与其平行的表面线圈。相位阶跃不会被加速，相反，其数量会相应减少。相应的加速因子正好对应相位阶跃的减小因子。日常临床应用中，常用加速因子为 2~4。

在 k 空间中增加间隔（图 3-37A 和 B）以减少相位阶跃。当图像采集分布于多个线圈元件之间时，图像的视野被缩小了。同时，通过不同的"视图轴"对所观察的对象进行分离。使这些图像存在相应的折叠和重叠。SENSE（飞利浦）、iPAT（西门子）、ASSET（通用电气）、RAP-ID（日立）和 SPEEDER（东芝）就使用了这类处理算法，从而得到了没有折叠的重建图像。根据加速度系数和使用的线圈，可降低信噪比，特别适用于固有信噪比已经很高的序列（如 SSFP 序列）和场强较高的序列（如 3T[49]）。

> **提示**
>
> $$SNR_{平行成像} = \frac{SNR_{无平行成像}}{(g \times \sqrt{R})}$$
>
> 其中，SNR 为信噪比，g 为基于线圈的几何系数，R 为加速系数。

三维程序，如三维心脏磁共振血管成像（magnetic resonance angiography, MRA），因为具有两个相位编码方向，所以也很适合用于平行成像。

2. k-t 爆炸

因为在心血管系统成像过程中出现大量数据，在动态成像中使用额外的数据缩减技术（如 UNFOLD、k-t 爆炸）时，可能会获得更高的加速度。加速系数可能高达 10 倍，主要见于 k-t 爆炸（其中"k"代表 k 空间，"t"代表时间）[43, 50]。这些技术利用运动物体冗余的成像数据以加速数据采集。与平行成像不同，尽管没有测量整个时间段 t（图 3-37C），但相位编码分量仍进行了完整测量。这产生了一个带有间隙的"时间"数据集。与平行成像类似，这会导致重叠失真，因此必须使用没有时间间隔且空间分辨率有限的数据集（称为训练扫描）来填充重叠失真（图 3-37D）。这种扫描可以进行单独测量，也可以结合实际序列进行测量。平行成像和 k-t 爆炸技术同样可以与这种扫描相结合，所以，在呼吸指令中可以采集全心三维电影图像。

3. 黑血序列

对于解剖结构复杂的先天性心脏病，要求初始检查阶段便可以快速观察到胸廓和心脏的解剖结构，通过舒张末期触发的快速黑血序列可以达到这一目的。其使用两个（180°）初始反转脉冲"消除"了血管和心腔中的血液信号，分别包括非层面选择性脉冲和层面选择性脉冲，其中前者保证流入层面内血液"饱和"且不再发出多余信号；后者使得成像层

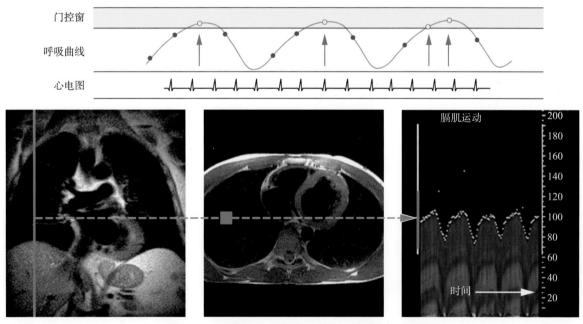

▲ 图 3-36　导航下二维激发（左），定位于膈肌穹顶

每次心跳执行一次导航器测量；这使得横膈膜的运动可以用时间分辨率来描述（右）。实际图像采集仅在预设的门控窗（绿箭，黄色部分）期间发生，本例为呼气末

面内除流入血液外的磁场重新磁化。最常用的序列之一是 HASTE 序列，它是一种单次快速自旋回波序列，利用 k 空间的对称性进行半 Fourier 采集。这类序列可以通过多个屏气命令，或在正常呼吸过程中使用导航技术来实现。图像数据采集相关的初始脉冲间隔的选择独立于心率，因此流入的血液是"无效"的。对比剂的使用由于缩短 T_1 松弛时间，会相应延长黑血延迟，因此必须根据个体情况进行调整。

4. 全心序列

由于具有良好的对比度、高信噪比及平行成像可以显著加速这些序列，舒张触发的静态 SSFP 序列（也称三维全心序列）使用率越来越高。该技术无须配合导航技术使用，允许在单次呼吸命令期间观察整个胸部的解剖结构。最初，全心序列主要用于冠状动脉 MRI，探查冠状动脉出口是否存在异常。三维采集的决定性优势在于能够生成 1.5～2.0mm 大小的各向同性体素，这意味着平面内分辨率与层面厚度相同。因此，可以使用三维数据集在任何空间维度中重新格式化，包括角度透视。如果目标是显示整个胸腔内的心血管结构，无须进行横向采集，可以使用有角度的矢状面层面，配合所有其他空间维度的多平面重组。因此，所需层面非常少。

三维 SSFP 序列技术还通过整合脂肪饱和度、T_2 准备脉冲（两个 90° 脉冲）及平行成像的大量使用得到明显改进，因此，在许多医疗中心，三维亮血 SSFP 序列已取代了黑血序列。

提示

在获取三维全心序列时，应选择舒张期最长的触发延迟（基于心率），这样采集窗口可以达到 45～100ms。

（四）电影 MRI

最初，简单快速的 GE 序列用于心脏功能评估。近年"稳态自由进动"或 SSFP 序列成为主流。SSFP 序列的主要特征是基于 T_2/T_1 混合加权后心肌、血液和脂肪组织之间的高对比度（表 3-5），因此，信号主要取决于 T_2 与 T_1 的比值。不同的制造商命名不同，如 bFFE（飞利浦）、TrueFISP（西门子）和 FIESTA（GE）。

由于 SSFP 序列对磁场不均匀性的敏感性更高，近年来，对于 ≥3T 的更高场强，人们更多地依赖原始标准 GE 序列。所有电影序列的数据采集自多个心动周期，然后分布在单个心动周期内的各时期（图

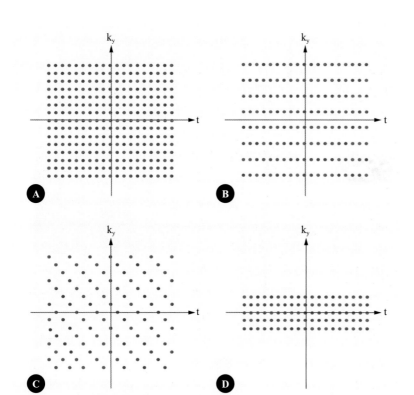

◀ 图 3-37　k 空间填充的各种算法示意

A. 沿 y 轴动态序列的所有相位阶跃的传统完整填充；B. 平行成像过程中，每两个相位阶跃便舍去一个，如 SENSE；C. k-t 爆炸得到的具有"时间"间隙的数据集；D. k-t 爆炸训练数据集，中心数据集没有任何时间间隔，相应的空间分辨率较低

3-38），所以电影 MRI 显示的是多个心动周期的平均数据。如果 RR 间期长度变异较大（偏差超过 25%），利用这些数据进行平均会导致误差，该数据不会进行重建而是被弃用。如果仍然无法生成足够的图像，

可能需要不伴 ECG 触发的快速实时序列，尽管空间分辨率较差。

1. 容积分析

通过电影 MRI 和 SSFP 序列，手动、半自动或自动监测心内膜和心外膜轮廓，可以测定心房和心室的体积和功能。假设左心室大体为一椭圆几何体，使用面积 – 长度法在一个（单平面）轴或两个（双平面）长轴中可以近似计算测量值。在病理几何形状的情况下，包括右心室，须使用 MRI 作为三维成像模式的优势（特别是先天性心脏病），并且必须使用连续切片覆盖对整个心室进行成像，可以沿短轴或长轴进行，尤其是右心室和心房。在这种情况，MRI 是目前心脏容积分析的金标准[45-47]。

2. 标记和特征跟踪

与超声心动图类似，有多种方法可用于测定心肌应变（也称组织应变），不仅可以对心内膜壁的运

表 3-5　不同组织 T_1 和 T_2 弛豫时间 *			
组　织	T_1（ms）	T_2（ms）	T_2/T_1
血液	1200	250	0.21
心肌	870	55	0.06
肝	500	45	0.09
脾	775	60	0.08
脂肪	250	80	0.32

*. 心肌、脂肪组织和血液之间显示出最高的 T_2/T_1 比率，因此，SSFP 序列中显示出良好的对比度

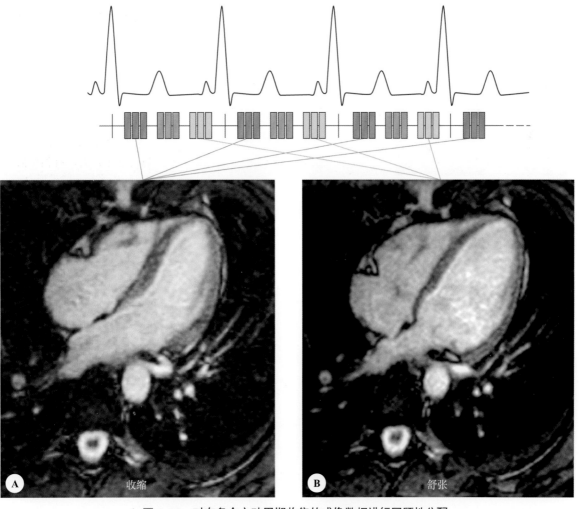

▲ 图 3-38　对在多个心动周期收集的成像数据进行回顾性分配

动进行直观或定量分析，还可以对舒张和心肌功能障碍进行分析。

最新的方法应用标准 SSFP 序列，称为特征跟踪[51]。因此，与旧标记技术不同，特征跟踪可用于非肥厚性右心室，而且与使用标记程序的应变分析具有良好的相关性。

各种标记序列是特殊的 GE 电影序列。与特征跟踪不同，心肌在标记程序中会被饱和网格或线"标记"。遇到可以进行目测或定量评估心肌应变的变形（图 3-39）时，程序通过紧跟 R 峰后的初始饱和脉冲进行标记，还与心动周期的收缩力相关。

（五）定量血流测定

使用快速 GE 序列，可以非常精确地量化血管内流量，如在瓣膜功能不全或分流情况下确定反流分数。MR 流量定量分析的原理是运动自旋的相移，其与速度有关。假设是层流，相移与速度成正比。由于双极梯度在静态组织中相移为 0，所以使用双极梯度时固定自旋的退相和重相是相同的，而且使用后磁化会再次同相。除了流动的影响外，磁场不均匀性也是导致相位变化的额外因素之一，应利用双极梯度两种极性梯度（正 - 负，负 - 正）依次进行两次测量。通过将两个数据集相减来消除时间上恒定的相位变化。

使用流量敏感 GE 序列时，流速、灰度强度和流向均表示为体素上的正值或负值，单位是 cm/s（以黑白为强度标度：白色到中灰色表示正信号，中灰色到黑色表示负信号）（图 3-40）。与多普勒超声相似，幅度为 360°，范围为 -180°～+180°。

逆流导致负相位差，顺流导致正相位差。在MRI 中，通常描述为相位图像上的灰度值。与彩色多普勒超声类似，图像数据也可以进行彩色编码。所测量的每个体素的平均流速可通过像素面积和像

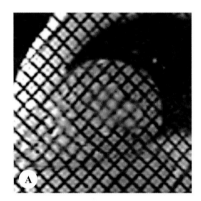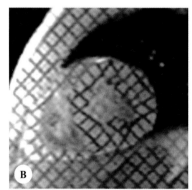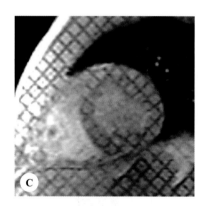

▲ 图 3-39　标记程序

A. 一个志愿者的图像生成后立即使用 1.5T MRI 进行常规网格标记，即在心动周期开始时检测到 R 峰后不久。注意，即使是心室腔中的血液也会被标记。B. 收缩期，由于心肌收缩，网格发生变形；而胸壁和肝脏等静态组织不变形。C. 舒张末期，标记的网格发生轻微"褪色"。为了使标记网格持续时间更长，直到心动周期结束，可选择更高的场强[49]

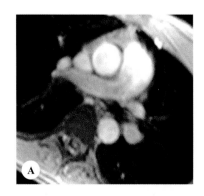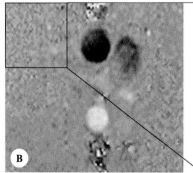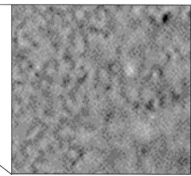

▲ 图 3-40　流量敏感 GE 序列

A. 流量敏感 GE 序列的幅度图像与解剖 GE 图像相对应；B. 在相位图中对血流方向和速度进行编码：升主动脉的头侧血流为黑色，降主动脉的尾侧血流为亮白色。相位图像中肺部的背景噪声为典型的"盐 - 胡椒"外观（放大）

素速度的乘积将该值转换为容积流量（单位：ml/s）。

这种血流定量方法与相位对比血管造影的数据采集大致相同。不同之处在于，临床常规使用的二维流量测量仅测量一个方向（理想情况下垂直于主流量向量），编码速度（血管最大预期流速）必须设置更高（约 10%），以避免混叠造成的信号丢失。因为相位变化超过 360° 或弧度超过 ±180° 后无法明确定义，可导致相位环绕和混叠，因此必须由使用者进行设置。

当使用双极梯度时，相移和流速之间存在以下线性关系（图 3-41）。

提示

$$\Phi = v \times (\gamma \times \Delta t \times A_g)$$

其中，Φ 为相移，v 为流速（单位为 m/s），γ 为旋磁常数，Δt 为双极梯度脉冲时间的中点，A_g 为梯度脉冲的曲线下面积。

湍流会导致退相，从而降低流量测量的精确度。在定量流量测量中，每个像素的信号强度代表局部流速，这个速度值是一个平均值，与体素内所有自旋信号的向量总和的相位成正比。因此，由于部分容积效应存在，流量测量可能出现误差。如果体素内速度值的分布非常广泛，那么相应的相位差也很大，净信号甚至可以降到零。然而，即使在静态组织中，相位图像也不会为零，而是与背景噪声相对应的随机值。与解剖量级图像不同，背景噪声在相位图上清晰可见，并影响测量值，但其"盐-胡椒"样的外观可以清楚地与正常流动的区域区分开来（图 3-42B，放大）。"盐-胡椒"样的外观主要发生在有空气的区域，即肺部和身体外。流量的定量测定通常使用薄的 3～10mm 厚度单个二维层面进行。

在 MR 流量测定中，为了能在搏动的血流中完整捕获心动周期的所有阶段，尽可能使用回顾性门控。

为了尽量减少部分容积效应，应始终垂直于血管的方向进行采集。由于测量周期相对较长，通常多次采集后在正常呼吸周期期间进行测量，以减少呼吸伪影。测量持续几分钟，也可以在屏气时进行，甚至可以通过使用加速程序（如并行成像）作为实时序列进行。采用屏气技术时须使用前瞻性门控，可以不记录舒张期的内容。

就像多普勒超声心动图一样，除了部分容积效应外，角度误差也是一个问题。然而，与多普勒不同的是，如果事先设置好 MRI，可以不受限制地在任何方向测量血流。二维流量测定中，对于通过平面的测量，仅在垂直于层面水平的血管中测量主流量向量，而对于平面内的测量，在切面水平上测量主流量向量。偏离主流向量会导致低估最大流速。为了尽量减少部分容积误差，空间分辨率应尽可能高（如每个血管直径超过 10 个像素）。因此，MR 血流测量只能在有限的基础上在冠状动脉中进行，在大血管中效果很好。

最新的发展可以同时进行所有三个空间维度的流量测定，双极梯度被应用于三维空间。因此，流量测定也称为"四维流量测定"（图 3-42）。然而，这样做显著延长了测量时间，也就是无法在单个屏气指令中进行数据测量，故四维流量测定常与导航技术结合，以允许在正常呼吸期间进行图像采集。

提示

尽管多种因素从根本上影响 MR 血流测量的可靠性，大量的体外和体内研究表明，它仍是非常可靠的血流定量分析方法，与依赖于检查者操作经验的多普勒相比，信息价值更高。

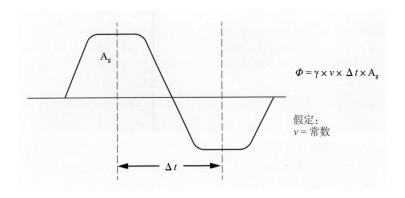

假定：
$v = $ 常数

$$\Phi = \gamma \times v \times \Delta t \times A_g$$

◀ **图 3-41　A_g 的双极梯度对速度（v）的运动自旋的相位 Φ 的影响**

根据梯度，静态自旋（$v=0$）的相位 Φ 保持不变，而移动自旋的相位角 Φ 与速度成正比。A_g. 梯度脉冲曲线下的面积；Δt. 双极梯度脉冲中点之间的时间

（六）磁共振血管成像

这里仅详细介绍众多类型磁共振血管成像（MRA）中的三种。对比增强技术的诸多优点使其具有重要的临床意义，对于先天性心脏病的患者尤其重要。

1. 时间飞跃法 MRA

在对比增强 MRA 发明之前，MRA 是利用到达血管内图像平面的不饱和自旋的流入效应，并选择适当的脉冲产生信号来实现的。对于较大的血管，这种类型 MRA 可以在使用 ECG 触发且患者能够完全静止平躺 10min 的情况下进行精确采集。时间飞跃法 MRA 仍广泛应用于脑内血管的观察。流入 MRA 的基本概念基于以下原则。

(1) 静止组织饱和度（在检查容积内）：为了更好地显示血管树，理想情况下，测量容积内的周围组织不应发出信号。这可以通过对被测体积施加多个连续的高频脉冲来实现，高频脉冲之间的重复时间应尽可能短。GE 序列能轻易做到。

(2) 流入血液的对比增强：如果完全磁化的新鲜的不饱和血液（即尚未被任何高频脉冲激发的血液）流入测量容积，当被第一个高频脉冲激发时，血液会产生强烈的 MR 信号。这只在时间飞跃法 MRA 期间增强对比，因为此时周围组织已经被初始脉冲饱和。如果新鲜的流入血液只经历单一高频脉冲，可获得最大的流入效应，同时采集到被检查的测量体积的图像。一旦血液被一个以上的高频脉冲激发，就会产生类似于血管周围组织抑制信号的饱和效应。

在下列情况下，扫描容积中的血液只会遇到一个高频脉冲。

> **提示**
>
> $$v \geq \frac{d}{TR}$$
>
> 其中，v 为与扫描容积垂直的血流速度，d 为基于所用测量技术的层面厚度［二维：d＝层面厚度；三维（单一平板）：d＝平板厚度；三维（多个平板）：每个单独的平板厚度］，TR 为重复时间。

上述方程的最佳应用条件是血流垂直于测量容积。由于血管内流速不会受到影响，因此必须仔细选择其他参数。然而，需要测量的层面应垂直于血流的主要方向。倾斜角度是影响流入效应的另一个

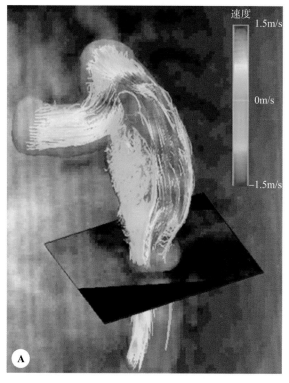
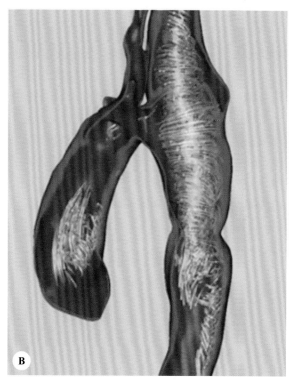

速度
1.5m/s

0m/s

-1.5m/s

▲ 图 3-42　四维血流测量

从左锁骨下动脉到降主动脉旁路移植术治疗严重的未切除的主动脉缩窄患者。A. 四维流量分析中所描绘的流线代表了解剖外的旁路中的峰值收缩流量（此处约为 1.5m/s）；B. 旁路中的"涡流"

因素，一般来说，应选择尽可能大的倾斜角度，这样会增强流入信号并更好地抑制背景信号。

2. 相位对比 MRA

相位对比血管造影中，利用血流流动引起的 MR 信号相移以区分血管和周围组织。然而，相位对比技术同样与流入测量容积中的血液更新有关，虽然相关性低于流入技术。脉冲序列的排列方式使得所测量的相移与流动血液的流速成比例。利用相位对比技术，可以通过减去流量补偿图像和流量敏感图像，从而完全抑制静止组织的信号（图 3-43）。此外，相位对比技术还可以显示流速非常慢的小血管。根据序列对不同流速（编码流速）和流向的敏感性进行灵活配置，使序列适配当时的成像任务。从根本上说，相位对比血管造影可用于单纯的形态学和功能评估（流速、流量）。功能和形态数据都可以通过单相对比造影进行图像采集。单纯的形态学和功能检查仅在数据重建的形式上有所不同。原则上，可以使用四种不同的重建算法。

- 传统的"解剖"或模数图像，只包含流入信息，而不包含相位信息（图 3-43A）。

- 仅包含定性流动信息的幅度图像。

- 相位图像，最多三个，每个相位图像包含总流量矢量的一个分量（x、y 或 z 轴上）（图 3-43B）。

- 速度图像，包括流量向量的振幅，但不包括方向信息。

振幅的差异信息一般用于单纯的血管形态学描述。这种方法可以利用最大强度投影（maximum intensity projection, MIP）将重建数据的体积缩小为各方向投影中的重建体积。此外，仅包含定性流量信息的幅值图像混叠时可以避免信号丢失，原理与多普勒技术中物理流速超过设定最大流速（编码流速）相似。如果单纯为了成像，编码速度可以稍低于预期最大流速。但是，编码速度的设置必须高于血管内预期最大流速（超过 10%），以便进行量化分析。

特定阶段的沉淀是所有自旋的基本特征。因为运动自旋在磁场中会发生流量诱导相移，所以可以使用流量敏感序列。这种相移取决于磁场强度和自旋流速。由于磁场具有不均匀性，静止组织的相位不可能精确为零，因此必须对各种图像进行相减。生成此类参考图像最简单的方法是采集流量补偿图像，图像中所有自旋（静止或移动）的相位均一致。相位对比血管造影的重点在于，特定编码速度的测量只能在一个方向上进行。与流入技术不同，多个方向同时记录是不可能的。因此，相位对比血管造影期间，至少需要三次相互正交的采集以捕获所有三个维度的图像（图 3-43）。这意味着总共需要四次

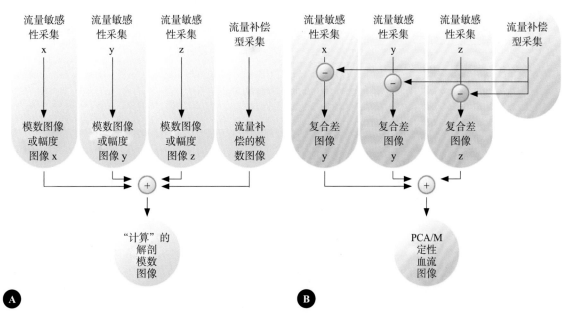

▲ 图 3-43　相位对比血管造影（PCA/M）的各种计算形式
A. "平均"的解剖幅度或模数图像；B. 定性流量图像

采集以生成相位对比造影图像。与时间飞跃法 MRA 相比，这会显著增加测量时间。尽管如此，良好的背景噪声抑制使得相位对比血管造影更适合用于较小血管的扫描。

3. 对比增强 MRA

大多数患者无法保持较久的静止以完成传统流入式 MRA，对比增强 MRA（无论屏气与否）非常适合这些患者。通常通过使用对比剂获得的高信号非常适合三维重建，对比剂的正确注射时机对对比增强 MRA 图像质量十分重要。对于被缓慢的血流或湍流掩盖的异常血管，对比剂应用尤其有用。首次通过的对比剂的目的是观察动脉血管，也可用于心肌灌注分析（图 3-44）。可选择快速 T_1 加权的三维 GE 序列。

为了保证首次对比剂通过的正确测量点，使用快速、动态 MRI 序列（一种 MR 荧光透视技术），不同制造商的命名各不相同，包括 Bolus TRAK（飞利浦）、Care Bolus（西门子）和 Fluoro Trigged MRA（GE）。以至少每秒采集 1 个图像的时间分辨率在多点获取单个几厘米厚的层面。注射小剂量对比剂（如 1ml）后开始，以电影模式播放采集的图像（图 3-45），可以观察到对比剂到达目标区域，有助于确定序列开始扫描的最佳点。该序列也可在对比剂灌注靶血管后启动高分辨率 3D 序列。

提示

先天性心脏病患者，尤其是对于已经接受手术治疗的患者，肺灌注可能存在部分限制，或者两侧可能存在差异。使用这种快速、高时间分辨率、低空间分辨率的序列，可以很好地帮助确定注射对比剂时间点（图 3-45）。

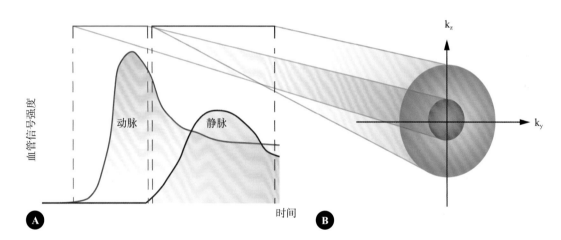

▲ 图 3-44 对比增强 MRA 的相位阶跃（轮廓顺序）示意

A. 动静脉内对比剂增强后，根据时间变化的信号 – 时间曲线；B. k 空间填充的相应时间顺序，首先是内部（动脉期）用于对比，然后是用于空间分辨率的外部 k 空间相关部分（静脉期）

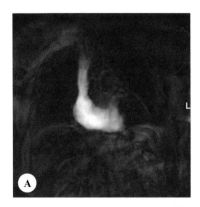
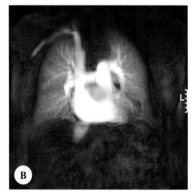
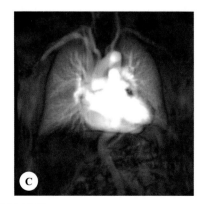

▲ 图 3-45 胸部冠状位 TRAK 序列的三个时间点示例

A. 对比剂经上腔静脉流入右心室；B. 对比剂流入右肺动脉和左肺动脉；C. 对比剂流入升主动脉

对比剂到达静脉前的动脉窗只有几秒，而空间高分辨率的三维 MRA 的测量周期太长，无法明显区分动脉和静脉信号。如果使用 k 空间的特性，在第 1 秒（即在动脉相位期间）采集负责对比度的相位阶跃，然后使用后续的相位阶跃来确定图像锐度；这样，尽管含有对比剂，仍无法显示静脉（图 3-44）。针对序列可以调整此配置文件的顺序，不同制造商会有不同的描述，如 CENTRA、Elliptic Centric 和 Centric-elliptical 等名称。另一个减去动脉期的"静脉"期应在动脉期之后采集，可以使对比增强 MRA 效果最佳。

特别是对于先天性心脏病伴多种血管变异和术后改变的患者，时间分辨对比增强 MRA 可以动态显示对比剂充盈和排空（类似于数字减影血管造影），十分有用，可以帮助避免更多侵入性诊断性检查。因此，必须相互联合使用各种可以缩短采集时间的技术。利用 k 空间测量部分数据的特性和高加速系数的平行成像几乎都会用到，目前市面上有许多时间分辨对比增强 MRA 序列，包括四维 Trak（飞利浦）、Twist（西门子）或 TRICKS（通用电气），其时间分辨率已达到 1s 左右。一种特殊的填充 k 空间的技术，称为匙孔技术，被用于四维 MRA，在对比剂通过时，仅重复测量负责图像对比度的 k 空间内部区域（图 3-46）。

只有在最后一个数据集时，才选择 k 空间全部数据并复制到所有其他数据集。在此之前，这些数据集只能部分获取。采集将要结束时，动静脉内都充满了对比剂，这意味着可以在高空间分辨率下获得所有阶段内两种血管的图像锐度信息，然而需要经过傅立叶变换后才可获得反映四维 MRA 对比剂充盈过程的部分信息。

（七）观察瘢痕组织和纤维化

根据各心脏 MRI 登记机构的数据[52, 53]，观察心肌瘢痕组织、活性和纤维化是心脏 MRI 检查最常见的指征之一，被越来越多地应用于先天性心脏病中，特别是术后检查。心肌瘢痕组织和纤维化与预后相关，也有助于鉴别许多获得性或先天性心肌病。

目前对比剂延迟强化技术在观察坏死、瘢痕组织和纤维化中应用最为广泛，也称为钆延迟强化(late gadolinium enhancement, LGE ）或延迟强化。

瘢痕组织中，对比剂延迟强化（注射后 10～20min）的原理是多种病理机制的组合（可并存）导致对比剂延迟流入和流出。如果存在急性水肿，会导致对比剂分布容积增大；心肌梗死或炎症后心肌破坏会引起细胞外间隙增大。对比剂导致 T_1 弛豫时间缩短，这一现象在瘢痕组织中比在存活心肌中更为明显。20 世纪 80 年代的动物 CT 实验中，已经描述了瘢痕组织中对比剂延迟积聚的原理，随后通过 MRI 进行了描述。然而，直到 20 世纪 90 年代中期，随着使用对比剂的反转恢复 GE 序列的引入，该方法才在心脏 MRI 中得到广泛应用[46]。

该序列（通常在舒张末期获得）可以使用非层面选择性的 180° 反转脉冲"抵消"健康心肌的信号（意味着无延迟吸收对比剂），使其显示为黑色，而瘢痕组织显示为亮色。利用脂肪抑制可进一步增强这一效应。该技术利用了心肌、血液和瘢痕组织在接受一个 180° 预脉冲后，T_1 弛豫时间不相同（$T_{1心肌}$＞$T_{1血液}$＞$T_{1瘢痕}$）这一现象。必须选择预脉冲延迟，使健康心肌的 T_1 弛豫时间曲线通过其"零交叉点"，并在 LGE 图像上显示为黑色（图 3-47）。

各种组织的弛豫时间比值和最佳初始脉冲在注射对比剂后的前 10min 内变化最为明显，而且与对比剂的类型有关。注射对比剂后 10～30min，组织的弛豫时间比值相对恒定。

选择正确的反转时间是使用标准反转恢复 GE 序

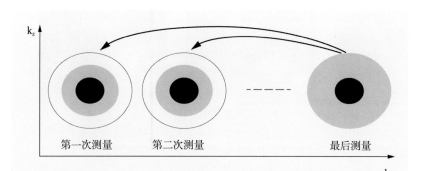

◀ 图 3-46　3D 匙孔成像技术示意图
在匙孔成像技术中, k 空间的内部区域（黑圈和灰圈）在采集起始阶段会重复测量，直到进行最后测量，才收集 k 空间中的所有数据，并且将先前的测量复制到所有缺失区域（箭）。这使得具有较高的时间分辨率的快速 4D MRA 成为可能

列观察瘢痕组织的关键。因此，可在实际测量之前进行具有高时间分辨率和各种反转时间的测试序列。健康心肌的最佳反转时间是图像中显示为黑色时（图

3-48），目前，这类序列已经商品化，名称有所不同，如 Look-Locker 序列（飞利浦）或 TI Scout（GE）。

描述信号强度时，通常不考虑信号强度曲线的

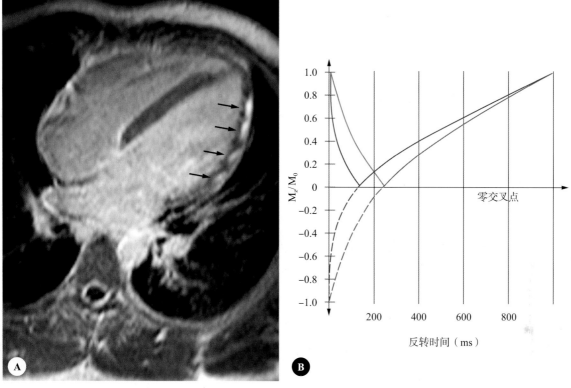

▲ 图 3-47 瘢痕组织

A. 既往有心肌炎病史的患者，心外膜下瘢痕组织的图像（箭），最佳的对比度（瘢痕组织：白色；心肌：黑色；血液：中灰色）。在舒张期进行测量，反转时间为 220ms。B. 不同反转时间下，反转脉冲（180°脉冲）后瘢痕组织（蓝色）和健康活力心肌（红色）的信号强度曲线。选择反转时间时必须确保心肌的纵向磁化（红线）通过"零交叉点"，这样才会被显示为黑色。在示例中，通过"零交叉点"的时间大约在 220ms。注射对比剂后，瘢痕组织（蓝线）大约在 150ms 瘢痕组织通过"零点"，如果所选的反转时间太短（在本例中为 150ms），瘢痕组织将在图像中显示为黑色（图 3-48B）。由于图像未描绘任何负信号强度值（虚线），因此，实际上在图像中描绘的信号强度曲线的值始终为正（实线）。M_0. 初始磁化强度；M_z. 纵向磁化

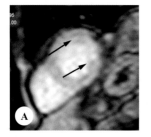 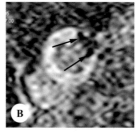 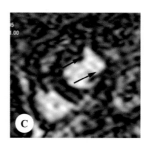 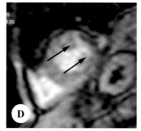

▲ 图 3-48 应用 Look-Locker 序列观察瘢痕组织

左心室侧壁慢性梗死的患者（箭），注射对比剂后使用动态 Look-Locker 序列，选择不同的反转时间，成像后得到的图像示例。A. 反转时间为 14ms，存活心肌和瘢痕组织显示的信号强度基本相同；B. 瘢痕组织通过"零交叉点"的反转时间为 127ms，用黑色表示（箭）；C. 反转时间 211ms 是最佳选择：健康心肌通过"零交叉点"，显示为黑色，瘢痕组织则较为明亮；D. 如果选择的倒置周期太长（本例为 408ms），则再也无法区分瘢痕组织和存活心肌

代数符号（图 3-47B）。因此，这些值被表示为数学模数，无论反转时间过短或过长，存活心肌仍显示相同信号。但在观察较小的瘢痕组织或纤维化时，可能存在困难。相位敏感反转恢复（phase-sensitive inversion recovery, PSIR）序列是一种与反转时间相对独立的替代方法，其信号描述依赖于代数符号，允许计算实际图像（图 3-49 和图 3-50），所以采集时间相对较长[54]。使用传统的模数成像方法和反转恢复 GE 序列，舒张期仅采集一幅图像。相反，PSIR 序列允许在连续的心动周期的舒张期中采集两张图像，然后用固定的反转时间（一般为 300ms）测量后得到实际数据，并在心动周期的同一时间内用较小的翻转角度（5°）进行测量，所有组织都显示出

阳性信号。

第二个数据集将作为参考数据集（图 3-49C），用于校正第一个数据集（图 3-49A）和重建真实图像（图 3-49B）。其生成的 LGE 图像独立于所选的反转时间（图 3-49A），而且心肌和瘢痕组织之间表现为高对比度（图 3-49B 和图 3-50B）。

四、成像技术介导的介入治疗

Ingo Dähnert　著
赵趣鸣　译　刘　芳　校

协助诊断的各种成像技术是介入和外科手术前的准备工作。然而，介入和外科手术的基本过程不同，外科医师通过直接观察和触觉感知获取主要信

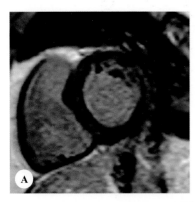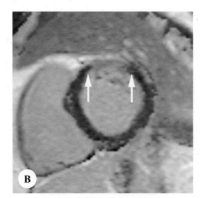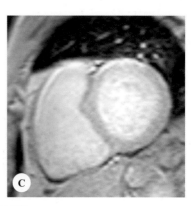

▲ 图 3-49　应用 PSIR 序列观察纤维化和瘢痕组织

67 岁男性患者，前壁附近有离散性纤维化和瘢痕形成，二维 PSIR 序列，仅可在相位图像中清楚识别（B，箭）。A. 模式图像的短轴切面；B. 相位图像的短轴切面；C. 参考图像的短轴切面

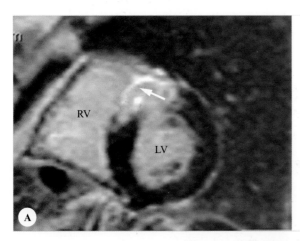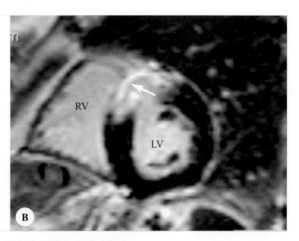

▲ 图 3-50　应用 PSIR 序列观察纤维化和瘢痕组织

60 岁男性患者，前侧壁心肌梗死后（箭）。反转恢复 GE 序列中（A），根据受检者个人情况，将反转时间设置为 230ms 以抑制心肌信号。使用 PSIR 序列更有效地抑制心肌信号，明显观察到瘢痕组织（箭）。A. 二维反转恢复 GE 序列；B. 二维 PSIR 序列的相位图像。LV. 左心室；RV. 右心室

息，而介入医师则依赖于附加的影像学技术，这些技术允许介入医生以可控的方式进行手术，并在介入治疗前后提供足够的解剖和功能信息，以及可能发生的任何并发症的相关信息。原则上，可以使用各种影像学方法指导介入治疗，其中许多方法还可以相互结合使用（表 3-6）。无影像学技术引导的导管手术是不可能的。心脏和邻近血管的导管检查和介入治疗通常在透视下进行，（心）血管造影可以提供解剖学信息，某些情况下，把术前从 CT、MRI 或超声心动图中收集的三维解剖信息叠加在透视图像上可以有所帮助。对于电生理介入治疗，这类图像及在电解剖标测期间获得的心脏局部电信号也可以叠加在透视图像上。C 臂旋转断层成像是一个新的快速发展的领域，它可在介入治疗过程中进行三维血管造影。透视联合超声心动图成像已被尝试用于某些介入治疗。单纯超声心动图成像也是可能的，但对于个体适应证尚未成为标准。MRI 引导介入治疗具有发展前景，但目前仍处于实验阶段。

（一）没有成像引导的导管操作

几乎所有诊断性和治疗性心导管操作都是在某种类型影像学监测下进行的，例外情况包括诊断性右心导管检查（也称血流引导的导管检查）、放置肺动脉导管（Swan-Ganz 导管）和在 ICU 经股动脉植入主动脉内球囊反搏。诊断性右心导管检查中，同步 ECG 监测和观察随血流漂浮的气囊导管测得的压力曲线峰值取代了影像学检查（图 3-51）。对于后两种情况，通过后续的胸部 X 线监测导管位置是否正确（图 3-52 和图 3-53）。这类介入治疗的并发症发生率较低，但在个别情况下不可忽视，定位所有介入装置存在一定挑战[55, 56]。

> **提示**
>
> 先天性心脏病患者不建议通过盲法进行导管定位，建议监测导管运动[57]。

（二）成像介导的方法
1. 传统透视和血管造影成像

心脏和大血管的诊断和介入治疗与 X 线诊断密切相关。几十年来，血管造影是描绘心血管解剖结构和功能的唯一方法，即使在今天依旧是金标准，特别是对于不寻常的发现（图 3-54）。所有介入治疗都是通过应用一类成像技术开发与进行的（图 3-55），有关疑难问题和并发症的解决方案（图 3-56）已周知并记录。

尽管经常经右心进行先天性心脏病的介入治疗，德国用来介入治疗的现代导管室通常被称为"左心导管测量设备"，是一个带有两个可移动透视设备（双平面）的系统。数字平板探测器既可以在导管操作过程中进行透视成像（同时避免患者的辐射暴露），也可以在血管造影时在两个水平以每秒 50 幅图像的速度同时采集图像。电子保存的图像可以由检查者在另外的监视器或"地图"（又称为路线图）上处理、测量和描绘，还可叠加透视图像。整套设备还包括

物理基础	成像方法	图像维度
	单球管或双球管透视 / 血管造影	二维总和
X 线	C 臂旋转断层成像	三维、二维横断面
	CT	三维、二维横断面
	TTE	三维、二维横断面
超声	TEE	三维、二维横断面
	腔内超声心动图	二维横断面
磁场	MRI	三维、二维横断面
心脏电信号	电解剖标测	三维

表 3-6 心脏和大血管经皮腔内介入治疗的成像方法

CT. 计算机断层扫描；MRI. 磁共振成像；TEE. 经食管超声心动图；TTE. 经胸超声心动图

对比剂的注射泵，以及多通道的测量登记系统，用于描记 ECG、血压曲线、血流动力学计算和其他生命体征及检查参数的记录。还需要配备以下设备以防并发症或紧急情况发生。

- 心律转复除颤器。
- 插管设备。
- 抽吸系统。
- 呼吸装置。
- 胸膜引流装置。
- 心包穿刺装置。
- 氧气供应。
- 急救药物。

以上未列出参考文献，因为该领域已有非常全面的标准（如 Mullins[57] 规范）。

2. 通过叠加或整合来自其他检查手段的图像进行透视和血管造影成像

将 CT、MRI 或超声心动图获得的 3D 数据集与透视图像进行整合具有理想的应用前景，目前已在介入电生理学中取得一定进展[58]（图 3-57）。但在冠状动脉介入治疗中的应用仍处于实验阶段[59]。到目前为止，只在极少数的先天性心脏病患者才可能选择这种技术，因为与介入前检查相比，体位和呼吸的改变，以及介入期间使用的较大的腔内装置（硬导丝、球囊导管、大管腔血管鞘）会显著改变解剖结构的位置和走行。

3. 使用 C 臂旋转断层成像

平板探测器的普及配合在多数导管室中普遍使用的 C 臂，通过三维旋转造影使其有可能采集到与 CT 图像相似的图像，从而可以进行三维成像[60]。相关技术在先天性心脏病介入治疗中的应用已有文献记载[61]。为了获得最佳图像，需要诱发暂时的呼吸和心脏停止，这需要使用气管插管、麻醉、腺苷注射或快速心室起搏器[62, 63]。

4. 将传统透视和血管造影与超声心动图相结合的成像方法

传统的基于 X 线的成像有一些缺点，包括辐射暴露和依赖对比剂。此外，薄的（如房间隔）和（或）可移动的结构（如二尖瓣）无法以理想的精度进行观察。因此，传统透视和血管造影与超声心动图检查相结合的方法（表 3-7）已在某些介入检查中进行了尝试[64]。经胸、经食管和心腔内探头都可用于超声心动图，可以进行标准二维层面描绘和彩色多普勒

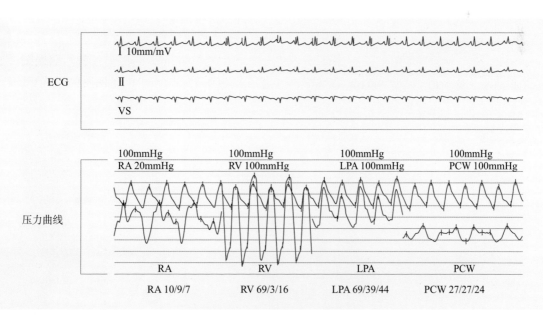

▲ 图 3-51　血流指引的导管检查

6 月龄二尖瓣狭窄婴儿。压力曲线显示导管头的位置：同时记录连续动脉压力曲线 [压力：69/（50～59）mmHg]，右心房压力正常（RA 压力：7mmHg；测量范围：20mmHg），右心室压力升高 [RV 压力：69/（0～16）mmHg；测量范围：100mmHg]，肺动脉压力升高 [LPA 压力：60/（39～44）mmHg；测量范围：100mmHg]，肺动脉楔压显著升高（PCW 或楔压：24mmHg；测量范围：100mmHg），其是左心房压测量的间接指标。LPA. 左肺动脉；PCW. 肺毛细血管楔压 [楔压（左心房压）]；RA. 右心房；RV. 右心室；ECG. 心电图

血流观察，提供实时三维描绘的系统也越来越受欢迎 [65]。超声心动图成像可以在没有对比剂和辐射暴露的情况下对小且快速移动的结构进行连续的横截面描绘，可以通过与心内结构关系对导管、球囊和其他介入装置的位置和运动进行观察和引导（图 3-59

至图 3-62）。还能够评估介入治疗的结果，如有需要，可立即纠正。然而，常需要联合应用透视、超声心动图和其他横断面检查（MRI、CT），特别是对于更复杂的介入治疗或并发症（图 3-63）。

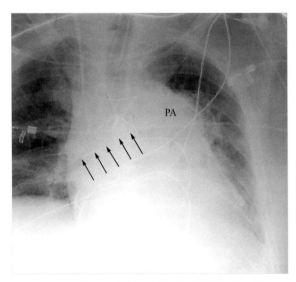

▲ 图 3-52 胸部 X 线片，用于监测导管位置，仰卧位

记录用于监测肺动脉压和心输出量的肺动脉（PA）导管（Swan-Ganz 导管，箭）是否在正确位置

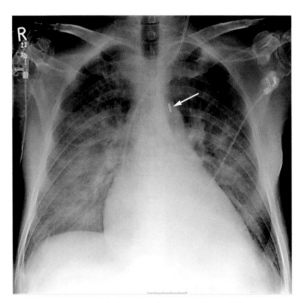

▲ 图 3-53 胸部 X 线片，用于监测导管位置

左心衰竭合并肺水肿患者的仰卧位胸部 X 线片。图像显示位于左颈静脉上方的中央静脉通路和降主动脉内的主动脉球囊反搏（箭）

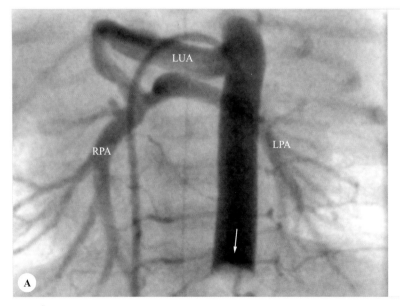
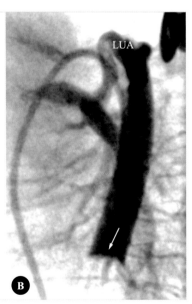

▲ 图 3-54 主动脉造影

在一肺动脉闭锁合并室间隔缺损（VSD）的发绀型新生儿，可见来自左位主动脉弓附近的右臂动脉的右位动脉导管未闭（PDA）。Berman 球囊造影导管（箭）从右股静脉深入降主动脉（通过右心房、右心室、VSD、升主动脉和左位主动脉弓），在图像下缘阻断降主动脉（箭）。注射对比剂后明确了主动脉弓的最后一个分支——迷走右锁骨下动脉（臂动脉），右位 PDA 从该处发出供应肺动脉分支。A. 主动脉造影，右前斜位 0°；B. 主动脉造影，左前斜位 90°。LPA. 左肺动脉；LUA. 迷走右锁骨下动脉；RPA. 右肺动脉

5. 单独的超声心动图成像

已经有单独就超声心动图监测下进行介入治疗的个例报道（表 3-8）。发展这项技术的一个原因是，它允许在重症监护室进行床边干预，避免了转运和移动患者的潜在危险[66-68]。目前，该技术仅作为 TGA 新生儿房间隔球囊造口的标准方法（图 3-60）[69]。另一个原因是能够避免电离辐射和对比剂对患者造成的影响。堵闭房间隔缺损时，透视和血管造影仅用于确定胸腔内的方向和大致位置，其他所有重要信息都通过超声心动图收集[70]，因此，建议在单独的超声心动图监测下进行介入干预（图 3-61 和图 3-62），正如作者所在机构和其他医疗中心的常规操作一样[71, 72]。在良好的超声心动图成像条件下

还可以用于治疗主动脉缩窄复发[73]，也可以在超声心动图监测下进行胎儿介入治疗，但这不是本章叙述的内容[74]。

6. MRI

MRI 特别适合无创性多平面或三维心血管解剖结构和功能的描述。该技术不使用电离辐射，只在绝对必要的情况下才会使用少量非碘对比剂。在很多方面，基于 MRI 介入技术的发展具有挑战：许多传统的介入器械（导线、导管、植入物）在 MRI 中几乎不可见，可导致伪影，或者由于感应引起的潜在发热而具有危险性。必须开发信号传输和处理的全新材料和新技术，同时也希望应用于新的技术和介入方法，以补充目前仍在开发中的介入治疗[77-79]。

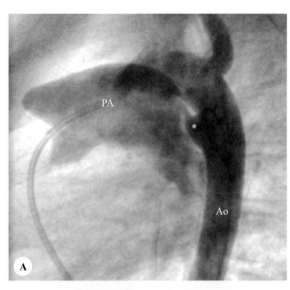

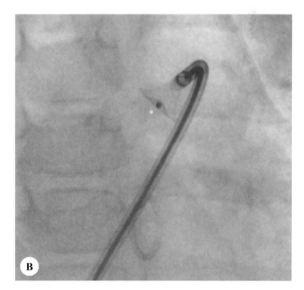

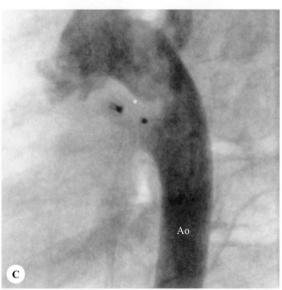

▲ 图 3-55　主动脉造影

6 月龄婴儿，患有动脉导管未闭（PDA）（ * ）。A. 主动脉造影，左前斜位 90°：经主肺动脉干到达降主动脉，星号为 PDA 壶腹部；B. 前后位投影，封堵器（ * ）就位；C. 主动脉造影，左前斜位 90°：介入治疗后的封堵器（ * ）。Ao. 主动脉；PA. 肺动脉

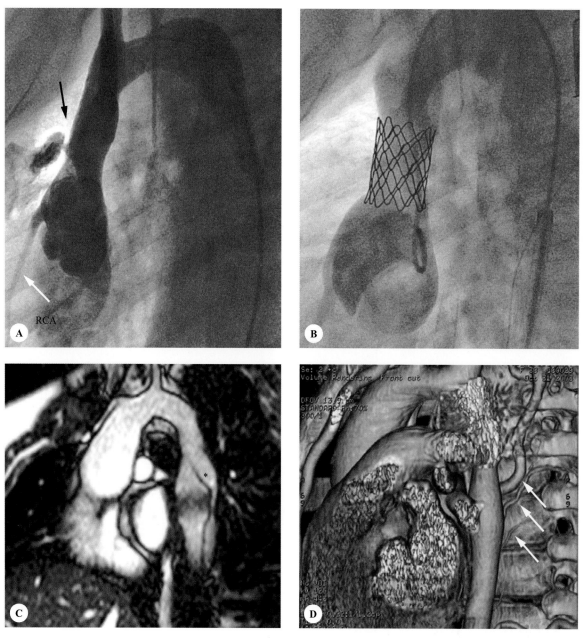

▲ 图 3-56　三个不同患者的主动脉造影

A. 12 岁男孩在进行术后主动脉瓣上狭窄球囊扩张时发生升主动脉破裂。主动脉造影，左前斜位 90°：前端破裂部位（黑箭）。破裂危及生命。B. 紧急放置覆膜支架后，重复主动脉造影，左前斜位 90°：观察到穿孔处得到很好闭合。植入支架后患者迅速稳定。C. 另一患者，收缩期的矢状旁横向电影 MRI：主动脉缩窄扩张后，植入覆膜镍钛合金支架后仅轻微闭塞夹层膜，支架没有完全贴壁（＊）。D. 主动脉缩窄支架置入后，CT 三维重建，仍可见残余侧支（箭）。RCA. 右冠状动脉（A，白箭）

五、介入 MRI

Arno Bücker　Titus Kühne　著
赵趣鸣　译　刘　芳　校

（一）MRI 的优点

得益于硬件改进和序列开发，在先天性心脏病影像的许多方面，MRI 取代了诊断性导管血管造影。现在，心腔的解剖学描绘也属于 MRI 的范畴。MRI 检查优点在于低创伤，特别是用于单纯的影像诊断，无辐射暴露也是小儿心脏病中推崇的优点。英国国家放射防护委员会操作基于的假设是，对于 5 岁以下

表 3–7　已测试的传统透视结合超声心动图的介入技术

介　入	超声心动图的作用
间隔穿刺（TSP）	穿刺针的定位
心肌活检	确定活检部位
二尖瓣球囊扩张	TSP，检查导管位置，评估介入效果
介入性二尖瓣成形术	TSP，检查装置位置，评估介入效果
房隔球囊造口	检查导管位置，评估介入效果
ASD 介入封堵	测量大小，检查封堵器位置
PFO 介入封堵	测量大小，检查封堵器位置
VSD 介入封堵	检查封堵器位置
左心耳介入封堵	TSP，排除血栓，测量大小，检查封堵器位置
瓣周漏的封堵	确认缺损位置
HOCM 的间隔消融	用对比剂确认靶点

ASD. 房间隔缺损；HOCM. 肥厚型梗阻性心肌病；PFO. 卵圆孔未闭；TSP. 间隔穿刺；VSD. 室间隔缺损

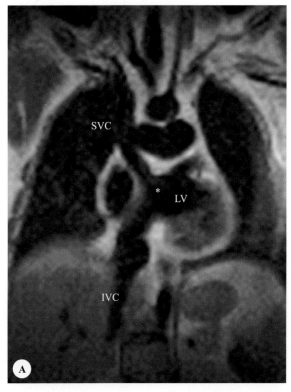
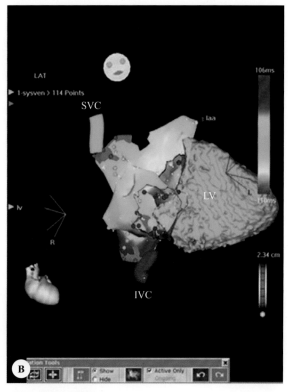

▲ 图 3–57　整和 MRI/CT 数据的影像

A. 男性，患有室间隔完整的大动脉转位（TGA IVS），心房调转术后（也称 Senning/Mustard 手术），冠状位 SE 成像。可以观察到心房血流借助静脉板障（＊）进行分隔，进而对 TGA 进行生理性纠正。B. 将心房调转术后患者的 CT 数据和电解剖标测整合到 Carto 电生理消融系统。IVC. 下腔静脉；LV. 左心室；SVC. 上腔静脉

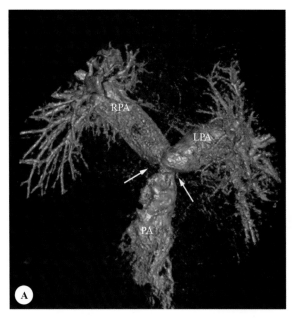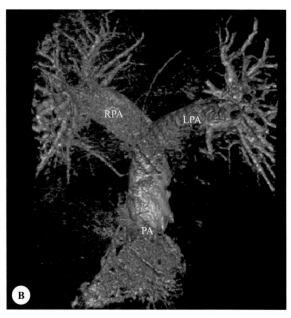

▲ 图 3-58　C 臂旋转断层成像

肺动脉瓣上狭窄患者，旋转血管造影图像数据集的 3D 重建（箭）。A. 支架置入前；B. 支架置入后。LPA. 左肺动脉；PA. 肺动脉；RPA. 右肺动脉

表 3-8　单纯应用超声心动图进行介入治疗	
介入手段	参考文献
球囊房隔造口	Steeg 等（1985）[66]
房间隔缺损封堵	Ewert 等（2000）[70]
卵圆孔未闭封堵	Daehnert 等（2001）[75]
主动脉瓣球囊瓣膜成形术	Weber 等（2000）[68]
二尖瓣球囊瓣膜成形术	Trehan 等（2006）[67]
肺动脉瓣球囊瓣膜成形术	Bouzas-Mosquera 等（2008）[76]
主动脉再缩窄球囊血管成形术	Springer 和 Dähnert [73]

的儿童，每 1000 例心导管病例中有 1 例会发生实体瘤（成人心导管病例：1/2500）[80]。对于需要进行多次心导管检查的心脏疾病患儿而言，在诊断过程中避免电离辐射尤为重要。

（二）技术

1. 硬件

如果检查者主要对速度感兴趣，那么高场强扫描仪（磁场强度至少为 1T）更适合 MRI 介导的介入治疗，因为这些扫描仪提供了更好的信噪比。与低场强扫描仪相比，它们可以在更短的时间跨度内提供局部分辨率更好的图像。然而，缺点是这类设备主要组成是闭合磁体，不方便对患者进行操作[81]。一些新型的 1T 设备，其马蹄形状方便对患者进行操作。高场强扫描仪除了不便于对患者进行操作外，还要注意的是，与低场强扫描仪相比，它们也更容易出现明显的易感性伪影（图 3-64）。

除了磁场强度外，功能梯度的发展也对图像质量的提高做出了显著贡献。特别是，短重复和短回波时间使 "SSFP" 序列技术 [如 TrueFISP（西门子）、FIESTA（GE）和平衡型 FFE（飞利浦）] 成为最广泛使用的心脏解剖成像技术。很多血管介入都在使用这种技术[82-84]。

进行 MRI 介入治疗需要对 MRI 室进行改装。

- 介入医师需要一台实时 MRI 监视器。
- 监视器至少可以发出简单命令，如在 MR 室中调整截面。
- 需要特殊的通信设备以确保与控制台的通信。
- 进行测量时，可以通过管道进入高频柜。
- 如有需要可以立即进入 X 线血管造影室进行血管造影介入，作为 MRI 介入期间出现不可预见的并发症时的后备解决方案。

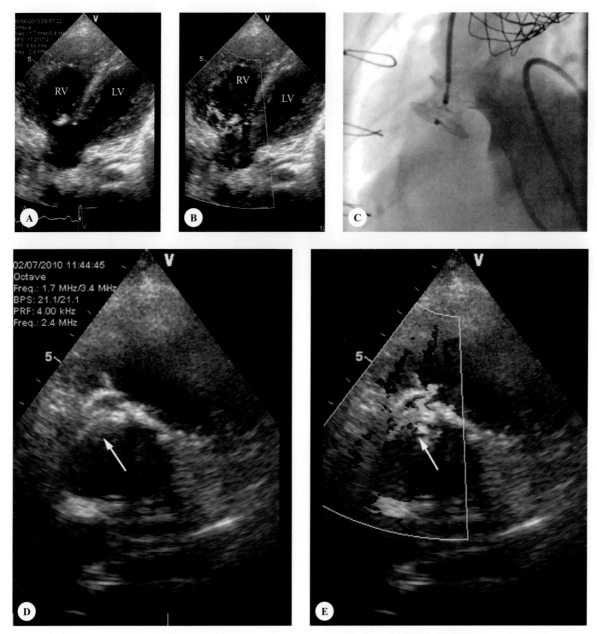

▲ 图 3-59　超声心动图与血管造影结合。超声心动图结合血管造影观察室间隔缺损（VSD）封堵

A. 经胸超声心动图（TTE），无彩色多普勒，显示膜周部 VSD；B. TTE 结合彩色多普勒，显示膜周部 VSD；C. 血管造影，左前斜位 90°，显示植入的 VSD 封堵器，没有残余分流；D. 超声心动图，无彩色多普勒，植入 VSD 封堵器后（箭）的随访；E. 超声心动图结合彩色多普勒，植入 VSD 封堵器后（箭）的随访。LV. 左心室；RV. 右心室

2. 实时 MRI

MRI 成像的物理性质导致空间分辨率和时间分辨率呈反比。除了常用的 Cartesian k 空间采样（原始 MRI 数据获取的别名）外，还可使用其他技术。本书对径向或螺旋 k 空间采样的技术细节不作解释，感兴趣的读者可以阅读补充文献 [85, 86]。螺旋 k 空间采样的实时成像技术已有详细叙述 [87, 88]。介入成像

时使用螺旋 k 空间采样的缺点是产生相对较大且难以管理的伪影 [82]。径向 k 空间采样效率较低，但其不太容易受运动伪影的影响 [89]，可用于抑制运动伪影 [87, 88] 和引导介入治疗 [90]。

X 线成像提供了描绘大容积的投影图像。虽然可以使用 MRI 记录 3D 容积，但目前还没有足够快的技术来实时采集该类型的 3D 数据集。这种 3D 数

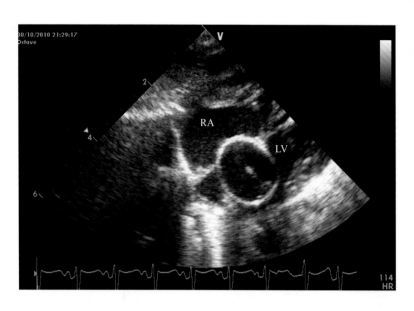

◀ 图 3-60　超声心动图显示球囊间隔造口
LV. 左心室；RA. 右心房

据集仅被记录作为路径图，受限于心脏和呼吸运动，其在心脏区域的适用性有限。

3. 器械的描绘

器械描绘（显示）是 MRI 检查的一个重要参数。磁场失真会使金属器械产生不正确的编码，从而导致器械的局部显示不准确。对于由塑料、陶瓷或纤维复合材料制成的器械来说，不存在这一问题，尽管在 MRI 图像中直接显示这类材质要求有很高的空间分辨率。

原则上，在 MRI 检查期间，需要区分器械描绘的被动和主动跟踪技术。

• 被动可视化：被动可视化将器械直接显示在 MR 图像中，作为该图像的一部分。因此，原则上，它是对该器械的"解剖"描绘。

• 主动可视化：主动可视化利用了 MR 成像技术的物理特性，将附着在器械上的小线圈的空间位置记录在 2D 或 3D 空间中，然后主动投影到 MR 图像上。除了构建主动器械外，还需要为微波集成电路建立一个接收通道，并编写专门的软件。

(1) 具有磁化率标记的被动器械可视化：Rubin 等在 1990 年利用 MRI 检查了传统导管的成像质量。这些导管在 MRI 图像中只引起非常小的信号中断，不足以对导管进行监测。因此，他们将铁磁材料掺入聚乙烯导管[91]，使 MRI 图像中出现磁化率伪影。当在 MRI 图像中显示与周围组织具有显著不同的磁化能力（又称磁化率）的物质时，就会产生这些伪影。由于磁化率伪影超过了导管的物理尺寸，它们在 MR 图像中更容易定位。缺点是信号消失的范围取决于导管相对于主磁场的方向。

Bakker[92] 在 1996 年通过在导管上放置局部标记物的方式解决了这个问题。这些由氧化镝组成的标记物也会触发磁化率伪影（图 3-64）。由于只分布于局部，信号消失对导管相对于主磁场的方向只有轻微的依赖性。一旦伪影较大的导管进入较小的血管，血管的解剖结构会立即被伪影覆盖[93]。理想方法是根据检查血管的大小来控制伪影的大小。这一需求使得磁场不均匀性这一概念被提出。

(2) 利用磁场不均匀性原理进行被动可视化：磁场不均匀性原理的基础是将绝缘导线的回路结合到导管中[94]。即使是微小的直流电通过该导线传输时，也会产生小磁场，从而触发 MRI 设备主磁场的局部不均匀性，导致信号丢失，其大小取决于直流电的强度和缠绕导线的方式，也就意味着可以在外部操控[95]。

(3) 主动可视化：血管呈螺旋走行的情况下，需要不断调整截面，以便能看到导管头端。横截面成像技术的缺点是不能通过加厚横截面进行平衡，因为这可能在某些情况下无法区分血管边界。

器械的主动可视化为解决这个问题提供了另一种方法。在最简单的主动可视化中，微线圈固定在器械头端。该线圈作为接收线圈连接到 MRI 扫描仪。微线圈的位置可以使用二维或三维空间中的 MRI 来确定[96]。将线圈的位置投影到解剖 MR 图像上后，可以恰当地引导导管头端。一旦知道微线圈的位置，

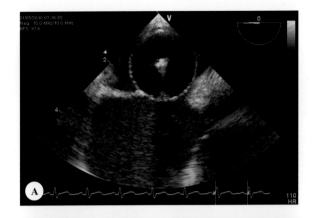

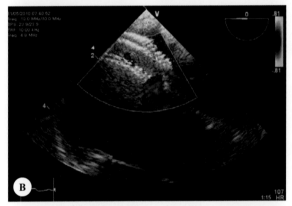

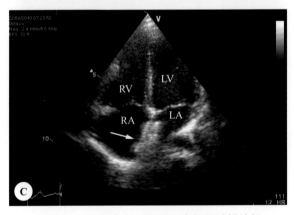

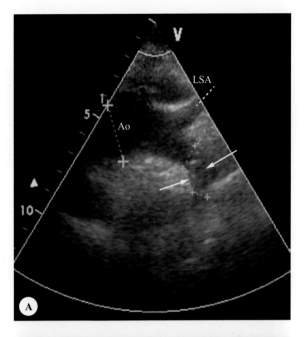

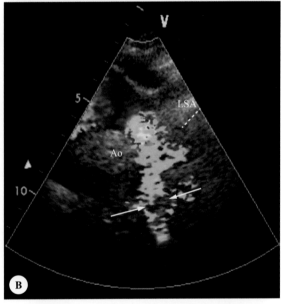

▲ 图 3-61 超声心动图显示房间隔缺损堵闭

A. 利用球囊，在经食管超声心动图下测量缺损大小（球囊测量）；B. 经食管超声心动图，封堵器置入后；C. 经胸超声心动图，四腔心切面，房间隔封堵器（箭）置入后。LA. 左心房；LV. 左心室；RA. 右心房；RV. 右心室

▲ 图 3-62 超声、X 线和血管造影的结合

主动脉再缩窄的诊断和支架置入治疗。A. 超声心动图，无彩色多普勒，胸骨上切面，可见主动脉再缩窄（箭）；B. 超声心动图结合彩色多普勒，胸骨上切面，可见主动脉再缩窄（箭）。Ao. 主动脉；LSA. 左锁骨下动脉

便可用来非常精确地放置成像截面[97]。可以增加微线圈的数量，虽然需要额外时间确认各微线圈的位置，但检查者可以既显示器械头端，还可以显示它的走行[98]。

多个平行接收通道的 MRI 扫描仪的发展使主动可视化技术领域得到进一步发展，无论在体内[97]还

是体外[99]，都能实时描绘背景解剖结构和微线圈位置。与主动可视化技术不同，横断面追踪技术的第一种方法，即使用被动易感性标记[100]，不会导致下文列出的任何安全问题。

除了上述的技术外，还有许多其他用于可视化器械的技术，这里不再详述。

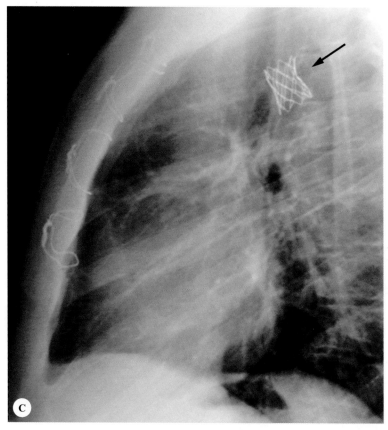
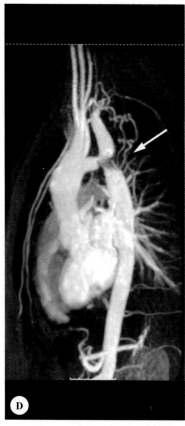

▲ 图 3-62（续） 超声、X 线和血管造影的结合

C. 侧位胸部 X 线片，支架置入后（箭）；D. 造影增强磁共振血管成像的最大强度投影重建，支架置入后闭塞（箭）。
Ao. 主动脉；LSA. 左锁骨下动脉

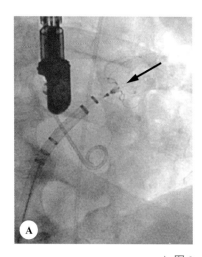
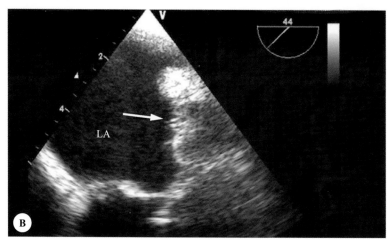

▲ 图 3-63 超声心动图与血管造影、X 线和 CT 相结合

男性患者，慢性心房扑动，有口服抗凝药物禁忌证，血管造影和超声心动图同步观察左心耳 Watchman 封堵器。A. 透视图像，左心耳（箭）封堵器到位并打开，如果不注射对比剂，将无法评估准确位置；B. 经食管超声心动图精准定位封堵器（箭），在这个病例中，封堵器准确地闭合了心耳。LA. 左心房

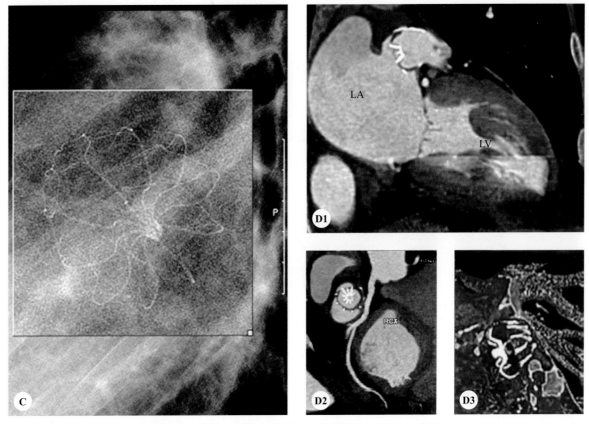

▲ 图 3-63（续）　超声心动图与血管造影、X 线和 CT 相结合

C. X 线增强成像，可见 Watchman 封堵器位于左心耳但闭合不全；D1 至 D3. 通过心电图触发的多平面多排螺旋计算机体层摄影（MDCT）数据集描述。LA. 左心房；LV. 左心室；RCX. 右旋支

4. 安全方面

关于 MRI 技术的安全问题，使用者必须遵守公认的强磁场安全指南。这意味着铁磁材料不能用于介入 MRI 程序。充分的噪声防护，特别是应用实时序列期间，是另一个重要的安全问题。对于处于镇静或麻醉状态的患者，在接受磁共振检查时容易出现体温升高。已有关于儿童在全身麻醉状态下进行磁共振检查后出现高热的相关报告。

电导体引起的发热现象十分常见，特别是在 MRI 介入治疗中。这主要与金属材料有关。虽然不是铁磁材料，但金属性质的导电性能非常好。电导体可能与刺激脉冲发生共振，起到天线的作用，然后射频脉冲传输的能量会被导体收集，进而导致热量增加。这种共振现象依赖于非常复杂的边界条件（包括电导体的位置和方向，以及磁共振中物体的长度和形状）。尽管磁共振序列中用于刺激的能量（表示为"比吸收率"）是发热程度的决定性因素，但如果发生共振，即使是少量辐射能量也可以导致温度显著升高。

在 0.5T MRI 主动可视化检查导管时，Wildermuth 未发现明显的温度升高。然而，当在 1.5T MRI 下检查时，他发现温度升高了 20℃[102]。导丝在体外检查中显示温度升高 50℃[103]。使用镍钛商业导丝在猪身上进行体内实验时，尽管主动脉血流具有冷却效果，温度仍升高了 35℃。用重复多次外部金属导丝末端接触动物时，均产生飞溅的火花[104]（图 3-65）。已经有很多解决金属导丝升温的方法，在导丝中内置安全装置[105]，导电元件被光电元件[106]或激光纤维[107]所取代等。这些方法需要解决的一个重要问题是必须使器械小型化。沿着电导体的走行加用变压

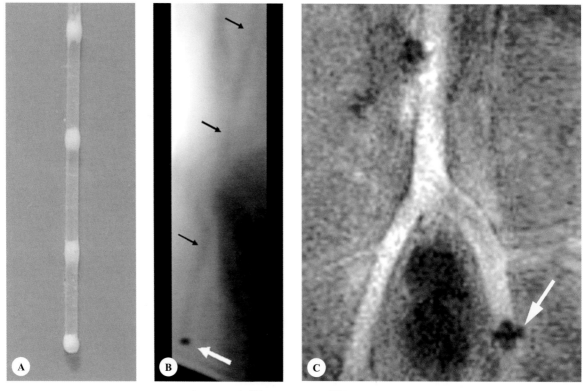

▲ 图 3-64　MRI 标记

MRI 测量（A 和 B）中，可以轻易识别标记（B，白箭）。而器械本身处于水浴中，观察相对较难（B，黑箭）。A. 为了在 MRI 检查中产生容易定位的伪影，一根合成线配备镝标记；B. 将带有单个标记的器械置于水浴中；C. 在猪的左髂动脉内放置带有单个标记的器械（白箭）

器可能是一种解决方法[108]。此外，开发非金属材料可以避免发热，前提是制造商可以用这些材料生产具有与金属导丝相似的弯曲和扭转特性[109]。

（三）儿科心脏病学的应用

1. 动物实验中 MRI 介导的心脏介入

许多准备性实验工作都探讨了 MRI 引导的介入治疗的可行性。一方面，这类实验改进了实时 MRI；另一方面，还需要测试不同的植入物。除了很好显示心脏解剖和功能评估，未来可能更需要显示植入物，如心脏瓣膜、封堵装置和支架[93, 104, 110, 111]。这些植入物通常由金属制成，会导致上述的磁化率伪影。某些情况下伪影可能有助于 MR 图像中植入物和器械的可见性[112, 113]，但有时也可能影响介入治疗[83, 114]。科学的重点通常是实验工作，而进行实验时常忽略安全问题，因此通常无法将实验结果直接应用于日常临床实践。

2. 导引导管探查心腔和血管

动物实验中，借助主动导管可视化，成功进行了左右心导管检查以评估压力和流速[115]，甚至可以

在动物实验中通过实时 MRI 引导探查冠状动脉[93]和进行冠状动脉支架置入[84]。原则上，主动和被动可视化技术都能用于心脏领域。这两种技术的结合会对这些复杂的解剖结构有所帮助，尤其是对心脏介入治疗。

试验的另一种方法是 MRI 和透视图像的结合[116]。最初在动物实验中证实了用 MRI 引导电生理检查的可行性[117]。在这些实验中，注意所用导丝的安全问题尤其重要，MRI 测量的同时记录心内信号也是一个技术难题。然而，可以通过使用专用滤板和射频器外的测量装置解决这一问题。被动导管可视化[77, 118]也证明了 MRI 引导射频消融作为电生理检查的一个可能组成部分的可行性。

MRI 引导射频消融术的一个显著优点是可以即刻监测加热效应。因此，软组织中良好的对比度使MRI 能够检查完全的透壁消融[118]。正如导管可以配备射频探头并在 MRI 过程中进行观察一样，可以在心腔内使用 MRI 导管引导，以便将药物应用于心肌[119]。这时需要尽可能精确地识别梗死影响的部位，

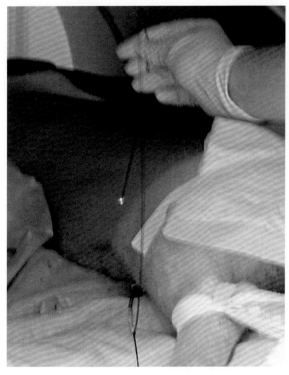

▲ 图 3-65　镍钛合金导丝的发热现象

正在进行的磁共振测量过程中，将商用镍钛合金导丝的头端弯曲触碰猪的身体，导丝的头端会产生火花

以便可以对梗死边缘区域进行直接注射。

3. MRI 指导下的球囊扩张和支架置入

在外周进行 MRI 引导下的球囊扩张和支架置入是第一批发表的 MRI 血管介入技术[99, 120]。多种技术可以用于球囊导管的被动可视化。可以让球囊内充满二氧化碳[121]，导致 MRI 中的直接信号损失和磁化率伪影。钆浓度高的溶液在 MRI 中有类似的效果[122]，是由于磁化率伪影引起的破坏性信号干扰。在这两种情况下，MRI 显示的球囊直径可能与球囊的实际大小不同，超过了器械的真实尺寸（图 3-66A）。用球囊测量间隔缺损大小时，应考虑到这一点。因此，有关该现象又进行了另外实验，应用约 10% 的钆溶液"只"会增加 T_1 时间，而不会产生磁化率伪影（图 3-66B）。

支架中的金属会导致明显的磁化率伪影，这种伪影虽然可以在 MRI 中简单定位支架，但也会使其无法显示周围解剖结构[114]。针对无伪影金属支架的试验性开发已有研究报道[93, 123]。在 MRI 引导下，髂动脉[120]、主动脉、腔静脉、颈动脉[124] 和冠状动脉[84] 均安装了专门选择的支架。肺支架和肺动脉瓣

支架的放置[125]，以及主动脉缩窄的 PTA 支架的放置[124]，是小儿心脏病学家特别感兴趣的研究方向。而且这些研究表明，即使放置支架后，MRI 也能进行可靠的流量测量。血池对比剂的应用提高了对分流的显示[110]。MRI 引导下经心尖[126] 和经腹股沟[127] 主动脉瓣的实验性支架置入均已经进行了报道。磁共振引导的一个潜在优势是无须注射对比剂，便可以"在线"显示解剖结构，包括冠状动脉的出口。

4. 间隔穿刺、封堵器置入和弹簧圈栓塞

实时显示心脏解剖可以区分各个腔室和间隔，因此，将磁共振引导用于介入治疗，如间隔穿刺和封堵器置入是合理的。为此，还需要改造和开发新型专用器械，可以在被动可视化的 MRI 中易于区分，也不会造成大的伪影而使其无法区分是否释放或无法与本身的解剖结构进行区分[104]。随后，在动物实验中成功应用实时磁共振引导放置房间隔封堵器[113, 115, 122]（图 3-67），在介入期间，使用测量球囊成功测量房间隔缺损的大小。MRI 引导的房间隔穿刺，无论是用针[128] 或是激光，都已经成功[129]。原则上，许多心脏介入也可以仅通过超声引导进行操作[130]，也具有无辐射暴露的优点，但 TEE 需要在镇静状态下进行心脏介入治疗，如房间隔缺损封堵术。此外，MRI 引导的介入治疗在依从性好的患者中可以无须要镇静进行，这对于患者管理和舒适度十分重要。由于 X 线和 MRI 的联合应用，现在可以选择优化的介入策略以闭合间隔缺损[131]。

5. MRI 引导的心脏介入治疗

首次为患者进行 MRI 引导的心导管检查使用了被动可视化技术[132]。向球囊中充盈二氧化碳使通过血流引导的球囊导管能够可视化[121]。并非所有必要的测量器械都是兼容 MRI 且符合 MRI 安全标准，因此，这类操作需要在医疗中心内由经验丰富的专家负责，而且仍然需要改进商用仪器后才能进行更广泛的临床实践。Razavi 等[132] 发表了第一个人类受试者接受 MRI 引导心导管检查的研究报道，证明紧邻 MRI 的血管造影设备使得辐射暴露显著减少，40 例中有 12 例不需要额外透视。根据这些结果，Razavi 等令人信服地验证了 MRI 引导的介入治疗可以作为减少辐射暴露的选择。2005 年，首次系统性临床应用于主动脉缩窄患者，在单纯 MRI 引导下进行球囊成形术[133]（图 3-68）。

由于肺血管阻力的各种测量技术之间存在差异，

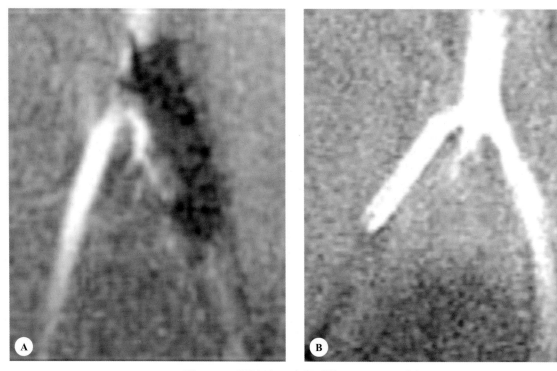

▲ 图 3-66 采用径向 k 空间采样，MRI 显示球囊

A. 在猪的左髂动脉内用高浓度钆溶液充盈球囊；B. 在猪的右髂动脉内，用食盐片稀释的钆溶液以 1∶100 的比例充盈球囊。由于球囊充气后阻断血流，气囊远端没有信号

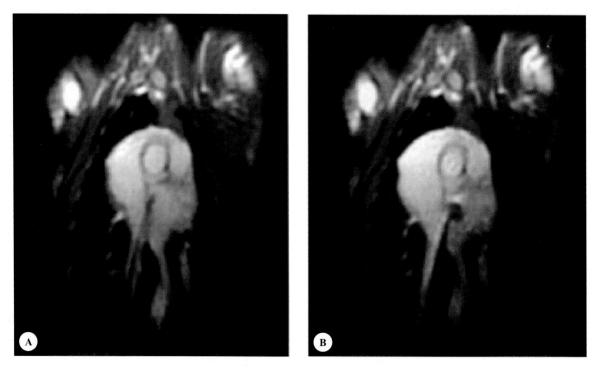

▲ 图 3-67 实时 MRI 引导下放置房间隔封堵器

A. 使用径向 k 空间采样获得的实时磁共振图像（SSFP），显示了房间隔封堵器穿过房间隔的过程；B. 在左心房内释放封堵器的前半部分

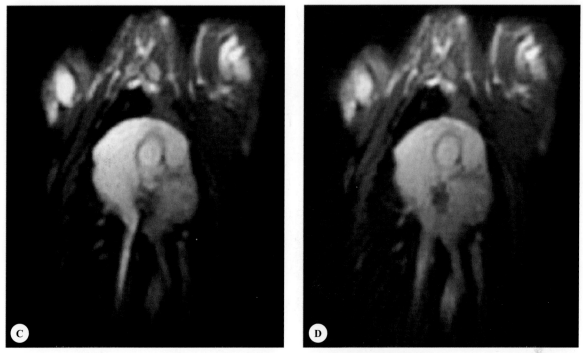

▲ 图 3-67（续） 实时 MRI 引导下放置房间隔封堵器

C. 在右心房内释放封堵器的后半部分；D. 封堵器释放后，其方向与房间隔平行

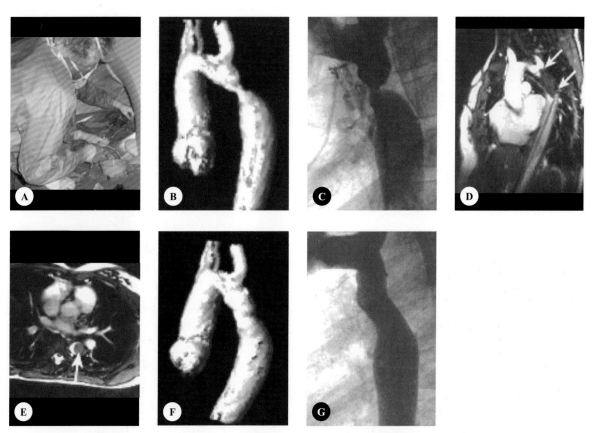

▲ 图 3-68 男性主动脉缩窄患者球囊成形术

A. 操作现场；B. 介入前的三维 MRI，注意峡部附近的狭窄；C. 介入前的传统 X 线血管造影；D. MRI 引导的球囊扩张，侧位投射；E. MRI 引导的球囊扩张，横断面；F. 介入后的三维 MRI；G. 介入后的传统 X 线血管造影

介入 MRI 的优势显得比较突出。主要是在氧饱和度较高的情况下。众所周知，使用 Fick 原理的测量结果不太精确，使用 Fick 原理测量的结果与使用 MRI 相位对比技术得到的数值不相同。同时发表的一项研究也证明了 MRI 在热稀释方面功效更好[131]。因此，根据研究表明 MRI 引导的心导管检查也可以用于确定心室压力 - 容积比（图 3-69）。通过小型导管

测量心室压力，并与电影 MRI 测量的心室容积进行同步。在生理学中，压力 - 容积比被认为是心血管功能的决定性数值，由此可以得到检查者的整体心室功能、心肌收缩力和舒张顺应性的综合参数[134]。在这些情况下，联合测量压力、容量和血流的技术要求并不高，有创性也非常小，而且与介入治疗不同，不需要特别的 MRI 室。

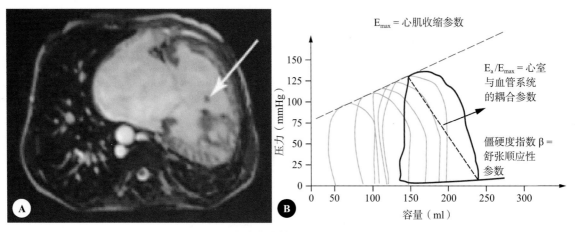

▲ 图 3-69　MRI 引导的心导管检查，测量心室压力 - 容积比

A. 测量压力的导管在 MRI 上显示为小的圆形伪影（箭）；B. MRI 测量的压力 - 容积比可用于评估收缩和舒张功能不全的混合性心力衰竭

参考文献

[1] Eichstädt H, Felix R, Zeitler E, Eds. Herz—Große Gefäße. Diagnostik mit bildgebenden Verfahren. Berlin: Springer; 1996: 448.

[2] Rice MJ, McDonald RW, Reller MD, Sahn DJ. Pediatric echocardiography: current role and a review of technical advances. J Pediatr. 1996; 128(1):1–14.

[3] Schumacher G, Hess J, Bühlmeyer K, Eds. Klinische Kinderkardiologie. 3. Aufl. Berlin: Springer; 2001: 588.

[4] Wilkenshoff U, Kruck I. Handbuch der Echokardiographie. Berlin: Blackwell Publishing; 2002: 223.

[5] Gutberlet M. Angeborene Herzfehler. In: Hosten N, Lemke AJ, Felix R, Hrsg. Kernspintomographie. Landsberg: Ecomed; 1999.

[6] Gutberlet M, Abdul-Khaliq H, Grothoff M, et al. Evaluation of left ventricular volumes in patients with congenital heart disease and abnormal left ventricular geometry. Comparison of MRI and transthoracic 3-dimensional echocardiography. RoFo Fortschr Geb Rontgenstr Nuklearmed. 2003; 175(7):942–951.

[7] Vogel M, Gutberlet M, Dittrich S, Hosten N, Lange PE. Comparison of transthoracic three dimensional echocardiography with magnetic resonance imaging in the assessment of right ventricular volume and mass. Heart. 1997; 78(2):127–130.

[8] Takuma S, Cardinale C, Homma S. Real-time three-dimensional stress echocardiography: a review of current applications. Echocardiography. 2000; 17(8):791–794.

[9] Raedle-Hurst TM, Mueller M, Rentzsch A, Schaefers HJ, Herrmann E, Abdul-Khaliq H. Assessment of left ventricular dyssynchrony and

[10] function using real-time 3-dimensional echocardiography in patients with congenital right heart disease. Am Heart J. 2009; 157(4):791–798.

[10] Biamino G, Kruck I. Quantitative Methoden der M-Mode-, 2D-und Doppler-Echokardiographie. Berlin: Boehringer Mannheim; 1987.

[11] Hatle L. Noninvasive assessment of valve lesions with Doppler ultrasound. Herz. 1984; 9(4):213–221.

[12] Gutberlet M, Hosten N, Vogel M, et al. Quantification of morphologic and hemodynamic severity of coarctation of the aorta by magnetic resonance imaging. Cardiol Young. 2001; 11(5):512–520.

[13] Beckmann S, Haug G. Streßechokardiographie interaktiv. Darmstadt: Steinkopff; 1998: 156.

[14] Barasch E, Wilansky S. Dobutamine stress echocardiography in clinical practice with a review of the recent literature. Tex Heart Inst J. 1994; 21(3):202–210.

[15] Orlandi C. Pharmacology of coronary vasodilation: a brief review. J Nucl Cardiol. 1996; 3(6 Pt 2):S27–S30.

[16] Wei K. Approaches to the detection of coronary artery disease using myocardial contrast echocardiography. Am J Cardiol. 2002; 90 10A:48J–58J.

[17] Nagel E, Lehmkuhl HB, Klein C, et al. Influence of image quality on the diagnostic accuracy of dobutamine stress magnetic resonance imaging in comparison with dobutamine stress echocardiography for the noninvasive detection of myocardial ischemia. Z Kardiol. 1999; 88(9):622–630.

[18] Schiller NB, Shah PM, Crawford M, et al. Recommendations for

quantitation of the left ventricle by two-dimensional echocardiography. American Society of Echocardiography Committee on Standards, Subcommittee on Quantitation of Two-Dimensional Echocardiograms. J Am Soc Echocardiogr. 1989; 2(5):358–367.

[19] Parish V, Valverde I, Kutty S, et al. Dobutamine stress MRI in repaired tetralogy of Fallot with chronic pulmonary regurgitation: a comparison with healthy volunteers. Int J Cardiol. 2013; 166(1):96–105.

[20] Cheng SC, Dy TC, Feinstein SB. Contrast echocardiography: review and future directions. Am J Cardiol. 1998; 81 12A:41G–48G.

[21] Becher H, Tiemann K. Improved endocardium imaging using modified transthoracic echocardiography with the second harmonic frequency (tissue harmonic imaging). Herz. 1998; 23(8):467–473.

[22] Kasprzak JD, Ten Cate FJ. New ultrasound contrast agents for left ventricular and myocardial pacification. Herz. 1998; 23(8):474–482.

[23] Malhotra V, Nwogu J, Bondmass MD, et al. Is the technically limited echocardiographic study an endangered species? Endocardial border definition with native tissue harmonic imaging and Optison contrast: a review of 200 cases. J Am Soc Echocardiogr. 2000; 13(8):771–773.

[24] Wilkenshoff UM, Hatle L, Sovany A, Wranne B, Sutherland GR. Age-dependent changes in regional diastolic function evaluated by color Doppler myocardial imaging: a comparison with pulsed Doppler indexes of global function. J Am Soc Echocardiogr. 2001; 14(10):959–969.

[25] Wilkenshoff UM, Sovany A, Wigström L, et al. Regional mean systolic myocardial velocity estimation by real-time color Doppler myocardial imaging: a new technique for quantifying regional systolic function. J Am Soc Echocardiogr. 1998; 11(7):683–692.

[26] De Boeck BW, Cramer MJ, Oh JK, van der Aa RP, Jaarsma W. Spectral pulsed tissue Doppler imaging in diastole: a tool to increase our insight in and assessment of diastolic relaxation of the left ventricle. Am Heart J. 2003; 146(3):411–419.

[27] Abdul-Khaliq H, Schmitt B, Rentzsch A, et al. Evaluation of abnormal myocardial wall motions in patients with univentricular heart by tissue Doppler echocardiography. Z Kardiol. 2003; 92(4):319–325.

[28] Sutherland GR, Di Salvo G, Claus P, D'hooge J, Bijnens B. Strain and strain rate imaging: a new clinical approach to quantifying regional myocardial function. J Am Soc Echocardiogr. 2004; 17(7):788–802.

[29] D'hooge J, Heimdal A, Jamal F, et al. Regional strain and strain rate measurements by cardiac ultrasound: principles, implementation and limitations. Eur J Echocardiogr. 2000; 1(3):154–170.

[30] Urheim S, Edvardsen T, Torp H, Angelsen B, Smiseth OA. Myocardial strain by Doppler echocardiography. Validation of a new method to quantify regional myocardial function. Circulation. 2000; 102(10):1158–1164.

[31] Kalender WA. Computed tomography. Fundamentals, system technology, image quality, applications. 3rd ed. Erlangen: Publicis; 2010.

[32] Kalender WA, Seissler W, Klotz E, Vock P. Spiral volumetric CT with single-breath-hold technique, continuous transport, and continuous scanner rotation. Radiology. 1990; 176(1):181–183.

[33] Flohr TG, McCollough CH, Bruder H, et al. First performance evaluation of a dual-source CT (DSCT) system. Eur Radiol. 2006; 16(2):256–268.

[34] Ertel D, Lell MM, Harig F, Flohr T, Schmidt B, Kalender WA. Cardiac spiral dual-source CT with high pitch: a feasibility study. Eur Radiol. 2009; 19(10):2357–2362.

[35] European Commission. European guidelines on quality criteria for computed tomography. Report EUR 16262. Brussels, Belgium: European Commission; 1999.

[36] International Commission on Radiological Protection (ICRP). Publication 103. The 2007 Recommendations of the International Commission on Radiological Protection. Ann ICRP. 2007; 37:2–4.

[37] Bundesamt für Strahlenschutz (BfS). Bekanntmachung der aktualisierten diagnostischen Referenzwerte für nuklearmedizinische

Untersuchungen; 2012. Im Internet: http://www.bfs.de/SharedDocs/Downloads/BfS/DE/fachinfo/ion/drw-nuklearmedizin.pdf?__blob=–publicationFile&v=1 (Stand: 19.07.2015).

[38] Deak PD, Smal Y, Kalender WA. Multisection CT protocols: sex-and age-specific conversion factors used to determine effective dose from dose-length product. Radiology. 2010; 257(1):158–166.

[39] American Association of Physicists in Medicine (AAPM). Report no. 96. The measurement, reporting and management of radiation dose in CT. College Park, MD, USA: American Association of Physicists in Medicine; 2008.

[40] Lell MM, May M, Deak P, et al. High-pitch spiral computed tomography: effect on image quality and radiation dose in pediatric chest computed tomography. Invest Radiol. 2011; 46(2):116–123.

[41] Strahlenschutzkommission (SSK). Bildgebende Diagnostik beim Kind. Strahlenschutz, Rechtfertigung und Effektivität. Empfehlungen der Strahlenschutzkommission. 2006. Im Internet: http://www.ssk. de/SharedDocs/Beratungsergebnisse/2006/BildgebendeDiagnostik_–Kind.html (Stand: 18.06.2015).

[42] Kalender WA, Deak P, Kellermeier M, van Straten M, Vollmar SV. Application-and patient size-dependent optimization of x-ray spectra for CT. Med Phys. 2009; 36(3):993–1007.

[43] Biglands JD, Radjenovic A, Ridgway JP. Cardiovascular magnetic resonance physics for clinicians: Part II. J Cardiovasc Magn Reson. 2012; 14:66.

[44] Ridgway JP. Cardiovascular magnetic resonance physics for clinicians: part I. J Cardiovasc Magn Reson. 2010; 12:71.

[45] Gutberlet M. Einsatz der Kernspintomographie in der Diagnostik und Verlaufskontrolle angeborener Herzfehler unter besonderer Berücksichtigung der Verwendung flusssensitiver Sequenzen und der Ventrikelfunktionsanalyse. Habilitationsschrift 2002. Im Internet: http://edoc.hu-berlin.de/habilitationen/gutberlet-matthias-2002–11–05/PDF/Gutberlet.pdf (Stand: 04.08.2015).

[46] Achenbach S, Barkhausen J, Beer M, et al. Konsensusempfehlungen der DRG/DGK/DGPK zum Einsatz der Herzbildgebung mit Computertomografie und Magnetresonanztomografie. RoFo Fortschr Geb Rontgenstr Nuklearmed. 2012; 184(4):345–368.

[47] Fratz S, Chung T, Greil GF, et al. Guidelines and protocols for cardiovascular magnetic resonance in children and adults with congenital heart disease: SCMR expert consensus group on congenital heart disease. J Cardiovasc Magn Reson. 2013; 15:51.

[48] Sommer T, Luechinger R, Barkhausen J, et al. Positionspapier der Deutschen Röntgengesellschaft (DRG) zu MR-Untersuchungen bei Patienten mit Herzschrittmachern. Fortschr Röntgenstr RöFo. 2015; 187:777–787.

[49] Gutberlet M, Noeske R, Schwinge K, Freyhardt P, Felix R, Niendorf T. Comprehensive cardiac magnetic resonance imaging at 3.0 Tesla: feasibility and implications for clinical applications. Invest Radiol. 2006; 41(2):154–167.

[50] Tsao J, Boesiger P, Pruessmann KP. k-t BLAST and k-t SENSE: dynamic MRI with high frame rate exploiting spatiotemporal correlations. Magn Reson Med. 2003; 50(5):1031–1042.

[51] Hor KN, Baumann R, Pedrizzetti G, et al. Magnetic resonance derived myocardial strain assessment using feature tracking. J Vis Exp. 2011; 48(48):2356.

[52] European CMR. Registry. Im Internet: www.eurocmr-registry.com/ (Stand: 06.08.2015).

[53] European Society of Cardiac Radiology. European MR/CT Registry. Im Internet: https://www.mrct-registry.org/ (Stand: 06.08.2015).

[54] Kellman P, Larson AC, Hsu LY, et al. Motion-corrected free-breathing delayed enhancement imaging of myocardial infarction. Magn Reson Med. 2005; 53(1):194–200.

[55] Meharwal ZS, Trehan N. Vascular complications of intra-aortic balloon insertion in patients undergoing coronary revascularization: analysis of 911 cases. Eur J Cardiothorac Surg. 2002; 21(4):741–747.

[56] Tobin MJ. Pulmonary artery catheter problems. Appl Cardiopulm Pathophysiol. 1990; 3(3):279–285.

[57] Mullins CE. Cardiac catheterization in congenital heart disease: pediatric and adult. Oxford: Blackwell; 2006: 217.

[58] Knecht S, Nault I, Wright M, et al. Imaging in catheter ablation for atrial fibrillation: enhancing the clinician's view. Europace. 2008; 10 Suppl 3:iii2–iii7.

[59] Ramcharitar S, Pugliese F, Schultz C, et al. Integration of multislice computed tomography with magnetic navigation facilitates percutaneous coronary interventions without additional contrast agents. J Am Coll Cardiol. 2009; 53(9):741–746.

[60] Racadio JM, Babic D, Homan R, et al. Live 3D guidance in the interventional radiology suite. AJR Am J Roentgenol. 2007; 189(6): W357–64.

[61] Rigatelli G, Zamboni A, Cardaioli P, et al. Three-dimensional rotational digital angiography in catheter-based congenital heart disease interventions. J Cardiovasc Med (Hagerstown). 2008; 9(4):432.

[62] Diegeler A, Fröhner S, Dähnert I. Precise stent placement using the new Siemens Artis Zeego 3D rotation angiography in a stenosis of a Shelhigh pulmonary conduit. Innovations (Phila). 2010; 5(2):128–130.

[63] Gerds-Li JH, Tang M, Kriatselis C, et al. Rapid ventricular pacing to optimize rotational angiography in atrial fibrillation ablation. J Interv Card Electrophysiol. 2009; 26(2):101–107.

[64] Silvestry FE, Kerber RE, Brook MM, et al. Echocardiography-guided interventions. J Am Soc Echocardiogr. 2009; 22(3):213–231, quiz 316–317.

[65] Eng MH, Salcedo EE, Quaife RA, Carroll JD. Implementation of real time three-dimensional transesophageal echocardiography in percutaneous mitral balloon valvuloplasty and structural heart disease interventions. Echocardiography. 2009; 26(8):958–966.

[66] Steeg CN, Bierman FZ, Hordof AJ, Hayes CJ, Krongrad E, Barst RJ. "Bedside" balloon septostomy in infants with transposition of the great arteries: new concepts using two-dimensional echocardiographic techniques. J Pediatr. 1985; 107(6):944–946.

[67] Trehan VK, Nigam A, Mukhopadhyay S, et al. Bedside percutaneous transseptal mitral commissurotomy under sole transthoracic echocardiographic guidance in a critically ill patient. Echocardiography. 2006; 23(4):312–314.

[68] Weber HS, Mart CR, Myers JL. Transcarotid balloon valvuloplasty for critical aortic valve stenosis at the bedside via continuous transesophageal echocardiographic guidance. Catheter Cardiovasc Interv. 2000; 50(3):326–329.

[69] Beitzke A, Stein JI, Suppan C. Balloon atrial septostomy under two-dimensional echocardiographic control. Int J Cardiol. 1991; 30(1):33–42.

[70] Ewert P, Berger F, Daehnert I, ct al. Transcatheter closure of atrial septal defects without fluoroscopy: feasibility of a new method. Circulation. 2000; 101(8):847–849.

[71] Ewert P, Deutsches Herzzentrum Berlin, Berlin, Deutschland. Persönliche Mitteilung. 2010.

[72] Kretschmar O, Universitätskinderspital Zürich, Schweiz. Persönliche Mitteilung. 2010.

[73] Springer T, Dähnert I. Bedside percutaneous balloon angioplasty of severe recoarctation under sole transthoracic echocardiographic guidance in a critically ill high frequency ventilation dependent infant. Unveröffentlichter Fallbericht.

[74] Sekar P, Hornberger LK. The role of fetal echocardiography in fetal intervention: a symbiotic relationship. Clin Perinatol. 2009; 36(2):301–327, ix.

[75] Daehnert I, Ewert P, Berger F, Lange PE. Echocardiographically guided closure of a patent foramen ovale during pregnancy after recurrent strokes. J Interv Cardiol. 2001; 14(2):191–192.

[76] Bouzas-Mosquera A, Rueda F, Aldama G, et al. Perventricular pulmonary valvuloplasty under echocardiographic guidance. Int J Cardiol. 2008; 130(3):e102–e104.

[77] Grothoff M, Piorkowski C, Eitel C, et al. MR imaging-guided electrophysiological ablation studies in humans with passive catheter tracking: initial results. Radiology. 2014; 271(3):695–702.

[78] Kos S, Huegli R, Bongartz GM, Jacob AL, Bilecen D. MR-guided endovascular interventions: a comprehensive review on techniques and applications. Eur Radiol. 2008; 18(4):645–657.

[79] Saikus CE, Lederman RJ. Interventional cardiovascular magnetic resonance imaging: a new opportunity for image-guided interventions. JACC Cardiovasc Imaging. 2009; 2(11):1321–1331.

[80] NRPB. Guidelines on patient dose to promote the optimisation of protection for diagnostic medical exposure. Report of an Advisory Group on Ionising Radiation 1999; 10 (1).

[81] Adam G, Bücker A, Glowinski A, Nolte-Ernsting C, Neuerburg J, Günther RW. Interventional MR tomography: equipment concepts. Radiologe. 1998; 38(3):168–172.

[82] Bücker A, Neuerburg JM, Adam GB, et al. MR-gesteurte Spiralembolisation von Nierenarterien in einem Tiermodell. Rofo Fortschr Rontgenstr. 2003; 175(2):271–274.

[83] Mahnken AH, Chalabi K, Jalali F, Günther RW, Buecker A. Magnetic resonance-guided placement of aortic stents grafts: feasibility with real-time magnetic resonance fluoroscopy. J Vasc Interv Radiol. 2004; 15(2 Pt 1):189–195.

[84] Spuentrup E, Ruebben A, Schaeffter T, Manning WJ, Günther RW, Buecker A. Magnetic resonance–guided coronary artery stent placement in a swine model. Circulation. 2002; 105(7):874–879.

[85] Pipe JG, Ahunbay E, Menon P. Effects of interleaf order for spiral MRI of dynamic processes. Magn Reson Med. 1999; 41(2):417–422.

[86] Spielman DM, Pauly JM, Meyer CH. Magnetic resonance fluoroscopy using spirals with variable sampling densities. Magn Reson Med. 1995; 34(3):388–394.

[87] Spuentrup E, Buecker A, Stuber M, Kühl HP. Images in cardiovascular medicine. Visualization of anomalous coronary artery in the presence of arrhythmia using radial balanced fast field echo coronary magnetic resonance angiography. Circulation. 2003; 107(23):e214.

[88] Spuentrup E, Mahnken AH, Kühl HP, et al. Fast interactive real-time magnetic resonance imaging of cardiac masses using spiral gradient echo and radial steady-state free precession sequences. Invest Radiol. 2003; 38(5):288–292.

[89] Rasche V, de Boer RW, Holz D, Proksa R. Continuous radial data acquisition for dynamic MRI. Magn Reson Med. 1995; 34(5):754–761.

[90] Bücker A, Adam G, Neuerburg JM, et al. Real-time MRI with radial kradial scanning technique for control of angiographic interventions. RoFo Fortschr Geb Rontgenstr Nuklearmed. 1998; 169(5):542–546.

[91] Rubin DL, Ratner AV, Young SW.Magnetic susceptibility effects and their application in the development of new ferromagnetic catheters for magnetic resonance imaging. Invest Radiol. 1990; 25(12):1325–1332.

[92] Bakker CJ, Hoogeveen RM, Weber J, van Vaals JJ, Viergever MA, Mali WP. Visualization of dedicated catheters using fast scanning techniques with potential for MR-guided vascular interventions. Magn Reson Med. 1996; 36(6):816–820.

[93] Buecker A, Spuentrup E, Ruebben A, et al. New metallic MR stents for artifact-free coronary MR angiography: feasibility study in a swine model. Invest Radiol. 2004; 39(5):250–253.

[94] Glowinski A, Adam G, Bücker A, Neuerburg J, van Vaals JJ, Günther RW. Catheter visualization using locally induced, actively controlled field inhomogeneities. Magn Reson Med. 1997; 38(2):253–258.

[95] Glowinski A, Kürsch J, Adam G, Bücker A, Noll TG, Günther RW. Device visualization for interventional MRI using local magnetic fields: basic theory and its application to catheter visualization. IEEE Trans Med Imaging. 1998; 17(5):786–793.

[96] Ackerman JL, Offutt MC, Buxton RB, et al. Rapid 3–D tracking of small RF coils. Montreal, Canada: Proc SMRM 5th Annu Meeting; 1986.

[97] Rasche V, Holz D, Köhler J, Proksa R, Röschmann P. Catheter tracking using continuous radial MRI. Magn Reson Med. 1997; 37(6):963–968.

[98] Kocaturk O, Kim AH, Saikus CE, et al. Active two-channel 0.035' guidewire for interventional cardiovascular MRI. J Magn Reson Imaging. 2009; 30(2):461–465.

[99] Buecker A, Adam GB, Neuerburg JM, et al. Simultaneous real-time visualization of the catheter tip and vascular anatomy for MRguided PTA of iliac arteries in an animal model. J Magn Reson Imaging. 2002; 16(2):201–208.

[100] Patil S, Bieri O, Jhooti P, Scheffler K. Automatic slice positioning (ASP) for passive real-time tracking of interventional devices using projection-reconstruction imaging with echo-dephasing (PRIDE). Magn Reson Med. 2009; 62(4):935–942.

[101] Kuehne T, Fahrig R, Butts K. Pair of resonant fiducial markers for localization of endovascular catheters at all catheter orientations. J Magn Reson Imaging. 2003; 17(5):620–624.

[102] Wildermuth S, Erhart P, Leung DA, Göhde S, Schoenenberger A, Debatin JF. Active instrumental guidance in interventional MR tomography: introduction to a new concept. RoFo Fortschr Geb Rontgenstr Nuklearmed. 1998; 169(1):77–84.

[103] Konings MK, Bartels LW, Smits HF, Bakker CJ. Heating around intravascular guidewires by resonating RF waves. J Magn Reson Imaging. 2000; 12(1):79–85.

[104] Buecker A, Spuentrup E, Schmitz-Rode T, et al. Use of a nonmetallic guide wire for magnetic resonance-guided coronary artery catheterization. Invest Radiol. 2004; 39(11):656–660.

[105] Ladd ME, Quick HH. Reduction of resonant RF heating in intravascular catheters using coaxial chokes. Magn Reson Med. 2000; 43 (4):615–619.

[106] Fandrey S, Weiss S, Muller J. Development of an active intravascular MR device with an optical transmission system. IEEE Trans Med Imaging. 2008; 27(12):1723–1727.

[107] Weiss S, Kuehne T, Brinkert F, et al. In vivo safe catheter visualization and slice tracking using an optically detunable resonant marker. Magn Reson Med. 2004; 52(4):860–868.

[108] Weiss S, Schaeffter T, Brinkert F, Kühne T, Bücker A. Ein Verfahren zur sicheren Visualisierung und Lokalisierung von Kathetern für MR-geführte intravaskuläre Prozeduren. Z Med Phys. 2003; 13 (3):172–176.

[109] Krämer NA, Krüger S, Schmitz S, et al. Preclinical evaluation of a novel fiber compound MR guidewire in vivo. Invest Radiol. 2009; 44 (7):390–397.

[110] Kuehne T, Saeed M, Moore P, et al. Influence of blood-pool contrast media on MR imaging and flow measurements in the presence of pulmonary arterial stents in swine. Radiology. 2002; 223(2):439–445.

[111] Kuehne T, Saeed M, Reddy G, et al. Sequential magnetic resonance monitoring of pulmonary flow with endovascular stents placed across the pulmonary valve in growing Swine. Circulation. 2001; 104(19):2363–2368.

[112] Buecker A, Spuentrup E, Grabitz R, et al. Magnetic resonance-guided placement of atrial septal closure device in animal model of patent foramen ovale. Circulation. 2002; 106(4):511–515.

[113] Buecker A, Spuentrup E, Grabitz R, et al. Real-time-MR guidance for placement of a self-made fully MR-compatible atrial septal occluder: in vitro test. RoFo Fortschr Geb Rontgenstr Nuklearmed. 2002; 174 (3):283–285.

[114] Meyer JM, Buecker A, Schuermann K, Ruebben A, Guenther RW. MR evaluation of stent patency: in vitro test of 22 metallic stents and the possibility of determining their patency by MR angiography. Invest Radiol. 2000; 35(12):739–746.

[115] Schalla S, Saeed M, Higgins CB, Martin A, Weber O, Moore P. Magnetic resonance–guided cardiac catheterization in a swine model of atrial septal defect. Circulation. 2003; 108(15):1865–1870.

[116] Rhode KS, Hill DL, Edwards PJ, et al. Registration and tracking to integrate X-ray and MR images in an XMR facility. IEEE Trans Med Imaging. 2003; 22(11):1369–1378.

[117] Nazarian S, Kolandaivelu A, Zviman MM, et al. Feasibility of realtime magnetic resonance imaging for catheter guidance in electrophysiology studies. Circulation. 2008; 118(3):223–229.

[118] Lardo AC, McVeigh ER, Jumrussirikul P, et al. Visualization and temporal/spatial characterization of cardiac radiofrequency ablation lesions using magnetic resonance imaging. Circulation. 2000; 102(6):698–705.

[119] Lederman RJ, Guttman MA, Peters DC, et al. Catheter-based endomyocardial injection with real-time magnetic resonance imaging. Circulation. 2002; 105(11):1282–1284.

[120] Buecker A, Neuerburg JM, Adam GB, et al. Real-time MR fluoroscopy for MR-guided iliac artery stent placement. J Magn Reson Imaging. 2000; 12(4):616–622.

[121] Kuehne T, Yilmaz S, Schulze-Neick I, et al. Magnetic resonance imaging guided catheterisation for assessment of pulmonary vascular resistance: in vivo validation and clinical application in patients with pulmonary hypertension. Heart. 2005; 91(8):1064–1069.

[122] Rickers C, Jerosch-Herold M, Hu X, et al. Magnetic resonance imageguided transcatheter closure of atrial septal defects. Circulation. 2003; 107(1):132–138.

[123] Bücker A, Spuentrup E, Ruebben A, et al. Artifact-free in-stent lumen visualization by standard MR angiography using a new metallic MRI stent. Circulation. 2002; 105:1772–1775.

[124] Kuehne T, Weiss S, Brinkert F, et al. Catheter visualization with resonant markers at MR imaging-guided deployment of endovascular stents in swine. Radiology. 2004; 233(3):774–780.

[125] Kuehne T, Saeed M, Higgins CB, et al. Endovascular stents in pulmonary valve and artery in swine: feasibility study of MR imaging-guided deployment and postinterventional assessment. Radiology. 2003; 226(2):475–481.

[126] McVeigh ER, Guttman MA, Lederman RJ, et al. Real-time interactive MRI-guided cardiac surgery: aortic valve replacement using a direct apical approach. Magn Reson Med. 2006; 56(5):958–964.

[127] Kuehne T, Yilmaz S, Meinus C, et al. Magnetic resonance imaging-guided transcatheter implantation of a prosthetic valve in aortic valve position: Feasibility study in swine. J Am Coll Cardiol. 2004; 44 (11):2247–2249.

[128] Raval AN, Karmarkar PV, Guttman MA, et al. Real-time MRI guided atrial septal puncture and balloon septostomy in swine. Catheter Cardiovasc Interv. 2006; 67(4):637–643.

[129] Elagha AA, Kocaturk O, Guttman MA, et al. Real-time MR imaging-guided laser atrial septal puncture in swine. J Vasc Interv Radiol. 2008; 19(9):1347–1353.

[130] Silvestry FE, Kerber RE, Brook MM, et al. Echocardiography-guided interventions. J Am Soc Echocardiogr. 2009; 22(3):213–231, quiz 316–317.

[131] Ratnayaka K, Raman VK, Faranesh AZ, et al. Antegrade percutaneous closure of membranous ventricular septal defect using X-ray fused with magnetic resonance imaging. JACC Cardiovasc Interv. 2009; 2(3):224–230.

[132] Razavi R, Hill DL, Keevil SF, et al. Cardiac catheterisation guided by MRI in children and adults with congenital heart disease. Lancet. 2003; 362(9399):1877–1882.

[133] Krueger JJ, Ewert P, Yilmaz S, et al. Magnetic resonance imaging-guided balloon angioplasty of coarctation of the aorta: a pilot study. Circulation. 2006; 113(8):1093–1100.

[134] Schmitt B, Steendijk P, Lunze K, et al. Integrated assessment of diastolic and systolic ventricular function using diagnostic MRI catheterization: validation in pigs and application in a clinical pilot study. JACC Cardiovasc Imaging. 2009; 2(11):1271–1281.

推荐阅读

[1] Bakker CJ, Bos C, Weinmann HJ. Passive tracking of catheters and guidewires by contrast-enhanced MR fluoroscopy. Magn Reson Med. 2001; 45(1):17–23

[2] Hor KN, Gottliebson WM, Carson C, et al. Comparison of magnetic resonance feature tracking for strain calculation with harmonic phase imaging analysis. JACC Cardiovasc Imaging. 2010; 3(2):144–151

[3] Kouwenhoven M, Bakker CJG, Hartkamp MJ, et al. Current MR angiographic imaging techniques: a survey. In: Lanzer P, Rösch J, eds. Vascular diagnostics. Heidelberg: Springer; 1994: 375–398

[4] Strother CM, Unal O, Frayne R, et al. Endovascular treatment of experimental canine aneurysms: feasibility with MR imaging guidanc Radiology. 2000; 215(2):516–519

[5] Zhang Q, Wendt M, Aschoff AJ, Zheng L, Lewin JS, Duerk JL. Active MR guidance of interventional devices with target-navigation. Magn Reson Med. 2000; 44(1):56–65

一、分流类病变

（一）房间隔缺损

Philipp Beerbaum　Joachim Lotz　Michael Steinmetz　著

孙景巍　戴广安　译　　刘　芳　校

1. 定义

房间隔缺损（ASD）是指单独发生于房间隔的各种形态和胚胎学缺陷，占先天性心脏病的 5%～10%[1]。ASD 常合并其他心血管系统缺陷，应和卵圆孔未闭（PFO）区分。约 1/3 的儿童仍保留胎儿期的心房间交通，其临床意义主要是有可能发生反常栓塞，静脉血栓通过房间交通进入左侧体循环，然后进入到主动脉分支，造成脑卒中或外周血管栓塞。

2. 分类

下面是三种最常见的类型（图 4-1）。

• 继发孔型 ASD：ASD Ⅱ，也称为卵圆窝型缺损（约占 ASD 的 70%），发生在房间隔中央的卵圆窝部，不与房室瓣连接（图 4-1 和图 4-2）。

• 原发孔型 ASD：ASD Ⅰ，也称为部分型房室间隔缺损（atrioventricular septal defect, AVSD），占 ASD 的 15%～20%。缺损位于房间隔底部，与房室瓣相连（图 4-1 和图 4-3）。

• 静脉窦型 ASD（sinus venosus ASD, SVD）：SVD 占 ASD 的 10%～15%。

　□ 上腔静脉型：是 SVD 最常见的形式（图 4-1），位于上腔静脉回流至右心房的入口附近。

　□ 下腔静脉型：较少见，也称为"冠状窦型 ASD"（图 4-1）[2]，位于下腔静脉回流至右心房的入口附近。

冠状窦型 ASD（又称无顶冠状窦）较少见，占 ASD 的 3%～5%。

> **提示**
>
> 静脉窦型 ASD 常并发部分性肺静脉异位引流（partial pulmonary venous abnormalies, PAPVR）。因此，一旦发现静脉窦型 ASD，应确认是否存在并发的 PAPVR（图 4-4 和图 4-5）。

3. 血流动力学

ASD 允许血液在左右心房间流动，也称为"分流"。分流方向和分流量取决于左心室和右心室的顺应性（弹性）。右心室心肌薄，因此在舒张期比左心室更有弹性（意味着其顺应性更高），而且肺动脉阻力仅为体动脉阻力的 10%～15%，右心室后负荷较低

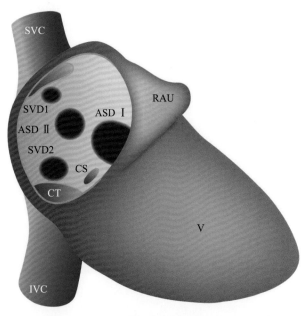

▲ 图 4-1　不同类型的房间隔缺损（ASD）示意

ASD Ⅰ. 原发孔型房间隔缺损（包括房室隔缺损）；ASD Ⅱ. 继发孔型房间隔缺损（亦称卵圆窝型缺损）；CS. 冠状静脉窦（入口）；CT. 界嵴；IVC. 下腔静脉；RAU. 右心耳；SVC. 上腔静脉；SVD1. 1 型静脉窦型房间隔缺损（上腔静脉型）；SVD2. 2 型静脉窦型缺损（下腔静脉型）；V. 心室

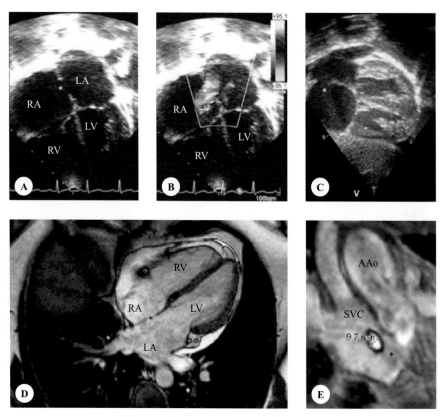

▲ 图 4-2 大型继发孔型房间隔缺损（ASD）

2 例患者（A 和 B 为患者 1；C 至 E 为患者 2）。A. 二维经胸超声心动图，四腔心切面，无彩色多普勒；B. 同一患者，二维经胸超声心动图，四腔心切面，彩色多普勒可见清晰的左向右分流；C. 另一患者，二维经胸超声心动图，四腔心切面，可见 ASD Ⅱ（D 和 E）；D. 稳态自由进动电影 MRI，四腔心切面，与 C 为同一患者，ASD Ⅱ 清晰可见，左心室房室瓣附近还可见少量心包积液；E. 切向 SSFP 电影 MRI，与房间隔平行，与 C 和 D 为同一患者，该切面可测量缺损大小（约 10mm）。*. ASD；AAo. 升主动脉；LA. 左心房；LV. 左心室；RA. 右心房；RV. 右心室；SVC. 上腔静脉

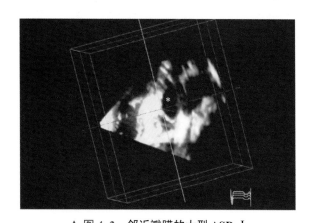

▲ 图 4-3 邻近瓣膜的大型 ASD Ⅰ

三维经食管超声心动图，从左心房观看，星号表示房间隔缺损（ASD）

而左心室后负荷较高。因此产生左向右分流，而且分流主要见于心室舒张晚期和心室收缩早期。根据分流量的大小，引起不同程度右心房和右心室的容量负荷增加（图 4-6），以及肺血管相应扩张（包括动脉和静脉）（图 4-7）。

在分流经肺再次回流至左心房后，左心房仍可容纳该额外的分流量。缺损的存在使左心房能够进行"减压"，不会发生容量超负荷（表 4-1）。在患者一生，左右心室间顺应性的相对差异越来越大，这意味着伴随年龄的增长，左心室的弹性将越来越差，如果存在 ASD，左向右分流会进一步增多[3]。胸部正位 X 线可见肺血管纹理增加和肺动脉扩张，右心房增大可表现为右心房轮廓明显增大（图 4-7A），侧位 X 线中（主要在胸骨后区域）可见右心室和右心室流出道扩张（图 4-7B 和 D）。

4. 临床问题

除了二叶式主动脉瓣和二尖瓣脱垂综合征，ASD 是成人中最常见的先天性心脏病（图 4-5 和图 4-7）。部分原因是右心室早期可以承受增多的容量负荷，

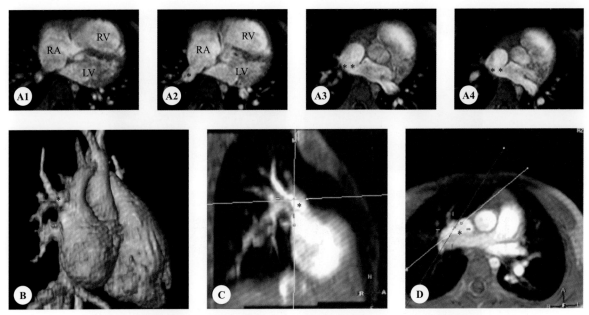

▲ 图 4-4 静脉窦型房间隔缺损伴右上肺静脉异位引流至上腔静脉和右心房的 PAPVR

三维全心 MRI 序列特别容易看到 PAPVR（A1 至 A4）。MRI 和 MDCT（图 4-5）三维数据集技术均可通过容积重建（B）描绘出心脏表面，并能在不同方向用多平面重建技术进行精确重建（C 和 D）。A. 在四个不同层面上，采用横向重建的三维全心 MRI 序列，可观察到 PAPVR（*）和 SVD（**）；B. MRI，容积重建；C. MRI，冠状面多平面重建；D. MRI，横向多平面重建。LV. 左心室；MDCT. 多排螺旋计算机体层摄影；MRI. 磁共振成像；RA. 右心房；RV. 右心室；PAPVR. 部分性肺静脉异位引流

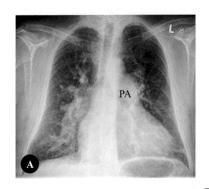
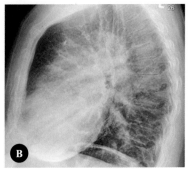
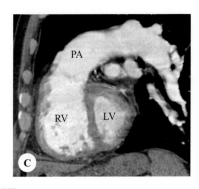

▲ 图 4-5 上腔静脉型房间隔缺损伴 PAPVR

65 岁男性，胸部 X 线片（A）后前位可见右心房增大及肺动脉和肺静脉显著增宽（这种情况下主要见于右侧）。（B）侧位尤其可见右心室、右心室流出道，肺动脉（胸骨后间隙"狭窄"）和肺静脉的明显增宽（表 4-1）。CT 短轴肺动脉重建（C）可轻易鉴别右心室增大伴容量超负荷；室间隔变平同样也说明右心室的容量超负荷。通过不同角度的多平面重建（D 至 G），3D MDCT 数据集显示了房间隔缺损（**）和肺静脉与上腔静脉的连接异常（*）。A. 后前正位胸部 X 线片；B. 侧位胸部 X 线片；C. 门控 MDCT（64 排）的短轴重建（75% RR 间期）。LV. 左心室；PA. 肺动脉；PAPVR. 部分性肺静脉异位引流；RV. 右心室

并且仍能增加心输出量。

5. 自然进展和治疗指征

如果不进行治疗，可出现右心衰竭、心律失常或进行性肺动脉压力增高[4] 等临床表现。关闭 ASD 的指征是根据对晚期才诊断的 ASD 自然进程研究结果得出[4, 5]，该研究显示，30 岁以后心力衰竭伴劳力性呼吸困难和难治性心动过速（主要为房性心动过速）的发生率增加，即使这时关闭缺损，这些并发症通常也不可逆。治疗指征更多依据右心室容量负荷，而不是单独 Q_p/Q_s 比值计算的分流量[6] 来确定。

6. 治疗方案和介入前诊断方法

导管介入封堵术已成为大多数 ASD Ⅱ 的选择，

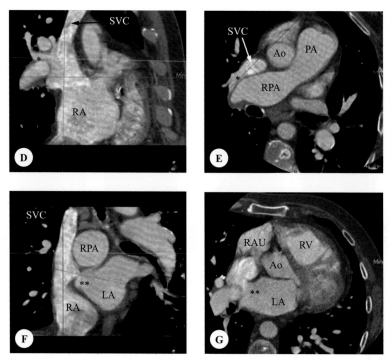

▲ 图 4-5（续） 上腔静脉型房间隔缺损伴 PAPVR

D. 对异常连接的肺静脉（星号）进行三维 MDCT 数据集的多平面重建（冠状截面方向），彩线表示 E 至 G 所重建的横断面；E. 三维 MDCT 数据集的多平面重建，横断面方向（D 黄线所对应截面），橙线对应冠状面的重建截面（F）；F. 对上方 SVD（**）的冠状面进行三维 MDCT 数据集的多平面重建，该截面对应于 D 和 E 中的彩线；G. 通过 SVD 的斜行、横向截面进行三维 MDCT 数据集多平面重建，用于重建的截面在 D 和 F 中标记为蓝线。RV. 右心室；Ao. 主动脉；LA. 左心房；PA. 肺动脉；RA. 右心房；RAU. 右心耳；RPA. 右肺动脉；SVC. 上腔静脉；PAPVR. 部分性肺静脉异位引流；SVD. 静脉窦型房间隔缺损

表 4-1 房间隔缺损中各心腔血管的容量负荷	
心腔及血管	容量负荷
右心房	++
右心室	++
肺动脉	++
肺静脉	++
左心房	－
左心室	－
体动脉	－
体静脉	－

被广泛视为首选治疗（图 3-16 和图 3-17）。其他类型 ASD 采用手术治疗，疗效非常理想。术前影像学检查主要包括 ASD 的准确分类、缺损大小测量、缺损边缘与周围心血管结构的空间关系，其他内容包括分流量的量化、右心容量负荷及左心室功能，以及伴发的畸形，如肺静脉异常连接（表 4-2）。MRI 血流测量可以根据测量 Q_p/Q_s 比值进行无创、精确的分流量测定，其中 Q_p 表示在肺动脉测量的心输出量，Q_s 表示在主动脉测量的心输出量（图 4-8）[7, 8]。

7. 外科和介入术后问题

外科术后或介入封堵后可能并发心律失常，极少数情况下，下腔静脉型 ASD 术后出现发绀（偶有将下腔静脉血分流至左心房的情况）[9]。

8. 诊断性影像的目的和相对价值

通常，经胸超声心动图用于儿童 ASD 的术前诊断足够[7]。成人也可以进行胸部 X 线检查，可见 ASD 相关的形态学特征（图 4-7）。在大龄儿童和成人中经食管超声心动图起到主要作用。临床实践表明，尤其是对于老年 ASD 患者，越来越多医师将心脏 MRI 作为首选的影像诊断方法[10, 11]，但在幼儿中很少使用断层成像，通常仅作为超声心动图或术后

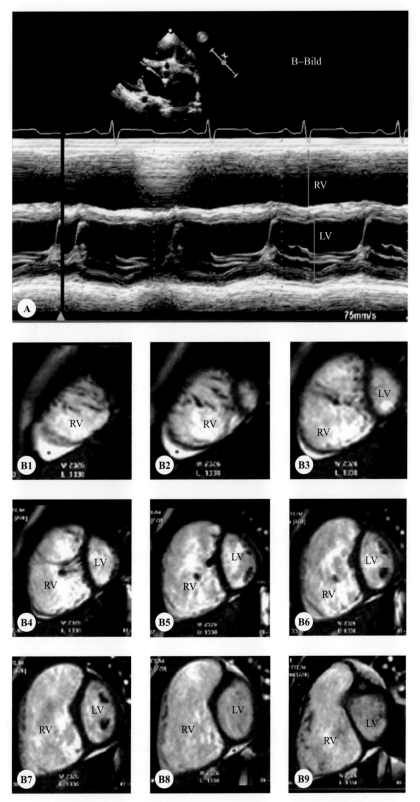

▲ 图 4-6 房间隔缺损（ASD）引起的右心室容量负荷增多

二维经胸超声心动图，胸骨旁长轴切面，探头旁可见 ASD 引起的右心室容量负荷增多（A）。M 型超声可测量右心室的舒张末期和收缩末期内径，进而精确量化容量负荷；也可以测量左心室参数。由于右心室复杂的几何形状，与超声心动图相比，MRI 应用层面求和法（Simpson 法）（B1 至 B9）进行测量具有显著优势。同一患者的电影 MRI 和 SSFP 序列，左右心室舒张末期的短轴切面显示，左向右分流导致显著的容量负荷增多，进而引起右心室明显扩张。A. 二维经胸超声心动图，胸骨旁长轴（二维，M 型）；B1 至 B9. 二维 SSFP 电影 MRI。LV. 左心室；RV. 右心室

表 4-2 ASD 患儿治疗前影像学诊断		
成像方法	**重 点**	**价 值**
二维、三维 TTE	• 缺损大小和边缘 • 左 - 右分流，定性 • 右心扩大 • 排除肺静脉和体静脉异常	+++
二维、三维 TEE	同 TTE	+++
心脏 MRI	• 定量测量分流量 • 定量测量心室扩大和心功能 • 缺损测量（相位对比法） • 肺静脉和体静脉的解剖结构	+++（备用方法）
MDCT	• 超声心动图结果不明确，以及存在心脏 MRI 检查禁忌证时的备用方法；有助于诊断肺实质病变或并发的血管畸形，如肺静脉连接异常	++（备用方法）
有创诊断性心导管检查	• 测量压力和阻力（如有指征），进行药学试验 • 极少数情况下：在 ASD 关闭术后疑似肺水肿风险升高，有创测量左心室舒张期功能参数（如左心室舒张末期内径） • 排除肺静脉和体静脉异常	+++（在肺高压和怀疑左心室受限情况下）

ASD. 房间隔缺损；TEE. 经食管超声心动图；TTE. 经胸超声心动图；MRI. 磁共振成像；MDCT. 多排螺旋计算机体层摄影

表 4-3 ASD 患者介入术后的影像学诊断	
方 法	**价 值**
TTE	+
TEE	+++
心脏 MRI	++
MDCT	+
有创诊断性心导管检查	+

ASD. 房间隔缺损；TEE. 经食管超声心动图；TTE. 经胸超声心动图；MRI. 磁共振成像；MDCT. 多排螺旋计算机体层摄影

随访检查的备用方法（表 4-2 和表 4-3）。在 SVD 患者首选 MRI 检查是否存在 PAPVR，其次是 CT（图 4-4）。三维 MRA 或 MDCT 的多平面重建（图 4-5）可帮助术前制订处理方案。MRI 的主要优势是能够通过主动脉和肺动脉的流量测定（应用时相造影技术）计算 Q_p 与 Q_s 比值，进行无创性分流量测量（图 4-8）。

（二）室间隔缺损

Philipp Beerbaum Joachim Lotz Michael Steinmetz 著

孙景巍 戴广安 译   刘 芳 校

1. 定义

室间隔缺损（VSD）包括室间隔的各种形态学和胚胎学缺陷。VSD 占所有先天性心脏病的 15%～20%，是最常见的先天性心脏病，这不包括复杂先天性心脏病（特别是发绀型缺陷）并发的 VSD，90% 的 VSD 是单独发生[12]。基于形态学标准，室间隔分为膜部和肌部。还要注意的是，三尖瓣及其隔面瓣叶附着在室间隔上，在无心内膜垫缺损导致的房室通道情况下，在房室间隔附近可能产生左心室和右心房通道。

2. 分类

原则上，VSD 可发生于室间隔的膜部和肌部。从形态学和解剖学的角度，室间隔包含心底部的流

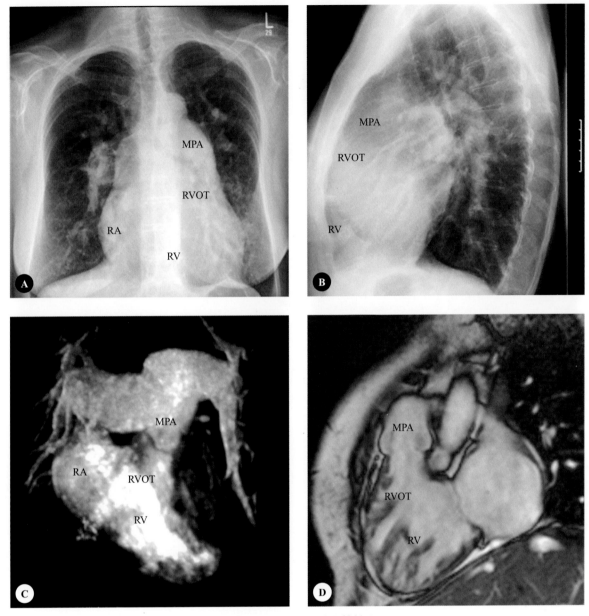

▲ 图 4-7　**ASD 伴肺血管扩张**

成年男性 ASD 患者，X 线胸部（A 和 B）显示主肺动脉、右心房、右心室和右心室流出道均明显扩张，并且存在肺容量负荷增多。造影增强磁共振血管成像（MRA）的最大强度投影（MIP）重建（C）和右心室长轴的收缩期 SSFP 电影 MRI 序列（D）显示右心室扩张及左右肺动脉明显扩张。A. 正位 X 线片；B. 侧位 X 线片；C. 造影增强 MRA 的 MIP 重建，腹侧观；D. 收缩期 SSFP 电影 MRI 序列，右心室长轴，对应于 B 的侧位片。ASD. 房间隔缺损；MPA. 主肺动脉（肺动脉干）；RA. 右心房；RV. 右心室；RVOT. 右心室流出道

入道间隔、心尖部的右心室小梁间隔和朝向大动脉出口的流出道间隔（图 4-9）。

　　肌性室间隔的小梁段可进一步分为中央部、边缘部和心尖部（图 4-14）。依据解剖位置和空间关系（如相对于房室瓣或大动脉的位置）对 VSD 进行分类有一定临床意义，其决定治疗方案的选择。

　　VSD 的分类（图 4-9）具体如下。

- A 型：膜周型（或主动脉瓣下型）VSD（图 4-10 和图 4-11），紧邻主动脉瓣下方的病例占 70%。较大的膜周部或膜旁 VSD 通常不仅限于膜部，还延伸至流入道间隔、小梁间隔（图 4-12）或流出道间隔。
- B 型：肺动脉瓣下型 VSD（图 4-13），位于室上嵴的上方，也称为流出道 VSD。这种类型常伴发主动脉瓣的右冠瓣脱入 VSD（图 4-13），导致进

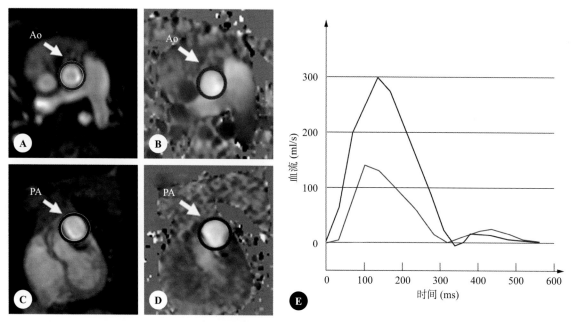

▲ 图 4-8　MRI 测量分流量

A. 主动脉（Ao）经平面 MRI 流量测量（垂直于血流方向），解剖模量图像；B. 显示主动脉流速和方向的相位图像，头向血流在相位图像中显示为浅色，红色圆圈为 E 中红色流量曲线测量时所选取的主动脉位置；C. 肺动脉（PA）经平面 MRI 血流测量（垂直于血流方向），解剖模量图像；D. 显示肺动脉血流速度和方向的相位图像，头向血流在相位图像中显示为浅色，蓝色圆圈为 E 中蓝色血流流量曲线测量时所选取的肺动脉位置；E. 存在明显左向右分流的男性患者的主动脉（红色）和肺动脉（蓝色）所对应的血流曲线（$Q_p/Q_s > 2$）

行性主动脉瓣关闭不全。

• C 型：肌部 VSD（约占所有 VSD 的 10%），可发生在室间隔肌部的任何部位，常被肌肉包围（图 4-14），也可见混合型。

特殊形式具体如下。

• 房室管型 VSD（约占所有 VSD 的 6%）。

• 对位不良型 VSD，归类为圆锥动脉干缺损（图 4-10）。

• Gerbode VSD 是膜部室间隔的房室间隔部分的缺损，导致左心室和右心房之间的分流，可能是由于三尖瓣隔叶顶端附着于室间隔的部分比另一侧的二尖瓣附着于室间隔的部分高出几毫米。此型的血流动力学变化与其他类型 VSD 有明显不同（表 4-4）。

> **提示**
>
> • 流入道型 VSD（图 4-12）和完全型房室间隔缺损的 VSD 部分属于相同部位。
> • 膜部 VSD（A 型和 B 型）占所有 VSD 的 90%。

3. 血流动力学

孤立性 VSD 的临床症状取决于缺损大小及肺循环和体循环阻力的比值，相比之下，VSD 解剖位置的影响较小[12, 13]。

正常情况下，肺动脉阻力较低，主要发生于收缩期的左 - 右分流，血流直接进入肺动脉，不会引起右心室容量负荷增多（图 4-11 和图 4-13），相反引起肺血管和左心容量负荷过重，导致他们相应扩张（表 4-4）。

缺损很小的限制性 VSD，分流量相对较少。肺小动脉阻力正常的情况下，较大的 VSD 的分流程度相对较大，但可通过大型 VSD，使左右心室的压力达到平衡。肺小动脉阻力正常的情况下，大量左向右分流将导致左心输出量严重减少，从而造成心力衰竭。如果右心室流出道、肺动脉瓣或肺血管存在解剖性狭窄，将降低左向右分流的严重程度，通常不会发生心力衰竭。

肺小动脉在长期的压力和容量超负荷情况下，可发生进行性、不可逆性的阻力增加。最严重的情况称为"Eisenmenger 综合征"，发生右向左分流与发绀。出生 1 年后这种风险会显著增加，因此应在 1 岁

表 4-4　VSD 患者各心腔容量负荷	
心　腔	容量负荷
右心房	• – • 特殊情况下（+）：房室间隔的 VSD（如 Gerbode 缺损，从左心室向右心房分流）
右心室	• – • 特殊情况下（+）：Gerbode 缺损
肺动脉	++
肺静脉	++
左心房	++
左心室	++
主动脉及其分支	–
全身静脉	–

VSD. 室间隔缺损

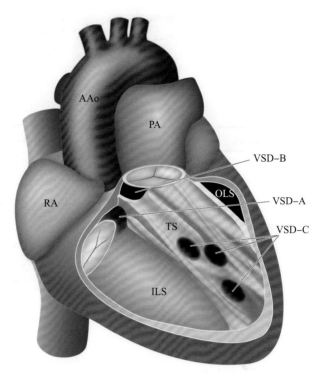

▲ 图 4-9　不同类型室间隔缺损（VSD）示意（右心室观）

除了初步分为肌部或膜部 VSD，还可以从临床角度出发，根据其位置对 VSD 进行分类，包括流入道、小梁部或流出道间隔缺损。AAo. 升主动脉；ILS. 流入道；OLS. 流出道；PA. 肺动脉；RA. 右心房；TS. 小梁间隔（肌小梁部）；VSD-A. A 型室间隔缺损（膜周或主动脉瓣下）；VSD-B. B 型室间隔缺损（肺动脉瓣下或漏斗部）；VSD-C. C 型室间隔缺损（肌部）

之前关闭左右心室压力平衡的非限制性 VSD。

> **提示**
>
> Gerbode 缺损会导致特殊的血流动力学改变，引起右心房和右心室的容量负荷增多。相反，其他部位的限制性 VSD 即使存在大型分流也不会引起右心房和右心室的容积负荷增多。

4. 临床问题

小型 VSD 常在成年后才被诊断。由于呼吸困难和活动耐量受限，较大的 VSD 常在婴儿期合并支气管肺部感染时，由于心力衰竭的征象被发现[12]。发生右向左分流后才出现发绀（Eisenmenger 综合征）。

5. 自然进展和治疗指征

大多数中小型孤立性 VSD 患儿预后良好，约 50% 可自然缩小甚至完全闭合[13]，主要见于肌部 VSD。治疗指征是 $Q_p : Q_s$ 为（1.5 : 1）~（2 : 1）和（或）肺动脉压力上升至体循环收缩压的一半[12]。有症状的大型 VSD 患儿在生后 6 个月内接受手术治疗；无症状但存在左向右分流造成容量负荷增多的 VSD 患儿，也建议在 1 岁左右治疗。其他的手术指征包括尽管分流量不大但合并右冠瓣脱垂的 VSD，尤其是

肺动脉瓣下型 VSD（图 4-13），会引起主动脉瓣对位不良和关闭不全。

6. 治疗方案和介入前诊断方法

尽管对于膜部 VSD 来说导管介入封堵也是基本可行的，但介入封堵主要适用于肌部 VSD。在肌部多发性呈奶酪样 VSD 患儿，常需要分步治疗，如先进行肺动脉环缩的姑息性手术治疗，然后进行介入与手术的联合治疗。对于大型孤立性 VSD，外科手术关闭缺损是首选方法，一般从右心房经三尖瓣视野用涤纶补片进行修补，现在一般避免经漏斗部进行修补。

治疗前各种影像学检查方法的有效性评价基于准确测量缺损大小、缺损位置、定量测量分流量及其对左右心室功能的影响。超声心动图基本上可以很好地观察 VSD（图 4-10 至图 4-14），尤其是三维超声心动图，能有效协助制订围介入手术期和围术

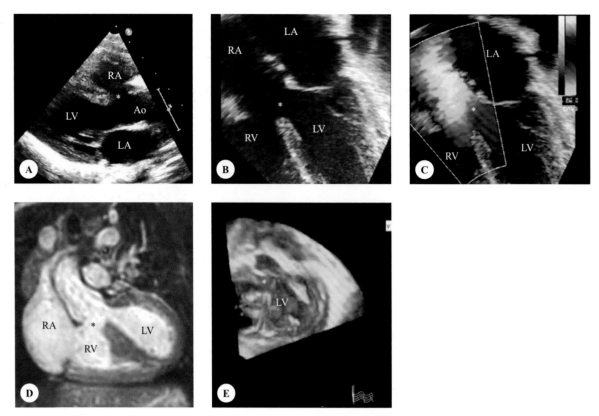

▲ 图 4-10　对位不良型室间隔缺损（VSD），为主动脉下或膜周部 VSD（A 型）的一种特殊形式

A. 二维经胸超声心动图（TTE），胸骨旁长轴切面。圆锥动脉干发育不良导致的流出道前间隔的对合不良型 VSD（A 至 C，＊）；B. 四腔心切面，无彩色多普勒；C. 四腔心切面，彩色多普勒；D. MRI SSFP 电影序列，收缩期冠状切面，显示缺损（D 和 E，＊）和左心室流出道；E. 三维超声心动图。Ao. 主动脉；LA. 左心房；LV. 左心室；RA. 右心房；RV. 右心室

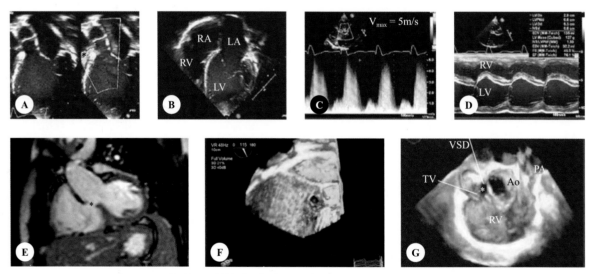

▲ 图 4-11　小型、限制性膜周部或主动脉瓣下型室间隔缺损（VSD）（A 型）

A. 二维经胸超声心动图（TTE），右侧有彩色多普勒，左侧无彩色多普勒；B. 二维 TTE，四腔心切面；C. 频谱多普勒，在限制性膜周部 VSD 附近测量的最大峰值流速为 5m/s；D. M 型超声显示左心室内径增大，右心室内径正常，因此，在限制性 VSD 中右心室通常不会受到容量超负荷的影响（图 4-5）；E. MRI 的 SSFP 电影序列，冠状切面；F. 三维 TEE，以 115° 的 TEE 视角重建小型、限制性 VSD；G. 三维 TEE，以 35° 的 TEE 视角重建小型、限制性 VSD。＊. VSD；Ao. 主动脉；LA. 左心房；LV. 左心室；PA. 肺动脉；RA. 右心房；RV. 右心室；VSD. 室间隔缺损；TV. 三尖瓣

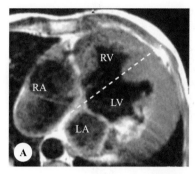 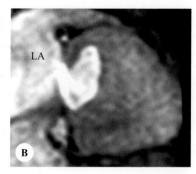 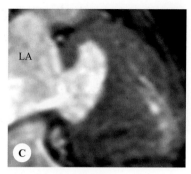

▲ 图 4-12　膜周型室间隔缺损（VSD）（A 型），包含膜部和小梁部间隔的大型缺损

A. T_1 加权横断面舒张期 Turbo SE 图像，虚线为 B 和 C 预计进行的切面；B. MRI SSFP 电影序列，收缩期，平行于 VSD 切面；C. MRI SSFP 电影序列，舒张期，平行于 VSD 的切面。LA. 左心房；LV. 左心室；RA. 右心房；RV. 右心室

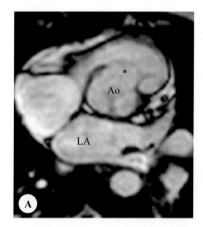 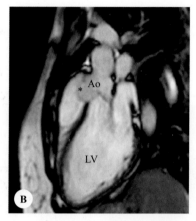 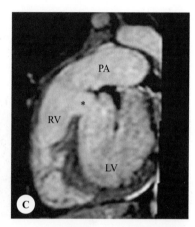

▲ 图 4-13　肺动脉瓣下或漏斗型室间隔缺损（VSD）（B 型）伴右冠瓣脱垂

MRI SSFP 电影序列和左心室流出道切面清楚地显示右冠瓣脱入右心室流出道（A 和 B，＊）。短轴切面显示肺动脉瓣下型 VSD（C，＊）。A. MRI SSFP 电影序列，平行于瓣膜的横截面；B. 左心室流出道切面；C. 短轴切面。Ao. 主动脉；LA. 左心房；LV. 左心室；PA. 肺动脉；RA. 右心房；RV. 右心室

期的计划。而在很多情况下，TEE 是最终的决定性诊断方法，如 Gerbode 缺损或肺动脉瓣下 VSD 伴主动脉瓣脱垂（图 4-13）。在不存在其他瓣膜缺陷的 ASD 和 VSD 中，MRI 流量测量通过测定 Q_p 与 Q_s 比值可以精确、无创地定量判断分流量（图 4-8）[7, 8]；分流量也可以通过容积分析比较左右心室的心搏量来估算，但准确性通常不如 MRI 血流测量。回顾性 ECG 触发的 MDCT 也可以通过比较左右心室的心搏量来估算分流量，由于辐射量大，只有存在其他指征（如无创冠状动脉评估）而必须进行该检查时才会使用[7]。

7. 外科和介入术后问题

只有合并其他缺损或怀疑存在残余分流时才会重复影像检查（如通过 MRI 流量测量进行定量分析）。应用 TEE 可以在年龄较大儿童和成人中发现残余缺损，效果十分理想。

8. 诊断性影像的目的和相对价值

与 ASD 患者一样，TTE 足以用于儿童期 VSD 的评估和术前诊断，必要时可以辅以 TEE[7]。在透声窗不好的情况下（尤其是成人），MRI 可观察缺损、进行分流定量分析和心室容积测定，对 VSD 患者是有效检查方法，适用于初诊和随访检查。

（三）房室间隔缺损

Florentine Gräfe　Ingo Dähnert　Philipp Lurz　著

曾子倩　戴广安　译　刘　芳　校

1. 定义

房室间隔缺损（atrioventricular septal defect, AVSD）又称心内膜垫缺损，是胚胎时期的心内膜垫发育异常导致的心脏结构畸形，也就是房室间隔和部

分二尖瓣、三尖瓣发育异常，占先天性心脏病的 2%~4%[12]。该病的特征包括共同房室瓣环（图 4-15）伴单个或两个独立瓣口、大小不一的 VSD 和原发孔型 ASD[13]。最严重的情况是原发隔和流入道室间隔的完全缺失，使得所有心腔均相通，以前称为完全性房室共道（图 4-15）。

提示

50% 的完全型 AVSD 患者伴 21 三体综合征。

---

2. 分类

AVSD 的共同表现如下。

- 缺乏膜性房室间隔。
- 共同房室瓣环，伴单个或两个独立瓣口。
- 房室瓣与心尖距离缩短。
- 左心室流出道（left ventricular outlet, LVOT）

向上移位并延长。

向上移位并延长的 LVOT 又称为"鹅颈征"。在这些病例中，主动脉瓣和二尖瓣之间的纤维连接消失。在舒张期，正常由膜性间隔组成的房室边缘缺失，此时 LVOT 的狭窄和形变更为显著[14]。

接下来将详细讨论 AVSD 常见的几种类型。

- 完全型 AVSD（最常见类型）：房室瓣呈四叶或五叶（具有共同房室瓣口），包含前（上）桥叶和后（下）桥叶，瓣叶通过间隔缺损延伸至双侧心室（图 4-15）。共同房室瓣经两个心室的分隔可以平衡（图 4-16A 至 C）或不平衡（图 4-16A 和 B），不平衡通常会导致对侧心室发育不良[15]。前桥叶可在近间隔处分裂，形成 5 叶式共同房室瓣。Rastelli 分型中，均衡型完全型 AVSD 可以根据前桥叶的分化程度进一步细分为以下情况。

  □ A 型（70%）：前桥叶进一步细分为上桥叶

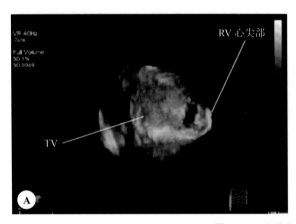
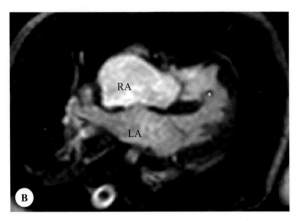

▲ 图 4-14　心尖部室间隔缺损（C 型）

A. 三维超声，右心室面观；B. MRI SSFP 电影序列，四腔心视图。*.室间隔缺损；LA. 左心房；RA. 右心房；RV. 右心室；TV. 三尖瓣

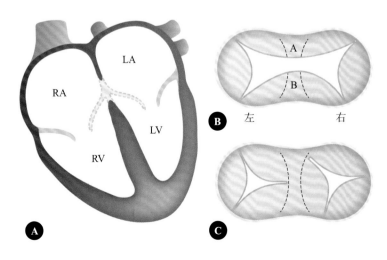

◀ 图 4-15　不同类型房室间隔缺损（AVSD）示意

A. 四腔心示意中的虚线展示了完全型 AVSD 中的房室间隔缺失及瓣叶缺失的部分；B. 完全型 AVSD 的俯视图，共同房室瓣呈四叶式（共同房室孔），前桥叶（A）没有分化为相应的后桥叶（B）；C. 不完全或部分型 AVSD 中分化的房室瓣。两个功能独立的房室瓣，各自与一个心室相连。LA. 左心房；LV. 左心室；RA. 右心房；RV. 右心室

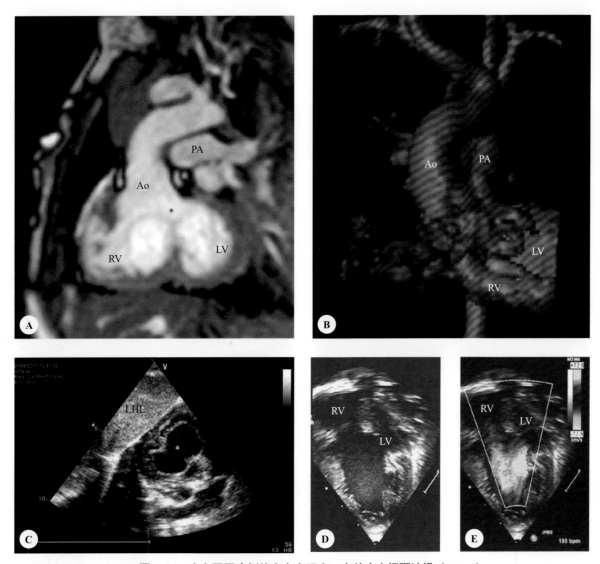

▲ 图 4–16　来自不同病例的右心室双出口合并房室间隔缺损（AVSD）

A. SSFP 序列的 MRI 电影成像显示舒张末期共同房室瓣附近短轴切面，瓣叶开放的俯视观，共同前桥叶（＊）很容易辨认；B. DORV 患者的三维容量重建 MRA；C. 完全型 AVSD：经胸超声心动图所示另一例患者的剑突下短轴切面，可以看到开放的、蝴蝶形状的共同房室瓣（＊）；D 和 E. 完全型 AVSD 合并左心发育不全综合征病例，二维和彩色多普勒经胸超声心动图心尖四腔心切面显示舒张期心室充盈时不平衡的共同房室瓣。Ao. 主动脉；LHL. 肝左叶；LV. 左心室；MRA. 磁共振血管成像；PA. 肺动脉；RV. 右心室

和发育良好的（右）前 – 上桥叶，左侧腱索插入室间隔上缘。

　　▫ B 型（15%）：前桥叶进一步分化为远向右延伸的上桥叶和一个小的前上叶，左侧腱索插入右侧乳头肌。

　　▫ C 型（15%）：前桥叶未进一步分化，桥叶较大并且延伸至右侧壁叶，前 – 上桥叶缺如，导致完全性桥接（图 4–15B）。

　　• 部分型 AVSD（第二常见类型）：原发孔型 ASD 伴"二尖瓣"前桥叶近房室瓣处裂隙（即二尖瓣裂缺）（图 4–17）。

　　• 中间型 AVSD（也被称为过渡型 AVSD）：完全性房室通道表现为共同房室瓣，以及限制性 VSD 或功能性关闭的 VSD[15]。

　　• AVSD：一种罕见特殊类型，房室瓣下方的流入道肌部 VSD。

　　• 孤立性二尖瓣裂缺：该罕见类型为 AVSD 伴间隔完整，是最轻的一种 AVSD。

3. 血流动力学

完全型 AVSD 的血流动力学特征为大量左向右

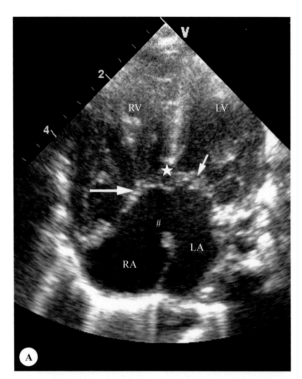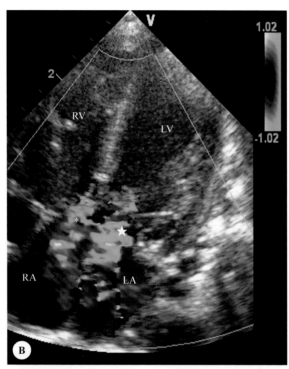

▲ 图 4-17 完全型房室间隔缺损

A. 经胸超声心动图心尖四腔心切面。大箭为共同房室瓣，★ 为 VSD（流入道部），# 为原发孔型 ASD（缺乏原发隔），箭为二尖瓣前叶裂缺；B. 心尖四腔心彩色多普勒图像，显示共同房室瓣左侧部分（★）和右侧部分（*）关闭不全。ASD. 房间隔缺损；LA. 左心房；LV. 左心室；RA. 右心房；RV. 右心室；VSD. 室间隔缺损

分流伴肺血"再循环"。分流位于心室水平，因此分流量主要取决于肺血管阻力，并且 VSD 通常是大型、非限制性的。新生儿时期较少出现症状；生后 6～8 周，肺血管阻力下降，心室水平的左向右分流增加，肺血流量及左心室容量超负荷，导致较早出现全心充血性心力衰竭（图 4-18）。如果不治疗，AVSD 早期可进展为不可逆性肺高压并引起 Eisenmenger 综合征。

部分型 AVSD 的血流动力学与 ASD 引起右心室和肺动脉容量超负荷的情况类似。此外，二尖瓣反流的程度也决定了血流动力学改变（图 4-19 和表 4-5）。

4. 临床问题

完全型 AVSD 伴大量左向右分流的患儿，通常在数周内发生全心充血性心力衰竭（图 4-18）。生后第 1 年，肺血容量过度增加导致不可逆的肺血管重塑。部分型 AVSD 症状通常不明显，1 岁以内极少发生明显的心力衰竭。

5. 自然病程和治疗指征

不管何种类型，所有 AVSD 均有手术指征[13]。

表 4-5 完全型房室间隔缺损各腔室的容量负荷

腔 室	容量负荷
右心房	++
右心室	++
肺动脉	++
肺静脉	++
左心房	++
左心室	++
主动脉及其分支	-
体静脉	-

对于早产儿、婴儿或存在合并症患儿，肺动脉环缩术可作为手术矫治前的姑息手段。进行性加重的左侧房室瓣反流及裂缺扩大不利于重建术，因此，不论有无症状，左侧房室瓣反流（图 4-20）是手术的指征。在非均衡型 AVSD，须行姑息性单心室修补术。

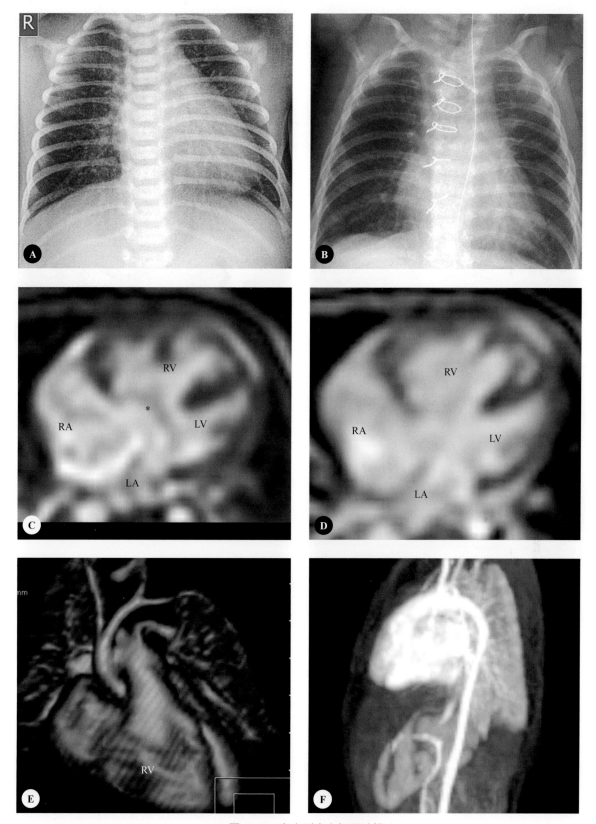

▲ 图 4-18　完全型房室间隔缺损

A. 完全型房室间隔缺损新生儿术前的前 - 后位胸部 X 线片，右位主动脉弓，永存左上腔静脉，肺血明显增多，全心增大；B. 同一例患儿术后 3 个月的前后位胸部 X 线片；C. 同一例患儿的术前 MRI 电影序列，显示收缩期关闭的房室瓣（*）；D. 术前 MRI 电影序列显示开放的房室瓣；E. 主动脉和肺动脉的增强 MRA 三维重建；F. 主动脉和肺动脉的增强 MRA 二维重建。LA. 左心房；LV. 左心室；RA. 右心房；RV. 右心室

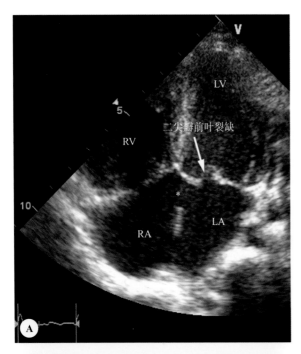

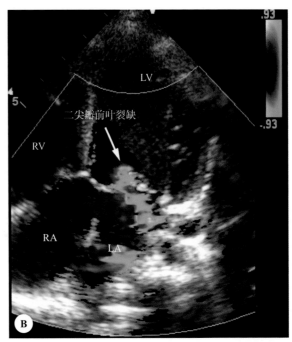

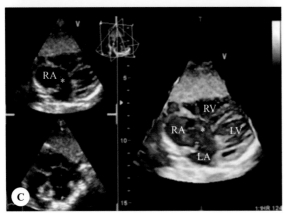

◀ 图 4-19 部分型房室间隔缺损（AVSD）（ASD I）伴原发隔缺损和二尖瓣前叶裂缺

A. TTE，心尖四腔心；B. 彩色多普勒的心尖四腔心切面图像：二尖瓣前叶裂缺导致二尖瓣反流；C. 实时三维超声心动图显示的一例部分型 AVSD（ASD I）。可以清晰显示原发隔缺损（星号）。星号为原发隔缺损；箭为二尖瓣前叶裂缺；LA. 左心房；LV. 左心室；RA. 右心房；RV. 右心室

提示

均衡型 AVSD 均应尝试通过瓣膜重建完成双心室修补。

6. 术前诊断

在完全型 AVSD，胸部 X 线片（图 4-18）提示心脏显著增大、肺动脉段突出、肺血增加，但这些改变并不特异。TTE 是首选的检查手段，可以显示间隔缺损及房室瓣、桥叶；左心室流出道切面可以观察到鹅颈征。TEE 常用于大龄儿童和成人。心脏MRI 可以用于透声窗受限者（图 4-16 和图 4-18），也可以用于计算 Q_p 与 Q_s 比值、分流量。CT 在术前诊断价值不大。有创的左右心导管可以判定解剖结构，同时测量肺动脉压力。然而在常规的术前诊断

中，超声心动图和 MRI 在很大程度上取代了心导管检查，心导管检查主要用于评估延误诊断的 AVSD 患者的肺血管反应性，或者肺动脉环缩术做得较晚，术后需评估肺动脉压力，根据个体情况决定。

7. 术后问题

围术期和术后的主要问题是一过性肺血管高反应性或肺高压、缺损修补残余、房室阻滞、残余的房室瓣反流。如果瓣膜无法良好重建，则必须行房室瓣置换。

8. 诊断性影像的目的和相对价值

TTE 足以对儿童 AVSD 患者进行术前诊断（表4-6）[7]。TEE 是术后患者和成人的理想选择。MRI对于透声窗受限的患者是有用的，既可以显示合并畸形，也可以定量分析分流量（表 4-7）。

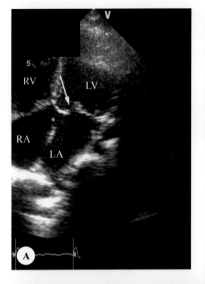
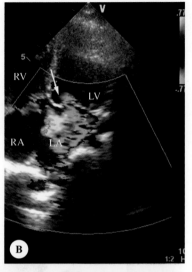
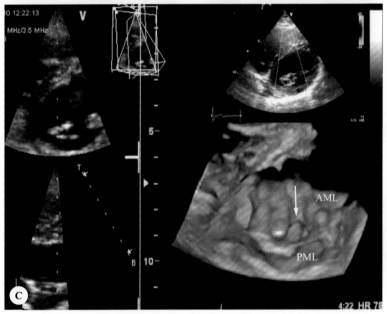

◀ 图 4-20　部分型房室间隔缺损（ASD I）。原发隔缺损和二尖瓣前叶裂缺所致的二尖瓣反流

A. 二维 TTE，心尖四腔心切面，未叠加彩色多普勒；B. 二维 TTE，心尖四腔心切面，叠加彩色多普勒；C. 实时三维超声心动图显示二尖瓣前叶裂缺。星号为原发隔缺损位置；箭为二尖瓣前叶裂缺。AML. 二尖瓣前叶；LA. 左心房；LV. 左心室；PML. 二尖瓣后叶；RA. 右心房；RV. 右心室

（四）动脉导管未闭

Philipp Beerbaum　Joachim Lotz　Michael Steinmetz　著
曾子倩　戴广安　译　　刘　芳　校

1. 定义

动脉导管未闭（patent ductus arteriosus, PDA）是胎儿期的动脉连接结构持续存在至出生后，该连接位于主肺动脉或左肺动脉近端的心包内部分与紧邻左锁骨下动脉出口远端的降主动脉的心包外部分之间[12]。PDA 是常见的先天性心脏病，5%～10% 病例合并其他先天性心脏病，女孩较多见。从胚胎发育而言，PDA 起源于左侧第六对动脉弓的远端部分（图 4-21A；图 4-21C：右位动脉弓）[13]，胎儿期约 60% 的心输出量流经该动脉弓。动脉导管常在生后 72h 内关闭。

2. 分类

临床上 PDA 分为以下四类[13]。

- 复杂畸形中的偶然发现（常见）。
- 早产儿的孤立型 PDA（常见）（图 4-22）。
- 导管依赖型心脏病患儿的"补偿型"PDA，如 HLHS（体循环灌注依赖动脉导管）或右心发育不良综合征（肺循环灌注依赖动脉导管，如肺动脉闭锁）。
- 相对健康儿童的孤立型 PDA（较少见）。

非常罕见的情况，孤立性肺动脉端（而非主动脉）关闭的导管动脉可发生导管瘤（图 4-23）。

从病理学和解剖的角度，可能存在各种 PDA 变

表 4–6 AVSD 的术前影像诊断		
影像学方法	重 点	价 值
二维、三维 TTE	• 缺损大小和边缘 • 房室瓣的解剖和功能 • 心室均衡 • 心室功能 • 评估 LVOT • 左向右分流，定性 • 右心扩大 • 排除其他的分流（继发孔型 ASD、VSD 和 PDA） • 排除肺静脉和体静脉异常 • 排除合并的畸形（如主动脉缩窄、法洛四联症等）	+++
二维、三维 TEE	见 TTE（仅在有限情况下使用，因为多数患者小于 1 岁）	+
心脏 MRI	• 定量分析左向右分流量 • 定量分析心室扩大和心室功能 • 测量缺损大小（相位对比法） • 肺静脉和体静脉解剖	++（备选方法）
MDCT	超声心动图诊断不明确、心脏 MRI 存在禁忌证时的备选方法，有助于肺实质合并症或静脉畸形的诊断，如肺静脉异位连接	++

ASD. 房间隔缺损；AVSD. 房室间隔缺损；LVOT. 左心室流出道；MDCT. 多层螺旋计算机断层扫描；MRI. 磁共振成像；PDA. 动脉导管未闭；TEE. 经食管超声心动图；TTE. 经胸超声心动图；VSD. 室间隔缺损

表 4–7 AVSD 的术后影像诊断	
影像学方法	价 值
TTE	+++
TEE	++
心脏 MRI	+++
MDCT	+
有创心导管检查	+

AVSD. 房室间隔缺损；MDCT. 多层螺旋计算机体层摄影；MRI. 磁共振成像；TEE. 经食管超声心动图；TTE. 经胸超声心动图

异，包括左位或右位主动脉弓的 PDA[14]。尽管极其罕见，也可见双侧 PDA（图 4–21B 和 D）。

3. 血流动力学

孤立存在的 PDA 引起左向右分流，分流量取决于 PDA 的内径和体动脉、肺动脉之间的阻力差。若 PDA 内径足够大，左向右分流通常在生后最初几个月逐渐增加[13]。对于巨大的压力平衡的 PDA，如果未在生后 6～12 个月关闭，肺血管阻力存在发生进行性且常为不可逆性病变的风险，将导致分流方向逆转（也称为 Eisenmenger 综合征）。表 4–8 描述了容量负荷的情况。

4. 临床问题

心力衰竭的临床症状包括易感染、多汗、吃奶费力、生长受限等，并且仅见于巨大 PDA 患儿的生命早期。一般来说，并发的疾病占主导地位。

5. 自然病程和治疗指征

如果不治疗，孤立性 PDA 的死亡率约为 30%。

有症状的新生儿须尽快治疗。吲哚美辛对足月儿无效，因此不能用于足月儿 PDA 的治疗，而是需要手术或介入治疗。介入治疗可选择弹簧圈或封堵系统（图 4–24 和图 4–25）。只有非常大的 PDA 或动脉导管瘤需要手术治疗（图 4–23）。

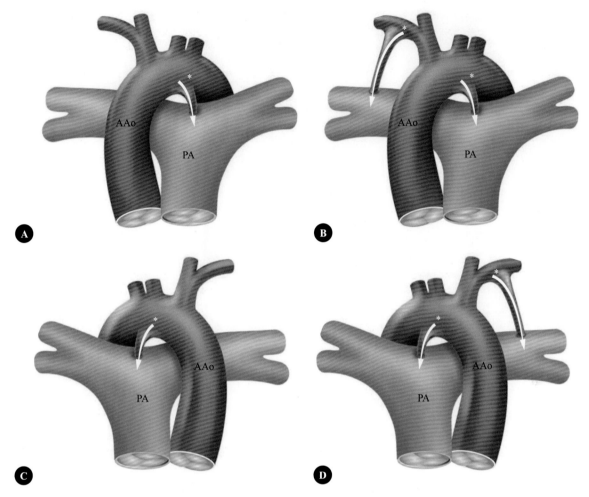

▲ 图 4–21 各种类型动脉导管未闭（PDA）示意

星号代表 PDA，箭代表血流方向。PDA 常呈锥形指向肺动脉。A. 左位主动脉弓；B. 左位主动脉弓，双侧 PDA（罕见类型）；C. 右位主动脉弓；D. 右位主动脉弓，双侧 PDA（罕见类型）。AAo. 升主动脉；PA. 肺动脉

提示

足月儿的 PDA 在出生后的几周内极少自然关闭。因此，生后数月内对 PDA 进行介入治疗至关重要，即使是无症状患儿。

6. 术前诊断

一般来说，多普勒超声心动图可在高位胸骨旁短轴切面（胸骨左缘第二肋间）清晰显示 PDA。通常在主肺动脉近端可见三支血管：PDA、左肺动脉和右肺动脉（图 4–22）。增强 MRA 同样可获得清晰图像（图 4–26A）。对于小型 PDA，通过肺动脉和主动脉的 MRI 电影，由于通过 PDA 的左向右分流的血流加速导致 MR 失相，有助于诊断 PDA（图 4–26B）。MR 血流测量可以无创定量评价升主动脉、肺动脉或PDA 远端的左右肺动脉流量。MDCT，同样可以作为备选方法（图 4–23）。

7. 术后问题

手术或介入治疗后可能存在残余分流，通常能通过超声心动图发现。MR 相位对比技术是定量分析潜在残余分流的可选方法。

8. 诊断性影像的目的和相对价值

对于儿童，TTE 通常足以诊断（表 4–9 和表 4–10）。

（五）主 – 肺动脉间隔缺损

Florentine Gräfe Ingo Dähnert Philip Lurz 著
曾子倩 戴广安 译 刘 芳 校

1. 定义

主动脉肺动脉间隔缺损（aortopulmonary septal defect, APSD），也称"主 – 肺动脉窗""主 – 肺动脉

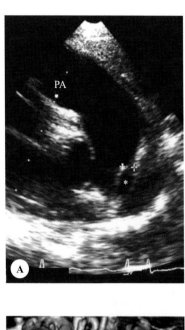
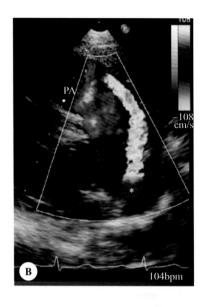

◀ 图 4-22　动脉导管未闭（PDA）

A. 二维经胸超声心动图显示 PDA（＊），胸骨旁短轴切面，近肺动脉（PA）处；B. 彩色多普勒超声心动图，清晰显示左向右分流，血流加速

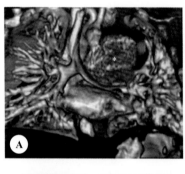
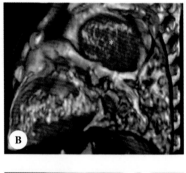
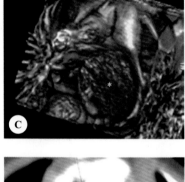
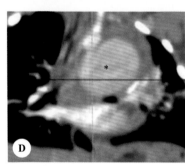
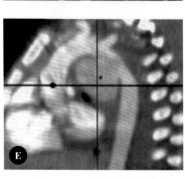
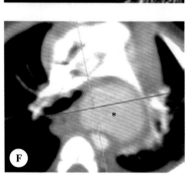

▲ 图 4-23　动脉导管瘤（＊）

2 月龄婴儿，肺部感染引起急性呼吸衰竭，超声心动图怀疑动脉导管瘤。多排螺旋 CT 显示了完整的解剖，三维重建显示气管偏向右侧，左主支气管梗阻（蓝色：空气充盈区域；红色：血流或对比剂充盈血管）。与左主支气管一样，左肺动脉也受压。A. 冠状面三维重建；B. 矢状面三维重建；C. 横断面三维重建；D. 冠状面多平面二维重建；E. 矢状面多平面二维重建；F. 横断面多平面二维重建

瘘"，是一种由胚胎期的 APSD 引起的非常罕见的畸形，可孤立存在或伴有其他先天性心脏病，如冠状动脉异常（50%～66% 病例）。在 APSD 的病例中，升主动脉和肺动脉之间的连接大小不一（图 4-27），并且存在两个独立的主动脉瓣和肺动脉瓣。

2. 分类

可粗略地分为近端型和远端型[13]。

• 近端型缺损（占 62%）（图 4-27A，图 4-28 至图 4-30）：APSD 位于升主动脉的背侧或后壁，或是肺动脉的前侧壁，即缺损直接位于主动脉瓣和肺动脉瓣的头侧。

• 远端型缺损（占 38%）（图 42-7B 和图 4-31）：APSD 靠近右肺动脉前壁。巨大的缺损可以像是右肺动脉自升主动脉的开口（半动脉单干）。但与半动脉

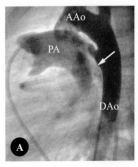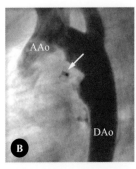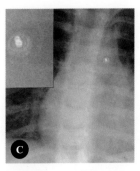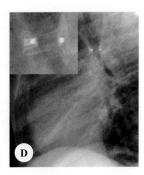

▲ 图 4-24　3 岁半女孩，Amplatzer™ 导管封堵器封堵动脉导管未闭（PDA）前后

A. 介入治疗前的造影显示大型 PDA 呈锥形指向肺动脉（箭）；B. 使用 Amplatzer™ 导管封堵器封堵 PDA 后的造影（箭）；C. PDA 封堵后的后前位胸部 X 线片，插页所示为放大的封堵器；D. PDA 封堵后的侧位片，插页所示为放大的封堵器。AAo. 升主动脉；DAo. 降主动脉；PA. 肺动脉

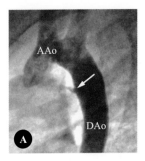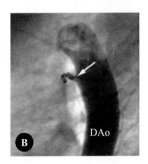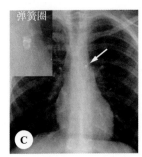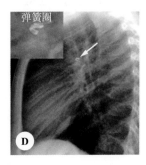

▲ 图 4-25　7 岁女孩，弹簧圈封堵动脉导管未闭（PDA）前后

A. 介入治疗前小型 PDA 的造影图像（箭）；B. 弹簧圈（箭）封堵后的造影图像；C. PDA 封堵后的后前位胸部 X 线片，箭及插页所示为放大的弹簧圈；D. PDA 封堵后的侧位片，箭及插页所示为放大的弹簧圈。AAo. 升主动脉；DAo. 降主动脉

表 4-8 动脉导管未闭患者各腔室的容量负荷	
腔　室	容量负荷
右心房	-
右心室	-
肺动脉	++
肺静脉	++
左心房	++
左心室	++
主动脉（动脉导管未闭近端）	++
体静脉	-

单干不同，右肺动脉与肺动脉分叉之间仍存在连接。

3. 血流动力学

一般来说，APSD 很大，意味着没有压力差（非限制性分流）。APSD 与大型窗型 PDA 的病理生理相似。APSD 常更早地引起心力衰竭（图 4-32），类似于小龄儿童的大型 VSD。如果不进行治疗，大型 APSD 会导致不可逆性肺动脉压力升高及 Eisenmenger 综合征。APSD 的容量负荷如表 4-11 所示。

4. 临床问题

由于显著的左向右分流及肺血增多，患儿通常表现为生长发育迟缓、肺部反复感染、心力衰竭（图 4-32）。

5. 自然病程和治疗指征

未经治疗的 APSD 预后差（小型分流除外），因此明确诊断即手术指征[13]。手术禁忌证仅针对已发生 Eisenmenger 综合征的病例。对于小型缺损，也可尝试介入封堵。

6. 手术和介入前诊断

一般来说，TTE 足以诊断儿童 APSD 病例（图 4-30 和图 4-31），尤其是近端型（图 4-30）。对远端

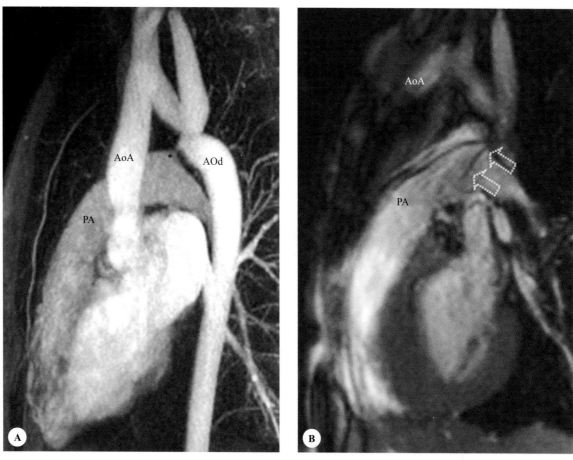

▲ 图 4-26　继发性动脉导管未闭（PDA）

12 岁男孩因怀疑主动脉缩窄接受 MRI 检查，增强 MRA 发现小型 PDA（A，＊）。检查发现两处分流：一处是小型、沉默型 PDA，MRI 电影序列同样检测到由血流加速引起的失相（B，箭）；另一处是小型膜周部室间隔缺损（图 4-11）。A. 对比增强 MRA；B. 利用 SSFP 序列的电影 MRI，矢状旁成角切面。AoA. 主动脉闭锁；AOd. 主动脉舒张期；PA. 肺动脉

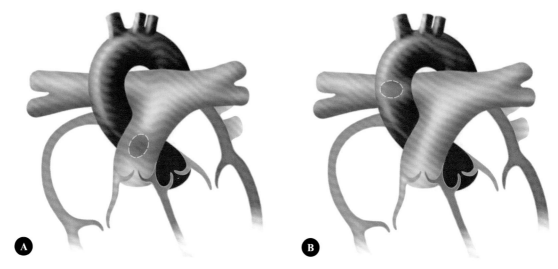

▲ 图 4-27　主肺动脉间隔缺损的主要类型示意

A. 近端型（更常见）；B. 远端型（较少见），在右肺动脉和升主动脉之间

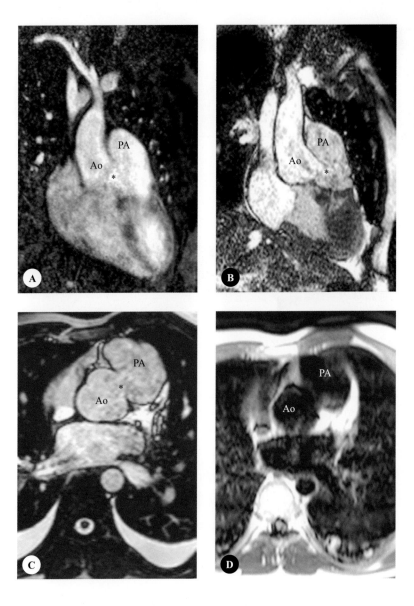

◀ 图 4-28 **23 岁男性患者，近端型主肺动脉间隔缺损（*）**

A. 增强 MRA 的 MIP 重建；B. MRI 电影 SSFP 序列，冠状面；C. MRI 电影 SSFP 序列，横断面；D. 心电门控横断面黑血 SE 序列。Ao. 主动脉；PA. 肺动脉

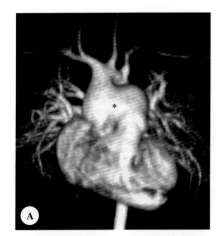
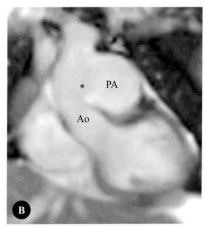
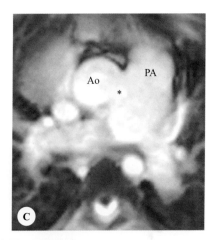

▲ 图 4-29　大型近端型主肺动脉间隔缺损（*），肺动脉高压，双向分流

A. 增强 MRA 的三维重建；B. SSFP 序列，主肺动脉间隔缺损的冠状切面，显示超大型缺损；C. 相应的短轴切面。Ao. 主动脉；PA. 肺动脉

表 4-9　PDA 介入治疗前影像诊断

影像学方法	重　点	价　值
二维 TTE	• 大小和形态 • 左向右分流，定性 • 主动脉和肺动脉扩张 • 排除合并缺损	+++
二维 TEE	见 TTE	++
心脏 MRI	• 定量左向右分流 • 定量心室扩大和心功能 • 测量缺损（相位对比法） • 主动脉和肺动脉解剖	++（备选方法）
MDCT	超声心动图诊断不明确、心脏 MRI 存在禁忌证时的备选方法	+
有创（诊断性）心导管检查	• 测量压力和阻力（如有指征），药物试验 • 极少数情况：在房间隔缺损堵闭后疑似肺水肿风险升高时，有创测量左心室舒张功能参数（如左室舒张末压） • 排除肺静脉和体静脉畸形	+++（肺动脉高压及疑似左心室受限）

PDA：动脉导管未闭；MDCT. 多排螺旋计算机体层摄影；MRI. 磁共振成像；TEE. 经食管超声心动图；TTE. 经胸超声心动图

表 4-10　PDA 介入治疗后影像诊断

影像学方法	价　值
TTE	+++
TEE	++
心脏 MRI	++
MDCT	（+）
有创心导管检查	+++

PDA. 动脉导管未闭；MDCT. 多排螺旋计算机体层摄影；MRI. 磁共振成像；TEE. 经食管超声心动图；TTE. 经胸超声心动图

型缺损，TTE 显示较为困难，而 MRI 横断面成像是理想的诊断方法（图 4-28 和图 4-29）。除显示结构外，MRI 也能进行分流的定量评估。MDCT 同样适用于显示缺损，特别是存在或怀疑冠状动脉、主动脉异常的病例。

7. 手术和介入后问题

手术预后主要取决于合并畸形和肺动脉高压的程度。与关闭小型缺损类似，如果在生后 1 年内手术治疗 APSD（即在不可逆性肺动脉高压发生之前），

预期寿命不受影响[12]。

8. 诊断性影像的目的和相对价值

通常 TTE 足以诊断儿童 APSD 患者（表 4-12 和表 4-13）[7]。围术期时可用透视监测导管放置位置（图 4-33）。

二、右侧病变

（一）肺动脉瓣狭窄

Samir Sarikouch　Matthias Grothoff　Erich Sorantin　著

曹银银　戴广安　译　　刘　芳　校

1. 定义

在正常主动脉起源病例中，孤立性肺动脉瓣狭窄是最常见的右心室流出道狭窄形式（见于 80% 的病例），占所有先天性心脏病的 6%～8%[16]。瓣膜口狭窄一般由三叶或二叶式半月瓣粘连导致，根据狭窄程度有不同的临床表现（图 4-34）。

2. 自然进展和临床问题

如果存在中重度肺动脉瓣狭窄（表 4-15），进入肺部的血流减少，导致发绀和动脉导管依赖性肺血流，这种临床表现称为"危重型肺动脉瓣狭窄"，常伴有右心室发育不良和肥厚。

相反，如果仅有轻度狭窄，通常依据收缩期心

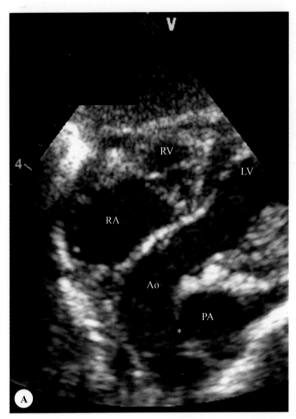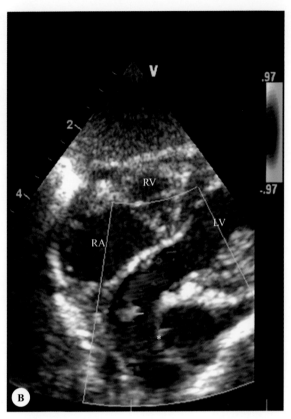

▲ 图 4-30　近端型主肺动脉间隔缺损（APSD，*）

A. 二维超声剑突下切面显示大动脉；B. 彩色多普勒显示通过 APSD 的左向右分流（红色，*）。Ao. 主动脉；LV. 左心室；PA. 肺动脉；RA. 右心房；RV. 右心室

表 4-11　主肺动脉间隔缺损各腔室的容量负荷	
腔　室	容量负荷
右心房	−
右心室	−
肺动脉	++
肺静脉	++
左心房	++
左心室	++
主动脉及其分支	−
体静脉	−

脏杂音或出现右心衰竭相关表现进行诊断。当然，也可能不出现任何明显的临床表现，仅通过超声心动图异常做出诊断。

3. 治疗方案和介入前诊断

目前，绝大多数有症状的孤立性肺动脉瓣狭窄病例采用球囊瓣膜成形术进行导管介入治疗（图 4-36）。一般通过多普勒超声心动图进行量化分析（图 4-35 和表 4-15），在临床实践中以超过 3～40mmHg 的压差开始。该手术可在新生儿中进行，风险极低。仅在极少数情况下需要外科手术治疗，通常是球囊扩张失败、瓣膜明显发育不良和（或）伴有瓣下 / 瓣上狭窄时，手术时常同时进行狭窄处跨瓣补片[17]。

4. 术后和介入治疗后问题

球囊瓣膜成形术成功后，患儿可能会出现新的或仍残留一定的肺动脉压差，须进行监测以评估是否需要再次干预。通常残余压差为 20～30mmHg 可以较好耐受[18]。即使成功扩张后，在正位 X 线胸片中观察到的肺动脉段凸出通常会持续存在（图 4-37）。

球囊扩张术后偶尔会出现肺动脉瓣关闭不全合并右心室容量超负荷，此情况在外科手术治疗后更为常见。持续性右心室扩张患者可耐受多年（图 4-37B 和图 4-45），但最终可引起进行性三尖瓣关闭不全和电不稳定，导致室性心律失常和右心衰竭。

影像学方法	重　点	价　值
二维、三维 TTE	• 缺损大小和位置 • 分流，定性 • 左心增大 • 评估右心室和肺动脉压力 • 排除其他分流 • 评估冠状动脉解剖 • 排除肺静脉和体静脉异常	+++
二维、三维 TEE	参考 TTE（主要有助于诊断近端型；因为大多数患者小于 1 岁，仅有限情况下可用）	+
心脏 MRI	• 定量左向右分流 • 定量心室大小和心功能 • 测量缺损（相位对比法） • 肺静脉和体静脉解剖	+++（备选方法）
MDCT	超声心动图诊断不明确、心脏 MRI 存在禁忌证时的备选方法，有助于合并肺实质病变或血管畸形者的诊断，如肺静脉异位连接	(+)
有创（诊断性）心导管检查	• 测量压力和阻力（如有指征），以及肺血管反应性药物试验 • 远端型缺损位置和大小 • 排除肺静脉和体静脉异常	++（肺高压病例）

表 4–12　APSD 手术和介入治疗前影像诊断

APSD. 主肺动脉间隔缺损；MDCT. 多排螺旋计算机体层摄影；MRI. 磁共振成像；TEE. 经食管超声心动图；TTE. 经胸超声心动图

表 4–13　APSD 手术和介入治疗后影像诊断

影像学方法	价　值
TTE	+++
TEE	+
心脏 MRI	+++
MDCT	+
有创（诊断性）心导管检查	++

APSD. 主肺动脉间隔缺损；MDCT. 多排螺旋计算机体层摄影；MRI. 磁共振成像；TEE. 经食管超声心动图；TTE. 经胸超声心动图

提示

影像学检查的主要目的是确定介入或外科肺动脉瓣置换术的时机，应根据客观的影像学数据的进展来决定。

5. 诊断成像的目标和相对价值

多普勒超声心动图可以很好地进行先天性肺动脉瓣狭窄的初步诊断并确定有无介入或外科治疗的指征（图 4–35）。MRI 和 MDCT 在手术后和介入后的随访中有重要作用。MRI 是评估右心室功能、容积和质量的首选方法（表 4–14），通过计算反流指数也适用于对肺动脉瓣关闭不全进行准确定量（图 4–37）。

$$反流指数（RF，\%）= \frac{前向血流 - 逆向血流}{前向血流} \times 100$$

其中，前向血流和逆向血流单位为毫升。

MDCT 可通过血管造影同时显示肺部结构和血管变化（如大的体肺动脉侧支和外周肺动脉狭窄）（图 4–46）。应用增强 MRA 也可清楚显示血管的变化（图 4–38）。应用回顾性门控技术时 MDCT 可以对瓣膜进行动态观察，但由于辐射大，这种方法仅在超声透声窗不足和有 MRI 检查禁忌的情况下才应用[7]。相比之下，MRI 可作为超声心动图的替代方法，而 CT 只能在某些情况下使用，如评估肺实质。因此，可

		表 4–14 肺动脉瓣狭窄病例的影像诊断重点与各影像学方法的价值	
临床状况	常见诊断任务	从实际临床角度出发而选择的影像学方法	影像学方法的价值
术前 / 介入前			
导管依赖性肺血流	导管大小、右心室大小、肺动脉瓣直径	超声心动图	+++
		MRI	++
		MDCT	+
		血管造影术 / 介入	++
前向肺血流	跨肺动脉瓣压差、右心室大小、肺动脉瓣直径、ASD	超声心动图	+++
		MRI	++
		MDCT	+
		血管造影术 / 介入	++
术后 / 介入后			
轻度残余狭窄，轻度关闭不全	右心室功能	超声心动图	++
		MRI	+++
		MDCT	+
		血管造影术 / 介入	–
相关的残余狭窄	右心室肥厚，评估狭窄程度（主要是合并瓣膜上狭窄病例）	超声心动图	+++
		MRI	++
		MDCT	+
		血管造影术 / 介入	++
相关的关闭不全	定量肺动脉瓣关闭不全，以及右心室大小和功能	超声心动图	++
		MRI	+++
		MDCT	+
		血管造影术 / 介入	–

ASD. 房间隔缺损；MDCT. 多排螺旋计算机体层摄影；MRI. 磁共振成像

通过多普勒超声心动图、MRI 流量测量或瓣膜面积测量进行无创性瓣膜狭窄的定量诊断（表 4–15 和图 4–37）。

（二）法洛四联症

Samir Sarikouch　Matthias Grothoff　Erich Sorantin　著
曹银银　戴广安　译　　刘　芳　校

1. 定义

1888 年，Etienne-Louis Arthur Fallot 描述了一种肺动脉狭窄、大型 VSD 和主动脉右移伴向心性右心室肥大的联合畸形[19]（图 4–39）。现在认为这种最常见的发绀型畸形的主要原因是流出道间隔的前头部旋转不良，在国际文献中占所有心脏病的 9%，2006—2007 年占德国所有心脏病的 2.5%[16]。

2. 自然进展和临床问题

与孤立性肺动脉瓣狭窄类似，右心室流出道的狭窄程度决定了临床表现，从导管依赖性肺血流的严重发绀到"粉红色法洛四联症"。流出道狭窄中普遍存在的漏斗（即肌肉）部分（图 4–40）可导致

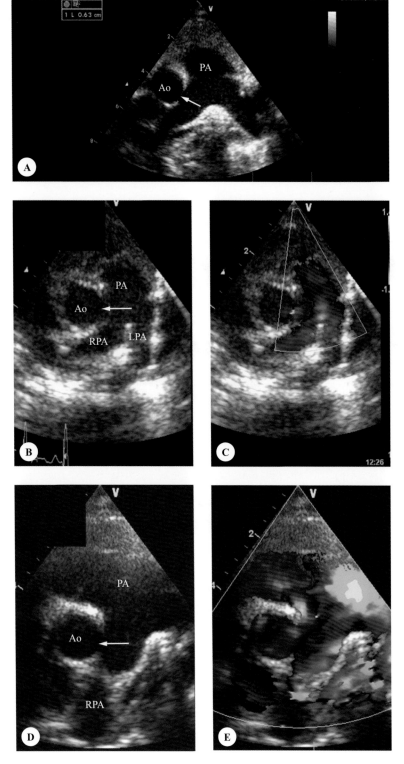

◀ 图 4-31 远端型主肺动脉间隔缺损（APSD）。每一个箭均代表 APSD，不同患者的多普勒超声心动图图像

A. 二维经胸超声心动图（TTE）胸骨旁短轴切面，大动脉图像；B. 胸骨旁短轴切面，大动脉图像，无彩色多普勒；C. 胸骨旁短轴切面，伴彩色多普勒，大动脉图像（与 B 为同一个患者），图中红色为通过 APSD 的左向右分流；D. 二维 TTE 胸骨旁短轴切面，无彩色多普勒；E. 二维 TTE 胸骨旁短轴切面，伴彩色多普勒（与 D 为同一个患者），图中红色为通过 APSD 的左向右分流。Ao. 主动脉；LPA. 左肺动脉；PA. 肺动脉；RPA. 右肺动脉

间歇性发绀发作，即使肺动脉狭窄只是轻度或中度。肺动脉也表现出不同的病理状态，肺动脉狭窄，特别是左肺动脉狭窄较为常见，可引起两侧肺灌注差异（图 4-41）。由于体肺动脉侧支的存在，某些肺段也可出现过度灌注[20]（图 4-42）。

3. 治疗方案和介入前诊断

在导管依赖性肺血流病例中，可以采用球囊扩张术对瓣膜狭窄进行导管介入治疗（图 4-36）。如果发绀的新生儿不能用导管介入治疗，则需要行主 - 肺动脉分流术或早期进行纠治。择期纠治一般选择在

表 4-15　通过有创心导管测压、多普勒超声心动图、**MRI** 血流或瓣口开放面积测量，对肺动脉瓣狭窄程度进行分级 [17, 13]

参　数	肺动脉瓣狭窄的严重程度			
	轻度（Ⅰ）	中度（Ⅱ）	重度（Ⅲ）	极重度（Ⅳ）
V_{max}（m/s）	<2.0	2.0～3.5	3.5～4.5	>4.5
ΔP_{max}（mmHg）	<25	25～49	50～79	>80
瓣口开放面积（cm^2/m^2 体表面积）	1.00～2.00	<1.00	<0.50	<0.25

ΔP_{max}. 最大压差；V_{max}. 最大流速

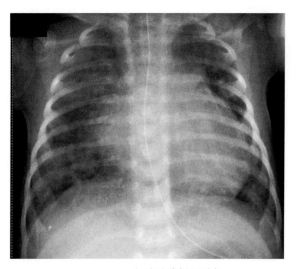

▲ 图 4-32　主肺动脉间隔缺损

4 周龄婴儿的胸部 X 线，显示心影重度增大，左心更为显著，肺血增多

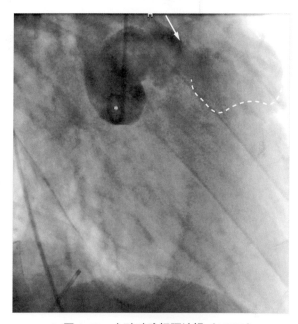

▲ 图 4-33　主肺动脉间隔缺损（APSD）

起源于右冠状窦的 APSD（箭）的成年男性患者，前后位透视。猪尾导管置于主动脉根部左冠状窦内（星号）。APSD 上方的肺动脉根部未显影（虚线）

出生后 6 个月内进行，关闭室间隔缺损并通过切除梗阻肌束及进行瓣膜成形术来解除流出道狭窄。由于瓣环通常较小，常需要跨瓣补片。与孤立性肺动脉瓣狭窄一样，介入前影像诊断方法应选择多普勒超声心动图（图 4-35 和图 4-39D）。

4. 术后和介入后问题

手术矫正右心室流出道狭窄时，适度拓宽流出道伴残余压差风险，还是补片大幅扩大流出道但伴肺动脉瓣关闭不全的风险（图 4-43 和图 4-44），是个两难的选择。明显的残余压差导致围术期的死亡率较高，因此增加了跨瓣补片的应用。与孤立性肺动脉瓣狭窄相似，患者通常可耐受右心室容量超负荷，有时可达数十年。近年来，多项针对成人患者的研究未观察到右心室扩张超过 170～180ml/m² 能够消退，所以改变了肺动脉瓣二期置换术的时机 [21]。

右心室扩张引起明显的三尖瓣反流时需要进一步治疗（图 4-45）。

术后肺动脉狭窄很常见（图 4-40、图 4-41 和图 4-43），使用外源性材料进行初次矫正尤为常见。现在肺动脉狭窄仍然采用导管介入治疗，球囊扩张和支架置入可以有效治疗肺动脉狭窄 [20, 22]。

5. 诊断成像的目标和相对价值

与孤立性肺动脉瓣狭窄一样，多普勒超声心动图是诊断和确定手术指征的首选方法（表 4-16）。通过肺实质难以评估外周分支肺动脉或存在大的体肺动脉侧支血管（major aortopulmonary collateral artery, MAPCA）时，增强 MRA 和 MDCT（图 4-46、图 4-38

和图 4-42）也可帮助诊断，最后才考虑进行有创心导管检查。断层扫描程序，特别是 MRI，主要用于术后。对于残余狭窄和肺动脉瓣关闭不全患者（图 4-37）需要持续评估右心室功能、容积及心肌质量，以监测进展并确定是否需要另外手术。同时，对于这类心脏病患者，预期的心室大小和大血管直径（基于患者年龄和性别）均有具体的参考值[23-25]。

经导管瓣膜置换术等新兴介入手术（图 4-44）需要在术前对以前接受过手术治疗的心室、右心室流出道、瓣环和自身的肺动脉瓣进行精确评估，可进行 MRI 或 MDCT（图 4-43）检查，有 MRI 检查禁忌时（如有植入型心律转复除颤器）选用 MDCT。

（三）肺动脉闭锁伴室间隔缺损及室间隔完整

Samir Sarikouch　Matthias Grothoff　Erich Sorantin　著

曹银银　译　　刘芳　校

1. 定义

肺动脉闭锁伴室间隔缺损（约占所有先天性心脏病的 1%[16]）是法洛四联症的一个极端情况，在此类病例中，通往肺部的右心室流出道完全闭合（图 4-42 和图 4-46）。主动脉移位情况与法洛四联症相似，室间隔缺损一般较大。肺灌注依赖动脉导管或多条粗大体肺动脉侧支[26]。

肺动脉闭锁伴室间隔完整约占所有先天性心脏病的 0.5%～1.0%[16]，其通往肺部的右心室流出道完全封闭，右心室血流也无法经室间隔缺陷流出，因此，右心室常表现为明显发育不良，并且室壁极度增厚（图 4-47），常合并三尖瓣畸形。由于右心室承受巨大压力超负荷，也可导致右心室和冠状动脉之间存在连接，将增加手术的复杂性[27]。两种情况的肺动脉闭锁均常常合并房间隔缺损。

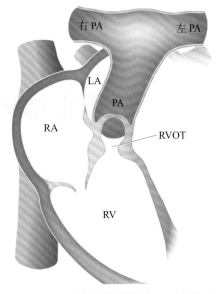

▲ 图 4-34　孤立性瓣膜或漏斗部肺动脉狭窄示意

可见肺动脉瓣增厚形成穹窿状，以及右心室流出道（RVOT）狭窄。LA. 左心房；PA. 肺动脉；RA. 右心房；RV. 右心室

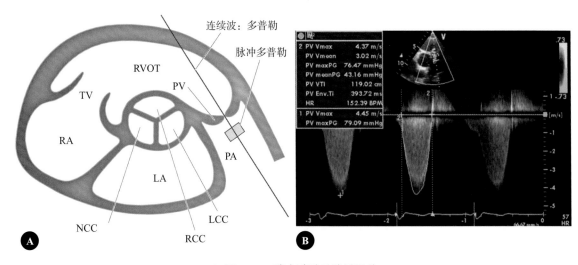

▲ 图 4-35　确定跨肺动脉瓣压差

A. 多普勒超声心动图切面示意图（红线为通过肺动脉瓣），应用脉冲多普勒，可确定瓣膜狭窄的位置，以及跨肺动脉瓣压差；B. 某男性患者的多普勒超声心动图，肺动脉瓣重度狭窄，最大流速 4.5m/s。根据 Bernoulli 方程，估测跨肺动脉瓣的最大瞬时压差为 79mmHg。PV. 肺动脉瓣；LA. 左心房；LCC. 左冠瓣；NCC. 无冠瓣；PA. 肺动脉；RA. 右心房；RCC. 右冠瓣；RVOT. 右心室流出道；TV. 三尖瓣

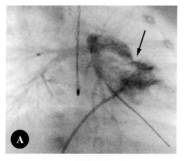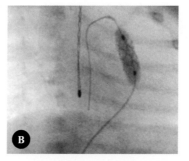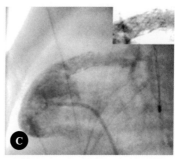

▲ 图 4-36 瓣膜或漏斗部肺动脉狭窄的心导管术

A. 法洛四联症伴瓣膜或漏斗部肺动脉狭窄的低体重新生儿，存在反复缺氧发作，心导管术中显示重度漏斗部肺动脉狭窄（箭）；B. 行球囊瓣膜成形术和右心室流出道支架置入以预防出现进一步缺氧发作，等待最终纠治手术，该图为正位投照，显示支架扩张；C. 侧位支架放大图，支架置入术后造影显示初步效果良好

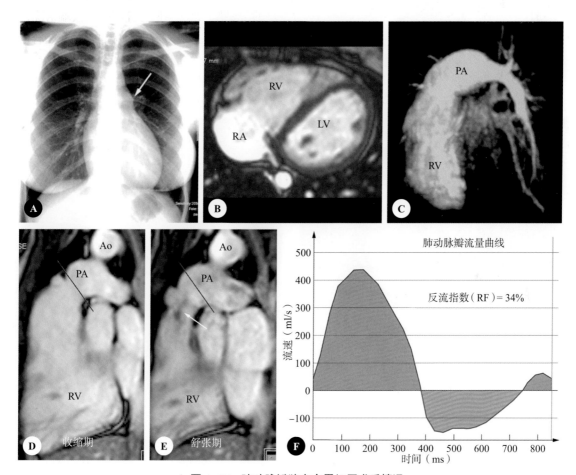

▲ 图 4-37 肺动脉瓣狭窄交界切开术后情况

出生后第 1 年即进行肺动脉瓣狭窄交界切开术后的 14 岁女孩的详细情况。现仅残余肺动脉瓣关闭不全。应用 MRI 相位对比技术在"平面内"（沿血管走向；D 和 E）和"通过平面"（垂直于血管走向或向头，平行于瓣膜水平；D 和 E，红线显示 G 至 I 的横断面）进行血流测量，肺动脉瓣关闭不全可以精确量化为反流指数（单位为 ml 或 %）（F. 本例为 34%）。A. 正位胸部 X 线片。术后仍可见肺动脉段突出（箭）。B. 横向 SSFP 电影序列 MRI 显示由容量超负荷（115ml/m²）而造成的右心室扩大及室间隔变平。C. 增强 MRI 的侧位 MIP 重建，可清楚显示扩张的肺动脉。D. 在通过肺动脉的成角矢状面，在流量敏感 GE 序列的平面内图像的幅度图像中，确定 G 至 I（收缩期）的断面图。E. 在通过肺动脉的成角矢状面，在流量敏感 GE 序列的平面内图像的幅度图像中，确定 G 至 I（舒张期）的断面图。箭表示肺动脉瓣关闭不全导致的通过肺动脉瓣的舒张早期的失相。F. 通过肺动脉瓣的血流曲线。红色表示收缩期的前向血流，蓝色表示舒张期的逆向血流。时间间期对应于根据心率记录的 882ms 的 RR 间期。Ao. 主动脉；LV. 左心室；PA. 肺动脉；RA. 右心房；RV. 右心室；SC. 上腔静脉

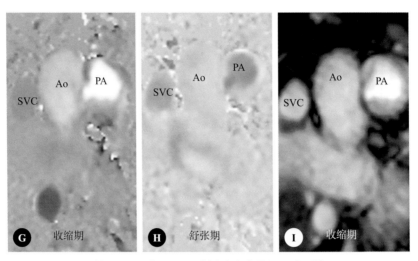

▲ 图 4-37（续）　肺动脉瓣狭窄交界切开术后情况

G. 收缩期的流量敏感 GE 序列的相位图像，向头血流为亮色，而向脚的血流为深色。H. 舒张期的流量敏感 GE 序列的相位图像。肺动脉内的逆向血流（由肺动脉瓣不全引起）显示为深色。I. 收缩期流量敏感 GE 序列的解剖幅度图像。注意收缩期三叶肺动脉瓣的开放。Ao. 主动脉；LV. 左心室；PA. 肺动脉；RA. 右心房；RV. 右心室；SVC. 上腔静脉

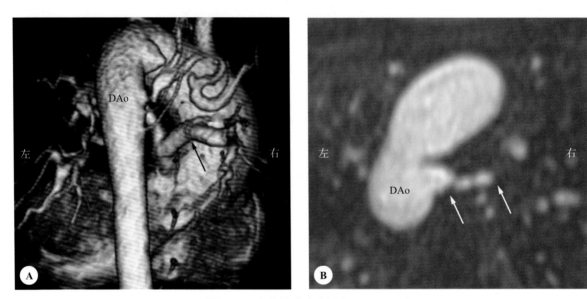

▲ 图 4-38　大的体肺动脉侧支（MAPCA）

A. 32 岁男性患者，增强 MRA，背面观中的多个 MAPCA 三维成像。箭所示为一条特别粗大的从降主动脉到右肺的体肺动脉侧支；B. 同一患者到右肺的粗大 MAPCA 的轴向多平面重建（箭）。DAo：降主动脉；MAPCA. 大的体肺动脉侧支血管；MRA. 磁共振血管成像

2. 自然进展和临床问题

　　两种肺动脉闭锁均缺乏前向肺灌注。出生后的临床状况主要取决于肺灌注类型和中央肺动脉的位置。如果存在大致正常的肺动脉系统且主要依赖动脉导管进行肺灌注，可使用前列腺素保持导管开放；如果像大多情况一样，仅依赖 MAPCA 供应多部位性肺循环（图 4-42），维持动脉导管开放的治疗方案效果通常不理想。MAPCA 导致不同肺叶有不同的肺循环，常引起心力衰竭及病变血管的阻力增加。

> **提示**
>
> 在肺动脉闭锁伴室间隔完整的病例中（图 4-47A），充分的心房分流至关重要，这是将体循环血液重新引入循环的唯一途径。

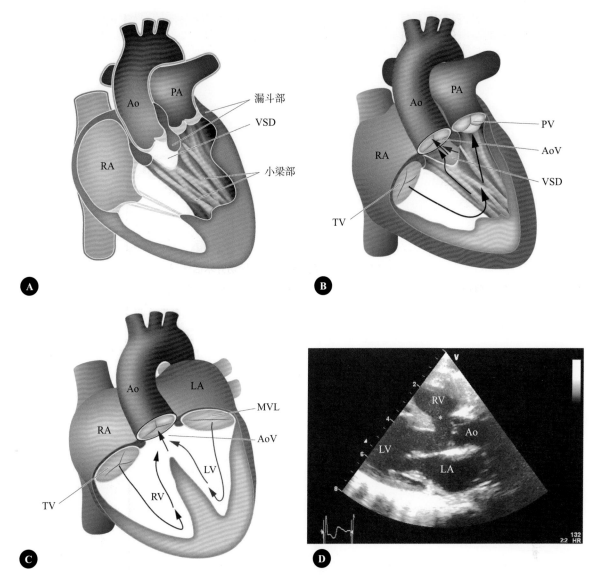

▲ 图 4-39 法洛四联症

A. 法洛四联症示意图，主动脉"骑跨"于室间隔缺损、肺动脉漏斗部或肺动脉瓣狭窄及右心室肥大，右心室的小梁段延伸至室间隔缺损；B. 法洛四联症示意图，右心室观，有彩色血流（蓝色：低氧血；红色：氧合血；紫色：混合静脉血）；C. 法洛四联症示意图，四腔心；D. 二维经胸超声心动图，手术纠治前的法洛四联症患者，胸骨旁长轴切面可以清楚地显示主动脉"骑跨"于室间隔缺损（＊）上。Ao. 主动脉；AoV. 主动脉瓣；LA. 左心房；LV. 左心室；MV. 二尖瓣；PA. 肺动脉；PV. 肺动脉瓣；RA. 右心房；RV. 右心室；TV. 三尖瓣；VSD. 室间隔缺损

3. 治疗方案和介入前诊断

对于这两类心脏畸形，如果肺动脉为膜性闭锁，只要中央肺动脉正常，就有可能通过导管介入或手术进行顺行开通。右心室足够大或能够发育的是进行这些手术的先决条件。特别是对于肺动脉闭锁伴室间隔完整的患者，如果右心室明显发育不良，则无法进行双心室矫正，须选择 Fontan 类姑息手术方法。这类手术将在左心发育不良综合征和单心室部分详细地讨论。如果心室足够大，有希望进行双心

室矫正。如果存在多条 MAPCA，须通过手术将其汇合（即单源化），植入管道［带瓣（图 4-48）或无瓣］后能确保前向肺灌注，并能关闭室间隔缺损。

4. 术后和介入后问题

肺血管单源化和双心室纠治术后汇合的肺动脉常发生狭窄。有些病例，肺部区域同时接受前向血流灌注和来自残余 MAPCA 的灌注（双重灌注）。仅由 MAPACA 供血的个别肺段，会增加这些区域发生肺动脉高压的风险[28]。

表 4–16　法洛四联症的影像诊断重点与不同影像学方法的价值

临床状况	常见诊断任务	选择的影像学方法	影像学方法的价值
术前（通常为婴儿）			
导管依赖性肺血流	肺动脉狭窄压差和形态（漏斗部、瓣膜、瓣上）、体肺动脉侧支	超声心动图	+++
		MRI	++
		MDCT	++
		血管造影术 / 介入	++
前向肺血流	肺动脉狭窄压差和形态（漏斗部、瓣膜、瓣上）、左右肺动脉的直径、体肺动脉侧支	超声心动图	+++
		MRI	+++
		MDCT	++
		血管造影术 / 介入	+
术后			
轻度残余狭窄及关闭不全、室间隔缺损的残余分流	瓣上狭窄形态评估，右心室功能、分流量的定量分析	超声心动图	++
		MRI	+++
		MDCT	+
		血管造影术 / 介入	+
相关残余狭窄	右心室肥厚	超声心动图	+++
		MRI	++
		CT	+
		血管造影术 / 介入	++
相关关闭不全	右心室大小和功能，肺动脉和三尖瓣关闭不全	超声心动图	++
		MRI	+++
		CT	+
		血管造影术 / 介入	+

CT. 计算机断层扫描；MDCT. 多排螺旋计算机体层摄影；MRI. 磁共振成像；VSD. 室间隔缺损

双心室纠治术后，右心室功能取决于压力升高情况，而这种压力升高由新建中央肺血管系统，有时是异常外周肺血管系统及植入的外管道引起的。持续存在的粗大 MAPCA 会导致左心室出现容量超负荷。

5. 诊断成像的目标和相对价值

对于肺动脉闭锁伴或不伴室间隔缺损，多普勒经胸超声心动图均是术前诊断的主要方法（表 4–17）。

为了评估体肺动脉侧支，通常需要进行另外的成像方法。如果需要介入治疗或某些生理参数只能通过有创诊断方法获得，那需要安排心导管检查，否则可以选择增强 MRA 和 CTA。合适的 CTA 检查方案的辐射量可以低于有创心导管检查。在术后随访检查中无创横断层面成像十分重要，因此在评估双心室容积、功能、心肌质量及量化残余关闭不全时优先选择 MRI。

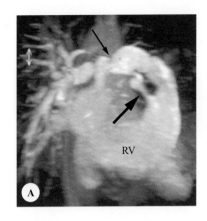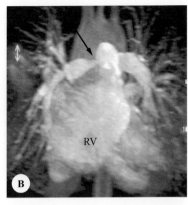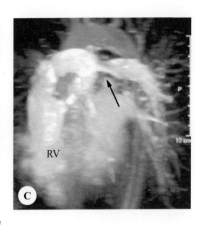

▲ 图 4-40 经手术纠治的法洛四联症

一位法洛四联症患者行带瓣管道连接右心室流出道及肺动脉分叉处纠治术，术后的增强 MRA，三维 MIP 重建图。右前斜位投影仍可看到原瓣下或漏斗部狭窄（A，粗箭）。正位（B）和左前斜投照（C）中也可看到多个外周肺动脉狭窄（细箭）。A. 右前斜位（RAO）；B. 正位；C. 左前斜位（LAO）投影。RV. 右心室

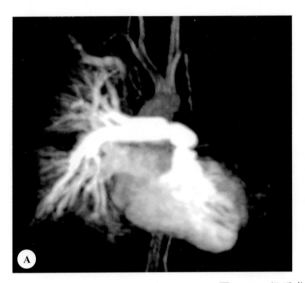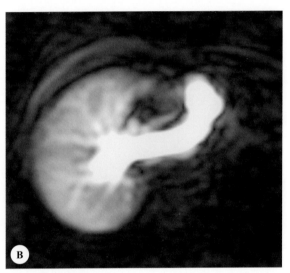

▲ 图 4-41 经手术纠治的法洛四联症

A. 9 岁女孩，法洛四联症纠治术后伴左肺动脉闭塞，增强 MRA 的三维 MIP 重建；B. 增强 MRA 开始时的轴向肺灌注 MRI 显示左肺无灌提示

（四）肺动脉瓣缺如

Samir Sarikouch Matthias Grothoff Erich Sorantin 著
张 璟 译 刘 芳 校

1. 定义

肺动脉瓣缺如是一种罕见的先天性畸形，一般只作为法洛四联症的一种伴发畸形。因为仅形成肺动脉瓣雏形，导致肺动脉瓣严重关闭不全（在宫内就可发现），有时会出现中央肺动脉严重扩张（图 4-49）。部分患者会伴有染色体异常，如 22q11 微缺失或 DiGeorge 综合征[29]。

2. 自然病程和临床问题

中央肺动脉段严重扩张可压迫气管和支气管，往往合并支气管树丛软化，甚至可引起严重的气道阻塞，需要持续人工通气[30]。如果没有严重的气道损伤，大量肺血导致的心力衰竭一般发生于出生后 6 个月内。

3. 治疗策略和介入前诊断

存在气道压迫需要持续人工辅助通气的患儿在新生儿就要进行外科手术。修补室间隔缺损可减少肺动脉容量负荷，也可同时进行肺动脉瓣置换。外科手术缩小扩张的肺动脉同时常结合悬吊成形术，

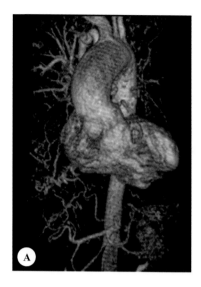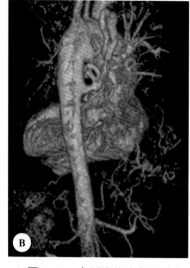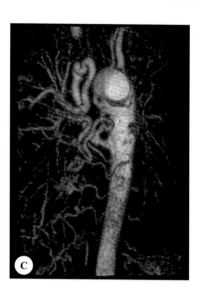

▲ 图 4-42　未纠治的法洛四联症

54 岁女性患者，未纠治的法洛四联症伴肺动脉闭锁，肺灌注完全通过粗大 MAPCA，增强 MRA 的三维容积重建。
A. 正位投照；B. 背侧投照；C. 正位投照，在后处理中"虚拟"移除心室和升主动脉

以解除对气道的压迫。

对气道轻度受累的患者，与法洛四联症相似，通常在出生后 6 个月内完成外科纠治。借由多普勒超声心动图便可确诊。为了评价气道压迫程度，需要更深层次的横断面成像影像学技术，一般是多平面重建的 MDCT。

4. 术后和介入后问题

气管和中央支气管软化术后常持续存在，改善程度不尽相同。尽管外科手术缩小了肺动脉内径，但可能仍需要腔内治疗。术后影像学检查的重点依然是气道。随着时间推移，经手术矫治但未置换肺动脉瓣的患者可能出现右心容量超负荷，需要二次手术行肺动脉瓣置换。初次进行肺动脉瓣置换的患者，生物植入物的退化可导致右心室流出道狭窄，后期可能需要再次瓣膜置换或介入治疗（图 4-44）。

5. 影像诊断的目的和相对价值

超声心动图可进行初步诊断，评估肺动脉大小（图 4-49）及其与气管和支气管的关系也是术前诊断的重点。除了 MRI，还可应用 MDCT 进行多平面重建（表 4-18）。术后随访包括评估残留肺动脉瓣功能不全的进展、右心室功能、心肌质量、带瓣外管道附近再狭窄，以及评估呼吸道及其与肺动脉的解剖关系，MRI 可用于以上方面检查并能达到很好的效果。

（五）Ebstein 畸形

Nicole Nagdyman　Matthias Gutberlet　著
张　璟 译　刘　芳 校

1. 定义

Ebstein 畸形以医学博士 Wilhelm Ebstein 的名字命名，是一种极其罕见的先天性心脏缺陷（约占所有先天性心脏病的 0.5%）[31, 32]，三尖瓣的隔瓣和（或）后瓣叶可以从顶端移位到右心室内（图 4-50），导致右心室分裂成一个基底的"房化"右心室（无功能）（使右心房扩大）和一个较小的心尖部右心室（功能性）。

个别的三尖瓣瓣叶发育不良，可能与室间隔或右心室壁有不同程度的狭窄附着点。前叶通常起源于房室沟附近，瓣叶常常被拉长（图 4-50B 和图 4-51）。遗传易感性和并发心肌纤维化都已经详细描述[33]。

2. 自然病程和临床问题

Ebstein 畸形的临床表现严重程度跨度较大，从产前诊断病例（宫内死亡）[34] 到 80 岁时才出现临床症状的患者[35]。Ebstein 畸形主要发生于心房正位的心脏中，但极少数情况下也见于纠正型大动脉换位，这类病例前瓣通常较小，而且约 30% 的患者合并裂缺。

Ebstein 畸形的血流动力学变化取决于右心室的大小和泵血功能，以及同时存在的瓣膜功能障碍，

表 4-17 肺动脉闭锁的影像诊断重点与各影像学方法的价值

临床状况	常见诊断任务	选择的影像学方法	影像学方法的价值
术前			
导管依赖性单源性肺灌注	肺动脉闭锁形态（漏斗状、膜状）、中央肺动脉、心室大小	超声心动图	+++
		MRI	++
		CT	++
		血管造影术 / 介入	++
多源性肺灌注	MAPCA 走行、心室大小	超声心动图	+++
		MRI	++
		CT	++
		血管造影术 / 介入	++
肺动脉闭锁伴室间隔完整	心室大小、冠状动脉瘘	超声心动图	+++
		MRI	++
		CT	++
		血管造影术 / 介入	++
术后			
右心室压力升高	肺动脉狭窄、残余 MAPCA	超声心动图	++
		MRI	+++
		CT	++
		血管造影术 / 介入	++
相关管道狭窄	右心室肥大	超声心动图	++
		MRI	+++
		CT	++
		血管造影术 / 介入	++
相关反流	右心室大小和功能、肺动脉瓣反流、三尖瓣反流	超声心动图	++
		MRI	+++
		CT	+
		血管造影术 / 介入	++

CT. 计算机断层扫描；MAPCA. 大的体肺动脉侧支血管；MRI. 磁共振成像

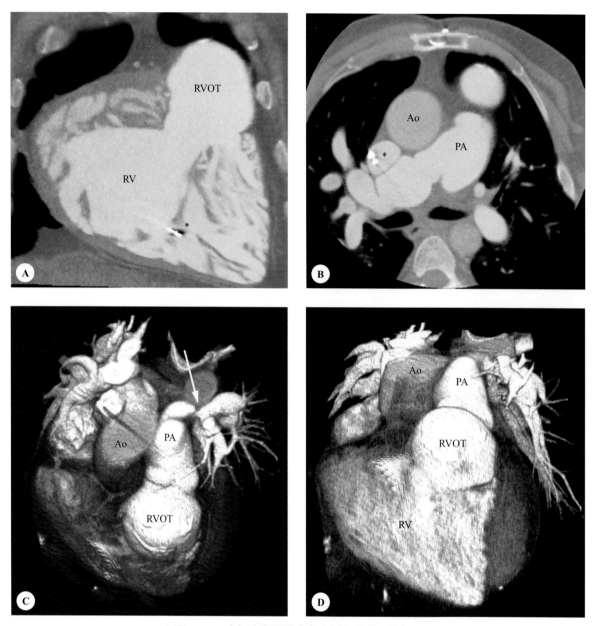

▲ 图 4-43　成年法洛四联症患者纠治术后，植入 ICD

56 岁男性患者，星号表示因室性心动过速植入的 ICD 位置。最初进行了 Blalock-Taussig 分流术。A. 心电图触发的 MDCT 数据集（320 排）经扩张的 RVOT 的成角冠状位重建（相当于 RAO）；B. 横断面图像显示右肺动脉明显狭窄；C. 同一数据集的三维容积重建头侧观，补片置入后 RVOT 明显扩张，以及左肺动脉严重狭窄（箭），均在舒张期 75% RR 间期重建（C 和 D）；D. C 的对应图像，腹面观。Ao. 主动脉；ICD. 植入式心脏复律除颤器；PA. 肺动脉；RV. 右心室；RVOT. 右心室流出道

即三尖瓣关闭不全，然而也可导致功能性狭窄甚至闭锁。80% 的患者合并 ASD（图 4-50B）或 PFO（图 4-50A）[36]。严重的三尖瓣关闭不全或右心室功能受限的患者会出现右向左分流，进而出现发绀（图 4-50B）。

旁路传导束通常位于畸形瓣膜的开口周围[37]（如 Wolff-Parkinson-White 综合征），见于约 20% 的

Ebstein 畸形患者。

右心室扩张可导致室间隔功能受损，引起左心室舒张期充盈中断，左心室泵血能力下降，即动态图像中的舒张期膨出（图 4-51 至图 4-53，图 4-54E）。

有些情况下，重度 Ebstein 畸形可导致新生儿死亡[38]。出生后肺动脉血管阻力增加，循环系统血流量减少，三尖瓣关闭不全加重，患者表现为明显发

临床状况	常见诊断任务	选择的影像学方法	影像学方法的价值
表 4-18　肺动脉瓣缺如的影像诊断重点与各影像学方法的价值			
术前			
需要人工机械通气	与肺动脉相关的气道压迫的范围和形态	超声心动图	++
		MRI	++
		CT	+++
		血管造影	+
心力衰竭	右心室和左心室大小及功能	超声心动图	++
		MRI	+++
		CT	+
		血管造影	−
术后			
支气管软化症	肺动脉持续压迫	超声心动图	+
		MRI	++
		CT	+++
		血管造影 / 介入	+
新肺动脉瓣的狭窄	右心室肥厚	超声心动图	+++
		MRI	++
		CT	+
		血管造影 / 介入	+
相关肺动脉瓣关闭不全	右心室大小和功能，三尖瓣关闭不全	超声心动图	++
		MRI	+++
		CT	+
		血管造影 / 介入	+

CT. 计算机断层扫描；MRI. 磁共振成像

绀、右心衰竭和体循环输出量受限。三尖瓣关闭不全导致进行性心力衰竭，可引起肝脏增大、水肿和代谢性酸中毒。

轻型病例通常是偶然发现。中等程度的病例在青春期或成年期开始出现运动能力受限，如果合并 ASD，患者在休息或负荷时可出现发绀。

Ebstein 畸形有多种分类方式，如 Carpentier 外科分类法[39] 或新生儿超声心动图分类[38]，目的是根据疾病的严重程度调整治疗策略。

3. 治疗策略和干预前诊断

轻度 Ebstein 畸形患者在数年甚至数十年内都不需要治疗，而中度患者一旦开始表现出运动能力受限，就需要开始服用药物治疗心力衰竭。

某些情况下，重度 Ebstein 畸形的危重新生儿可能需要前列腺素 E 来维持动脉导管开放，从而改善肺循环，需要时应进行辅助机械呼吸或给予儿茶酚胺治疗。重度患儿可能需要进行姑息性手术，并最终通过 Fontan 手术将体肺循环分开[40]。

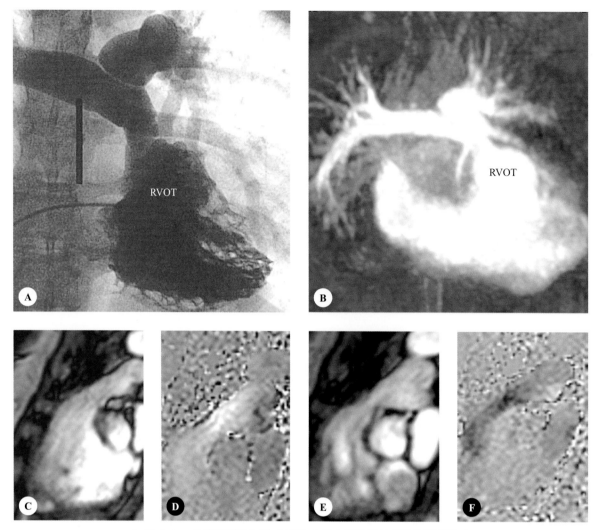

▲ 图 4-44 　法洛四联症纠治术后肺动脉内异种移植物的严重再狭窄

19 岁女性，经手术纠治法洛四联症后，在择期经导管肺动脉瓣置换术（Melody 瓣膜）前，肺动脉位置内的异种移植物出现严重残余狭窄。流量敏感 MRI GE 序列的幅度和相位图像（C 至 F）显示，通过狭窄肺动脉瓣血流加速至最大 4m/s，估计最大瞬时压差为 64mmHg，全舒张期反流指数为 39%。A. 右心室造影术（RAO：右心室射血分数 = 42%，右心室舒张末期容积 =126ml/m²）；B. 增强 MRA 的三维 MIP，补片成形术后右心室流出道（RVOT）明显增宽；C. 同一患者在收缩期通过 RVOT 和肺动脉的流量敏感 MRI GE 序列的幅值图像；D. 同一患者在收缩期通过 RVOT 和肺动脉的流量敏感 MRI GE 序列的幅度图像；E. 同一患者在舒张期通过 RVOT 和肺动脉的流量敏感 MRI GE 序列的幅度图像；F. 同一患者在舒张期通过 RVOT 和肺动脉的流量敏感 MRI GE 序列的相位图像清楚地显示了舒张期反流

公认的外科手术指征如下。

- 运动受限对应 NYHA Ⅲ 级。
- 显著发绀。
- 发生反常栓塞。
- X 线显示心胸比 > 0.65。

各种三尖瓣重建手术已被描述，包括减小（折叠）房化右心室[39, 41, 42]。Sebening 等[43]发明了一种术式，手术将形成一个单叶瓣，同时保留房化心室段，这与 Hetzer 等[44]的手术方法类似，其房化心室

也保持不变。手术目的是减少解剖三尖瓣的开放度，以便最灵活的瓣叶（通常是细长的前瓣叶）找到一个对侧结构，使收缩期时瓣膜得以关闭。严重病例，可以进行双向 Glenn 分流或 Fontan 管道以减轻右心室超负荷[40]。Da Silva 等[45]建立的 Cone 成形术方法越来越受欢迎。该技术通过移除前瓣，移动隔瓣和后瓣并折叠右心室，以构建完全由自体瓣叶组织组成的新瓣膜装置。

有症状的 Wolff-Parkinson-White 综合征患者应接

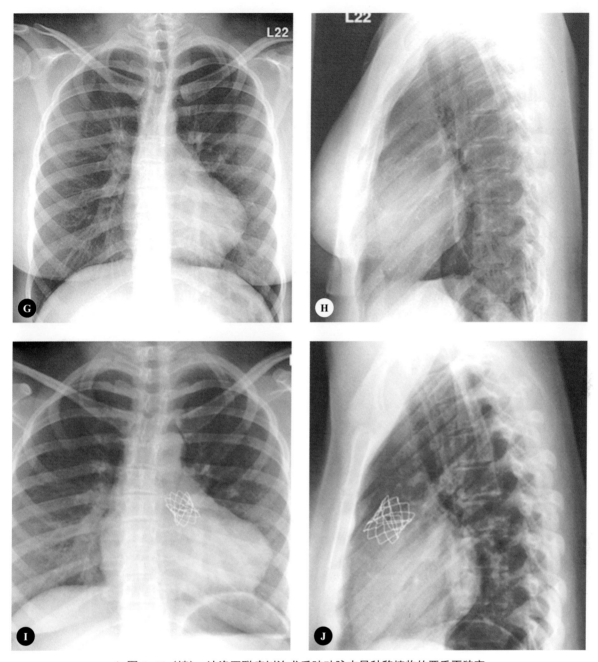

▲ 图 4-44（续）　法洛四联症纠治术后肺动脉内异种移植物的严重再狭窄

G. 肺动脉瓣植入术前的正位胸部 X 线片；H. 肺动脉瓣植入术前的侧位胸部 X 线片；I. 经导管肺动脉瓣植入术后的正位胸部 X 线片；J. 经导管肺动脉瓣植入术后的侧位胸部 X 线片

受电生理检查进行旁路消融，但这些患者消融的成功率较低，而且 Ebstein 畸形患者的复发风险高于心脏结构异常不明显的患者。间歇性或慢性心房扑动的患者在瓣膜手术时也可以同时进行迷宫手术。像介入消融一样，外科迷宫手术的目的包括中断折返，关闭自发电活动，快速激发刺激中枢，并恢复正常传导通路和心房肌肉组织的协调激活。

提示
进行性心力衰竭是引起术后死亡的一个重要危险因素，现在看来，在心脏功能出现显著下降前，对 NYHA Ⅱ 期的患者记录并手术似乎获益更多。

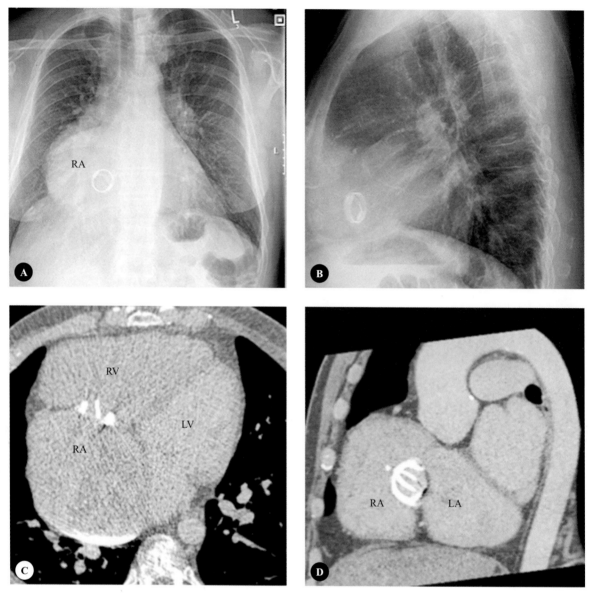

▲ 图 4-45　法洛四联症纠治术 30 年后（三尖瓣置换术后）

51 岁男性患者，机械三尖瓣置换术后，右心房和右心室明显增大。A. 正位胸部 X 线片；B. 侧位胸部 X 线片；C. 心电图触发的 MDCT 数据集进行横向重建（在 75%RR 间期进行舒张期重建）；D. 在三尖瓣置换附近进行相应的成角矢状重建。舒张期瓣膜开放段清晰可见。LA. 左心房；LV. 左心室；RA. 右心房；RV. 右心室

4. 术后问题

术后即刻阶段，右心室功能最初可能会严重受限，须使用儿茶酚胺治疗。

梅奥医学中心一项大样本研究显示，右心室功能障碍，主要是心律失常，是导致远期高的再住院率的主要原因[46]。无论是重建三尖瓣后或成功的瓣膜置换术后，三尖瓣的再次手术相对常见。Cone 技术是否会改善手术效果还有待观察。

5. 影像诊断的目的和相对价值

超声心动图是诊断 Ebstein 畸形最简单和使用

最为广泛的检查手段（表 4-19 和图 4-52）。通过胎儿超声心动图一般在产前阶段即可进行诊断。二维超声心动图的四腔心切面观可以观察三尖瓣瓣叶向心尖位移、附着于室壁及右心室大小。一些特殊指标可帮助评估畸形严重程度[47]。此外，还可以发现 ASD 或 PFO。彩色多普勒超声可以显示三尖瓣关闭不全，而简单的多普勒超声可以显示三尖瓣狭窄（图 4-52B）。也可以清楚显示心房水平的分流（及方向）。

三维超声心动图可用于显示三尖瓣瓣叶的精确形态或进行功能分析[48, 49]。

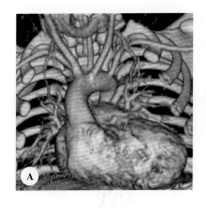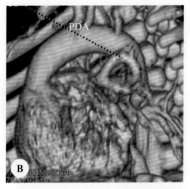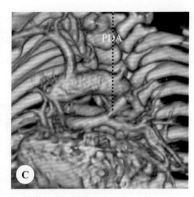

▲ 图 4-46　法洛四联症伴肺动脉闭锁

内脏异位合并法洛四联症伴肺动脉闭锁的新生儿。非心电图触发 MDCT 数据集（使用 64 排采集）获得的 3D 容积重建图。A. 正位图像显示左位主动脉弓，缺乏右心室流出道；B. 左侧位图像可见动脉导管未闭；C. 原发的外周肺血管系统，背面观（去除脊柱和肋骨后的图像）。PDA. 动脉导管未闭

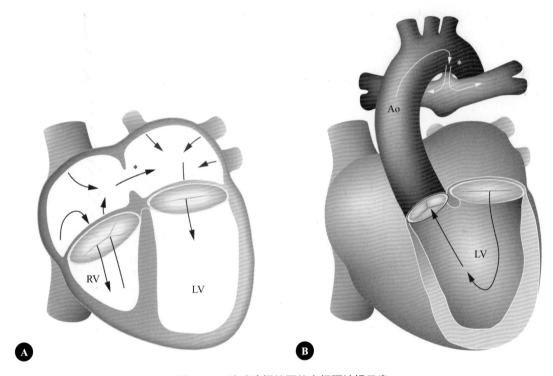

▲ 图 4-47　肺动脉闭锁不伴室间隔缺损示意

A. 右心室发育不良伴三尖瓣反流和大型房间隔缺损（星号）；B. 肺动脉闭锁，混合静脉血经未闭的动脉导管流入肺。
Ao. 主动脉；LV. 左心室；RV. 右心室

TEE 主要用于术前和术后。重点观察术中可用的瓣叶，即瓣叶大小、移动性、附件和是否有穿孔。术中和术后均需应用 TEE 评估心脏和三尖瓣的功能（残余关闭不全、排除狭窄）。

除非超声心动图或 MRI 有不能解释的疑似其他异常，无须进行有创心导管检查（图 4-53A），但存在症状性旁路时，可进行电生理检查。

X 线检查可显示特征性的心脏轮廓，即大肚酒瓶形状（图 4-54A 和 B），主要是右心房扩张所致。心胸比＞0.65 与较差的预后相关[50]。

近年来，MRI 作为一种无创性术前诊断方法获得了广泛的应用（表 4-19）[51, 52]。在三维解剖结构非常复杂的情况下，MRI 可提供房化右心室和功能性右心室的大小和功能的准确信息，以及移位的三

尖瓣瓣叶的形态等极其有帮助的信息（图 4-51 和图 4-53）。因此，MRI 已成为制订手术计划时的重要影像学检查。此外，在并发 ASD 或 PFO 的情况下，结合右心房和右心室的体积分析，以及使用相位对比技术的 MRI 流量测量，可以精确定量三尖瓣关闭不全和分流量[53-55]。横向层面的电影 MRI 序列有助于

对房化右心室和功能性右心室进行精确的平面分析（图 4-51）。

由于辐射暴露，以及通过超声心动图和 MRI 即

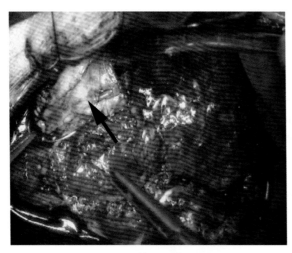

▲ 图 4-48　肺动脉闭锁病例，用去细胞化同种移植物（箭）行肺动脉瓣置换

心室侧吻合尚未完成（经许可转载，引自 Dr. Thomas Breymann, Medical School of Hannover）

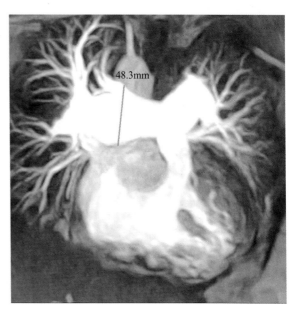

▲ 图 4-49　肺动脉瓣缺如

18 岁女性患者，肺动脉瓣缺如，增强 MRA 肺动脉的三椎 MIP 重建。其在儿童时期进行外科纠治手术并使用脱细胞同种移植物进行二次肺动脉瓣置换后，外周肺动脉分支仍持续扩张，右肺动脉附近最大直径为 48.3mm

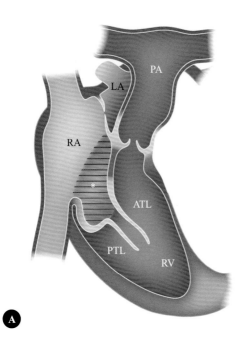

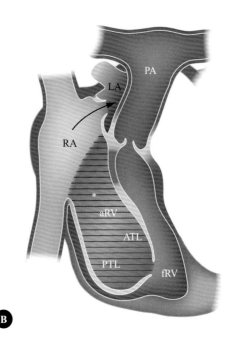

▲ 图 4-50　各种严重程度的 Ebstein 畸形示意

A. 轻度，三尖瓣后瓣轻度移位，前瓣延长，以及相应的房化右心室（横线表面，星号）；B. 重度且合并房间隔缺损（箭）。三尖瓣后瓣严重下移，导致右心室功能段严重萎缩。aRV. 房化右心室（心房化，无功能性右心室）；ATL. 三尖瓣前瓣；fRV. 功能性右心室（有功能，较小的右心室）；LA. 左心房；PA. 肺动脉；PTL. 三尖瓣后瓣；RA. 右心房

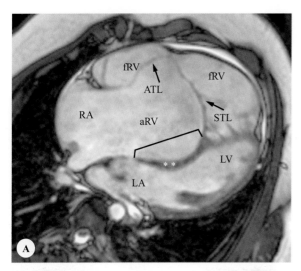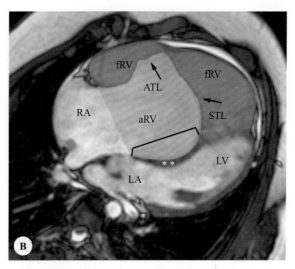

▲ 图 4-51 Ebstein 畸形

箭分别表示三尖瓣前瓣和隔瓣。A. 成年男性患者，未接受手术治疗，MRI 的 SSFP 电影序列，四腔心切面。三尖瓣隔瓣明显向心尖下移（方括号为距离），舒张期明显凸向左心室（双星号）。虽然三尖瓣前叶附着在解剖的纤维环上，但它明显延长，并与重度扩大的右心室游离壁附近的心内膜粘连。B. 重度 Ebstein 畸形患者的平面图像。浅蓝色部分是房化右心室，较小的紫色部分是功能性右心室。aRV. 房化右心室（心房化，无功能的右心室）；ATL. 三尖瓣前瓣；fRV. 功能性右心室（有功能，较小的右心室）；LA. 左心房；LV. 左心室；RA. 右心房；STL. 三尖瓣隔瓣

表 4-19 每个诊断方式在评估 Ebstein 畸形方面的价值							
观察内容	超声心动图			正位 + 侧位胸部 X 线片	MRI，流量测量	MDCT，心电触发	心导管
	TTE	TEE	三 维				
三尖瓣形态学特征							
发育不良和移位	高	高	高	–	高	中	中
室壁附着处	高	高	高	–	高	高	中
三尖瓣功能							
关闭不全	高	高	中	–	高	中	中
狭窄	高	高	–	–	高	中	高
心腔大小							
右心房	高	高	高	中	高	高	中
右心室（包括房化心室）	中	高	中到高	中	高	高	中
左心室（包括矛盾的间隔运动）	高	高	高	中	高	高	高
左心房	高	高	高	中	高	高	中
心腔功能							
右心室	中	高	高	–	高	中	高
左心室	高	高	高	–	高	中	高

CT. 计算机断层扫描；MDCT. 多排螺旋计算机体层摄影；MRI. 磁共振成像；TEE. 经食管超声心动图；TTE. 经胸超声心动图

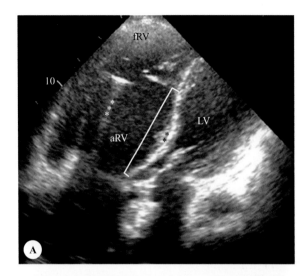

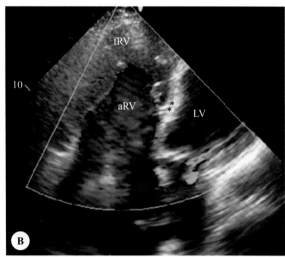

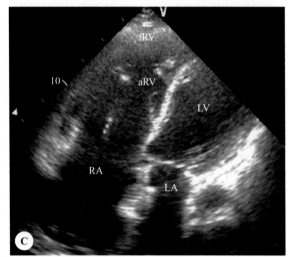

◀ 图 4-52　重度 Ebstein 畸形

A. 59 岁男性 Ebstein 畸形患者，植入起搏器，既往没有进行手术矫治。二维 TTE，心尖四腔心切面，舒张期，三尖瓣隔瓣（方括号）显著向心尖移位，舒张期室间隔膨入左心室（A 和 B，**）。大的房化右心室和相对小的功能性右心室；B. 彩色多普勒二维 TTE，收缩期，明显的三尖瓣关闭不全反流束（蓝色）自房化右心室段进入右心房；C. 收缩期未见室间隔膨出。***. 起搏器导线在右心室中的位置；aRV. 房化右心室（心房化，无功能的右心室）；fRV. 功能性右心室；LA. 左心房；LV. 左心室；RA. 右心房

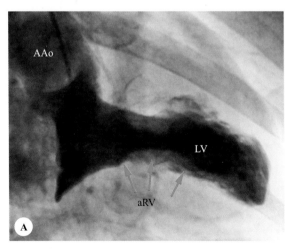

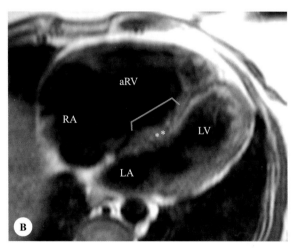

▲ 图 4-53　重度 Ebstein 畸形

42 岁女性，重度 Ebstein 畸形，既往没有进行手术矫治。左心室在舒张期受房化右心室影响向左背侧移位（A，箭）。显示舒张期膨出（B 和 D，**）和 C 短轴切面的截面（D，虚线）。C 图中心室中部的短轴切面显示房化右心室（浅蓝色区域）及其与功能性右心室和 RVOT 的关系。B 和 D 图中的方括号表示三尖瓣隔瓣向心尖移位。A. 有创心导管检查，左心造影，舒张期，RAO 投影；B. 横向 MRI SE 图像。AAo. 升主动脉；aRV. 房化右心室（心房化，无功能的右心室）；LA. 左心房；LV. 左心室；RA. 右心房

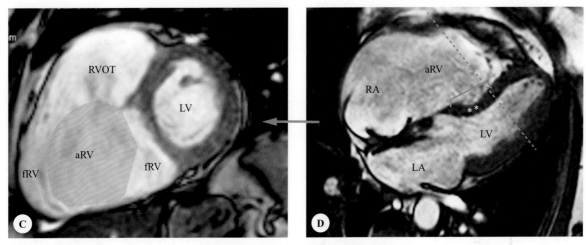

▲ 图 4–53（续）　重度 Ebstein 畸形

C. SSFP 电影 MRI 序列，心室中段短轴；D. SSFP 电影 MRI 序列，舒张期，四腔心切面。aRV. 房化右心室（心房化，无功能的右心室）；fRV. 功能性右心室（有功能，较小的右心室）；LA. 左心房；LV. 左心室；RA. 右心房；RVOT. 右心室流出道

可获得理想的影像学图像，CT 很少用于 Ebstein 畸形的患者[56]。对于成像条件差且有 MRI 禁忌证的患者（如带有心脏起搏器的患者），CT 是可行的替代方法（图 4–54）。虽然与 MDCT 结合可以分析右心室容积和功能，但该方法时间分辨率较差。

提示
轻度三尖瓣功能不全的病例，如果休息或负荷状态时出现发绀，应讨论是否对 ASD 进行介入堵闭（图 4–54）。介入过程中须确保堵闭在各个方面均不会损伤心室功能。

三、左侧病变

（一）主动脉瓣下、主动脉瓣及主动脉瓣上狭窄

Joachim Lotz　Joachim G. Eichhorn　Michael Steinmetz　著
何　岚　译　刘　芳　校

1. 定义

左心室流出道附近的狭窄可以形成主动脉瓣下、主动脉瓣或主动脉瓣上狭窄（图 4–55）。主动脉缩窄是主动脉狭窄的一种特殊形式。这些狭窄都可以引起左心室后负荷加重，可单独发生亦可合并其他畸形。

2. 分类

(1) 主动脉瓣下狭窄：孤立性主动脉瓣下狭窄病例，通常在主动脉瓣下形成一种纤维膜或者肌纤维环（图 4–55A 和图 4–56）。罕见病例，在间隔、附属的二尖瓣组织或畸形二尖瓣装置附近单独出现肌性隆起，导致主动脉瓣下狭窄。在肥厚型梗阻性心肌病患者，因不对称的室间隔肥厚伴潜在的左心室流出道附近梗阻可出现肌性主动脉瓣下狭窄。

Shone 综合征定义为主动脉瓣下狭窄合并二尖瓣异常和主动脉缩窄，是主动脉瓣下狭窄的特殊形式。

主动脉瓣下狭窄通常合并复杂的心脏畸形（右心室双出口，对位不良型室间隔缺损等），37% 的孤立性主动脉瓣下狭窄患者同时合并膜周部室间隔缺损。外科纠治手术（如室间隔缺损、房室间隔缺损、复杂畸形等）也会导致继发性主动脉瓣下狭窄。

(2) 主动脉瓣狭窄：在主动脉瓣狭窄中（图 4–55B），由于先天性或获得性的瓣叶增厚或瓣叶融合，主动脉瓣通常无法完全打开。先天性或功能性二叶瓣由于交界处融合（称为嵴形成）而无法完全打开是最常见的原因（图 4–57 和图 4–58），瓣环小是另一个可能的潜在原因。

根据以下形式区分（图 4–58）。

• 只有两个瓣窦的真性二叶瓣，并且通常两个半月瓣大小相同。

• 更常见的是"二叶化"主动脉瓣，从解剖学角度来看，具有三个瓣窦和三个半月瓣，其中两个增厚融合（称为嵴），因此这些瓣叶通常大小不等。

即使影像学上显示为二叶主动脉瓣，病理解剖

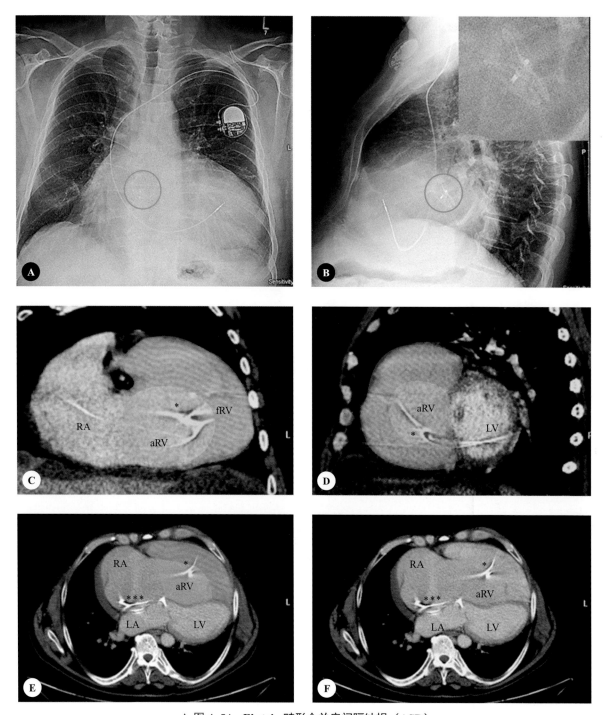

▲ 图 4-54　Ebstein 畸形合并房间隔缺损（ASD）

59 岁女性，Ebstein 畸形合并 ASD，既往没有进行手术矫正，使用心房封堵器闭合 ASD（A 和 B，蓝色圆圈）。MDCT 数据集的多平面重建见 C 至 F。(E 和 F，***) 为封堵器。此外，每一个重建图中（C 至 F，*）均可见右心室中起搏导线的伪影。房化心室部分（浅蓝色区域）和功能性右心室（浅红色区域）在 C 至 E 上都进行了标记。A. 正位胸部 X 线片，右心房和右心室扩大引起的典型"Bocksbeutel"（大肚酒瓶）心影；B. 侧位胸部 X 线片，房间隔封堵器的放大图；C. MDCT 数据集的冠状面重建；D. MDCT 数据集的矢状面重建；E. MDCT 数据集的横截面重建，标记了无功能的房化右心室和相对较小的功能性右心室；F. MDCT 数据集的横截面重建，舒张期，可见室间隔明显突入左心室。aRV. 心房化右心室（心房化，无功能的右心室）；fRV. 功能性右心室（有功能，较小的右心室）；LA. 左心房；LV. 左心室；RA. 右心房

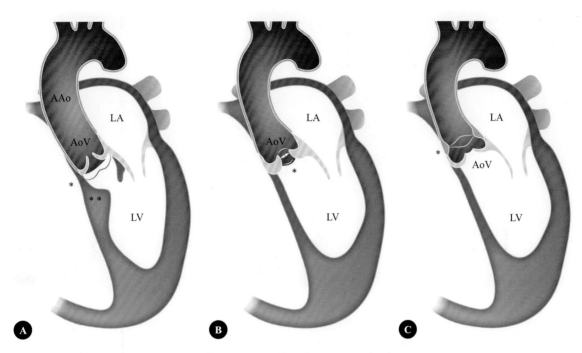

▲ 图 4-55 主动脉狭窄的不同类型示意

A. 主动脉瓣下狭窄合并主动脉瓣下膜状组织（＊）和左心室流出道主动脉瓣下肌性隆起（＊＊）；B. 主动脉瓣狭窄合并增厚的半月瓣（＊）；C. 主动脉瓣上狭窄合并主动脉瓣上膜状组织（＊）。AAo. 升主动脉；AoV. 主动脉瓣；LA. 左心房；LV. 左心室

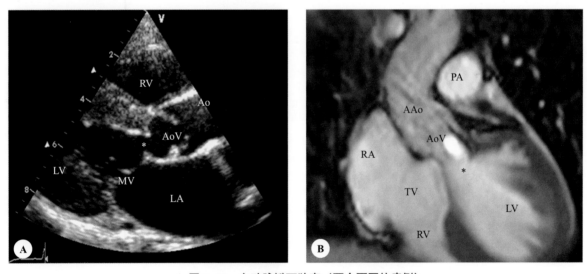

▲ 图 4-56 主动脉瓣下狭窄（两个不同的病例）

A. 主动脉瓣下狭窄（＊）的患者，经胸二维超声心动图，胸骨旁长轴切面：清楚地显示了左心室流出道两侧瓣膜下纤维膜，位于打开的主动脉瓣下；B. SSFP 电影序列 MRI，冠状位：另一位主动脉瓣下狭窄（＊）患者，显示了瓣膜下纤维膜，以及由于左心室流出道的流速加快导致的收缩期喷射现象。AAo. 升主动脉；Ao. 主动脉；AoV. 主动脉瓣；LA. 左心房；LV. 左心室；MV. 二尖瓣；PA. 肺动脉；RA. 右心房；RV. 右心室；TV. 三尖瓣

标本也可能发现存在第三个瓣叶的残芽。

二叶主动脉瓣常合并主动脉缩窄，也可能为单叶瓣。在先天性或后天性瓣膜发育不良的情况下，瓣叶可能变厚（如风湿热后），这也会使瓣叶无法完全打开。在极端情况下，无法辨认瓣膜轮廓，只见一个小孔。主动脉狭窄的严重程度可以根据表

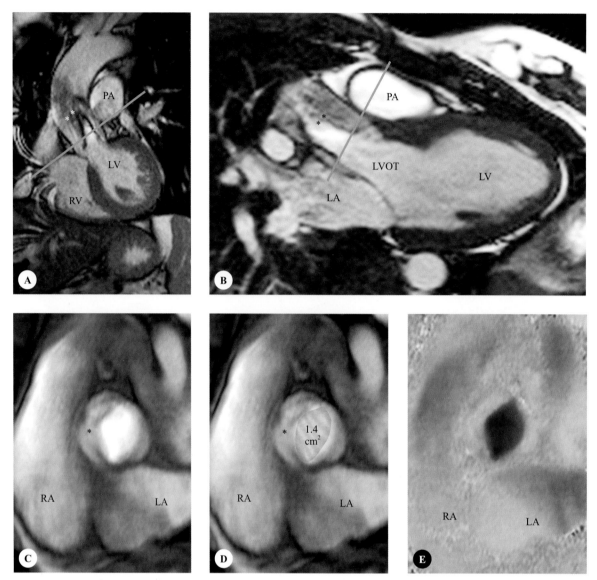

▲ 图 4-57　孤立性先天性"二叶化"Ⅰ型 N/R 主动脉瓣伴中度狭窄（图 4-58）

25 岁男性患者。多普勒超声心动图测得最大瞬时压差 30mmHg，患者无临床症状。A. SSFP 电影序列 MRI，收缩期，冠状位观：可以看到完全打开的主动脉瓣，由于血流加速导致湍流引起的失相（**）表现为信号缺失，蓝线表示用于显示和平面分析主动脉瓣的 C 至 E 的截面。B. 与 A 相对应的左心室流出道图像。蓝线同样表示用于显示和平面分析主动脉瓣的 C 至 E 的截面。C. 通过平面的流量测量的幅度图像（截面与 A 和 B 中的蓝线一致），测得二叶主动脉瓣完全打开的最大瓣口面积为 1.4cm²（D）。C 和 D 可以看到 3 个瓣窦及右冠状窦和无冠状窦之间的嵴（*）。D. 收缩期的最大瓣口面积在平面测量中用红色区域表示，原则上也可以在相位图像中进行（E）。E. 对应 C 的相位图像。黑色部分是向头的血流，MRI 测定最大流速为 3.1m/s，估测最大瞬时压差为 38mmHg。LA. 左心房；LV. 左心室；LVOT. 左心室流出道；PA. 肺动脉；RA. 右心房；RV. 右心室

4-20 分类。

　　新生儿极重度主动脉瓣狭窄是一种独立情况。在这些病例中，体循环灌注依赖于动脉导管，出生后也如此。如果不治疗，重度主动脉狭窄可以导致出生后急性心力衰竭和左心室失代偿，宫内可导致心内膜弹力纤维增生或左心发育不良综合征。

提示

主动脉缩窄通常合并二叶主动脉瓣。

　　（3）主动脉瓣上狭窄：主动脉瓣上狭窄（图 4-55C、图 4-59 和图 4-60）可单独出现或合并其他畸形。最常见的形式是窦管交界附近的沙漏形狭窄，

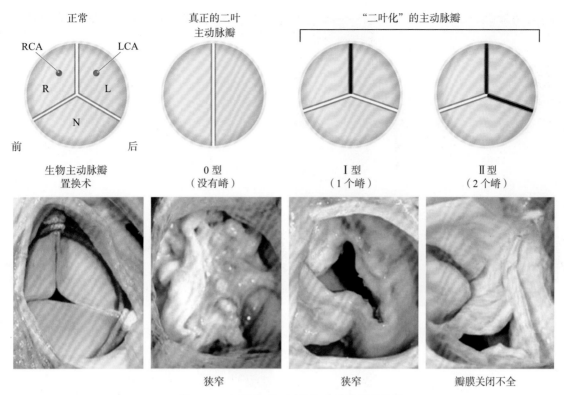

▲ 图 4-58 二叶和 "二叶化" 主动脉瓣的分类

分类的示意图（顶部）[57] 和相应的术中示例和病理图像（底部）。真正的二叶主动脉瓣通常可见大小相同的两个瓣膜，并且仅存在两个瓣窦。"二叶化" 主动脉瓣中，半月瓣通过一条或两条嵴（黑线）融合，并且存在三个瓣窦。L. 左冠状窦；R. 右冠状窦；LCA. 左冠状动脉；RCA. 右冠状动脉；N. 无冠状窦（经许可转载，引自 Dr.E.Girdauskas, Cardiac Surgery Clinic, Bad Berka Central Hospital）

而广泛的、主动脉整体发育不良或膜样狭窄较罕见。

组织学检查几乎都显示血管中层、胶原蛋白或者弹力纤维的改变，意味着主动脉壁缺乏弹性，Windkessel 功能受限。当主动脉瓣交界远端部分受到影响时，可能出现瓣活动受限，导致冠状动脉移位或由非常规型瓣窦引起的冠状动脉狭窄。某些情况下，起源于主动脉的血管也可见狭窄。常见主动脉瓣下狭窄和瓣上狭窄同时出现。多种综合征都合并主动脉瓣上狭窄：最周知的可能是 Williams-Beuren 综合征。主动脉瓣上狭窄也可能发生在遗传性主动脉病变（弹性蛋白基因突变）、遗传性高胆固醇血症和其他遗传性疾病等[58]。

3. 血流动力学

左心室流出道、主动脉瓣或者升主动脉的梗阻会增加左心室的后负荷，导致心肌肥厚，并逐渐进展为心肌收缩力受限。这直接取决于狭窄程度和左心室必须克服的压力阶差。此外，狭窄附近和远端的血流速度可能加快并形成湍流，这些现象尤其在四维流量测定中可以清晰观察到（图 4-61）。

4. 临床问题

通常，孤立性主动脉瓣下或瓣上狭窄的患者在很长一段时间内没有临床症状，更严重的狭窄可出现运动耐量下降直至出现心力衰竭合并肺水肿表现。少数情况下可见晕厥或心绞痛。听诊时可闻及粗糙的递增型收缩期杂音，在左侧第二肋间最响，并向颈动脉传导。

5. 自然病程和治疗指征

显著的主动脉瓣上和瓣下狭窄常表现为逐渐进展，而程度较轻的狭窄可持续多年保持不变[59]。通常不会生后立刻出现症状，但在生后的最初几年会逐渐进展。极少数情况下，胎儿或新生儿主动脉瓣下狭窄可合并心内膜弹力纤维增生和左心室发育不良。主动脉关闭不全也可能与初始的狭窄同时发生，主要见于升主动脉进行性扩张的病例。

治疗指征是根据德国小儿心脏病协会指南[60, 61]确定的，适用于孤立性主动脉瓣下、瓣膜及瓣上狭

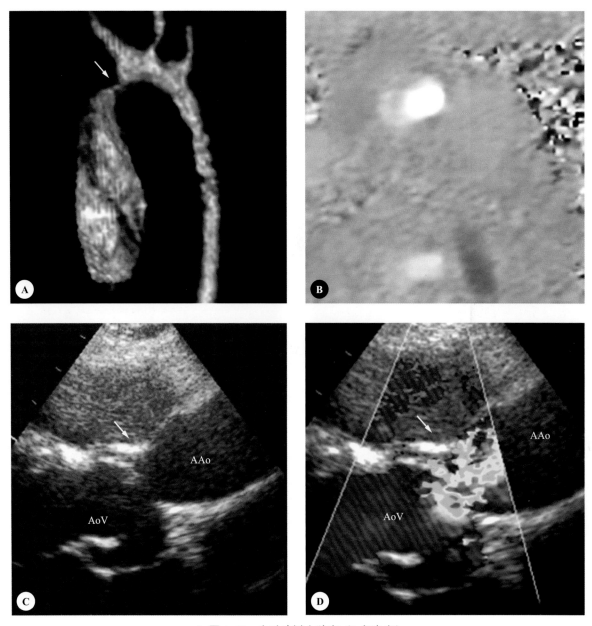

▲ 图 4-59　主动脉瓣上狭窄（2 名患者）

2 月龄患儿合并主动脉弓发育不良，主动脉弓手术重建后（A 和 B），近升主动脉处残余狭窄（A，箭）；另一个主动脉瓣上狭窄患者，二维经胸超声心动图胸骨旁长轴切面（C 和 D）清晰显示主动脉瓣上纤维膜（箭）和加速的彩色多普勒血流。A. 主动脉瓣上狭窄的增强 MRA 三维重建，沿主动脉弓的成角度的矢状位；B. 经过平面获取的相位对比图像，显示轻度增加的向头血流（白色），测得最大流速为 2.5m/s，估测最大瞬时压差为 25mmHg，狭窄近端升主动脉的流速为 1.1m/s；C. 二维经胸超声心动图胸骨旁长轴切面显示主动脉瓣上狭窄（箭），无彩色多普勒信号；D. 二维经胸超声心动图胸骨旁长轴切面显示主动脉瓣上狭窄（箭），伴彩色多普勒信号及相应的加速血流。AAo. 升主动脉；AoV. 主动脉瓣

窄，平均压力阶差＞40mmHg，瓣膜开口面积＜1cm^{2}或峰值压力阶差＞50mmHg（有创测量）（表 4-20）。除了压差外，以下情况也需要治疗。

- 发生并发症（如心力衰竭、心绞痛）。
- 左心室进行性扩大或者左心室功能进行性

减低。

- 新发的或进行性主动脉瓣关闭不全。
- 心电图复极障碍。

在主动脉瓣下狭窄合并其他心脏畸形时，需要对患者进行整体的评估再做出治疗决定[60, 61]。

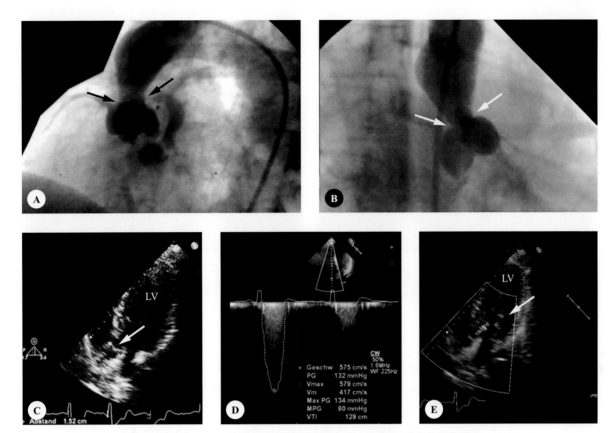

▲ 图 4-60　主动脉瓣及瓣上联合狭窄合并左右冠状动脉起始部狭窄

17 岁女性患者，弹性蛋白基因突变，主动脉瓣发育不良综合征。A 和 B 中箭表示主动脉瓣上狭窄，A 中的星号表示左冠状动脉起始处狭窄。A. 心导管检查左前斜位（LAO）升主动脉造影，有创性导管测得峰值压差为 100mmHg；B. 心导管检查右前斜位（RAO）升主动脉造影；C. 二维经胸超声心动图五腔心切面，显示主动脉瓣小，直径仅 15mm（箭），对应基于体表面积的标准小 2 个标准差；D. 连续多普勒超声测得显著流速加快，最大达 5.8m/s，估测的平均压差为 80mmHg，最大压差为 134mmHg；E. 彩色多普勒示合并主动脉瓣关闭不全（箭）。LV. 左心室

6. 诊断与治疗方法的选择

除了超声心动图、心脏 MRI 或心脏 CT，诊断流程还包括有创心导管检查（特别是合并复杂性心脏畸形时）（图 4-60）。形态学、瓣膜或心室功能是诊断时的重点[62]，无创检查（如多普勒超声心动图和 MRI 检查）都能很好满足这两方面，两种方法都可以通过流量测定和 Bernoulli 方程对通过狭窄的最大瞬时压差进行直接和间接的估测。如果要求精确的有创压力测定，或者需要显示冠状动脉，甚至进行同步治疗，则要选择有创的心导管检查（图 4-60）。

在主动脉瓣下狭窄的病例，手术治疗需要切除纤维环，视情况决定是否进行心肌切除术。极少数病例存在隧道状的狭窄，需要对左心室流出道进行补片重建（又称为 Konno 手术）[63]。在单纯切除的病例中，10 年内复发风险为 20%[64]。目前，采用球囊瓣膜成形术的介入方法治疗主动脉瓣下狭窄也取得了良好的效果[65]。

主动脉瓣狭窄，以及有时主动脉瓣上狭窄通常采用单纯的介入方法治疗，如球囊瓣膜成形术[66]。然而，在主动脉瓣狭窄的病例中，介入治疗会存在主动脉瓣关闭不全的风险。传统的手术方法包括主动脉瓣置换术，机械主动脉瓣（需要终身抗凝治疗）和生物主动脉瓣（使用时间有限）都可以选择。生物瓣膜可以有异种移植物（如猪的瓣膜）、同种移植物（人的主动脉移植物）和自体移植物进行选择，将患者自己的肺动脉瓣移植到主动脉瓣的位置，然后将同种移植物或带瓣外管道代替肺动脉瓣，称为 Ross 手术[67]。此外，如果满足某些先决条件，也可以选择瓣膜重建[68]。

7. 手术后和介入后的问题

主动脉瓣狭窄术后可能出现的并发如下。

- 主动脉瓣关闭不全。

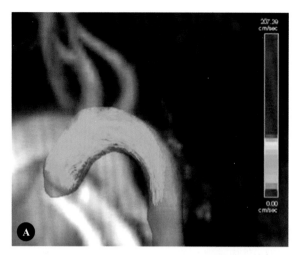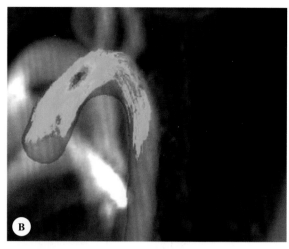

▲ 图 4-61　三叶式和二叶式主动脉瓣

动物模型的四维 MR 流量测定。A. 正常的三叶式主动脉瓣；B. 二叶式主动脉瓣。除血流速度加快外，升主动脉附近还可见湍流

表 4-20　主动脉瓣狭窄严重程度的分类（根据压差分类，也可用于主动脉瓣上和瓣下狭窄[61]）

严重程度	导管峰值压差（mmHg）	连续多普勒 V_{max}（m/s）	Bernoulli 最大瞬时压差（mmHg）	Bernoulli 平均瞬时压差（mmHg）	超声测量主动脉瓣瓣口面积（cm²）
微量					
轻度	<30	<3	<36	<25	>1.5（>1cm²/m²）
中度	30~50	3~4	36~64	25~40	1.0~1.5（0.6~1.0cm²/m²）
重度	>50	>4	>64	>40	<1.0（<0.6cm²/m²）

• 二尖瓣受损，尤其是二尖瓣前叶，需要重建甚至换瓣。

• 医源性室间隔缺损。

• 心律失常。

• 并发左束支传导阻滞或房室传导阻滞。

在主动脉瓣上狭窄的外科手术过程中，如需要冠状动脉再移植可能会导致冠状动脉灌注障碍。Ross 手术后可能会并发从右心室到肺动脉的带瓣外管道或同种移植物的狭窄，由于正位于胸骨后，尤其是老年患者，很难通过经胸超声心动图发现这些狭窄，这时 MDCT 和 MRI 可以作为狭窄分级的另外选项，如 MRI 流量测定可作为多普勒超声心动图的良好替代方法[7]。

8. 诊断性影像的目标和相对价值

介入前和介入后成像的目标是评估狭窄的严重程度，并尽可能准确地描述其形态，以便更准确地对狭窄进行分类[57]。此外，影像检查需协助描述其与二尖瓣装置，以及其他任何合并畸形的密切解剖关系，并评估对血流动力学的影响（如左心室功能和左心室心肌质量）[7, 69]。特别是在瓣膜狭窄的情况下，必须精确地观察瓣膜形态，以便评估对比瓣膜置换术，是否有进行瓣膜重建可能性。

在标准化诊断中，即使成像条件较差，也可使用 TTE 或 TEE 对狭窄的位置、形态和严重程度进行评估，通常可以清楚地测量左心室流出道及主动脉瓣的直径，以及狭窄累及的二尖瓣和二尖瓣装置的情况，也可以清楚地评估左心室大小、左心室心肌肥厚及伴发的主动脉瓣关闭不全（图 4-56A，图 4-59C 和 D，图 4-60C）。

此外，在 Ross 术前对肺动脉瓣、右心室流出道和肺动脉血管床进行评估。多普勒超声心动图可以测量最大压差和平均压差，还可以发现或排除合并的心脏畸形，评估主动脉瓣关闭不全的程度。多数患者，尤其是更易进行影像学检查的年轻患者，可以仅通过多普勒超声心动图的诊断进行手术[59-62]。

在部分患者伴发畸形需要明确额外信息情况下（如计划心肌切除术或间隔造口术需关注冠状动脉走行、主动脉瓣置换术、Ross 手术或升主动脉置换术），以及术后患者，可进行横断位成像，如 MRI 或 MDCT[7, 13, 69]。

为了精确评估压力阶差，或在合并复杂畸形的病例中，需要进行心导管检查。心导管检查、MRI 或者多层 CT 可以显示并量化升主动脉狭窄后扩张（表 4-21）。

（二）主动脉缩窄

Joachim Lotz　Joachim G. Eichhorn　Michael Steinmetz　著
何　岚　译　刘　芳　校

1. 定义

主动脉缩窄定义为左锁骨下动脉起始部和降主动脉侧的主动脉弓远端（动脉导管开口对侧的后壁）之间的主动脉移行处的内径狭窄超过 25%～30%，因内膜的膜样增厚而加重（图 4-62 和图 4-63），占先天性心脏病的 5%～8%，男性的发病率是女性的 2 倍。

2. 分类

过去常用的分类是导管前和导管后（或婴儿型和成人型）主动脉缩窄，现已不再使用。狭窄常见于动脉导管对侧（或导管附近）（图 4-62）。特殊情况是新生儿极重度主动脉缩窄，在急性动脉导管关闭时可能导致紧急情况。

主动脉缩窄常合并其他心脏畸形，最常见的是二叶式主动脉瓣（高达 85% 的病例），通常还伴有主动脉瓣狭窄、动脉导管未闭、室间隔缺损，甚至其他动脉血管异常，如非典型起源的右锁骨下动脉（lusoria 动脉）或左锁骨下动脉起始部狭窄。Tumer 综合征（X0 染色体）的女性患者常伴发主动脉缩窄（约 30% 的病例）。

3. 血流动力学

极重度主动脉缩窄新生儿，下半身的灌注依赖于动脉导管的持续开放，但作为右向左的分流，低氧血直接从肺循环灌注至降主动脉，因此下半身发生发绀（动脉血氧饱和度通常在 75%～85%），而上半身动脉血氧饱和度正常（于右上肢测量）。动脉导管关闭的紧急情况下，后负荷增加导致左心室进行性失代偿，合并心力衰竭和心源性休克。

在主动脉缩窄持续影响血流动力学的病例中，可在上半身和下半身之间形成明显的侧支循环。典型的侧支血管是乳内动脉或胸廓内动脉、第 3～8 肋间的肋间动脉和左锁骨下动脉，当血管内血流增加时会出现扩张（图 4-64 和图 4-65），有时也会发生逆流，不同的影像学检查可以观察到这种现象。

4. 临床问题

动脉导管关闭后，新生儿极重度主动脉缩窄会出现不可避免的急性左心衰竭，伴有呼吸急促、心动过速、皮肤蓝灰色改变、肾衰竭、肠道灌注不足，有发展为坏死性小肠结肠炎，甚至是心源性休克的

观察内容	超声心动图			正/侧位胸部X线片	MRI血流测定	MDCT	心导管（造影和血流动力学）
	TTE	TEE	三维				
瓣膜装置和狭窄的形态							
二叶/三叶	中	高	高	—	高	高	中
内壁附着	高	高	高	—	高	中	中
主动脉瓣功能							
关闭不全	高	高	—	—	高	低	高
狭窄	高	高	—	—	高	中	中
狭窄分级							
形态学	高	高	高	—	高	高	中
功能学	高	高	高	—	高	低	高
左心室功能和心肌形态							
左心室功能	高	高	高	—	高	中	高
心肌形态	高	高	—	—	高	高	中
左心室大小	高	高	高	中	高	高	高
升主动脉形态							
狭窄后扩张	中	低	—	中	高	高	高

表 4-21 各种评估主动脉瓣狭窄的影像学检查方法的相对价值 [7, 61]

MDCT. 多排螺旋计算机体层摄影；MRI. 磁共振成像；TEE. 经食管超声心动图；TTE. 经胸超声心动图

各种风险。

非重度主动脉缩窄的患者存在上下肢血压差，以及狭窄近端血管张力增高。根据缩窄的严重程度，可能会出现股动脉搏动减弱、脚冷、间歇性跛行、头痛和鼻衄等症状。慢性后负荷增加可出现左心室肥厚，根据严重程度，可导致慢性心力衰竭。

5. 自然病程和治疗指征

极重度主动脉缩窄的新生儿在动脉导管关闭后将无法存活，是紧急治疗的指征。如果不能立即治疗缩窄，须静注前列腺素 E_1 维持动脉导管的开放，并在手术前开始应用儿茶酚胺。

非极重度主动脉缩窄可能仅表现为动脉张力过高，伴心血管事件发生风险的增加，可能直至成年后才被发现。

上下肢收缩压压差超过 20mmHg 是治疗指征。

如果收缩压压差小于 20mmHg，但伴有动脉血管高张力（儿童表现为血压超过同龄儿的第 97 百分位）和形态学上明显狭窄 [70, 71]，也存在治疗指征。

6. 治疗方法选择和介入前诊断

对于新生儿和婴儿，可以选择通过左侧开胸手术，切除狭窄段并进行端端吻合，尽量避免使用外源性材料（图 4-66）。另外，还可选择锁骨下动脉皮瓣主动脉成形术（图 4-67）或使用间接材料（Goretex 或 Dacron）进行扩大修补，这种手术也被称为 Vossschulte 补片主动脉成形术，由于补片附近常会发生动脉瘤，目前已经基本被放弃（图 4-68）。

针对非常罕见的细长型狭窄病例，可植入外源性材料制成的人造管道。针对端端吻合后可能预后不良的重度狭窄，可进行应用各种材料的血管外搭桥（图 4-69）。

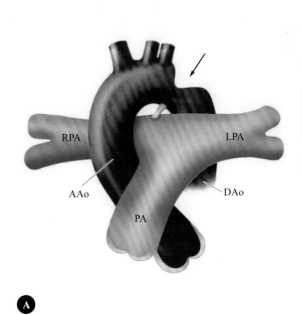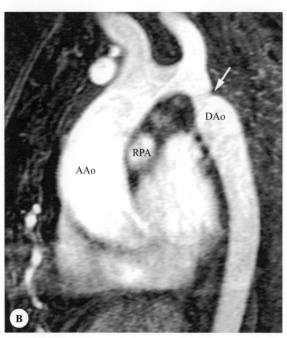

▲ 图 4-62 主动脉缩窄

中度主动脉缩窄，位于典型的扩张左锁骨下动脉起始处与降主动脉一侧的主动脉弓远端之间的移行区附近，内膜的膜样增厚位于动脉导管上方的后壁（导管附近，箭）。A. 主动脉示意；B. 增强 MRA 的矢状旁 MIP 重建。AAo. 升主动脉；DAo. 降主动脉；LPA. 左肺动脉；PA. 肺动脉；RPA. 右肺动脉

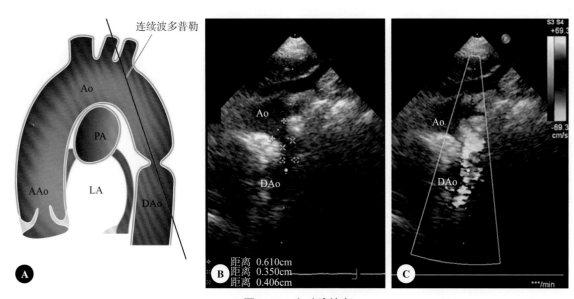

▲ 图 4-63 主动脉缩窄

A. 婴儿主动脉缩窄的胸骨上切面示意，连续多普勒评估最大瞬时压差；B. 典型二维超声心动图图像，胸骨上凹长轴切面，降主动脉成角度走行，小嵴向内侧伸入降主动脉管腔内；C. 相应的彩色多普勒图像，在峡部附近见轻度血流加速信号。AAo. 升主动脉；Ao. 主动脉；DAo. 降主动脉；LA. 左心房；PA. 肺动脉

在锁骨下动脉皮瓣主动脉成形术中，用左锁骨下动脉扩大主动脉峡部（图 4-67）。将动脉断开，由起始点向下折叠，用作扩大补片（图 4-70），余下的远端锁骨下动脉通过侧支循环供血（图 4-70D）。这

种方法术后，患者的左臂发育将落后于右侧，因此会稍微短一些。

主动脉缩窄常合并主动脉弓发育不良，须在体外循环下经正中胸部切口进行手术，可选择性头部

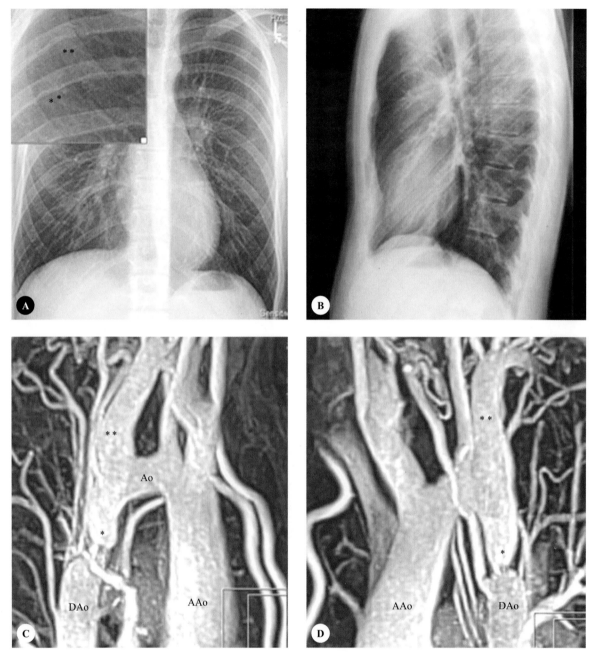

▲ 图 4-64　主动脉缩窄伴侧支循环形成

16 岁男性患者，高度主动脉缩窄（C 和 D，＊）伴明显侧支循环。三维 MIP 重建中显示左锁骨下动脉由于侧支循环出现明显扩张（C 和 D，＊＊）。A. 正位胸部 X 线片，局部放大的图像展示了典型的肋骨切迹（＊＊），见于第 3～8 背侧肋骨下缘，由肋间侧支循环所致；B. 侧位胸部 X 线片；C. 增强 MRA 的三维 MIP 重建，右前斜位；D. 增强 MRA 的三维 MIP 重建，侧位。AAo. 升主动脉；Ao. 主动脉；DAo. 降主动脉

灌注，或者由升主动脉到降主动脉的旁路供血（图 4-68C）。

　　球囊扩张血管成形术已成为年龄较大的儿童、青少年及成人的首选治疗方法，尤其是对一些局限性狭窄。对于青少年和成人，常结合支架置入（图 4-71）。通常使用直径为峡部内径的 2.5～3 倍的球囊于狭窄处逐步进行扩张，球囊直径通常不能大于膈肌附近的主动脉内径或狭窄前主动脉弓的内径[72]。

　　7. 手术后和介入后存在的问题

　　外科手术存在损伤膈神经和喉返神经的可能性，可出现单侧膈肌或单侧声带麻痹。少数病例可出现胸导管受损，导致乳糜胸。极罕见的病例可出

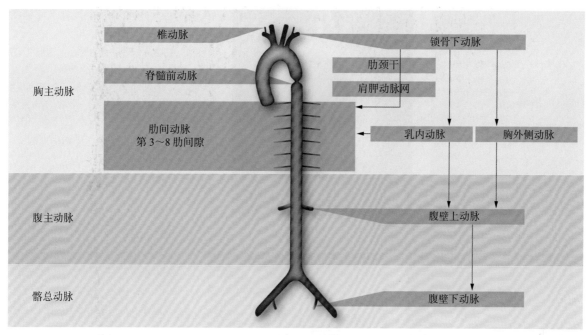

▲ 图 4-65 主动脉缩窄时侧支血流示意

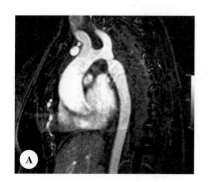

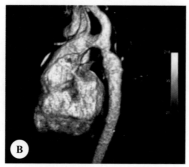

◀ 图 4-66 主动脉缩窄进行端端吻合手术后
仅见轻度残余狭窄或再狭窄，以及狭窄后扩
张及升主动脉轻度扩张。A. 增强 MRA 的减
影重建，矢旁位；B. 使用容积重建技术进行
增强 MRA 的三维重建

现下肢瘫痪（也称为主动脉缩窄动脉切除术后综合征）。术后的再狭窄率颇高，大龄儿童的再狭窄率为 5%~10%（图 4-66）。对于极重度主动脉缩窄或主动脉弓发育不良的病例（图 4-68C），该比率更高[73, 74]。

导管介入治疗的风险是血管通路的受损（出血、血栓形成、动脉瘤），扩张可能会导致主动脉破裂、形成动脉瘤或夹层等并发症，但这些情况极少。如果植入支架，则可能存在支架断裂、移位或支架附近新生内膜形成再狭窄等风险。

从远期来看，再狭窄、动脉瘤形成或持续高血压的患者不占少数。伴有二叶式主动脉瓣的患者再缩窄或升主动脉扩张的风险升高，补片成形术术后患者在手术部位附近发生动脉瘤的风险升高，尤其是使用外源性材料时（图 4-68）[75, 76]。

主动脉弓缺乏弹性导致的继发性血流动力学改变被认为是持续的血压过高的原因。因此，需给予持续的降压治疗[77]。

> **提示**
>
> 主动脉缩窄治疗后即刻常常仍然存在动脉高血压，而且约 50% 的患者即使无残余狭窄或再狭窄的证据也持续存在高血压。

8. 影像诊断的目标和相对价值

婴幼儿通常具有良好的透声窗，超声心动图是首选的影像检查方法，特别是可以观察到狭窄的程度、是否存在潜在开放的动脉导管、左心室功能、伴发畸形等。理想情况下，让颈部拉伸可以通过胸骨上或颈部透声窗观察主动脉弓（图 4-63）或从右

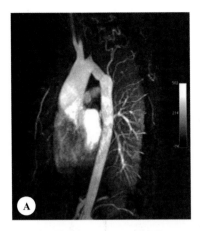
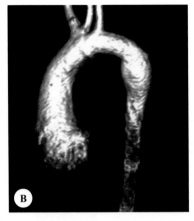

◀ **图 4-67 Waldhausen 锁骨下动脉皮瓣成形术后**

为治疗主动脉缩窄，左锁骨下动脉近端被用于主动脉成形术，因此，未显示左锁骨下动脉近端。未见残余狭窄，但在 MIP 重建中可见残余侧支（A）。吻合口附近的降主动脉扩大至 2.5cm。A. 增强 MRA 的三维 MIP 重建，横断面；B. 增强 MRA 三维容积重现

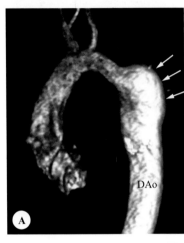
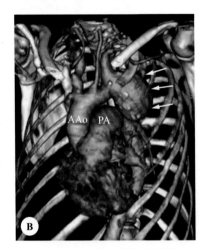
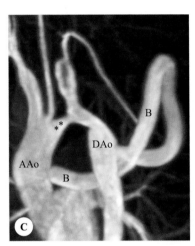

▲ **图 4-68 Vosschulte 主动脉补片成形术后动脉瘤形成**

三位不同患者使用外源性材料制成的间接主动脉补片（Vosschulte 补片主动脉成形术），增强 MRA 三维重建（A），CTA 三维重建（B），显示了该手术的典型并发症，即近补片处的动脉瘤发生（A 和 B，箭）。除了显示主动脉补片修补术的术后情况外，MRA 的三维 MIP 重建还可以显示发育不良的主动脉弓（C，**）。出于这个原因，进行了升主动脉旁路连接到降主动脉，未出现任何相关的残余再狭窄或动脉瘤形成。A. 增强 MRA 三维容积再现；B. CTA 的三维容积再现；C. 增强 MRA 的 MIP 重建。AAo. 升主动脉；B. 旁路；DAo. 降主动脉；PA. 肺动脉

侧胸骨旁切面进行观察。

对于年长儿、青少年或成人，尤其是既往接受过手术的患者，超声心动图的检查会受到透声窗限制。MRI 尤其是增强 MRA 是这类患者首选的影像学检查（包括三维重建）（图 4-64C 和 D），其次是多层 CT（图 4-72 和图 4-68B）。前两者都可以详细显示狭窄、侧支、左心室功能和质量、相关畸形、术后的动脉瘤或再狭窄；但是对于支架置入后患者（图 4-70 和图 4-71），如果有证据表明新的内膜形成或支架断裂引起的再狭窄，则多层 CT 优于 MRI。尽管现在主动脉内植入支架已不是 MRI 检查的禁忌证，许多支架（尤其是镍钛合金支架）也只会产生轻微的伪影，但支架附近的 MRI 影像质量仍十分有

限。MRI 可以精确定量合并的二叶式主动脉瓣以及其引起的狭窄，和主动脉瓣反流和心室功能。MRI 血流测量适用于确定主动脉缩窄患者侧支建立的程度，在一些重度狭窄的病例，侧支血流量可能明显高于主动脉紧邻狭窄远端的血流，这可以通过四维流量进行测量（图 4-72），该方法也可以用来评估是否存在再狭窄[78, 79]。未来，新的四维 MRI 流量测量技术[80] 有可能还可以帮助选择合适的外科手术方式以恢复生理血流（图 4-69）。与多普勒超声心动图相似，MRI 通过流量测量和相位对比技术测定狭窄处的最大血流速度，应使用简化的 Bernoulli 方程估测瞬时压差，至少在轻中度狭窄这种方法测量的压差与有创测量的压差一致性很好[78]。

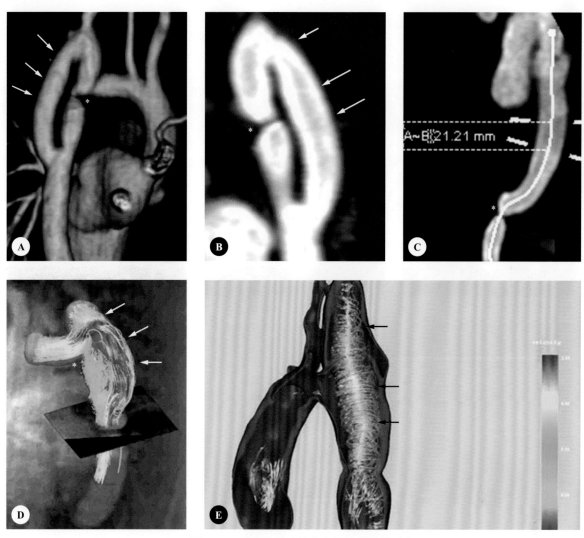

▲ 图 4-69　重度主动脉缩窄血管外的搭桥手术

A 至 D. 描绘了 29 岁男性患者未治疗的重度主动脉缩窄（A、B 和 D，*），进行了从左锁骨下动脉到降主动脉的搭桥（箭）手术治疗主动脉缩窄。尽管在 D 和 E 中可以看到正常的最大流速（D），但也可以看到明显的涡流形成（E）。旁路中的涡流形成使用四维 MR 流量测量计算。A. 增强 MRA 的三维容积再现；B. 矢状位增强 MRA 的 MIP 重建；C. 增强 MRA 的曲面重建伴中心线；D. 四维可视化血流，显示最大血流；E. 四维可视化血流，显示涡流形成

提示
所有断层扫描都可测量升主动脉、主动脉横弓和远端及狭窄远端的降主动脉直径，确定狭窄的长度、是否合并潜在的血管异常（头颈部血管、肾动脉）或侧支血管，这对于治疗计划起决定作用[62]。

通常，由于存在典型的肋骨切迹和第 3~8 肋间下缘浅凹，胸部正位片可显示成人的主动脉缩窄（图4-64A），而心脏大小通常是正常的，只有在重度主动脉缩窄的情况下才会增大。X 线还可显示肺梗阻的征象。由于主动脉缩窄附近常存在左锁骨下动脉的狭窄前扩张（图 4-64、图 4-66 和图 4-72）和降主动脉的狭窄后扩张，因此，X 线或造影图像显示典型的左侧"切迹"和双主动脉结。原则上，多普勒超声心动图和断层扫描用于术前诊断，而简单的正位 / 侧位胸部 X 线片即可识别介入后的支架断裂（图4-70A）。

虽然精确压差测量有进行有创心导管检查的指征（表 4-22），但通常多普勒超声心动图和（或）MRI 或多层 CT 等无创方法可以决定是否需要手术或

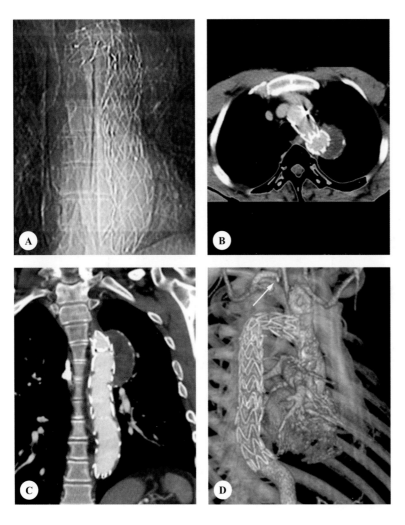

◀ 图 4-70　利用锁骨下动脉皮瓣补片的主动脉成形术术后

43 岁男性患者，选择 Waldhausen 锁骨下动脉皮瓣主动脉成形术对主动脉缩窄进行治疗，术后形成动脉瘤，继而通过植入胸主动脉支架治疗，未显示支架断裂。A. 正位 CT 扫描图；B. 多层 CT 数据集的横截面重建；C. 多层 CT 数据集的冠状面重建：由支架导致的血栓性动脉瘤，可见位于支架的左侧；D. 多层 CT 的三维容积再现：手术切断左锁骨下动脉，现在通过颈动脉－锁骨下动脉旁路（箭）供血

介入治疗。因此，一般有指征进行介入治疗（即球囊血管成形术或支架置入）的患者才进行有创诊断[81]。然而，已有以透视作为备选在 MRI 引导下治疗主动脉缩窄的初步病例研究[82]。

表 4-22 比较了不同影像学检查的相对价值。

提示

MRI 和多层 CT 断层扫描技术都是诊断主动脉缩窄的 I2 级指征，诊断准确性与其他诊断方法相当[7]。

（三）主动脉弓离断

Joachim Lotz　Joachim G. Eichhorn　Michael Steinmetz　著

何　岚　译　刘　芳　校

1. 定义

该先天性缺陷特点是主动脉弓的两个节段之间完全离断，节段间可能存有残余结缔组织连接，但没有血管连接（如主动脉峡部闭锁）。与主动脉缩窄不同，主动脉弓离断（interrupted aortic arch, IAA）是一种罕见的先天性心脏病，在心脏畸形中所占比例不到 0.1%。理论上，主动脉弓可以在任何一个位置发生中断（图 4-73），与左弓或右弓无关[83]。

2. 分类

根据从远到近的离断位置，IAA 可分为三种类型（图 4-73），并根据 Schumacher 等[83]研发的系统对各类型发生概率进行统计。

• A 型：头臂干起始远段的离断（约 40% IAA 病例）。

• B 型：左锁骨下动脉与左颈总动脉之间离断（约 55% IAA 病例）。

• C 型：左颈总动脉与头臂干之间离断（右位主动脉弓时成镜像关系，即离断位于右颈动脉与右锁骨下动脉之间，约 5% IAA 病例）。

孤立型 IAA 仅见于 3%~4% 的病例[83, 84]，其中大部分为 A 型。主要合并左半心病变，如动脉导管

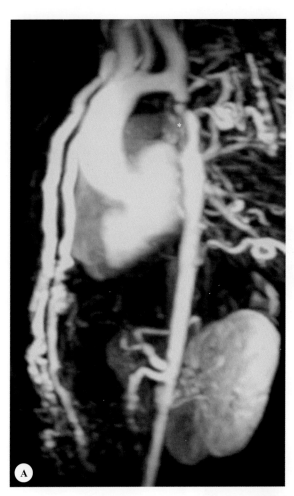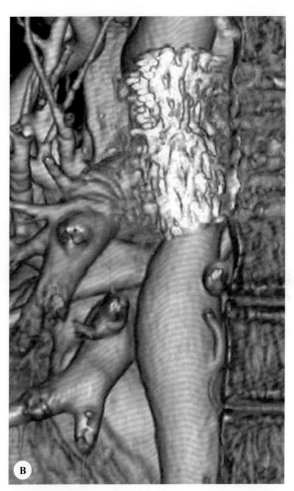

▲ 图 4–71　重度主动脉缩窄的支架置入

39 岁女性，重度主动脉缩窄（A，＊），可见通过乳内动脉和肋间动脉的显著侧支血管。A. 支架置入前的增强 MRA 的三维 MIP 重建；B. 支架置入后 CTA 的三维容积再现

检查内容	超声心动图			正侧位胸部 X 线片	MRI 及流量测定	MDCT（心电图触发）	心导管（造影和血流动力学）
	TTE	TEE	三　维				
主动脉弓形态	高	—	中	—	高	高	高
合并的心脏畸形	高	高	高	—	高	中	高
缩窄							
• 形态	高	—	高	—	高	高	高
• 功能	高	—	—	—	高	低	高
左心室功能	高	高	高	—	高	中	高
心肌形态	高	高	—	—	高	高	中

表 4–22　评估主动脉缩窄各个方面的影像学检查方法的相对价值 [7, 61]

MDCT. 多排螺旋计算机体层摄影；MRI. 磁共振成像；TEE. 经食管超声心动图；TTE. 经胸超声心动图

未闭合并室间隔缺损、二叶式主动脉瓣，以及一些更复杂的缺陷，如大动脉转位、动脉单干、甚至是左心发育不良综合征等。

3. 血流动力学和临床问题

"导管依赖性"体循环在所有类型 IAA 中都常见。在这些病例中，通过降主动脉灌注的下半身的血流只能依赖动脉导管。根据离断位置的不同，头、臂干远端可能依赖动脉导管而逆行灌注。如果筛查时

测量四肢氧饱和度，受到动脉导管分流的影响，患儿可出现因经皮氧饱和度的不同（下肢低氧饱和度，右手正常）而引起的临床症状。动脉导管的生理性闭合对这类患儿是致命的，并加重相关临床症状。然而，IAA 也可以在成年期才表现出临床症状[84, 85]。

4. 治疗

与左心发育不良综合征的治疗类似，前列腺素 E 可以扩张动脉导管或者维持导管开放，尽管这是临

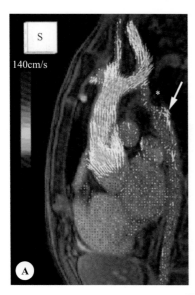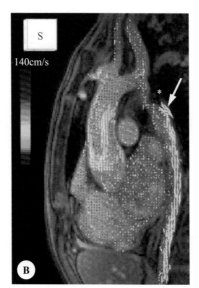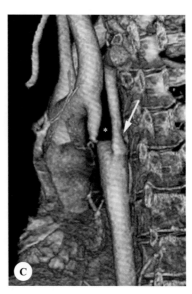

▲ 图 4-72　伴有侧支血管形成的重度主动脉缩窄

患者存在重度主动脉缩窄和明显的侧支形成（＊）。四维 MR 血流测量显示，在收缩期和舒张期都未显示相关的流经狭窄的血流，然而存在明显的侧支血流（箭）。A. 四维 MR，收缩期最大流速重建的流量测定；B. 四维 MR，舒张期最大流速测定的流量重建，舒张期降主动脉主要由侧支循环供血；C. CTA 的三维重建，背面观

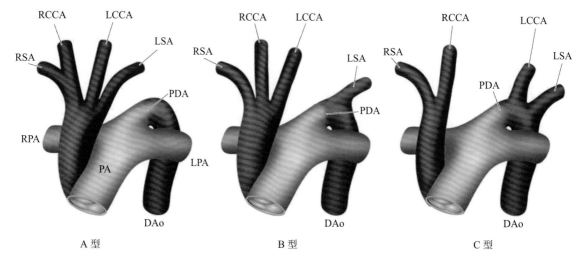

A 型　　　　　　　　　　B 型　　　　　　　　　　C 型

▲ 图 4-73　主动脉弓离断的三种最常见类型示意

DAo. 降主动脉；LCCA. 左颈总动脉；LPA. 左肺动脉；LSA. 左锁骨下动脉；PA. 肺动脉；PDA. 动脉导管未闭；RCCA. 右颈总动脉；RPA. 右肺动脉；RSA. 右锁骨下动脉

时的紧急治疗。根据并发的心脏畸形及中断的长度和位置，需要在新生儿期行手术治疗并选择不同的手术方法如端端吻合、锁骨下动脉成形术或人工管道植入。但如前文所述，死亡率仍然较高[83]。

5. 影像学检查的诊断和作用

尽管产前诊断时胎儿超声心动图可以诊断 IAA，但许多患儿直至出生后才得以诊断，甚至直至出现心源性休克后才发现 IAA。在一些不太严重、动脉导管仅部分关闭的病例，临床表现可能与导管前型主动脉缩窄的症状非常相似。理论上，MRI 也可用于产前诊断[86]。

胸部 X 线片常常显示右向左分流引起的明显的心脏增大，但不能用于确诊。

经胸超声心动图通常可以确诊，胸骨上切面可以清楚显示离断。对于轻型 IAA，CT 比心导管检查更推荐[84, 85, 87]。尽管存在辐射暴露，对于危重症患儿，由于 CT 检查速度更快，CT 优于 MRI（图 4-74）。而对于血流动力学稳定的患儿，应选择 MRI 以减少辐射。

术前，不仅需要对 IAA 进行诊断和分型，还要确定离断的行径和长度、与气道（气管与主支气管）和食管之间的空间位置关系。术前确认常见的左锁骨下动脉起源变异对于手术计划也很重要[83]。

术后管理除了评估心脏功能，还需排除再狭窄的可能，并定量再狭窄程度及对血流动力学的影响。

如果离断段较长需要行搭桥手术，主动脉弓远端可被拉向前方较远，可能会导致支气管受压。因此，如果出现气道梗阻的临床症状，需要明确排除支气管受压。

各种影像学检查在术前和术后的价值取决于主动脉缩窄的合并畸形（表 4-22）。

未来，在 IAA 患者中应用四维 MRI，还可能提供额外的术前和术后血流动力学的变化情况[88]。

四、复杂病变

（一）大动脉转位

Matthias Gutberlet　Christian Kellenberger　著
梁雪村　译　　刘　芳　校

1. 定义

大动脉转位（transposition of the great ateries, TGA）患者心室大动脉连接关系不一致，左右心室流出道相互平行（图 4-75）而非正常的交叉裹绕[83, 89-91]。因此，主动脉部分或完全地自形态学右心室发出，肺动脉自形态学左心室发出。

右心房和形态学右心室连接关系正常的 TGA 患者，往往存在圆锥动脉干胚胎发育异常，被称为室间隔完整的完全性大动脉转位（TGA IVS，常简称为 D-TGA）。此时，右心室流出道和升主动脉位于右侧（D 代表右侧）（图 4-75）。

若形态学右心室和形态学右心房之间的房室连

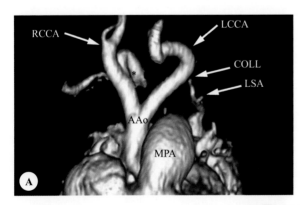
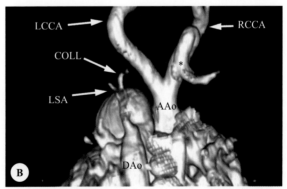

▲ 图 4-74　IAA A 型

2 周龄新生儿，整体情况差，上下肢收缩压压差＞35mmHg。A. 正位 CTA 三维重建：升主动脉分为左右颈总动脉，主动脉弓的横段和降段不存在；右锁骨下动脉（星号）起源于右颈总动脉的背侧；降主动脉位于扩张的肺动脉干左背部，由颅内侧支血流供应；左椎动脉和椎旁动脉供血。B. 正位 CTA 三维重建：背侧观，脊柱左侧清晰可见降主动脉，由左椎动脉和椎旁侧支供血，与升主动脉没有直接连接；动脉导管在产前和产后即刻可以确保下半身的血流灌注，出生 14 天后关闭，这解释了临床症状的延迟出现；左锁骨下动脉起源于侧支动脉干的一个细小的血管。
AAo. 升主动脉；COLL. 侧支血管；DAo. 降主动脉；IAA. 主动脉弓离断；LCCA. 左颈总动脉；LSA. 左锁骨下动脉；MPA. 主肺动脉；RCCA. 右颈总动脉

接关系异常，则存在心室反位，被称为先天性矫正型大动脉转位（ccTGA，又称 L-TGA）[91]。因为在这类心室反位的患者中，升主动脉大多起源于肺动脉的左侧（可高达 85%[83]），而肺动脉起源于位于左侧的形态右心室（L 代表左侧）（图 4-75B、图 4-76 和图 4-77）。然而，这类先天性心脏畸形的正确命名应该是 ccTGA。

提示

ccTGA 病例中，除了心房反位外（图 4-78），形态学右心室及其三尖瓣环（图 4-77B）位于左侧，位于左侧的主动脉则起源于形态学右心室（图 4-76A 和 C，图 4-77C 和 E），形态学右心室由正常的左心房供血（图 4-77A）。右心室的形态学特征如下。

- 调节束（图 4-76C、图 4-77A 和图 4-78B）。
- 瓣下肌性圆锥（图 4-75C 和 D，图 4-76B，图 4-77B 和 C，图 4-78B）。
- 显著的肌小梁（图 4-76C，图 4-77A、D 和 F，图 4-78B）。
- 三尖瓣（图 4-77D）。

---

2. 自然病程、临床问题和血流动力学

(1) 完全性大动脉转位（TGA IVS）：目前，TGA 通常是在胎儿期通过胎儿心脏超声进行诊断[6, 7, 83, 89-91]。生后只有存在另外分流，TGA IVS 患儿才能适应存活，因此生后可给予前列腺素 E 以维持动脉导管不要关闭。如果不再有足够的分流，紧急情况下，往往需要进行 Rashkind 房间隔球囊造口术的介入治疗产生一个分流，可在 X 线或超声心动图的监测下进行[91, 92]。

由于 50% 的 TGA IVS 患儿即使在房间隔造口术后也往往活不过 2 岁，目前通常较早进行矫正手术，手术死亡率为 1%，远期预后良好[93]。

(2) 先天性矫正型大动脉转位（ccTGA）：在 ccTGA 的病例中，形态学右心室作为体循环心室，后期将引起向心性右心室肥厚，因此患者可以直至成年晚期才出现临床症状[91, 94-97]。但 ccTGA 患者可以更早出现"右心室衰竭"（在临床上相当于左心衰竭）及心律失常[98]。对于有症状的患者，经典的治疗方案包括治疗心力衰竭，可能有必要同时进行大动脉调转和心房调转的双调转手术[97, 99, 100]。对于显著心力衰竭的患者，心脏移植可能是最后的选择。

3. 诊断和治疗方案

(1) 心房调转术：1959 年，Senning 通过心房内导流首次实现了 TGA IVS 的生理纠正（图 4-79 至图 4-84）。在 Mustard 改良术[101]之后，20 世纪 60 年代和 70 年代，心房调转术成为纠正 TGA IVS 的标准术式，直至 20 世纪 80 年代部分病例也采用此方案。心房分流可以通过放置 GoreTex 心房隧道（或静脉板障）（Senning 方法）或自体心包（Mustard 方法）来实现。

心房调转术后，与 ccTGA 患者类似，作为体循环心室的右心室随后发生向心性肥厚。随着时间推移，右心室出现扩张，并出现"右心室衰竭"（图 4-79D 和 E），相当于临床意义上的左心衰竭[91, 102]。由于术中对心房的操作，超过一半的患者 10 年内发生心律失常[103]，常需要植入起搏器或 ICD（图 4-81C，图 4-82 至图 4-84）。少见的并发症包括心房隧道漏和狭窄，很容易通过无创性影像技术检查出来，由于解剖关系密切，这些并发症大多发生于靠近上腔静脉的吻合口处，较易通过放置支架进行成功治疗（图 4-81C，图 4-82 至图 4-84）。

(2) 大动脉调转术：目前，TGA IVS 的手术选择是进行解剖矫正。术中，主动脉和肺动脉在瓣上位置横断，位置互换，冠状动脉被移植到"新的主动脉"上。Jatene 团队于 1975 年首次成功实施了该手术[104]。在该手术中，需要使用 Lecompt 手法将肺动脉在分叉近端切断并移向腹侧，解剖游离升主动脉在冠状动脉起源上方移向背侧[105]。这就导致了新的主动脉被左右肺动脉"环抱"的典型解剖特点（图 4-85 至图 4-89）[89]，促使这一区域形成狭窄。

冠状动脉移植的围术期可发生心肌灌注不足，这可能需要立即再手术[106, 107]。移植冠状动脉狭窄导致患者后期出现心肌缺血的情况较罕见，这些患者可能因为心肌缺血甚至心肌梗死而出现心绞痛症状（图 4-90B）。更常见肺动脉瓣上的左右肺动脉狭窄（图 4-87 和图 4-88），以及临床症状多不明显的新主动脉瓣关闭不全或新主动脉扩张或狭窄（图 4-90A 和图 4-91）[89, 107-109]，无创诊断成像方法可以清晰地显示和定量评估这些并发症。

4. 影像诊断的目的和相对价值

(1) 胸部 X 线片：TGA 的常规正位胸部 X 线片特征包括两大动脉前后排列（或在 ccTGA 中大动脉紧邻胸骨后并排排列）导致的窄的上纵隔血管影[83]

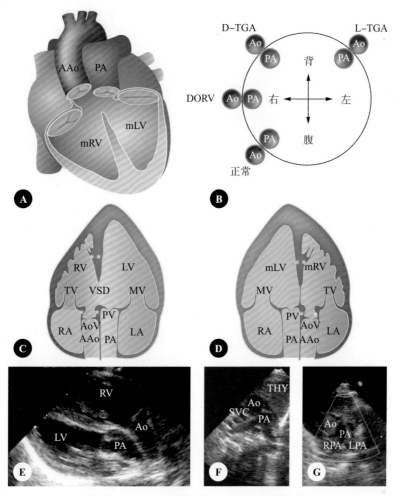

▲ 图 4-75　大动脉转位（TGA）类型示意

A. 心室流出道并行排列示意。B. 两大动脉（主动脉和肺动脉）在瓣膜附近的相互位置关系示意，显示两大动脉与正常相比的各种病理变化。C. TGA 的 TTE 示意。注意右心室流出道的肌性圆锥（C 和 D，*）和主动脉瓣相对于肺动脉的位置。C 和 D 中的双星号是调节束，这是形态右心室的特征之一。D. ccTGA 的 TTE 示意。E. TGA IVS 新生儿的 TTE 图像。胸骨旁长轴切面显示主动脉与右心室连接，肺动脉与左心室连接，流出道未见相互交叉。F. E 新生儿的胸骨上大动脉的经胸二维超声心动图图像。透声窗好，可见胸腺。在 F 和 G 中可见升主动脉出自右前方，主肺动脉出自左后方并发出左右肺动脉。G. 是 E 患儿的经胸彩色多普勒超声心动图图像。AAo. 升主动脉；Ao. 主动脉；AoV. 主动脉瓣；ccTGA. 先天性矫正型大动脉转位；DORV. 右心室双出口；D-TGA. D 型大动脉转位；LA. 左心房；LPA. 左肺动脉；L-TGA. L 型大动脉转位；LV. 左心室；mLV. 形态学左心室；mRV. 形态学右心室；MV. 二尖瓣；PA. 肺动脉（肺动脉干）；PV. 肺动脉瓣；RA. 右心房；RPA. 右肺动脉；RV. 右心室；SVC. 上腔静脉；THY. 胸腺；TV. 三尖瓣；TTE. 经胸超声心动图；VSD. 室间隔缺损

和肺动脉段缺失导致的明显的心腰（图 4-78A，图 4-79A 和 B，图 4-81C，图 4-83A 和 D），其他表现大多与并发畸形相关。仅凭胸部 X 线片不能做出诊断。

（2）多普勒超声心动图：在婴儿，术前 TTE 通常可以清楚地评估解剖关系[7, 83]。婴儿的胸骨旁长轴切面可以显示大血管平行排列或无交叉这一特征（图 4-75E），而且剑突下（图 4-75F 和 G）或四腔切面（图 4-75C 和 D）也可显示。如果进行有创的 Rashkind 操作[92]，一般也会同时观察冠状动脉起源，以便于

在术前能够识别是否存在冠状动脉起源异常。

TTE 也是显示 ccTGA 双节段不一致[6]和常见合并畸形的关键技术，特别是房室瓣异常（如 Ebstein 畸形）。但对于心房或动脉调转术后的成人患者，受透声窗限制，评估右心室、心房隧道（特别是靠近上腔静脉）或肺动脉分支的能力明显下降[6, 7, 83, 90]，此时，必须进行 TEE 或断层扫描技术检查（表 4-23）。TGA IVS（右心室为体循环心室）行心房调转术后和 ccTGA（形态学右心室错位且为体循环心室）可见三

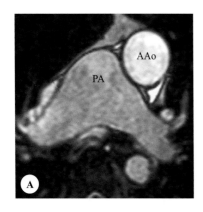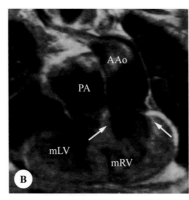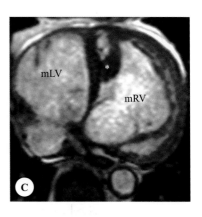

▲ 图 4-76 ccTGA

既往无症状的 40 岁男性 ccTGA 患者的 MRI 图像。A. SSFP 电影，横断面，大动脉起源处可见主动脉位于肺动脉的左侧；B. SE 黑血序列的冠状面图像，显示升主动脉和主肺动脉典型的平行排列关系，并且主肺动脉起源位于右侧的形态学左心室，位于左侧的形态学右心室以肌肉圆锥为特征（白箭）；C. 调节束（**）和明显的右心室小梁。AAo. 升主动脉；ccTGA. 先天性矫正型大动脉转位；mLV. 形态学左心室；mRV. 形态学右心室；PA. 肺动脉

表 4-23 个体化影像学检查在评估 ccTGA 患者术前和心房（或动脉）调转术后的相对价值

诊断任务	胸部 X 线片	超声心动图	MRI	多层螺旋 CT	核 素	心导管
ccTGA						
解剖	+	+++	+++	++	−	++
形态学右心室功能	−	++	+++	++	+	++
评估三尖瓣关闭不全	−	++	++	−	+	+
心房调转术						
解剖 / 冠状动脉	−	++	++	+++	−	+++
板障评估	−	++	+++	+++	−	++
形态学右心室功能	−	++	+++	++	+	++
评估三尖瓣关闭不全	−	++	++	−	+	+
大动脉调转术						
冠状动脉	−	+	++	+++	−	+++
肺动脉分支	−	++	+++	+++	−	+++
新主动脉瓣关闭不全	−	++	+++	−	+	++

CT. 计算机断层扫描；ccTGA. 先天性纠正型大动脉换位

尖瓣关闭不全，通常可以选择多普勒超声心动图进行准确评估（图 4-82C 和 D）。

> **提示**
>
> 多普勒超声心动图是诊断 TGA 的关键技术。

(3) MRI：对于未手术治疗的大动脉换位，如果超声心动图不能充分评估冠状动脉的起源，可以考虑应用 MRI（如辅以导航技术）（图 4-90A）[110]。然而，特别是对于新生儿和非常小的冠状动脉，MRI 空间分辨率有限，而且由于检查时间往往较长，一般需要深度镇静甚至麻醉。

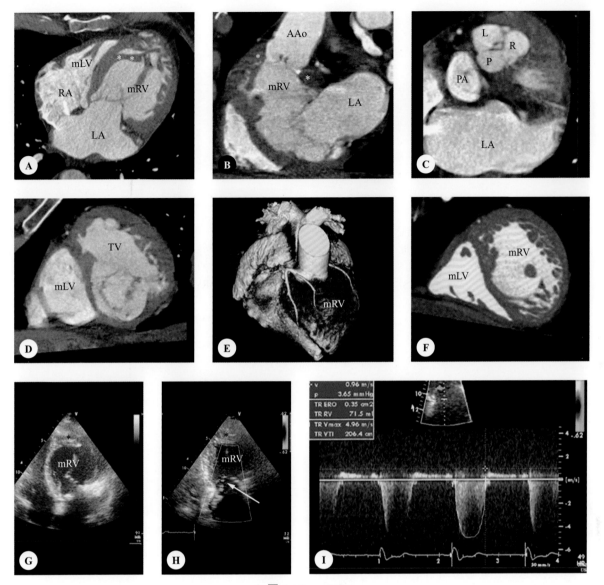

▲ 图 4-77 ccTGA

72 岁男性，ccTGA 合并重度三尖瓣关闭不全，三尖瓣重建术前；利用回顾性门控技术进行各种重建的四维 MDCT（64 排）图像。A. 四腔心切面观重建，显示位于左侧、明显扩张的形态学右心室（体循环心室）的调节束（**），并可见显著肌小梁。B. 长轴重建图，可见主动脉瓣下肌性圆锥（*）。C. 横断面重建图，显示典型 L-TGA 中主动脉和肺动脉的相互位置关系，并可见三叶式主动脉瓣轻度关闭不全。右冠状动脉起自后半月瓣附近，供应位于左侧的形态学右心室，左前降支（LAD）和左回旋支（CX）出自左半月瓣附近（图 4-77E），并供应位于右侧的形态学左心室[83]。D. 短轴重建图，正面观，可见位于左侧的舒张期开放的三尖瓣。E. 三维容积再现图显示冠状动脉供应位于左侧的形态学右心室。F. 心室中段短轴重建图，可见显著小梁化的形态学右心室。绿色区域为软件自动测量的节段心肌质量。由于软件不能自动识别所有小梁，需要额外的人工矫正以准确地测量心肌质量。G. 二维 TTE，四腔心切面观，根据调节束（星号）识别出形态学右心室。H. 彩色多普勒，显示三尖瓣重度关闭不全的全收缩期反流束（箭）。I. 频谱多普勒测定三尖瓣反流的最大流速是 4.96m/s。AAo. 升主动脉；ccTGA. 先天性矫正型大动脉转位；L. 左冠半月瓣；LA. 左心房；mLV. 形态学左心室；mRV. 形态学右心室；LV. 左心室；P. 后半月瓣；PA. 肺动脉；R. 右冠半月瓣；RA. 右心房；TV. 三尖瓣

对于形态学右心室的解剖评估，除超声心动图外，MRI 也是很好的评估手段（图 4-76 和图 4-78，表 4-23）[6, 7, 83, 96, 100, 111-113]。MRI 对于并发畸形的识别和右心室功能和心肌质量的评估尤其重要[91, 98, 114-116]，这对于随访检查至关重要，这些患者通常需要终生随访评估临床进展（图 4-79D 和 E）[6]。如果无法使

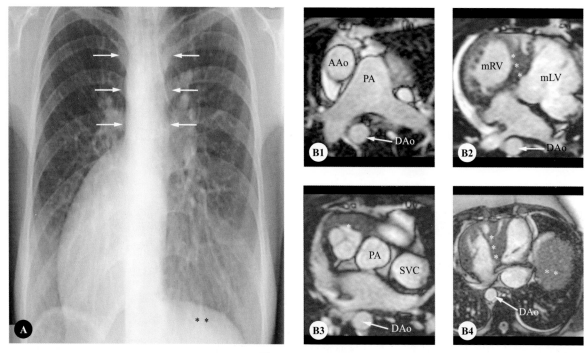

▲ 图 4-78　ccTGA

25 岁女性，ccTGA 伴心房反位。A. 常规正位胸部 X 线片，显示狭窄的血管影（箭），这是因为胸骨后两大动脉的排列几乎完全平行；B. SSFP 电影 MRI 不同轴向的成像图。B1，显示两大动脉典型的平行排列关系；B2 和 B4，可见明显的调节束（***）；B3，可见环绕主动脉的肌性圆锥（*）；B4，左位肝（A，**）。AAo. 升主动脉；ccTGA. 先天性矫正型大动脉转位；DAo. 降主动脉；mLV. 形态学左心室；mRV. 形态学右心室；PA. 肺动脉；SVC. 上腔静脉

用多普勒超声心动图测量血流，那么可以通过 MRI 血流测量对三尖瓣关闭不全进行精确量化评估，三尖瓣关闭不全被认为是心房调转术后和 ccTGA 患者预后的重要标志。三尖瓣关闭不全的定量分析可以通过直接测量三尖瓣处的流量进行，也可以通过比较肺动脉和主动脉的流量或通过右心室和左心室容量分析进行更准确测定。

心房调转术后：针对大龄患者的心房隧道尤其是靠近上腔静脉段部分（图 4-80、图 4-81 和图 4-83），TTE 的评估能力有限[106]，有必要选择其他的成像方法。对于漏和狭窄，MRI 流量测量或多普勒超声心动图都可以定量评估。横断位是标准剖面，主要采用快速 GE 序列（图 4-79C 至 E）。成角度的冠状切面最适合显示从上腔静脉到下腔静脉的整个心房隧道（图 4-80 和图 4-81B），一旦有狭窄还可以进行切面内流量测量直接测量血流加速度。

如果经验足够，MRI 流量测量可以直接或间接地根据主动脉和肺动脉的流量情况来发现心房内隧道漏，还可以评估血流动力学意义，特别是在确定是存在左向右分流还是右向左分流时[6]。

在心脏标准横断面使用电影 MRI 可以可靠评估右心室容积、功能和肌肉质量[117-120]。未来，通过应用晚期注射对比剂的 MRI 技术或 T_1、T_2 标测的参数成像，也有可能证明右心室弥漫性纤维化是"右心室心力衰竭"的原因之一或确定细胞外容积[121]。增强 MRA 的 MIP 或容积再现非常适合提供空间概览（图 4-81A）。

对于动脉调转术后，由于新主动脉和新肺动脉位于胸骨后，TTE 往往不能充分显示使用 Lecompte 术式的动脉调转术后大动脉的典型解剖特征，但 MRI 的横断位 SE 序列、GE 序列或增强 MRA 可以显示这一典型解剖（图 4-85）。标准断面的电影 MRI 序列还有助于评估心室功能[90, 108, 122]。

增强 MRA 需要获取两个时相的图像，一个是体循环相，另一个是肺循环相。MRI 流量测定[90]可以更准确地定量测定不固定的动态变化的肺动脉瓣上狭窄（图 4-86 和图 4-87）和新主动脉瓣关闭不全。另外，应用通过平面 MRI 流量测量观察并准确地量

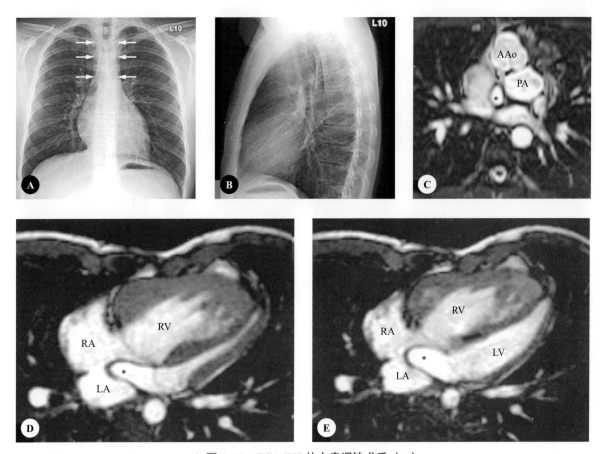

▲ 图 4-79　**TGA IVS 的心房调转术后（一）**

25 岁男性，心房调转术纠治完全性大动脉转位术后。A. 正位胸部 X 线片显示典型的血管影（上纵隔影）狭窄（箭）。B. 侧位胸部 X 线片。C. 电影 MRI 横向 SSFP 序列显示位于右侧的升主动脉和心房隧道（*）。D. 电影 MRI SSFP 序列，四腔心切面，收缩期。作为体循环心室的右心室存在运动不同步、显著肥厚、扩张和心室功能受限（E）；心房隧道部分显示（D 和 E，*）。E. 电影 MRI SSFP 序列，四腔心切面，舒张期。静脉心房隧道建立所导致的医源性左右心房的连接清晰可见。AAo. 升主动脉；LA. 左心房；LV. 左心室；PA. 肺动脉；RA. 右心房；RV. 右心室；TGA IVS. 完全性大动脉转位

化左、右肺动脉的血流分布。未来，四维流量测量可能得到更广泛的应用（图 4-86 ）。

　　因为动脉调转术的围术期并发症或晚期并发症包括心肌缺血和瘢痕形成，选择反转恢复 GE 序列或更好的相位敏感反转恢复（phase-sensitive inversion recovery, PSIR）序列并结合晚期注射对比剂（给予 0.1~0.2mmol/kg Gd DTPA 后 10~15min ），可以更好地显示瘢痕组织，这就是所谓晚期强化[110]（图 4-90B ）。如果左心室开始出现功能不全或怀疑心肌缺血，使用腺苷或多巴酚丁胺的负荷 MRI 可作为负荷超声心动图或负荷心肌灌注成像的一种替代评估方法。

　　正常呼吸下使用 ECG 触发的全心序列和导航技术可以直接清晰地显示冠状动脉及其植入的新主动脉[110]。由于狭窄通常发生在吻合口近端，MRI 通常

可以清楚显示，因此尽管 MRI 检查比较耗时，相较于有创造影或 CT 检查，对于呼吸和心率正常的患者选择这种检查更加合理（图 4-90A ）。视图共享技术和并行图像的广泛使用[116, 123]有助于缩短图像采集时间。

　　(4) MDCT：对于未手术治疗的先天性大动脉转位，如果多普勒超声心动图不能进行充分评估，或存在 MRI 禁忌证（如 ICD 植入后），多层 CT 是继 MRI 后的次选方法[6, 7, 83, 115, 124-127]。除了明确解剖形态（图 4-77），尤其是冠状动脉异常（图 4-77E）和合并畸形，CT 回顾性门控还可用于评估心室和瓣膜功能[128, 129]。然而，仍存在相当高的辐射暴露。因此，应选择低 CT 管电流（如 minDose ）、step-and-shoot 程序[124, 130]（也称为前瞻性门控）或高频模式[126]，这样可能把 ECG 触发的 MDCT 的曝光量控制在个位数的

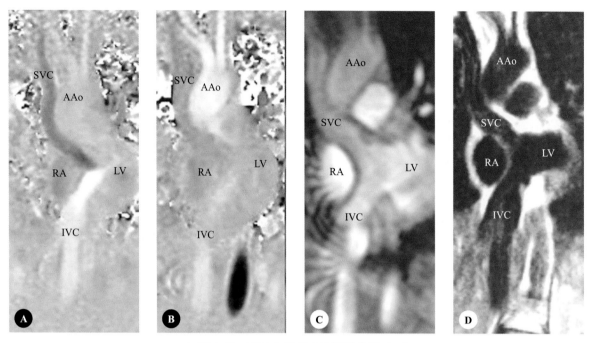

▲ 图 4–80　TGA IVS 的心房调转术后（二）

TGA IVS 女性患者行心房调转术后，心房隧道的不同成角的 MRI 序列冠状图，可见上下腔静脉血流正常（A 和 B），无板障狭窄（C 和 D）。A. 舒张期平面内 MRI 序列的相位图像：足向的血流呈黑色，头向的血流呈灰白色；B. 收缩期平面内 MRI 流量测定的相位图：足向的血流呈黑色，头向的血流呈灰白色；C. 与 A、B 和 D 方位相同的 MR 流量测量的幅度图像；D. SE 图像（与 A 至 C 平面相同）。AAo. 升主动脉；IVC. 下腔静脉；LV. 左心室；RA. 右心房；SVC. 上腔静脉；TGA IVS. 完全性大动脉转位

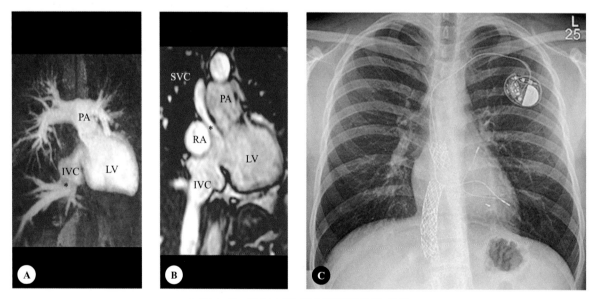

▲ 图 4–81　TGA IVS 的心房调转术后（三）

3 位不同的 TGA IVS 患者心房调转术后。A. 增强 MRA 的 MIP，右前斜位，可见肺动脉起源于左心室，下腔静脉（＊）通过静脉通道与左心室相连；B. 电影 MRI SSFP 序列，成角冠状位，近上腔静脉处心房隧道的长段狭窄（＊）；C. 正位胸部 X 线片，可见用于治疗心房隧道狭窄的位于上下腔静脉内的支架。IVC. 下腔静脉；LV. 左心室；PA. 肺动脉；RA. 右心房；SVC. 上腔静脉

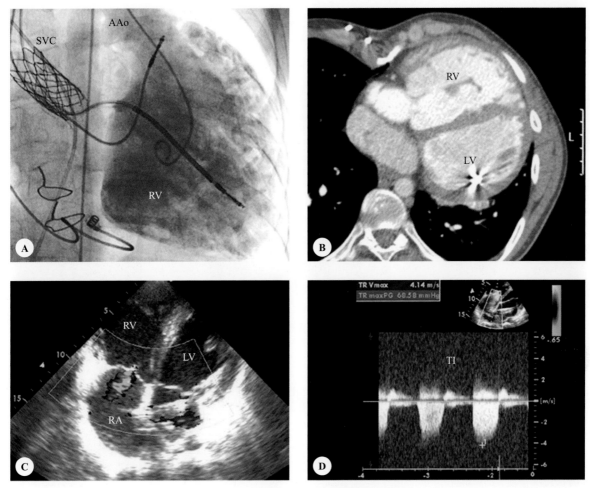

▲ 图 4-82　TGA IVS 心房调转术后（四）

21 岁男性 TGA IVS 患者，行心房调转术后（图 4-83 和图 4-84）。A. 左心造影显示作为体循环心室的右心室显著扩张、肥厚，并可见心房隧道头段支架置入、起搏电极和 ICD；B. 多层螺旋 CT 横断面重建图像显示显著扩大的右心室；C. 彩色多普勒超声心动图，四腔心切面显示三尖瓣的全收缩期反流束（蓝色）；D. 频谱多普勒，显示三尖瓣反流的最大流速为 4.14m/s，意味着肺动脉处最大压差为 68.58mmHg。AAo. 升主动脉；LV. 左心室；RA. 右心房；RV. 右心室；SVC. 上腔静脉；TGA IVS. 完全性大动脉转位；TI. 三尖瓣关闭不全

mSv 范围内，在心率慢的病例中甚至可以低于 1mSv。

对于心房调转术后，多层螺旋 CT 可以清楚地显示心房隧道附近的狭窄[129, 130]。然而，多层螺旋 CT 仍是观察心房隧道狭窄的次选影像学方法（在 MRI 之后）[6, 7, 83]，主要用于支架置入后（图 4-83）。多层螺旋 CT 可以采用回顾性门控对容积、肌肉质量和功能进行量化。如果需要了解冠状动脉的走行、计划手术入路部位附近的钙化等信息，选择多排螺旋 CT 是合理的，主要用于计划再次手术前。在这些病例中，应选择剂量调制（如 minDose）、前瞻性门控（step-and-shoot 程序）[124, 130] 和闪光模式（high-pitch 技术）等低剂量采集方式[126]。另外，多层 CT 检查无法像多普勒超声心动图或 MRI 一样进行血流定量测定。

对于动脉调转术后，如果 TTE 的声窗受限，并存在行 MRI 检查的禁忌证，ECG 门控的多排 CT 是次选[6, 7, 131-133]。如果怀疑存在冠状动脉狭窄或常见的肺动脉瓣上狭窄，由于儿童和青少年有创性心导管检查的并发症发生率高于成人，多排 CT 可作为替代检查，在使用低剂量方式，如 step-and-shoot 程序[124, 130] 或闪光模式[126]，辐射暴露量与有创检查相当甚至更低。

（5）放射性核素检查：放射性核素检查在 TGA 的术前诊断中不起决定性作用，但如果术后需要评估有无心肌缺血、量化分流量或肺灌注量，可选择放射性核素检查，前提是其他无创方法（如超声心动图或 MRI）无法量化分流量或肺灌注量[6]。

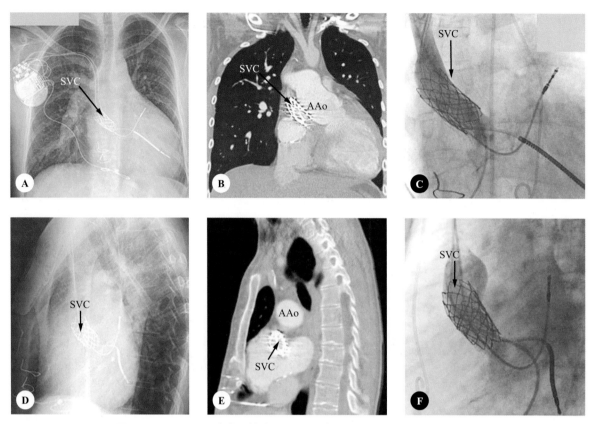

▲ 图 4-83　TGA IVS 心房调转术后（五）（与图 4-82 和图 4-84 为同一患者）

A. 正位胸部 X 线片；B. 冠状 CT 重建图像，对应 A；C. 介入术中图像显示心房隧道与上腔静脉吻合处支架置入；
D. 侧位胸部 X 线片；E. 侧位 CT 重建图，对应 D；F. 植入支架的随访图像。AAo. 升主动脉；SVC. 上腔静脉；
TGA IVS. 完全性大动脉转位

　　(6) 心导管检查：TGA IVS 或 ccTGA 可通过 TTE 进行无创诊断，只有在需要进行介入操作（如 Rashkind 操作）或无创性检查不能诊断所有问题时，如不能显示冠状动脉[6, 7]，才选择有创性检查（图 4-84C）。有创性心导管检查对于管道或肺动脉狭窄的血流动力学评估、肺动脉高压的评估必不可少，并能同时通过支架置入治疗冠状动脉狭窄、管道狭窄、肺动脉狭窄或心房隧道狭窄（图 4-82A，图 4-83C 和 F，图 4-84A 至 C，图 4-84F，图 4-87，图 4-89，图 4-91）。

　　(7) 总结：MRI 和多排 CT 断层成像仅在部分患者的术前诊断中使用，包括既往未行手术治疗的 ccTGA 患者，这些患者通常在成年后才出现临床症状。

　　多普勒超声心动图和有创心脏导管检查（如果需要进行介入干预）对于 D-TGA 的术前诊断至关重要。

　　MRI 和多排螺旋 CT 主要用于心房调转术和动脉调转术的术后随访检查。MRI 检查的主要指征是观察和评估行心房调转术后患者心房隧道和体循环右心室的功能；相比之下，多排螺旋 CT 仅是无创显示冠状动脉或存在 MRI 禁忌证时的首选方法。针对行动脉调转术的病例，MRI 是评估肺动脉瓣上狭窄、新主动脉的瓣膜关闭不全、心肌活力及诊断心肌缺血的主要方法。然而，多排 CT 是评估冠状动脉移植后情况的首选方法，如果可能，应使用低剂量技术，如剂量调制、前瞻性门控或高频模式。

提示

建议对 ccTGA 患者进行定期随访检查，评估体循环右心室功能并定量三尖瓣关闭不全。

（二）共同动脉干

Matthias Gutberlet　Christian Kellenberger　著

梁雪村　译　　刘　芳　校

1. 定义

这种罕见的先天性心脏病，仅有一组心室 - 动脉瓣（单干瓣），主动脉和肺动脉以不同的空间结构

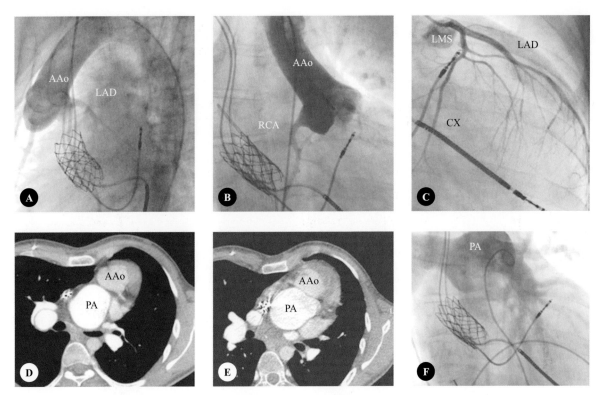

▲ 图 4–84 **TGA IVS 心房调转术后（六）（与图 4–82 和图 4–83 为同一患者）**

行心房调转术后在心房隧道内放置支架。A. 心导管侧位主动脉造影；B. 心导管正位主动脉造影；C. 选择性左冠状动脉造影；D. CT，横断面图，清晰显示扩张的肺动脉（E）；E. CT，横断面图（更足侧）；F. 肺动脉造影，显示扩张的主肺动脉。AAo. 升主动脉；CX. 回旋支；LAD. 左前降支；LMS. 左主干；PA. 肺动脉；RCA. 右冠状动脉；TGA IVS. 完全性大动脉转位

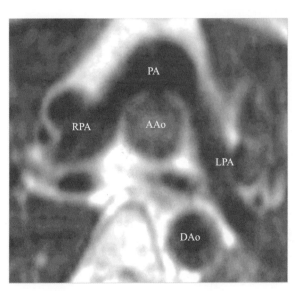

▲ 图 4–85 **TGA IVS 动脉调转术后（一）**

采用 Lecompte 术式进行大动脉调转术的 TGA IVS 患者，术后黑血 SE 序列横断位图显示肺动脉向腹侧移位及分支肺动脉"环抱"升主动脉的典型征象。AAo. 升主动脉；DAo. 降主动脉；LPA. 左肺动脉；PA. 肺动脉；RPA. 右肺动脉；TGA IVS. 完全性大动脉转位

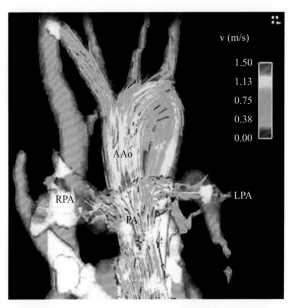

▲ 图 4–86 **TGA IVS 动脉调转术后（二）**

13 岁男性，行动脉调转术，术后四维血流图显示右肺动脉和升主动脉收缩期血流轻度增快，最大为 1.5m/s。AAo. 升主动脉；LPA. 左肺动脉；PA. 肺动脉；RPA. 右肺动脉；TGA IVS. 完全性大动脉转位（经许可转载，引自 Dr.J.Geiger, Imaging Diagnostics, University Children's Hospital of Zurich）

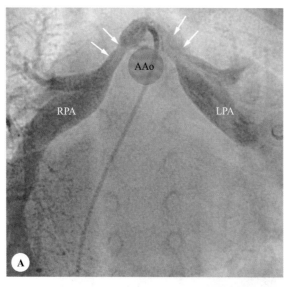
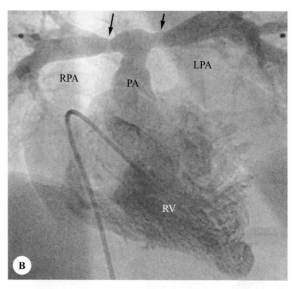

▲ 图 4-87　TGA IVS 动脉调转术（三）

有创肺动脉造影显示双侧肺动脉狭窄（箭）。A. 向足侧成角造影，红色圆圈为升主动脉；B. 正位造影。AAo. 升主动脉；LPA. 左肺动脉；PA. 肺动脉；RPA. 右肺动脉；RV. 右心室；TGA IVS. 完全性大动脉转位

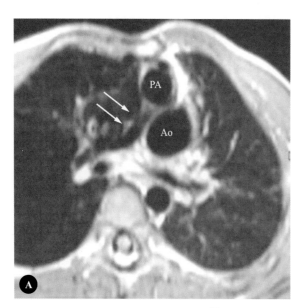
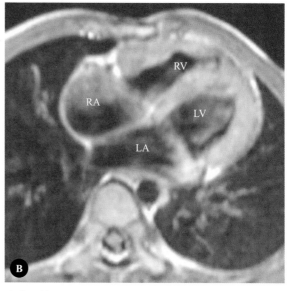

▲ 图 4-88　TGA IVS 动脉调转术后（四）

TGA IVS 患者，大动脉调转术后出现重度右肺动脉狭窄（A、C 和 D，箭）、左肺动脉闭塞。A. MRI 黑血 SE 序列，横断位；B. MRI 的 SE 横断位图像，显示显著的右心室肥厚。Ao. 主动脉；PA. 肺动脉；LA. 左心房；LV. 左心室；RA. 右心房；RV. 右心室；TGA IVS. 完全性大动脉转位

自两心室的共干血管发出（动脉单干）（图 4-92）。除极少数病例，共同动脉干几乎都并发室间隔缺损。如果不存在中央肺动脉，肺灌注来源于体 - 肺侧支循环。

2. 分类

最常见的分类法是 Collett 和 Edwards 分类法[83, 134-136] 及 Van Praagh 分类法[134, 135]，根据主动脉、肺动脉和主动脉弓彼此之间的空间位置，分为四种类型（Ⅰ～

Ⅳ 型或 A₁～A₄ 型）（图 4-92B）。两种分类方法中的两种最常见类型，即 A₁ 型和 Ⅰ 型，A₂ 型和 Ⅱ 型是相同的[83, 134, 137]，因此，此处仅描述 Van Praagh 分类。

- A₁ 型或 Ⅰ 型（最常见类型，图 4-92B）：发育良好的动脉干间隔和紧邻动脉干瓣膜向头侧的缺损，存在优势的主动脉或主肺动脉。
- A₂ 型或 Ⅱ 型（第二常见类型，图 4-92B 和图

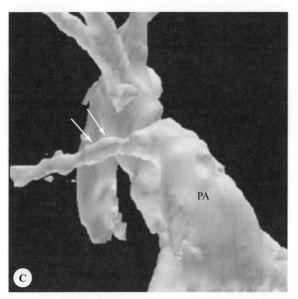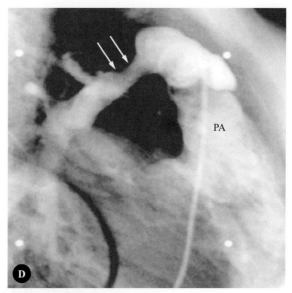

▲ 图 4-88（续） TGA IVS 动脉调转术后（四）

C. TOF MRA 的 MIP 重建，右前斜位；D. 相对应的介入治疗前有创血管造影。PA. 肺动脉

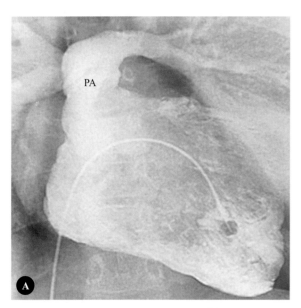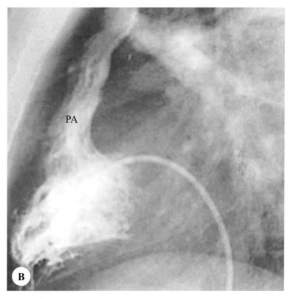

▲ 图 4-89 TGA IVS 动脉调转术后（五）

术后未见肺动脉（PA）狭窄，有创心室造影和肺血管造影显示使用 Lecompte 术式的动脉调转术的术后特征：肺动脉直接位于胸骨后。A. 正位；B. 侧位

4-93）：动脉干间隔和主肺动脉完全缺如，左右肺动脉直接起自动脉干。

- A$_3$ 型（罕见）（图 4-92B）：只有一个肺动脉分支（右肺动脉或左肺动脉）起源于单干，另一分支通过体肺侧支或 PDA 供血。这被称为"半动脉单干"。

- A$_4$ 型（罕见）（图 4-92B 和图 4-94）：该型与

A$_1$ 型相对应，但升主动脉存在狭窄或发育不良，常合并主动脉离断、闭锁或主动脉缩窄。

3. 血流动力学和临床问题

临床表现取决于动脉瓣三尖瓣关闭不全和（或）狭窄的严重程度、肺灌注情况及合并的畸形。肺循环血量增加使肺阻力增加，最终可导致肺动脉高压。临床表现通常以充血性心力衰竭为特征[83]。

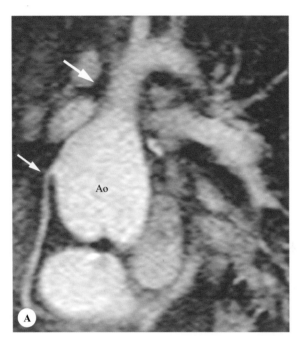

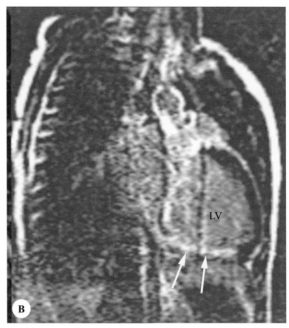

▲ 图 4-90　TGA IVS 动脉调转术后（六）

A. 行动脉调转术后的 4 岁患儿，在麻醉机械通气下应用导航技术进行 MRI 冠状动脉造影，可见右冠状动脉起始部的狭窄（小箭）和新主动脉的瓣上狭窄（大箭）；B. 静脉注射 0.2mmol/kg Gd-DTPA 15min 后，长轴上相应的晚期增强图像显示左心室增大，后壁附近有透壁瘢痕（箭）。Ao. 主动脉；LV. 左心室

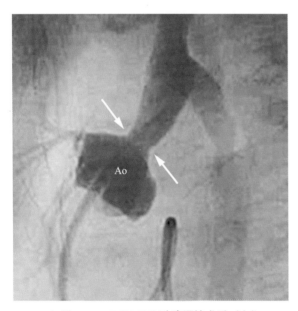

▲ 图 4-91　TGA IVS 动脉调转术后（七）

动脉调转术后患者的主动脉造影，显示使用 Lecompte 术式连接的肺动脉分支（箭）附近的新主动脉出现明显的瓣上狭窄。Ao. 主动脉

4. 诊断和治疗方案

通常，只有少数患者需要进行肺动脉环缩术[83]。治疗目标是尽早进行一期矫治术，即在右心室和肺动脉之间使用带瓣管道重建 RVOT 并用补片修补 VSD（图 4-95 至图 4-97）。如果合并 IAA，必须同时重建主动脉的连接（图 4-92B 和图 4-98）。手术风险取决于类型、患者年龄、单干瓣膜的状况，以及是否存在冠状动脉异常和合并畸形[83, 138]。

术前常通过单纯多普勒超声心动图即可对形态学进行评估。术后，外管道因不随患者生长，会出现狭窄（图 4-97 和图 4-98），而且亦常见钙化（图 4-99）和外管道瓣膜或共同动脉瓣关闭不全（图 4-100 和图 4-101）。因此，其他不使用带瓣管道的术式被采用，如利用左心耳的术式[138]。据称，这种手术可以使植入物与患者一起更好地生长，但长期效果仍有待观察。

5. 影像诊断的目标和相对价值

胸部 X 线片可用于识别疾病早期出现的心脏整体增大、肺血容量增加（图 4-98A）或疾病后期出现的肺动脉高压，但没有病理特征性的临床图片[83, 137, 139]。术后，可见外管道扩张（图 4-96A）或钙化（图 4-99A）。

多普勒 TTE 是初始诊断首选的影像技术。存在起源于两个心室的单一半月瓣和对合不良型 VSD，以及证明冠状动脉和肺动脉均起源于动脉干是确诊

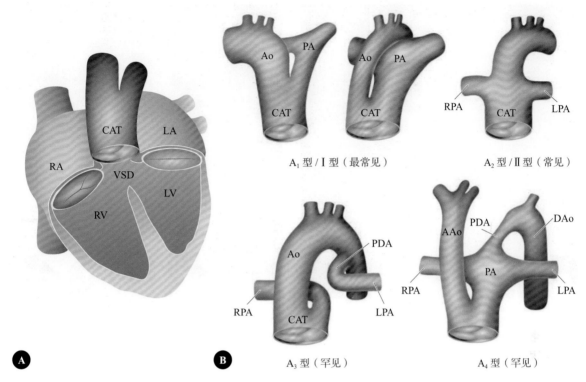

▲ 图 4-92　动脉单干示意

A. 主动脉和肺动脉的共同动脉瓣位于大型室间隔缺损的上方；B. Van Praagh 四个不同类型的分类法依据的是肺动脉、动脉干和主动脉弓的起源[134, 135]，其中 A₁ 型和 A₂ 型最为常见，对应于 Collett 和 Edward 分类法的 Ⅰ 型和 Ⅱ 型[83, 134-136]。AAo. 升主动脉；Ao. 主动脉；CAT. 共同动脉干（动脉单干）；DAo. 降主动脉；LA. 左心房；LPA. 左肺动脉；LV. 左心室；PA. 肺动脉；PDA. 动脉导管未闭；RA. 右心房；RPA. 右肺动脉；RV. 右心室；VSD. 室间隔缺损

的关键。其次，必须对肺动脉进行识别和定位，这不仅是为了分类，也是为了术前诊断，以便决定后续的外科手术方案。然而，确诊仍存在一定难度[83]，需要采用断层扫描技术（图 4-93）或有创的心导管检查。

除了明确复杂的解剖结构，特别是肺动脉和冠状动脉的解剖结构外，有创压力阶差测定和肺循环、体循环阻力的计算也十分重要。术后通常选择断层扫描技术；如果术后要同时进行介入治疗则更常选择有创的心导管检查（图 4-98B）。

从根本上说，MRI（图 4-93 至图 4-98，图 4-100，图 4-101）或多排 CT（图 4-99）都可以清晰地显示解剖结构，尤其是肺动脉分支附近[140-143]。多排 CT 还可以无创显示冠状动脉。

术后常见的肺动脉狭窄和瓣膜关闭不全可以通过多普勒超声心动图进行定量评估（图 4-101），声窗受限的患者可以通过 MRI 流量测定来获得绝对的、精确的瓣膜反流程度评估或单侧肺循环流量评估（图

4-100 和图 4-101）。

（三）左心发育不良综合征

Ingo Dähnert　Philipp Lurz　Florentine Gräfe　著
梁雪村　译　刘　芳　校

1. 定义

左心发育不良综合征（HLHS）是一种复杂的先天性心脏病，虽然左心节段的位置正确，但发育不良的左心室无法充分供应体循环灌注（图 4-102 和图 4-103）。因此，出生前后，必须依赖右心室维持肺循环和体循环，特征是动脉导管依赖性主动脉弓逆行灌注（图 4-104 和图 4-105）。

2. 分类

在典型病例中，发育不良的左心室，与二尖瓣和主动脉瓣发育不良及升主动脉发育不良同时存在（图 4-104 至图 4-106）。此外，在最常见的类型中再根据二尖瓣狭窄（图 4-104B）或闭锁（图 4-104A）及主动脉瓣狭窄或闭锁进行细分[83]，通常室间隔完整。

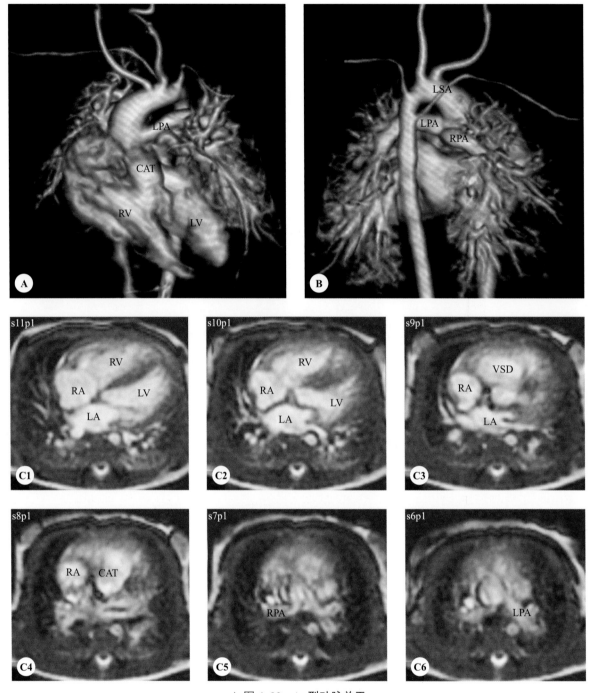

▲ 图 4-93　A₂ 型动脉单干

3 周龄女婴，A₂ 型（Ⅱ型）动脉单干。MRI 三维重建（A 和 B）显示共同动脉干起源于右心室和左心室中央，左右肺动脉自共同动脉干分别发出，完整主动脉弓位于左侧，伴有异常起源的右锁骨下动脉（Lusoria 动脉）作为共同动脉干的最后一条分支。A. 增强 MRA 的三维重建（容积再现技术），前面观；B. 增强 MRA 的三维重建（容积再现技术），后面观；C. 轴位 SSFP 电影，从足侧向头侧，显示共同动脉干位于膜周部 VSD 的头侧。CAT. 共同动脉干；LA. 左心房；LPA. 左肺动脉；LSA. 左锁骨下动脉；LV. 左心室；RA. 右心房；RPA. 右肺动脉；RV. 右心室；VSD. 室间隔缺损

不典型病例可合并非均衡型 AVSD、心室双出口或其他心室畸形；内脏异位或合并部分性或完全性肺静脉异位引流。房间隔完整的 HLHS 是特例。

3. 血流动力学

HLHS 为典型的单心室循环，可合并多种异常。

● 肺静脉逆向血流，取决于房间交通的存在与

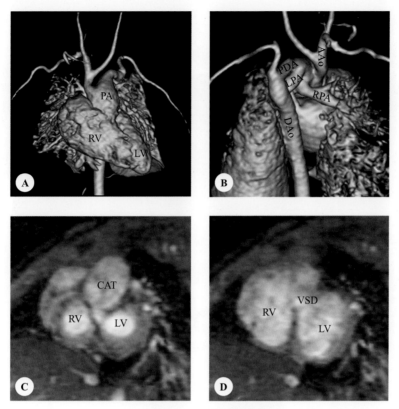

▲ 图 4-94　A₄ 型动脉单干

5 日龄男婴，A₄ 型动脉单干（Ⅰ型伴 B 型 IAA），MRI。三维重建（A 和 B）可见中央的共同动脉干位于右心室和左心室的上方，主肺动脉占优势，升主动脉轻度发育不良。主动脉弓在左颈总动脉起源处后方中断，降主动脉通过开放的动脉导管供血。SSFP 电影序列 MRI（C 和 D）显示共同动脉干"骑跨"于 VSD。A. 增强 MRA 的三维重建（容积再现技术），前面观；B. 增强 MRA 的三维重建（容积再现技术），后面观；C. SSFP 电影序列 MRI，短轴，显示收缩期近心底部；D. SSFP 电影序列 MRI，短轴，显示舒张期近心底部。AAo. 升主动脉；CAT. 共同动脉干；DAo. 降主动脉；LPA. 左肺动脉；LV. 左心室；PA. 肺动脉；PDA. 动脉导管未闭；RPA. 右肺动脉；RV. 右心室；VSD. 室间隔缺损

否及交通大小，如受到限制性卵圆孔影响。

• 体静脉和肺静脉血在右心房混合，经三尖瓣从右心室泵入肺动脉干（图 4-104）。这取决于三尖瓣和肺动脉瓣两组瓣膜的功能，以及右心室的功能。

• 血液从肺动脉干进入两个肺动脉分支，并通过动脉导管注入主动脉（图 4-104 至图 4-107），然后逆行灌注主动脉弓、弓部分支、升主动脉和冠状动脉，顺行灌注降主动脉。

• 生理性动脉导管关闭会导致全身缺血，若不处理，可造成患者死亡。动脉导管持续开放的患者，随着肺血管阻力的生理性下降会出现以下三个严重问题。

□ 右心室不能无限地增加心排量，最终可出现心力衰竭。

□ 越来越多血注入肺循环，导致体循环灌注不足。

□ 低舒张压致使缺血加剧，尤其是冠状动脉和肠道。

房间隔完整的 HLHS 是特殊情况。即使在产前，肺静脉回流梗阻也会引起肺血管的改变，如动脉化静脉和肺间质淋巴管扩张；出生后可能无法进行体循环灌注进而出现严重缺氧，只有立即手术或进行导管介入打开房间隔才能使患者存活下来[144]（图4-108）。

4. 临床问题

典型患者表现为快速、进展性心力衰竭伴轻度发绀，在右心室衰竭或动脉导管关闭的患者则出现心源性休克。

非典型病例也是动脉导管依赖性，其发绀程度

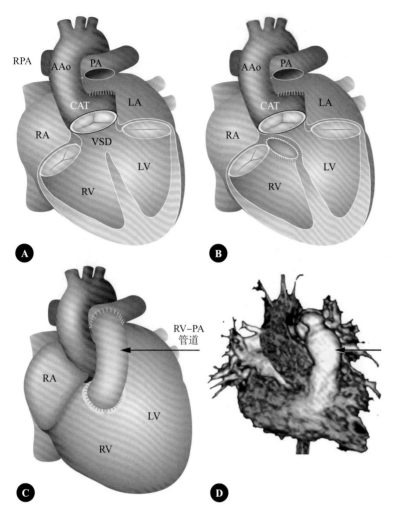

◀ 图 4-95　动脉单干矫治术

手术的三个步骤示意（A 至 C）。A. 肺动脉离断和近端闭合；B. 补片修补 VSD；C. 右心室和肺动脉之间植入外管道（RV-PA conduit）（箭）；D. 在右心室和肺动脉之间的外管道附近（箭）采用对比剂推注追踪增强 MRA 的三维重建图（容积再现技术）。AAo. 升主动脉；CAT. 共同动脉干；LA. 左心房；LV. 左心室；PA. 肺动脉；RA. 右心房；RPA. 右肺动脉；RV. 右心室；VSD. 室间隔缺损

和心脏失代偿倾向取决于个体情况。房间隔完整患者的主要临床问题是出生后立即出现严重低氧。

5. 自然病程和治疗指征

HLHS 的自然病程是在短期内死亡，90% 以上的 HLHS 患儿在生后第 1 周内死亡。

初始治疗是输注前列腺素维持动脉导管的开放，如有需要，建立或增加房间交通（图 4-108）[145]。最终治疗方案为包括三个外科治疗步骤的单心室姑息术[146]（见第 2 章）。

- Norwood Ⅰ 期手术：第一步，肺动脉主干与新主动脉、固有升主动脉、主动脉弓和降主动脉连接（图 4-109A），扩大发育不良的节段，切除动脉导管组织以避免发生主动脉弓和峡部的狭窄[147]。通过改良主 - 肺动脉 Blalock–Taussig 分流术（最初的 Norwood 手术）（图 4-109A 和图 4-110）或通过右心室肺动脉分流（改良 Sano 术）（图 4-111），将肺动脉分支从肺动脉主干断离，但保持左右肺动脉相

连，以保证足够的氧合，当然也需要防止肺过度灌注[148]。如有必要，可增加房间交通。

- Norwood Ⅱ 期手术：第二步的姑息手术是用上腔静脉和肺动脉吻合术（图 4-109B 和图 4-110）（双向 Glenn 分流）替代主动脉 - 肺动脉或心室 - 肺动脉连接[148]。

- Norwood Ⅲ 期手术：第三步是建立全腔肺分流（改良 Fontan 隧道），相当于单心室的治疗。

作为 Norwood 手术替代的杂交手术，第一步包括外科双侧肺动脉环缩术和导管介入动脉导管支架置入术，如有必要可进行心房间支架置入术（图 4-108）。第二步包括 Norwood 手术的重建部分（亦称综合 Norwood 术）。

成功治疗存在许多危险因素，部分可以借助影像学检查进一步评估。心脏危险因素包括以下情况。

- 升主动脉非常细小（直径小于 2mm）。
- 左半心瓣膜闭锁[148, 149]。

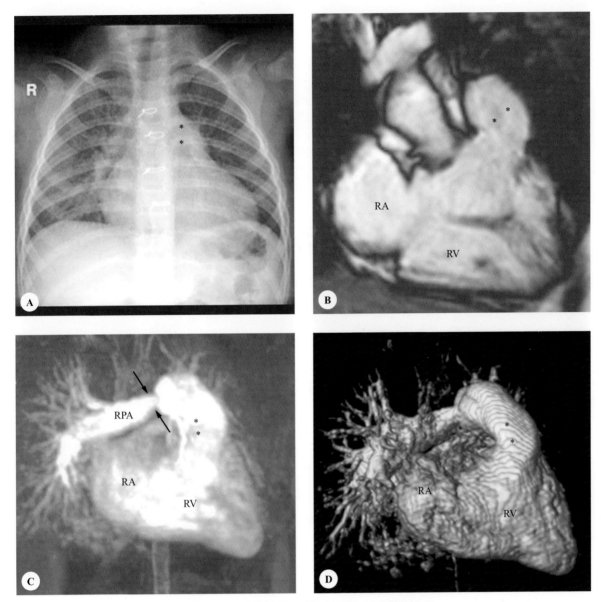

▲ 图 4-96　动脉单干 A_2 型（Ⅱ型）外科纠治术后

10 岁女孩，MRI 可见右肺动脉起始处存在轻度残余狭窄，以及右心室和肺动脉之间扩张的外管道（**）（图 4-101 是该患者的另外图像）。A. 正位胸部 X 线片；B. 冠状位 SSFP 电影序列 MRI；C. 增强 MRA，三维 MIP 重建图，右前斜位投照，可见 RPA 起始处狭窄（箭）；D. 增强 MRA 的三维重建图（容量再现技术），右前斜位投照。RA. 右心房；RV. 右心室；RPA. 右肺动脉

• 三尖瓣和肺动脉瓣发育不良和已经存在的关闭不全。

• 腔静脉和肺静脉异常。

• 房间隔完整。

其他危险因素包括早产、低出生体重、术前存在的心脏失代偿和心外缺陷[150]。此外，潜在的逆向缩窄（导管前峡部狭窄）也是杂交手术的危险因素之一[151]。

提示

心脏移植或心肺移植是 Norwood 手术的另一种可能的治疗选择。

6. 术前诊断

术前通常仅通过 TTE 诊断（表 4-24）。理想情况下，应在产前确诊，并且需对以下结构和参数进行描述。

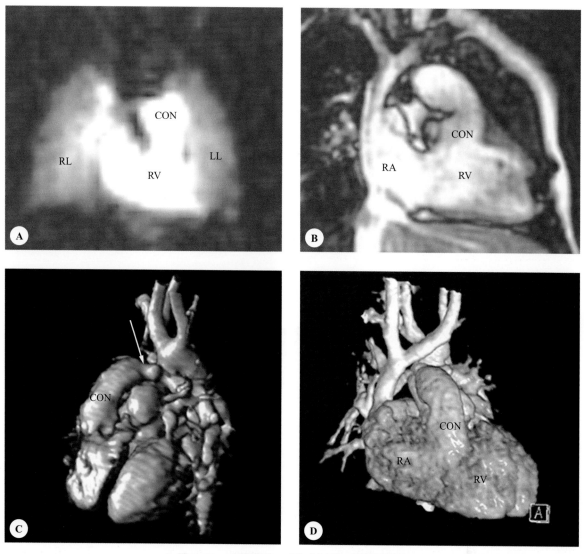

▲ 图 4-97　动脉单干 A₁ 型（Ⅰ型）外科纠治术后

女孩，4 岁，动脉单干 A₁ 型（Ⅰ型）伴 B 型 IAA，外科术后 MRI 图像，显示当前左肺动脉狭窄（C）和升主动脉相对狭窄（图 4-98）。A. 冠状位动态增强血管造影，显示对比剂流入左肺存在轻微延迟，左肺动脉狭窄；B. 冠状位 SSFP 电影序列 MRI；C. 箭显示左肺动脉狭窄；D. 增强 MRA 三维重建（容积再现技术），正位投照，显示右心室和肺动脉之间的带瓣外管道无狭窄，行 Lecompte 式术后肺动脉分叉位于升主动脉腹侧。CON. 管道；LL. 左肺；RA. 右心房；RL. 右肺；RV. 右心室

● 左心节段结构（左心房和左心室的大小、二尖瓣是否存在狭窄或闭锁、主动脉是否存在狭窄或闭锁、升主动脉和主动脉弓的大小）。

● 三尖瓣、右心室和肺动脉瓣的功能。

● 动脉导管和卵圆孔的大小和是否存在潜在的分流受限（图 4-108）。

● 所有其他合并畸形。

除了超声心动图检查（图 4-111A），常在第二步和第三步治疗前常规进行心导管检查（图 4-111 至图 4-113）。心脏 MRI（图 4-103 和图 4-110）也可帮助

在术前量化右心室功能。

7. 术后问题和影像检查

术后，尤其是Ⅰ期和Ⅱ期手术之间（术间期），如何维持右心室功能与体肺循环灌注之间的血流动力学平衡及发绀程度是复杂的问题。急性或慢性心力衰竭、三尖瓣关闭不全、冠状动脉缺血和缺氧都是可能的，需要采取相应治疗措施，甚至还可能发生心源性猝死[152]。

心房间交通、体肺分流连接（图 4-111B）和肺动脉（图 4-110C 和图 4-113A）都可能发生梗阻并

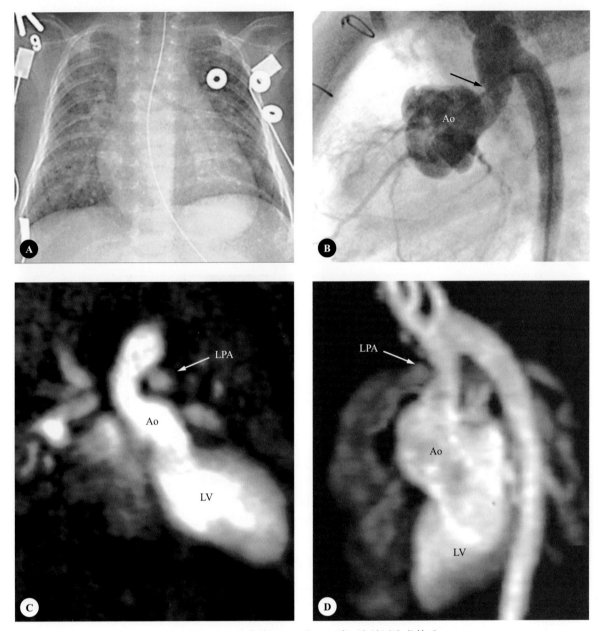

▲ 图 4-98 动脉单干 A₁ 型（Ⅰ型）外科纠治术前后

胸部 X 线片（A）示心脏增大和肺血容量增多，有创血管造影显示升主动脉相对狭窄（B，箭）、主动脉根部扩张和重建的主动脉弓。SSFP 电影序列 MRI（C）和三维 MIP 重建（D）显示行 Lecompte 术后，左肺动脉和相对狭窄的升主动脉间存在密切的空间关系。A. 图 4-97 的 4 岁患儿，动脉单干 A₁ 型（Ⅰ型）伴 B 型 IAA，新生儿期胸部 X 线片（矫治术前）；B. 左锁骨下动脉离断和 Lecompte 术式矫治肺动脉后，4 岁时主动脉造影；C. 冠状位 SSFP 电影序列 MRI；D. 增强 MRA，三维 MIP 重建图，动脉期，侧位。Ao. 主动脉；LPA. 左肺动脉；LV. 左心室

导致发绀的进行性加重。主动脉弓和峡部狭窄（图 4-113B）同样危险，因为它们会对已经超负荷的右心室造成额外的压力负荷。体肺动脉侧支的形成，像大型主动脉肺动脉分流和肺动脉瓣关闭不全，可以导致低舒张压，发生冠状动脉缺血的风险。

Ⅱ期和Ⅲ期手术后的急性问题罕见，但心房间交通、肺动脉和主动脉弓附近仍可能出现狭窄。除体肺动脉侧支外，也可出现静脉 - 静脉侧支。存在慢性心力衰竭时，可能并发三尖瓣关闭不全和心律失常。总的来说，与其他类型的单心室病例进行类似姑息治疗相比，没有显著差异[152, 153]。

表 4-25 概述了各种影像学方法在术后诊断中的价值。

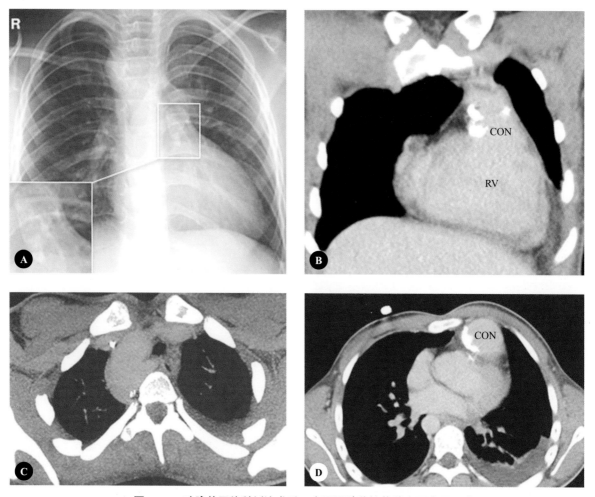

▲ 图 4-99 动脉单干外科纠治术后，由于同种移植物狭窄两次再手术

17 岁女性患者，胸部 X 线片和 CT 均显示移植物附近存在明显钙化，注意 A 和 C 中的右位主动脉弓（图 4-100 为该患者的另外图片）。A. 胸部 X 线片显示管道钙化，左下；B. 胸部 CT，冠状位重建；C. 胸部 CT，横断位重建，邻近"右位主动脉弓"；D. 胸部 CT，横断位重建图，邻近主动脉根部和位于腹侧钙化的同种移植物。CON. 管道；RV. 右心室

（四）单心室

Hashim Abdul-Khaliq　著

储 晨 译　刘 芳 校

1. 定义

这一罕见的先天性心脏病并非独立的畸形，确切地说，是一种复合畸形[83, 154]，存在解剖学（图 4-114A 和图 4-115）或功能性（图 4-114B 和图 4-116）单心室。在功能性单心室中，存在两个独立的心房，但其中一个处于未发育的原始状态。除了心室解剖异常外，也经常存在各种形式的房室连接、心室 - 大动脉和静脉 - 心房连接异常。

2. 分类

左心室可以发育不良且合并各种形态学异常。在经典的左心发育不良综合征中，二尖瓣发育异常甚至闭锁，左心房发育不良且伴有收缩功能差，左心室流出道（包括主动脉瓣和升主动脉）发育不良甚至闭锁。然而，如果右心室发育不良，常存在三尖瓣闭锁和（或）肺动脉闭锁（图 4-116）。绝大部分单心室病例心房是正位的（90%）[83]。心室发育不平衡的 AVSD（房室间隔缺损）不适合做解剖纠正，被称为"功能性单心室"，通过进行腔肺连接的姑息性治疗。如果两个房室瓣都可经入口进入形态学左主心室，称为"左心室双入口"（DILV）（图 4-117 和图 4-118）。如果两条大动脉都有 D-TGA 的特征，并且起源于正常或发育不良的右心室，称为"右心室双出口"（DORV）。

3. 血流动力学、自然病程及治疗指征

由于解剖学条件导致"一腔循环"的发生，低

HLHS 术前影像诊断方法	重　点	价　值
二维 / 三维 TTE	• 确诊 • 二尖瓣狭窄或闭锁？ • 主动脉瓣狭窄或闭锁？ • 升主动脉内径 • 动脉导管内径 • 逆行缩窄？ • 三尖瓣和右心室的解剖和功能 • 房间交通的类型和大小 • 排除肺静脉和体静脉的异常	+++
二维 / 三维 TEE	见 TTE（因为多数患者为新生儿，仅用于少数病例，并且仅在某些情况下可行）	+
心脏 MRI	• 量化右心室功能 • 肺静脉和体静脉解剖 • 对临界状态患儿，量化左心室的大小和功能	++ （备选方法）
MDCT	超声心动图结果不明确和存在心脏 MRI 禁忌证时的备选方法，对有肺实质并发症患儿有帮助，并能证实合并的血管畸形，如肺静脉异常连接	+
有创心导管检查（诊断性）	• 测量肺压力和阻力，药物试验 • 排除肺静脉和体静脉异常 • 通常与介入治疗或杂交手术结合使用	+ （诊断延误的病例）

表 4-24　HLHS 患者术前影像诊断

HLHS. 左心发育不良综合征；TEE. 经食管超声心动图；TTE. 经胸超声心动图；MDCT. 多排螺旋计算机体层摄影；MRI. 磁共振成像

影像学方法	价　值
TTE	+++
TEE	+
心脏 MRI	+++
MDCT	++
有创心导管诊断（Ⅱ期和Ⅲ期手术前可以结合介入治疗）	+++

表 4-25　HLHS 术后影像诊断的价值

HLHS. 左心发育不良综合征；MDCT. 多排螺旋计算机体层摄影；MRI. 磁共振成像；TEE. 经食管超声心动图；TTE. 经胸超声心动图

氧血和高氧血相互混合后引起中央型发绀。对年幼患儿初始治疗的一个重要目标是维持肺循环和体循环之间的平衡。必须有足够的肺灌注以维持氧合和肺动脉的发育，然而肺灌注增加可导致肺血管压力和阻力增加，而肺血管压力和阻力是行腔肺吻合的先决条件。因此，初始必须通过环缩术（肺动脉环缩术）来降低增加的肺灌注。在肺灌注减少如肺动脉闭锁或狭窄的病例中，需要进行体 - 肺动脉吻合术（B-T 分流术）。由于单心室患者解剖结构和血流动力学情况差异特别大，目前难以有统一的结论。

4. 治疗选择和诊断

鉴于上文提到的心脏和血管畸形，想对解剖性或功能性单心室进行解剖学纠正几乎是不可能的。在所有单心室患儿中，只能实行将静脉血逐步连接到肺动脉（腔肺吻合）的姑息手术。此类外科姑息手术治疗最重要的先决条件是患儿中央和外周肺血

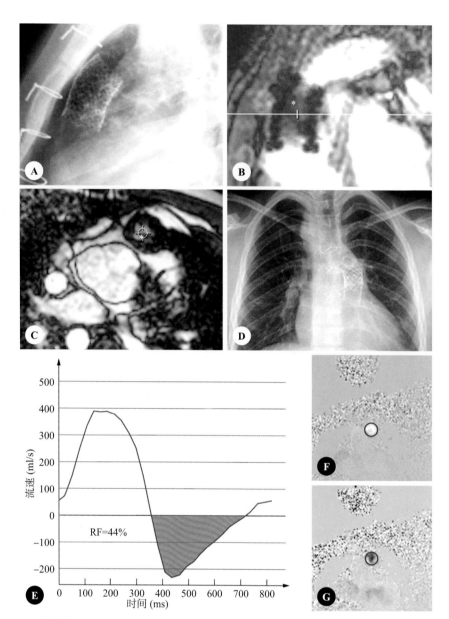

▲ 图 4-100　动脉单干外科纠治术后，由于同种移植物狭窄多次再手术，于狭窄处附近行支架置入术后

与图 4-99 为同一患者。即使在 SSFP 电影序列 MRI（B 和 C）中，某些情况下（如镍钛合金支架）仍可见部分支架管腔。横断位也可见共同半月瓣的三瓣（新主动脉瓣）（C）。MRI 流量测定的位置是肺动脉外管道植入的支架头侧，并且垂直于主要血流方向（通过平面），所得的血流曲线图为 E，相位图为 F 和 G。在同种移植物内植入支架后，舒张期相位图上出现明显的肺动脉瓣关闭不全（全舒张期反流）（G，尾向血流为黑色），血流曲线图（E）测量的反流分数为前向血流的 44%（浅红色区域）。A. 侧位胸部 X 线片，显示支架在正确的位置，位于 RVOT 和同种移植物附近，支架无断裂；B. 短轴 SSFP 电影序列的细节图片，类似 A 的侧位投照，可见镍钛合金支架的内部（**）；C. 横断面 SSFP 电影序列，对应 B 白线；D. 正位胸部 X 线片，采用 Melody 瓣（Medtronic）行最后一次经皮肺动脉瓣置换术后；E. 显示通过同种移植物的血流曲线（RR 间期为 822ms），红色阴影区域表示反流，反流指数为 44%；F. 同种移植物头侧的 MRI 血流测定相位图，收缩期，标注的红色区域为 E 血流曲线的测量区；G. 同种移植物头侧的 MRI 血流测定相位图，舒张期，标注的红色区域为 E 血流曲线的测量区

管发育良好，以及低的肺循环压力。由于在 HLHS 中同时存在主动脉弓发育不良，必须先通过 I 期 Norwood 手术重建主动脉弓。此外，手术治疗的第一步必须调节肺循环，可通过进行体 – 肺动脉分流术以增加肺循环，或通过行肺动脉环缩术以减少肺血。然后，通常选择"腔肺吻合术"（即"双向 Glenn 分流术"或上腔静脉 – 肺动脉分流术）。分期手术的目的是将乏氧的静脉血从上、下腔静脉依次全部直

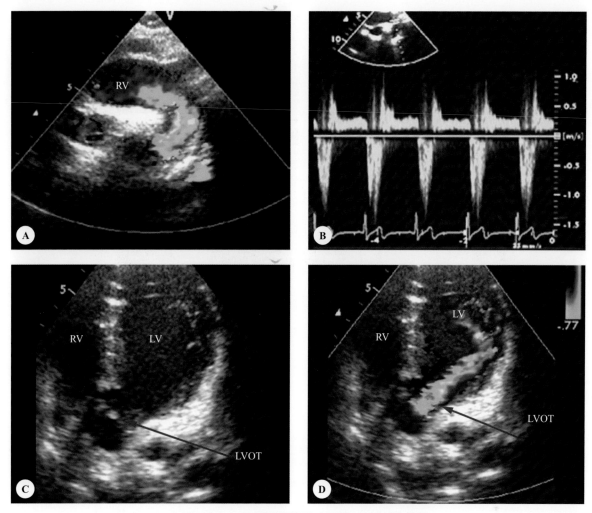

▲ 图 4-101 A₂ 型动脉单干（Ⅱ型）外科纠治术后

10 岁女性，动脉单干 A₂ 型（Ⅱ型），外科纠治术后（与图 4-96 为同一患者）。彩色多普勒（A）和频谱多普勒（B）均可见肺动脉带瓣外管道的全舒张期反流。五腔切面可见主动脉位置的单干瓣叶附近存在显著的广泛全舒张期反流（C 和 D，箭）。E 和 F 中的虚线分别表示在管道和单干瓣膜的头侧进行 MRI 通过平面流量测量的位置。由于存在显著的"主动脉瓣关闭不全"，在 SSFP 电影序列 MRI（F）中可以看到位于单干瓣尾侧的舒张性失相射流。MRI 流量测量结果显示，反流分数为前向流量的 35%（H，浅蓝色区域，肺动脉瓣关闭不全）。在管道附近，反流分数为前向流量的 15%（G，浅蓝色区域，主动脉瓣关闭不全）。A. 位于右心室和肺动脉之间的管道彩色多普勒超声心动图；B. 同一管道的频谱多普勒超声心动图；C. 新主动脉的二维超声心动图，五腔切面；D. 新主动脉的彩色超声心动图，五腔切面。LV. 左心室；LVOT. 左心室流出道；RV. 右心室

接引入肺循环，而无须经过心脏泵血。以前是通过心房 – 肺动脉吻合完成来完成此分流，之后为改良 Fontan 手术[83, 154]。全腔肺连接，早期是通过心房内侧壁或心腔内的管道（图 4-116），后续更好的选择是不需心房内操作的心房外或心腔外管道（图 4-117 至图 4-120）。

5. 术后问题

最初，大家推测进行心房 – 肺动脉吻合或经心房心室收缩传递的房内 TCPC 相较于心房外 TCPC 更易为肺循环创造搏动性血流，从而创造更接近生理

的血流动力学。目前，心房外或心外 TCPC 更为推荐，因为其可以减少心房内操作，从而降低术后心律失常的风险。多普勒超声心动图和（或）MRI 均可以观察到心外 TCPC 中也存在受呼吸调节的搏动性血流（图 4-119M 和 N）[156]，不过血流较缓慢，甚至可能因为肺动脉压力阶差出现反向血流[157]。因此，这种缓慢的非生理性血流可能导致 Fontan 管道中形成血栓（图 4-120C 和 F）。另外，肺动脉吻合口狭窄（图 4-118A、图 4-119O、图 4-120D 和图 4-120E）、在心室功能不全时由于容量超负荷导致的肺组织结

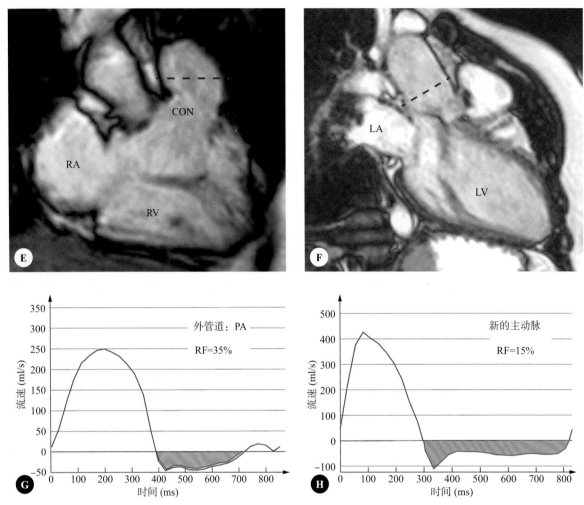

▲ 图 4-101（续） A₂ 型动脉单干（Ⅱ型）外科纠治术后

E. 肺动脉处，RVOT 和管道附近的 SSFP 电影序列 MRI；F. 主动脉处（新主动脉），LVOT 附近的 SSFP 电影序列 MRI，可见瓣膜反流；G. 右心室和肺动脉间管道的 MRI 流量曲线；H. 主动脉处单干瓣膜附近的 MRI 流量曲线。CON. 管道；LA. 左心房；LV. 左心室；PA. 肺动脉；RA. 右心房；RF. 反流分数；RV. 右心室

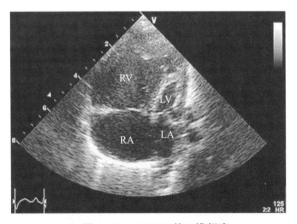

▲ 图 4-102　HLHS 的二维超声

新生儿 HLHS 的二维超声心动图四腔心切面：左心房、二尖瓣和左心室均发育不良。HLHS. 左心发育不良综合征；LA. 左心房；LV. 左心室；RA. 右心房；RV. 右心室

构改变，或 "Fontan 衰竭" 时的慢性肝淤血[158]，最终的治疗手段都是心脏移植。

6. 影像诊断的目的和价值

(1) 术前：影像学检查在单心室诊断中的应用基本同 HLHS。通常，通过多普勒超声心动图初步对心房和心室解剖进行初步描述，以及对可能存在的畸形进行相应的分类（图 4-118C 和 D，图 4-119B 和 C）。

应用影像学检查对单心室患儿进行初步评估时，需要阐明以下要点。

- 主心房的类型和大小。
- 房室连接的方式（房室连接不一致）。
- 心室 - 大动脉连接（TGA, DORV）。
- 发育不良小心室的类型和大小。

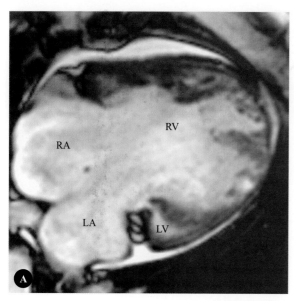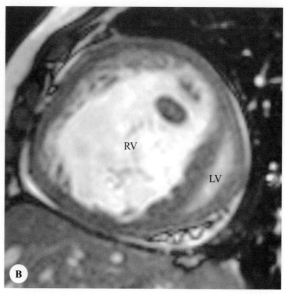

▲ 图 4-103　HLHS 的 MRI

HLHS 患儿的 SSFP 电影 MRI，显示左心室发育不良伴二尖瓣闭锁。A. SSFP 电影 MRI，四腔心切面；B. SSFP 电影 MRI，短轴。HLHS. 左心发育不良综合征；LA. 左心房；LV. 左心室；RA. 右心房；RV. 右心室

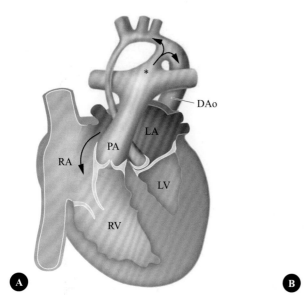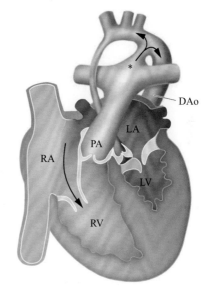

▲ 图 4-104　HLHS 最常见类型的示意

星号代表 PDA。A. 二尖瓣闭锁、主动脉瓣闭锁和残余左心室，箭标示血流方向；B. 二尖瓣和主动脉瓣狭窄，升主动脉和主动脉弓发育不良，依靠 PDA（＊）接受从右心室经肺动脉逆行的血流灌注。HLHS. 左心发育不良综合征；DAo. 降主动脉；LA. 左心房；LV. 左心室；PA. 肺动脉；RA. 右心房；RV. 右心室

- 房室瓣的形态和功能（二尖瓣或三尖瓣）。
- 两个流出道的形态和血流动力学（评估经过主动脉瓣和肺动脉瓣的前向血流）。
- 依赖于动脉导管灌注的肺循环。
- 依赖于动脉导管灌注的体循环。
- 两个独立的心房（卵圆孔未闭，ASD，限

制性）。

- 与腹部脏器位置相关的心房形态（内脏异位；右心房或左心房异构？心上型、心内型或心下型 PAPVR 或 TAPVR？）。
- 体静脉和心房的连接，如部分肺静脉畸形，或其他静脉畸形（例如，永存左上腔静脉，是否存在

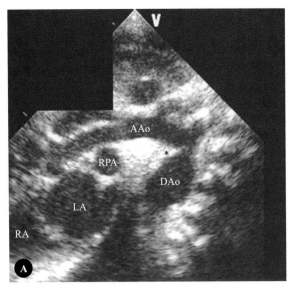
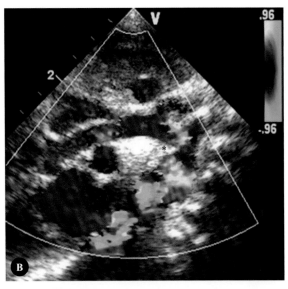

▲ 图 4-105　HLHS 的彩色多普勒

新生儿，与发育不良的升主动脉相比，降主动脉和右肺动脉明显增大。彩色多普勒图像显示主动脉弓和升主动脉存在依赖动脉导管（B，*）的逆行灌注。A. 二维 TTE，胸骨上主动脉弓切面；B. 彩色多普勒超声心动图，胸骨上主动脉弓切面。AAo. 升主动脉；DAo. 降主动脉；HLHS. 左心发育不良综合征；LA. 左心房；RA. 右心房；RPA. 右肺动脉

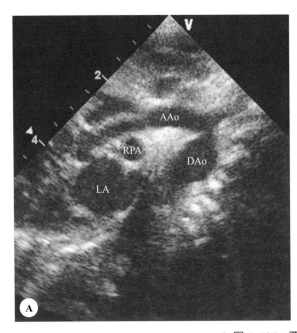
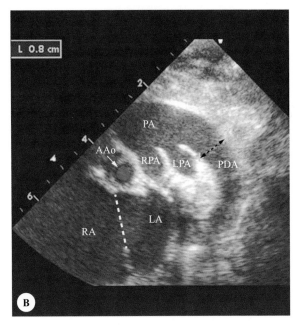

▲ 图 4-106　两位新生儿 HLHS

A. 新生儿 HLHS，二维 TTE，胸骨上主动脉弓切面，升主动脉明显小于降主动脉和右肺动脉，可见右肺动脉位于图像中央；B. 新生儿 HLHS，二维 TTE，胸骨旁短轴切面，可见增粗的肺动脉，分叉为左肺动脉、右肺动脉，以及内径 8mm（虚线双箭）的粗大动脉导管未闭。升主动脉（淡红色圆形）比肺动脉分支细小。左右心房位于后方（图像底部），通过一个大型缺损相互沟通（虚线）。AAo. 升主动脉；DAo. 降主动脉；HLHS. 左心发育不良综合征；LA. 左心房；LPA. 左肺动脉；PA. 肺动脉；PDA. 动脉导管未闭；RA. 右心房；RPA. 右肺动脉

下腔静脉与奇静脉连接）。

• 伴发畸形（例如，主动脉弓发育不良，主动脉缩窄）（图 4-121）。

心导管检查是必要的，主要测量肺循环的压力和阻力，流出道与主动脉 / 肺动脉之间的压差，也可以用于行介入治疗[83]（图 4-121）。

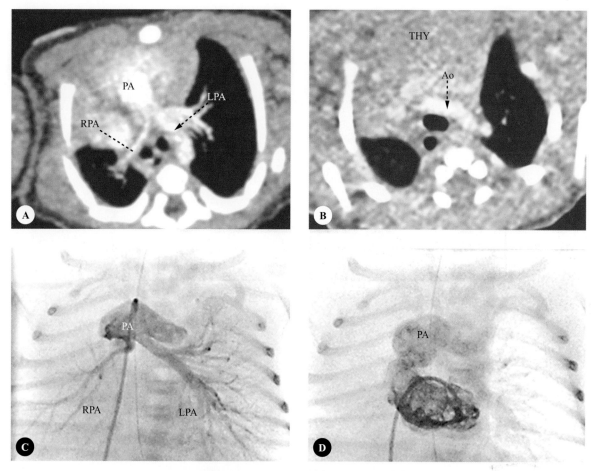

▲ 图 4-107　HLHS 的增强 CT 和动脉造影

新生儿，HLHS 合并肺静脉狭窄且与下腔静脉存在异常连接（弯刀综合征、静脉阻塞综合征）、肺隔离症、右肺发育不良、主动脉弓发育不良、心脏右位和右肺动脉发育不良。A. 胸部增强 CT（80kV，闪光模式），横断位 MIP 重建（层厚 2mm）显示右肺动脉发育不良；B. 胸部增强 CT（80kV，闪光模式），横断位 MIP 重建（层厚 2mm）显示主动脉弓发育不良；C. 有创的正位肺动脉造影，与 A 对应，显示右肺动脉发育不良和在肺动脉内的导管；D. 正位肺动脉造影，导管在右心室。Ao. 主动脉；LPA. 左肺动脉；PA. 肺动脉；RPA. 右肺动脉；THY. 胸腺

(2) 术后：术后影像学检查首先考虑多普勒超声心动图和 MRI[6, 7, 159, 160]，断层成像技术可用于术后评估心室、瓣膜和 Fontan 功能，以及帮助明确有无并发症，如血栓（图 4-120C 和 F）和吻合口狭窄（图 4-118A，图 4-119 至图 4-121），尤其对于年长儿，由于透声窗受限，很难通过多普勒超声心动图来评价心室功能和 Fontan 管道。目前 CT 作用尚未明确定位[6, 7, 157, 159]，如果存在 MRI 检查禁忌或使用限制，如体内有支架置入的患者，CT 可作为替代检查方法（图 4-118A 和图 4-120），应选择低剂量方案，如低千伏扫描。

成角冠状位的 SSFP 电影序列 MRI[159]，与 Fontan 管道成轴向或沿管道走行方向（图 4-116C，图 4-117，图 4-118B，图 4-119D、G、H、J 和 K），

是标准 MRI 检查的一部分。根据基础畸形不同，这些序列可以结合短轴切面来评价主心房的容量（图 4-116D）。

SSFP 序列 MRI 是评价容量和功能的金标准，尤其在心室结构异常的病例中。原则上，在相同方位只用 ECG 信号触发的 SE 序列也可以进行形态学评价（图 4-116A 和 B）。不过，因为缓慢的血流中常见伪影（图 4-119A），无法与血栓相鉴别，尤其是 Fontan 管道附近，所以 GE 序列更为合适。另外，增强 MRA 可用于 2 个时相：肺动脉相可以显示 Fontan 管道（图 4-118A 和 I），动脉相可行三维 MIP 或容积重建（图 4-119 和图 4-121A）。冠状位中使用推注法观察对比剂的动态变化，可帮助评价双侧肺灌注的情况（图 4-119B）。

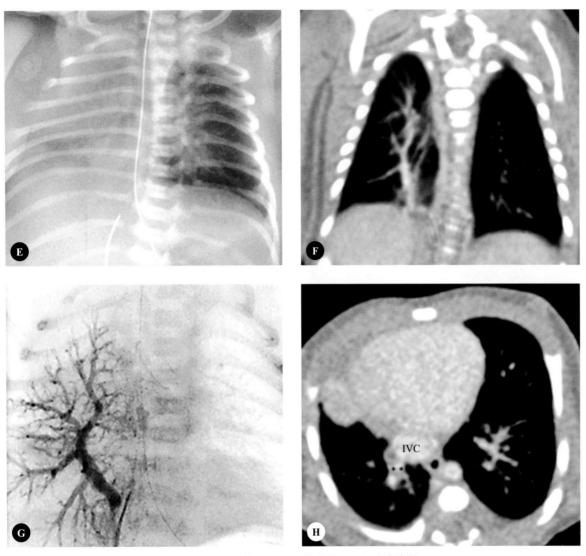

▲ 图 4-107（续） **HLHS 的增强 CT 和动脉造影**

E. 最初的正位胸部 X 线片，整个右肺不张；F. 冠状位 CT 重建，可见右下肺静脉与下腔静脉存在异常连接；G. 相对应的有创右下肺静脉造影显示右下肺静脉与下腔静脉的异常连接；H. 横断位 CT 重建：右下肺静脉（**）与下腔静脉存在异常连接。IVC. 下腔静脉

此外，MRI 流量测量可用于评估 Fontan 管道内的流量比（图 4-119J 至 N），以及左右肺动脉的循环情况，将来 4D 流量测量将特别有助于流量评估。组织特性在危险分级中的作用（如应用延迟强化或 T_1 成像）尚未得到充分证明。

> **提示**
>
> 在增强 MRA 或 CTA 中为了清楚显示 Fontan 管道和 TCPC 的吻合情况，对比剂推注的时机应根据 Fontan 管道决定。

（五）完全性肺静脉异位引流

Joachim Lotz　Philipp Beerbaum　Michael Steinmetz　著

储　晨　译　刘　芳　校

1. 定义

完全性肺静脉异位引流时肺静脉和左心房之间没有直接连接，四根肺静脉全部异常回流至腔静脉、冠状静脉窦或直接入右心房，通常缩写为"TAPVR"或"TAPVC"（"完全性肺静脉异位引流 / 连接"）。这是极为罕见的先天性心脏畸形，在每 10 万名活产儿中仅有 6.8 名患者（0.0068%）[161]。该病的性别差异尚不明确，据巴尔的摩 – 华盛顿研究团队统计，病

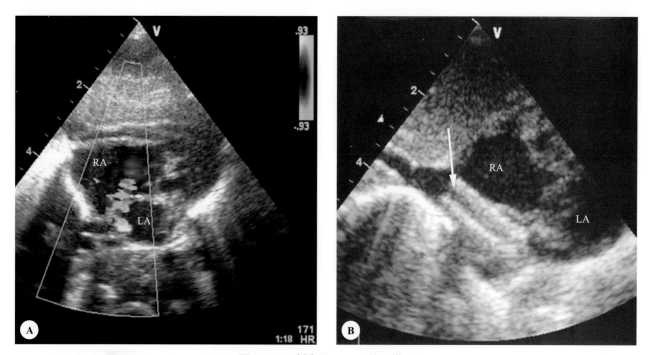

▲ 图 4-108　新生儿 HLHS 的二维 TTE

A. 二维彩色多普勒 TTE，四腔心切面：彩色血流显示限制性房间分流；B. 二维 TTE，剑突下矢状位切面观，房间隔完整的 HLHS 行房隔开窗和支架（箭）植入术后。HLHS. 左心发育不良综合征；LA. 左心房；RA. 右心房

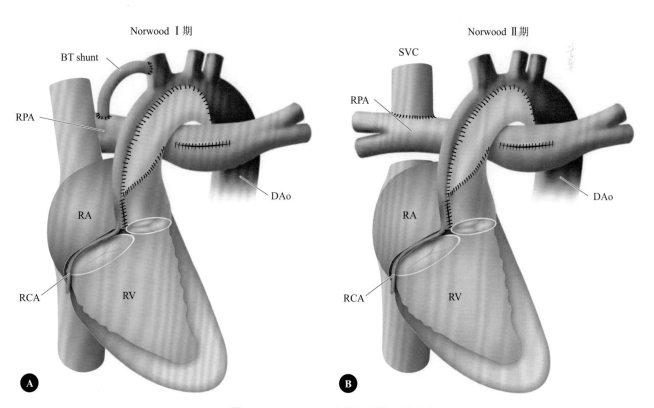

▲ 图 4-109　Norwood Ⅰ期和Ⅱ期手术示意

A. Norwood Ⅰ期手术，用肺动脉和发育不良的升主动脉重建新主动脉，进行改良 Blalock–Taussig 分流并行房隔造口术；B. Norwood Ⅱ期手术，进行双向腔肺分流术。BT shunt. 改良 Blalock–Taussig 分流；DAo. 降主动脉；RA. 右心房；RCA. 右冠状动脉；RPA. 右肺动脉；RV. 右心室；SVC. 上腔静脉

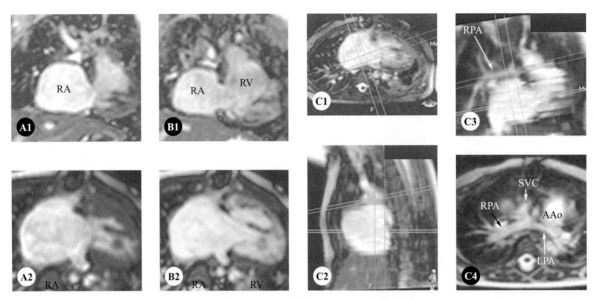

▲ 图 4–110　HLHS 患者的 Norwood Ⅱ 期手术

10 月龄男婴，行 Norwood Ⅱ 期手术、上腔静脉和右肺动脉连接的双向 Glenn 术后第 4 周，SSFP 序列的 MRI（图 4-109B）。电影 MRI（A1 至 B2）显示心室功能良好。为了更好地显示 Glenn 吻合，三维数据集以多平面方式重建（C1 至 C4）。A1 和 A2. 电影 MRI，收缩期，冠状位（上方）和横断位（下方）；B1 和 B2. 电影 MRI，舒张期，冠状位（上方）和横断位（下方）；C1 至 C4. 为显示 Glenn 吻合的三维数据集多平面重建（箭）。AAo. 升主动脉；HLHS. 左心发育不良综合征；LPA. 左肺动脉；RA. 右心房；RPA. 右肺动脉；RV. 右心室；SVC. 上腔静脉

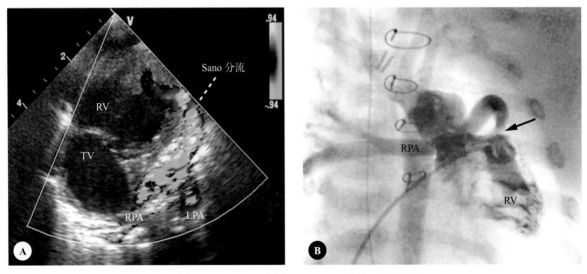

▲ 图 4–111　HLHS 患者 Norwood 手术，两例患者

A. 一例 HLHS 婴儿行 Norwood 术后（改良 Sano[144]），二维彩色多普勒 TTE，胸骨旁短轴：五彩血流显示右心室和肺动脉的 Sano 分流和左右肺动脉分叉；B. 另一例 HLHS 婴儿行改良 Sano 的 Norwood 术后，右前斜位心室造影：可清楚显示 Sano 分流吻合口近端存在狭窄（箭）。HLHS. 左心发育不良综合征；LPA. 左肺动脉；RPA. 右肺动脉；RV. 右心室；TV. 三尖瓣

患男女比值为 18 : 23，但文献报道则显示该畸形在男性中更为多见。

2. 分型

分型的根据是肺静脉异常连接的部位。卵圆孔未闭（见于 70% 的病例中）或继发孔型 ASD（见于 30% 的病例）的存在是患儿生存所必需的。以下将详细讲述常用的 Craig 或 Gatham-Nadas 分型法[162, 163] 和由 Goswami 等 [164-166] 提出的不同类型的发生率（图 4-122）。

● 心上型（45%～64%）（图 4-122A 和图 4-123）：

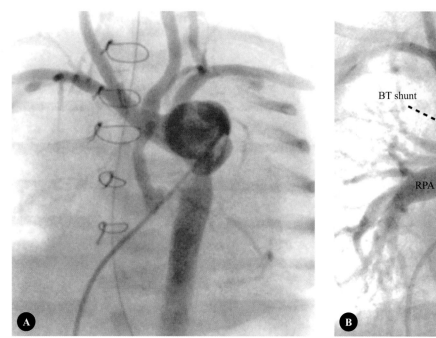

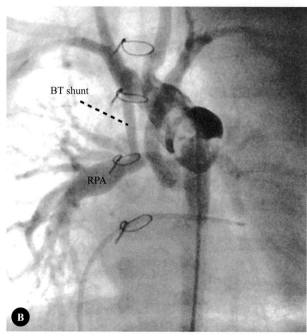

▲ 图 4-112　HLHS 患者 Norwood I 期手术后，两例患者

A. 一例 HLHS 婴儿行 Norwood I 期术后，正位主动脉造影：如图 4-109A 所示，肺动脉瓣和肺动脉干与主动脉弓吻合，动脉期可见发育不良的升主动脉存在逆行灌注；B. 另一位 HLHS 患儿行经典 Norwood I 期术后，稍向左侧成角的主动脉造影：可见肺动脉瓣和肺动脉干与主动脉弓吻合，发育不良的升主动脉存在逆行灌注，以及头臂干和右肺动脉之间的改良 Blalock–Taussig 分流。BT shunt. Blalock–Taussig 分流；HLHS. 左心发育不良综合征；RPA. 右肺动脉

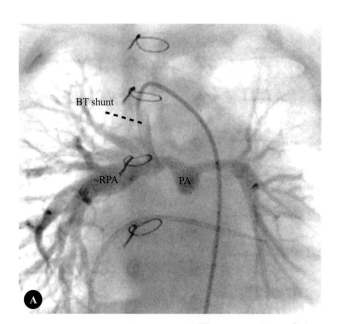

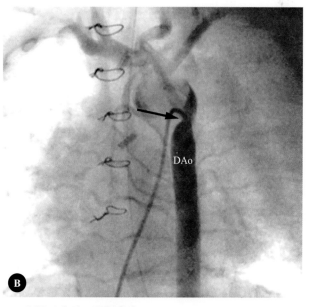

▲ 图 4-113　HLHS 患者 Norwood I 期手术后，两例患者

A. 一例经典 Norwood I 期术后的 HLHS 患儿，正位肺动脉造影：导管通过主动脉逆行进入改良 Blalock–Taussig 分流前，显示肺动脉灌注不均匀，左主干及其分支相对发育不良；B. 另一位 Norwood I 期术后的 HLHS 患儿，正位主动脉造影：导管通过静脉途径经右心室和新主动脉瓣进入主动脉，可见主动脉缩窄（箭）。BT shunt. Blalock–Taussig 分流；DAo. 降主动脉；HLHS. 左心发育不良综合征；PA. 肺动脉；RPA. 右肺动脉

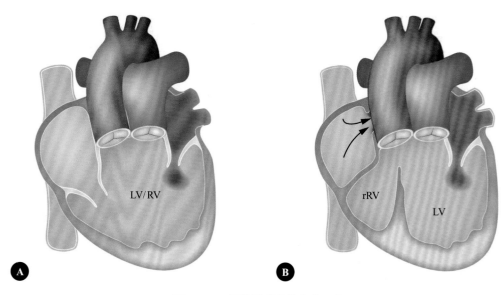

▲ 图 4-114　两种形式的单心室示意

A. 解剖学单心室伴双入口，根据其连接的主心室（左或右）称为"左心室双入口"或"右心室双入口"；B. 三尖瓣闭锁和 D-TGA 患者中常见的功能性单心室伴右心室发育不全。LV. 左心室；rRV. 发育不良的右心室；RV. 右心室

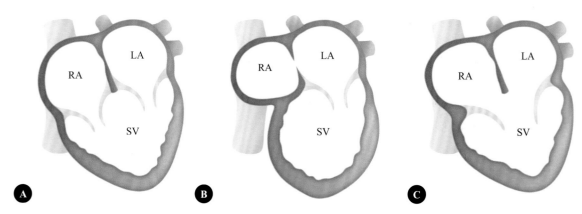

▲ 图 4-115　单心室中的各种可能的房室连接示意

A. 双入口；B. 单入口；C. 共同入口。LA. 左心房；RA. 右心房；SV. 单心室

肺静脉在通常非常小的左心房后的集合窦内汇合，然后通过从集合窦发出的上升血管（垂直静脉），汇入左无名静脉的近端，较少数情况下可见汇入上腔静脉或奇静脉。这种类型通常不出现肺静脉梗阻。

• 心内型或心型（21%～27%）：四根肺静脉汇合于心脏后方的集合窦内，通常经冠状静脉窦回流且无狭窄（大约 18% 的病例）（图 4-122B 和图4-124）。较少见情况，肺静脉直接汇入右心房（大约 8% 的病例）（图 4-125 至图 4-128）。

• 心下型（16%～24%）：四根肺静脉汇合于心脏（左心房）后方，血液通过一根穿过纵隔的血管流入门静脉、静脉导管、下腔静脉或肝（左）静脉，

通常伴有肺静脉梗阻。

• 混合型（3%～8%）：不同类型的肺静脉连接异常同时存在，即上腔静脉和冠状静脉窦，无名静脉和冠状静脉窦，无名静脉和心下型静脉。可伴有或不伴有肺静脉梗阻。

3. 血流动力学

总的来说，肺静脉和体静脉的混合血必须存在心房附近的右向左分流，这是血液进入左半心和主动脉的唯一途径，是患者存活所必需的。房间交通的大小、肺静脉梗阻的程度和肺小动脉阻力水平决定了血流动力学的状况和临床表现。在房间交通受限的病例中，可出现"心输出量低"；在肺静脉梗阻

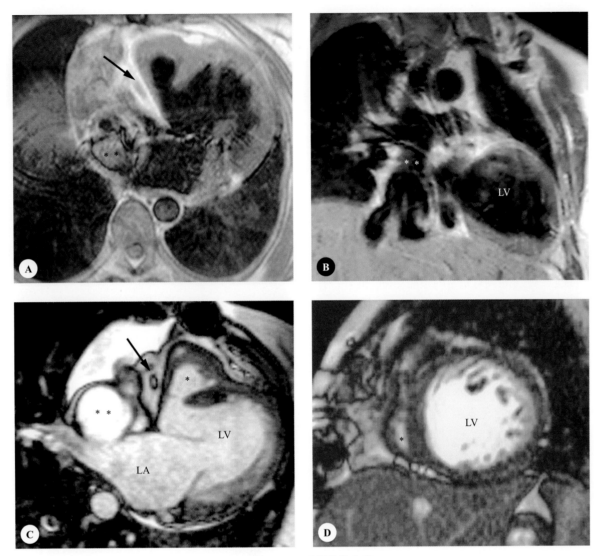

▲ 图 4-116　功能性单心室

34 岁女性，功能性单心室，三尖瓣闭锁，右心室发育不良（C，*），室间隔缺损，放置心内和心房内 Fontan 管道的全腔肺分流（A 至 C，**）。可见显著扩大的左心室。A. 横切面，心电门控 T₁ 加权 SE 图像，Fontan 管道中由于血流缓慢导致的伪影（**），箭所指为房室沟处的右冠状动脉；B. 沿 Fontan 管道（**）走行方向的成角冠状切面，典型的右肺与左肺动脉吻合图像，吻合口无狭窄；C. SSFP 电影序列 MRI，横向定位，可见无伪影的 Fontan 管道（**）和发育不良的右心室（*），箭所指为房室沟处的右冠状动脉；D. SSFP 电影序列 MRI，短轴切面，可见功能性单心室和发育不良的右心室（*）。LA. 左心房；LV. 左心室

的病例中，肺静脉瘀血伴肺水肿难以避免，继而引起肺小动脉压升高和肺动脉高压（常并发进行性右心衰竭）。如果没有肺静脉梗阻，由于出生后肺动脉阻力的降低，左向右分流占主导，伴有肺充血和轻度中央型发绀。

4. 临床问题

这是一种发绀型先天性心脏病，体静脉和肺静脉血在到达右心房之前相互混合，而且只有这种混合血才能到达左半心。听诊时通常可闻及奔马律，心音固定分裂成两个成分，伴肺动脉瓣关闭音增强，

在显著右心容量超负荷的病例中可闻及相对性肺动脉瓣狭窄产生的收缩期杂音，以及相对性三尖瓣狭窄产生的舒张期杂音。以下两种情况有所区别。

- 如果存在肺静脉梗阻，患儿通常在新生儿或小婴儿期即出现症状，可见由于肺水肿导致的进行性呼吸困难，以及进行性发绀（肺瘀血导致弥散度降低，同时由于瘀血导致肺动脉高压而引起肺灌注下降）。右心衰竭通常是压力和容量超负荷共同作用的结果。

- 相反，如果没有肺静脉梗阻，肺灌注是显著升高的。因此，发绀可能很轻，甚至一直不被发现。

5. 自然病史和治疗指征

患儿通常都在生后 6 个月内出现症状，如果未经治疗，80% 的患儿会死亡。若伴发肺静脉梗阻，新生儿会出现明显的呼吸困难伴进行性发绀，并迅速发生循环衰竭。不及时处理，有严重梗阻的患儿将无法存活。如果不存在肺静脉梗阻，血流动力学状况与大型 ASD 的情况相符合（由于肺静脉氧合血向体静脉血发生左向右分流，导致右心和肺血管容量超负荷），之后由于右心房的混合血在近心房处发生了必需的右向左分流而出现发绀。通常在婴儿期出现进行性心力衰竭、伴有发育迟缓和气急。如果给予及时的外科手术治疗，而且术前、术后或远期都没有并发肺静脉梗阻，患儿可拥有正常的预期寿命。此外，有记录难治性室上性心律失常是远期并发症之一。

6. 治疗方案

体外循环下的外科纠治术是唯一的根治治疗方法。手术方法可以根据异常连接静脉和共汇血管的解剖情况而有所不同。手术目的是使肺静脉血直接流入左心房，尽量避免直接处理单个肺静脉，以降低术后肺静脉狭窄的风险。此外，必须关闭 ASD。

手术方法取决于静脉回流的解剖情况。通常，通过无张力的侧侧吻合将位于心后的肺静脉共汇（即集合窦）与左心房直接吻合，并连接至回流血管（图4-129）。在心房间交通受限的病例中，少数情况下，需要在出生后立即进行 Rashkind 扩张术，作为纠治术前的桥接治疗。

> **提示**
>
> 如果存在明显的肺静脉梗阻，需要紧急进行介入治疗，这并不少见。某些病例导管介入治疗可作为缓解重度肺静脉梗阻的一种有效的暂时性处理措施，使新生儿的血流动力学更稳定，利于接下来的手术治疗。如果不存在肺静脉梗阻，为了避免肺血管疾病和发育迟缓，应在出生后 6 个月内进行手术。

7. 手术后和介入治疗后的问题

最常见的并发症是术后肺静脉梗阻（图4-126至图4-128）。针对再狭窄的介入或手术治疗的效果通常不太理想。

8. 影像诊断的目标和相对价值

(1) 治疗前：治疗前主要的诊断方法是超声心

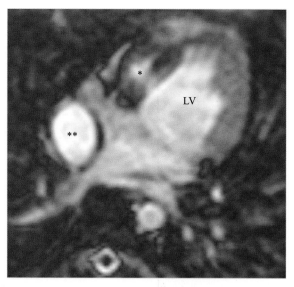

▲ 图 4-117　DILV 伴三尖瓣闭锁

7 岁男孩，DILV 伴三尖瓣闭锁，有心外 Fontan 管道（**）。SSFP 电影序列 MRI，轴向切面。*. 发育不良的右心室；DILV. 左心室双入口；LV. 左心室

动图（图 4-123 至图 4-125）。如果患者的血流动力学稳定，术前 MRI 有助于复杂畸形病例的诊断（图4-126）。对于需要辅助通气的重度 TAPVR 合并肺静脉梗阻的新生儿，CTA 更快捷、更温和，是首选的影像学检查（图 4-127 和图 4-128）。心导管检查仅适用于解剖结构特殊且可能需要必要的介入干预的病例，如房间隔交通受限或严重的肺静脉梗阻（支架）。

治疗前，应明确肺静脉回流的整个过程，并且应显示所有四根肺静脉的走行。影像学检查通常可显示扩大的右心（由于容量负荷扩张），一个小的左心房和一个窄小的左心室（图 4-123B 和图 4-124B）。左心房后方通常可见一大片心房后区，对应肺静脉共汇的部位（图 4-125C）。

> **提示**
>
> 未经手术患者胸部影像可清楚看到典型的 8 字征或雪人征（图 4-123A 和图 4-124A）：扩张的右心室和右心房组成了 8 字或雪人的第一个球，而扩张的上腔静脉、无名静脉和左侧的垂直静脉组成了第二个球。这两个球通过扩张的肺动脉段相连。

(2) 治疗后：超声心动图和 MRI 用于早期检测肺静脉吻合口梗阻或狭窄情况，每一根肺静脉、手术

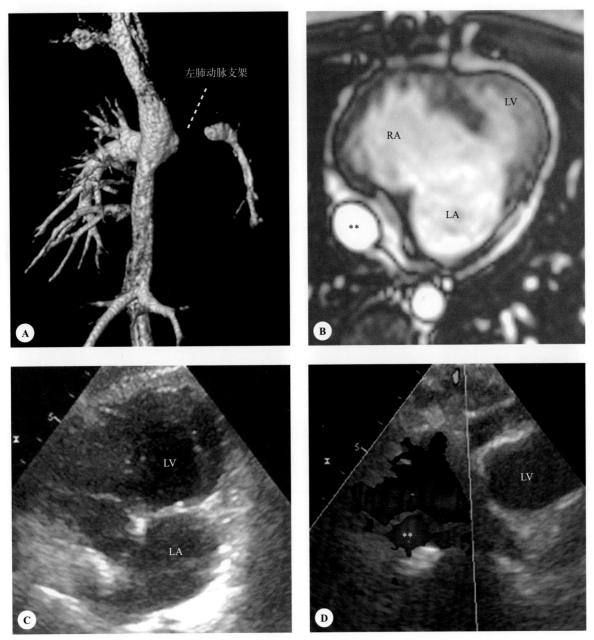

▲ 图 4-118　**DILV**

14 岁女孩，DILV、ccTGA 和心外管道（B 和 D，**）。A. 增强 MRA，应用容积再现技术的三维重建，正位，显示 TCPC，以及在左肺动脉近端支架置入处信号缺失；B. SSFP 电影序列 MRI，横断面，TCPC 的显示不明显（**），清楚可见心房增大、无房间隔组织（提示为 DILV）；C. 与 B 的 MRI 相对应的二维超声心动图；D. 彩色多普勒超声心动图，同样 TCPC 的显示也不明显（**）。ccTGA. 先天性矫正型大动脉转位；DILV. 左心室双入口；TCPC. 全腔静脉 - 肺动脉连接；LA. 左心房；LV. 左心室；RA. 右心房

吻合口和回流入左心房的情况均需要显示清楚；需要定量心房或心室的残余分流，以及之前回流入体循环血管床的静脉附近的残余改变。如果出现复杂的术后狭窄，通常需要行心导管检查以评估血流动力学状况（如是否存在肺高压）。CTA 在这种情况下也是很有用的，可以明确是否需要进一步的有创治

疗措施（通常会很难）。

> **提示**
>
> 吻合口狭窄通常发生在外科修补术后的 12 个月内。因此，儿童期建议每年随访影像学检查。

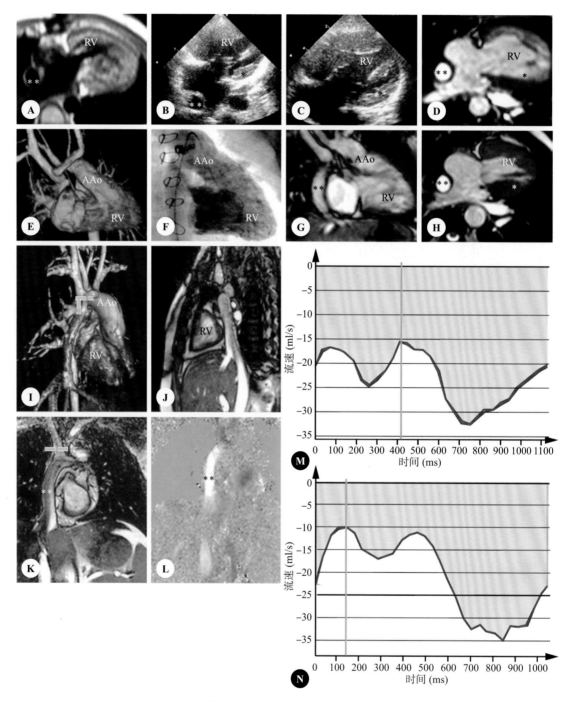

▲ 图 4-119 功能性单右心室，DORV，心外 TCPC，左肺动脉支架

星号代表发育不良的左心室（B、C、D 和 H），** 为心外管道；同时合并主动脉缩窄（图 4-121）。A. 横断面 MR SE 序列示心房和右心室中由于血流缓慢导致的伪影；B. 二维经胸超声心动图显示主心室为右心室，发育不良的左心室（*）和心外管道（**）；C. 二维经胸超声心动图，不同的切面，星号为发育不良的左心室；D. SSFP 电影序列 MRI，横断面，舒张期，图像显示收缩期主右心室功能良好，H 中也有部分显示；E. 增强 MRA 容积再现图像，显示 DORV；F. 有创心导管检查，心室造影与 E 相一致，显示主动脉起源于右心室；G. SSFP 电影序列 MRI，成角冠状切面，通过心外 TCPC（**）；H. SSFP 电影序列 MRI（与 D 相对应），横断面，收缩期；I. 增强 MRA 容积再现图像，可见心外 TCPC 节段（**；蓝线是 M 和 N 中血流测量的位置）；J. 流量敏感的 GE 序列幅度图像，矢状位，通过 TCPC（**）；K. 流量敏感的 GE 序列幅值图像，冠状切位，通过 TCPC（蓝线是 M 和 N 中血流测量的位置）；L. 流量敏感的 GE 序列中对应的时相图像，可见 TCPC（**）中的头向浅色血流；M. 上腔静脉的双相尾向血流频谱（负向），无反向血流（基线之上无血流）；N. 右肺动脉中向右的双相血流频谱（负向），无反向血流（基线之上无血流）。AAo. 升主动脉；DORV. 右心室双出口；RV. 右心室；TCPC. 全腔静脉 - 肺动脉连接

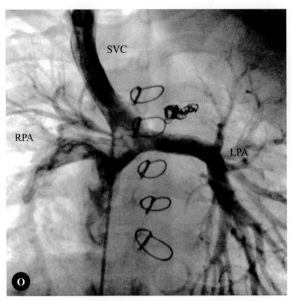
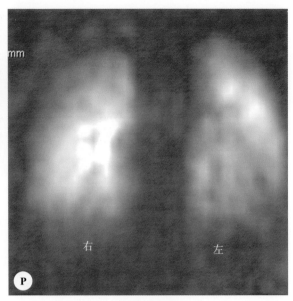

▲ 图 4-119（续） 功能性单右心室，**DORV**，心外 **TCPC**，左肺动脉支架

O. 有创造影显示 TCPC 及吻合口，双侧肺灌注相同；P. 动态 MRA 检查推注序列，冠状切位，同样显示双侧肺灌注相同。DORV. 右心室双出口；LPA. 左肺动脉；RPA. 右肺动脉；SVC. 上腔静脉；TCPC. 全腔静脉 - 肺动脉连接

五、血管畸形

（一）部分肺静脉畸形

Joachim Lotz　Philipp Beerbaum　Michael Steinmetz　著

赵 璐 译　刘 芳 校

1. 定义

完全性肺静脉异位引流（total anomalies of pulmonary venous return, TAPVR）在人群中的发生率为 0.0068%。与之相比，部分性肺静脉异位引流（PAPVR）则更常见，占先天性心脏病总人群的 0.3%～0.5%。在 PAPVR 中，一条或多条肺静脉未与左心房相连[83, 167]。PAPVR 可单独存在，但常合并 ASD，其中静脉窦型缺损最多见。

2. 分型

孤立型 PAPVR 仅见于少数病例，更常影响右肺静脉，通常直接连接到上腔静脉，连接到下腔静脉或直接连接右心房者罕见。如果仅有左肺静脉受累，通常经垂直静脉和无名静脉直接连接到右侧上腔静脉[168-170]（图 4-130A）。

多数情况下，PAPVR 常合并 ASD，主要是右上 SVD（比左侧多 10 倍）。以下是 PAPVR 不同分型的区别。

• 右上肺静脉（一支或多支）连接上腔静脉和（或）右心房（图 4-131 至图 4-134）。

• 左上肺静脉（一支或多支）经垂直静脉汇流入头臂静脉（33% 的病例）（图 4-135 和图 4-136）。左侧 PAPVR 仅 10%～15% 的病例合并 SVD。

弯刀综合征是特殊类型的 PAPVR，部分或全部的右肺静脉（或者，极少数情况下可发生于左肺静脉）通过共汇静脉连接到下腔静脉[83, 167]。常同时存在叶静脉肺发育不良（也称肺静脉叶综合征）。心脏右缘附近的共汇血管形似"弯刀"（图 4-137）。共汇血管下段将引流入异常静脉，在某些病例中，所有发育不良的肺段静脉都将引流入异常静脉。重要组成部分具体如下。

• 弯刀静脉（正位胸部 X 线片显示右心缘附近有弯刀形态的静脉结构）。

• 右肺发育不良伴不同程度的心脏右移。

• 右肺动脉发育不良。

• 主动脉异常供血右下肺叶。

弯刀静脉可以有多种异常连接。

• 在右半隔膜下方，连接到下腔静脉（33% 的病例）。

• 连接到下腔静脉肝上段（22% 的病例）（图 4-137C）。

• 连接到肝静脉。

• 连接到门静脉（11% 的病例）。

• 连接到奇静脉。

• 连接到冠状静脉窦。

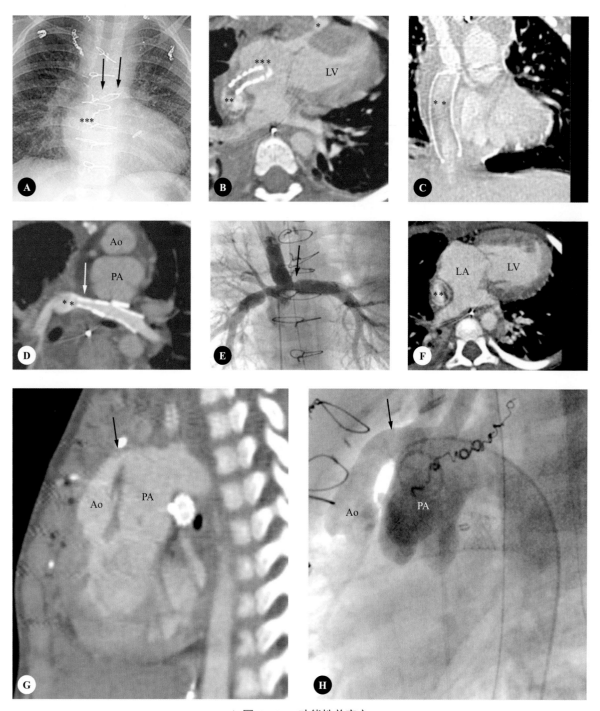

▲ 图 4-120　功能性单室心

4 岁男孩，三尖瓣闭锁，功能性单室心，左侧为体循环心室。心外 TCPC 姑息治疗后（B、C、D 和 F，**），增强 CT 重建显示 TCPC 管道中的附壁血栓（B、C 和 F，**），以及血流伪影。A. 常规正位胸部 X 线片，可见 MAPCA 弹簧圈栓塞后的多枚弹簧圈，TCPC 和右心房之间的支架开窗术，左肺动脉支架（箭），左心室增大及肺血增多。B. 增强 CT 横断面重建，80kV，高音模式。C. 与 B 相对应的冠状面重建图，显示 TCPC 中的附壁血栓。D. 横断面图像显示肺动脉分支和上腔静脉的吻合（**），左肺动脉内多枚支架及近端狭窄（D 和 E，箭）。另外，还可见大动脉错位（MGA），主动脉位于前方，肺动脉扩张，两者均为三叶瓣。重建图像来自于具有同向三维像素的心电门控三维 MDCT 的数据集。E. 与 D 相对应的血管造影，正位。F. 增强 CT 横断面重建图像（B，另一切面）。G. CT 矢状位重建图，显示行 Damus–Kaye–Stansel 术后[155] 的 MGA，通过将主肺动脉和主动脉端端吻合进而建立共同的体循环流出道（G 和 H，箭）。H. 与 G 相对应的血管造影。***. 右心房；Ao. 主动脉；LA. 左心房；LV. 左心室；PA. 肺动脉；TCPC. 全腔静脉 – 肺动脉连接

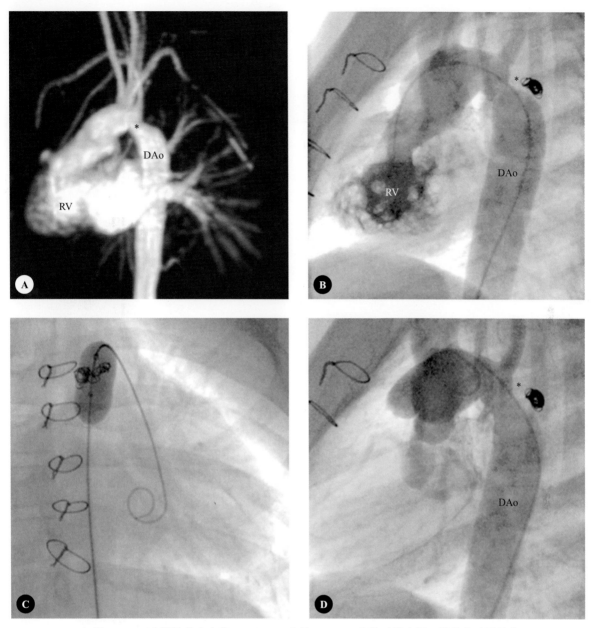

▲ 图 4-121　功能性单右心室，**DORV**，心外 **TCPC**，左肺动脉支架，伴发主动脉缩窄

与图 4-119 为同一病例。A. 增强 MRA 三维 MIP 动脉期，侧位重建显示主动脉弓缩窄（＊）伴发畸形；B. 行球囊血管成形术前的相对应的有创血管造影图像；C. 球囊血管成形术中的图像；D. 球囊血管成形术后的血管造影图像。DAo. 降主动脉；RV. 右心室

- 连接到右心房（22% 的病例）。
- 连接到左心房（也称曲折肺静脉）。

提示

- 大约 90% 的 SVD 型 ASD 合并 PAPVR，50% 的肺静脉异常连接者（主要见于右侧）也存在 SVD 型 ASD。这意味着所有 SVD 型 ASD 都应评估是否存在异常连接的肺静脉，尤

其是右侧的肺静脉。

- 弯刀静脉与肝以上的下腔静脉（图 4-137）或右心房的异常连接可能提示下腔静脉肝内段缺如（见腔静脉异常，体静脉异常和异常体静脉连接）。

3. 血流动力学

血流动力学变化与左向右分流型的 ASD 一致。

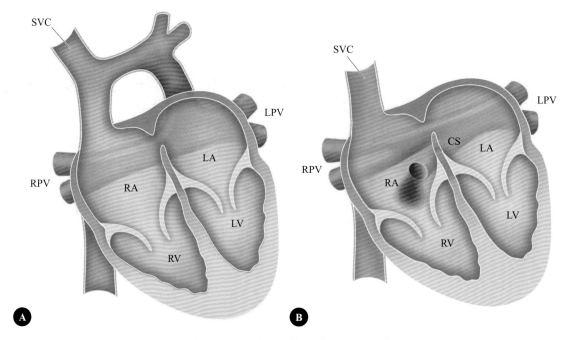

▲ 图 4-122　心上型和心内型 TAPVR 示意

A. Moss 所述的最常见的一种心上型 TAPVR[167]。异常连接的肺静脉（左、右肺静脉）在心房后方汇合，连接到一根左侧的上升血管并汇入左侧的上腔静脉（用红色标记）。然后通过左侧无名静脉进入右侧的上腔静脉，再进入右心房。B. Moss 所述的心内型或心型 TAPVR[167]。异常连接的肺静脉（左、右肺静脉）汇合成一根短的血管（用红色标记）并连接到冠状静脉窦。更少见的情况，肺静脉可直接连接到右心房。CS. 冠状静脉窦；RA. 右心房；LA. 左心房；RV. 右心室；LPV. 左肺静脉；RPV. 右肺静脉；SVC. 上腔静脉；LV. 左心室

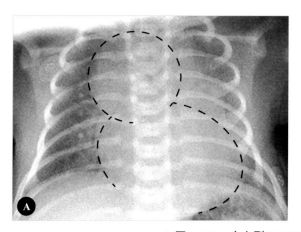

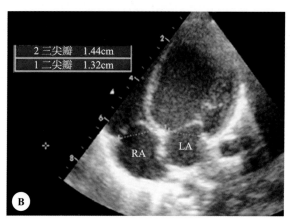

▲ 图 4-123　心上型 TAPVR，典型的雪人心或 8 字心

男性新生儿，可见与右心房（RA）相比相对较小的左心房（LA）。A. 正位胸部 X 线片，显示"雪人"征；B. 二维经胸超声心动图中相应的图像。TAPVR. 完全性肺静脉异位引流

分流程度取决于异常肺静脉连接的数目及大小。单一的异常肺静脉连接通常不会导致血流动力学意义。与 TAPVR 不同，PAPVR 很少引起梗阻。

4. 临床问题

分流量决定临床症状。因此，异常肺静脉连接的数量和大小很重要。在存在 ASD 的情况下，异常高的分流量可能提示并发 PAPVR。症状通常由增加的右心室容量负荷及随后的右心室功能衰竭引起，包括心输出量减少、心悸及心律失常。

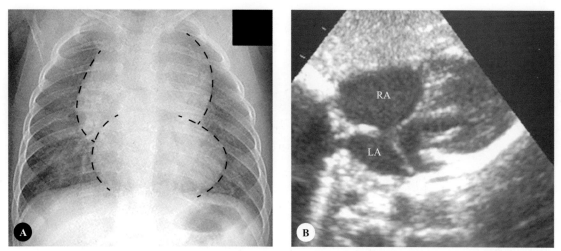

▲ 图 4-124　心内型 TAPVR，典型的雪人心或 8 字心，肺静脉异常连接至冠状静脉窦

女性新生儿，典型的小左心房（LA）和大右心房（RA）。A. 胸部 X 线片；B. 二维经胸超声心动图中相应的图像。
LA. 左心房；RA. 右心房；TAPVR. 完全性肺静脉异位引流

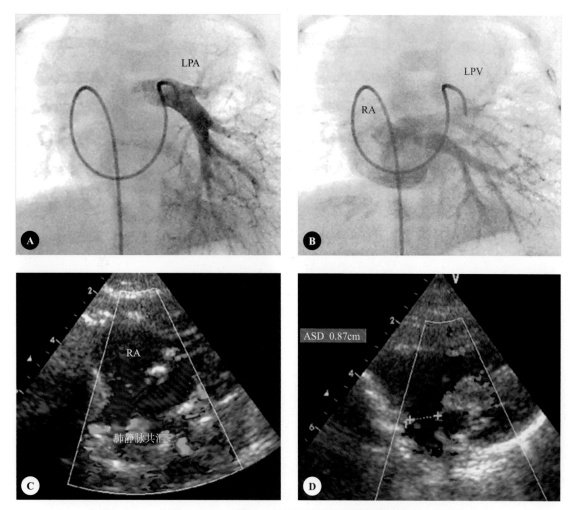

▲ 图 4-125　心型 TAPVR，通过一根很短的共汇血管直接连接到右心房（RA）

A. 有创肺动脉造影，肺动脉相；B. 有创肺动脉造影，肺静脉相；C. 彩色多普勒显示肺静脉共汇；D. 彩色多普勒可
清楚显示并测量患儿生存所必需的房间隔缺损或室间隔缺损。ASD. 房间隔缺损；LPA. 左肺动脉；LPV. 左肺静脉；
RA. 右心房；TAPVR. 完全性肺静脉异位引流

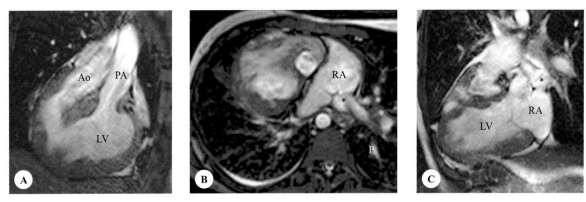

▲ 图 4-126　完全性心房反位，心型 TAPVR，所有肺静脉直接连接到右心房

男性患儿，SSFP 序列电影 MRI 图像。A. 成角矢状位 SSFP 序列电影 MRI 示完全性心房反位，DILV 和发育不良的右心室流出道；B. SSFP 序列电影 MRI 横断面图像示所有的肺静脉通过一根位于右心房背部的共汇血管（＊）连接到位于左侧的右心房；C. 长轴，通过左心室的两腔心切面示共汇血管（＊）和心房之间的狭窄（见黑色射流），相当于血流动力学上的功能性肺静脉狭窄。Ao. 主动脉；LV. 左心室；PA. 肺动脉；RA. 右心房；TAPVR. 完全性肺静脉异位引流

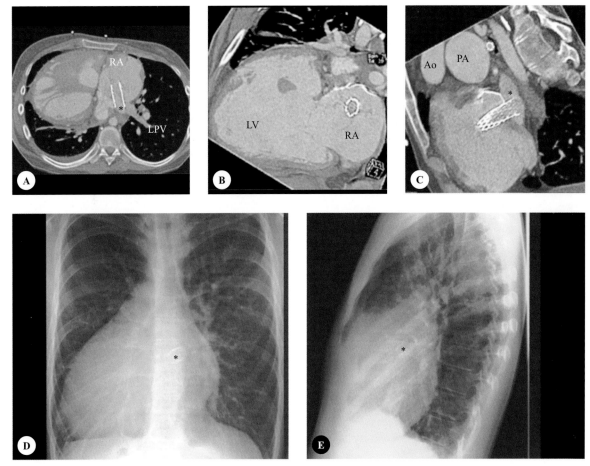

▲ 图 4-127　完全性心房反位及心型 TAPVR，所有肺静脉直接连接到右心房。此为图 4-126 中的病例，在右心房背部的肺静脉共汇狭窄处植入 Palmaz 支架后（A、C 至 E，＊）的图像

A. 在 DSCT 上以闪光或高频模式获得的同向性体素 CT 横断面重建，辐射暴露小于 1mSv；B. 冠状面重建；C. 矢状面重建；D. 相应的正位胸部 X 线片；E. 相应的侧位胸部 X 线片。DILV. 左心室双入口；Ao. 主动脉；LPV. 左肺静脉；LV. 左心室；PA. 肺动脉；RA. 右心房；TAPVR. 完全性肺静脉异位引流

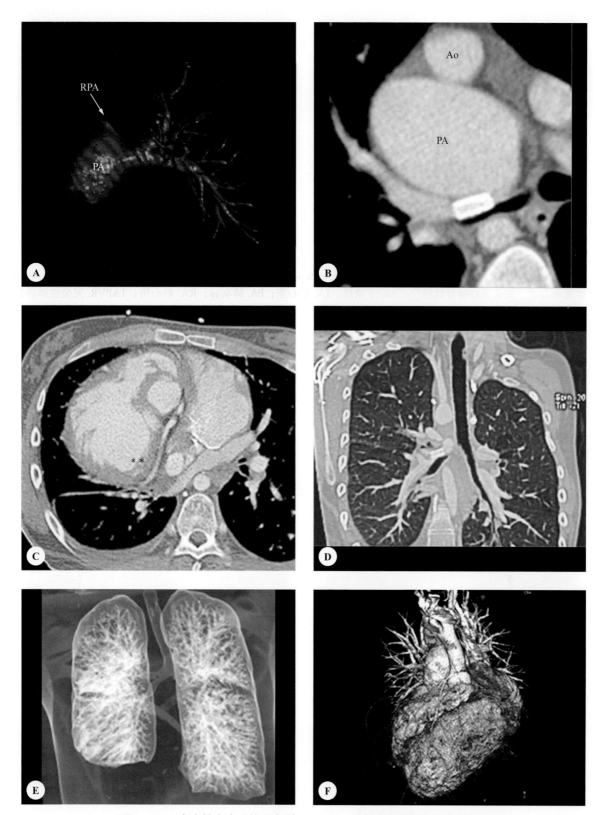

▲ 图 4-128　完全性心房反位及心型 TAPVR，所有肺静脉直接连接到右心房

右肺动脉支架置入后，此为图 4-126 和图 4-127 病例的 CT 图像。A. 三维重建可清楚看到右上肺动脉的部分狭窄；B. MDCT 横断面重建，右肺动脉狭窄支架置入后；C. 在 B 的 MDCT 数据中行进一步尾向横断面重建，显示冠状动脉供血情况（双星号）；D. MDCT 冠状位重建，右肺动脉狭窄支架置入后；E. 应用 DSCT 的双能量技术显示介入治疗后均匀的肺灌注；F. 三维重建图像可更好地显示冠状动脉情况。Ao. 主动脉；PA. 肺动脉；RPA. 右肺动脉；TAPVR. 完全性肺静脉异位引流

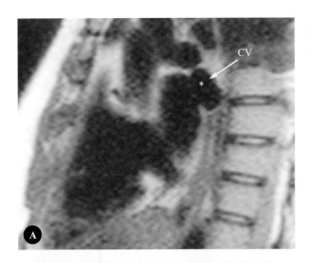

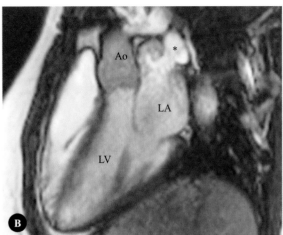

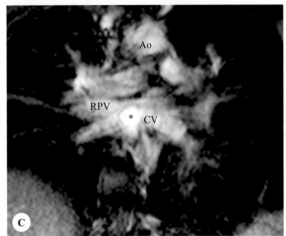

◀ **图 4-129　TAPVR 外科手术纠正后**

一根共汇血管位于左心房后方，将这根共汇血管通过开窗式吻合（A 至 C，*；直径约 10mm）连接到左心房。A. 黑血序列 MR SE 图像，矢状位；B. SSFP 电影序列 MRI，矢状位；C. 正面图像，冠状位，清晰显示新建的与左心房的连接（*）。Ao. 主动脉；CV. 共汇血管；LA. 左心房；LV. 左心室；RPV. 右肺静脉；TAPVR. 完全性肺静脉异位引流

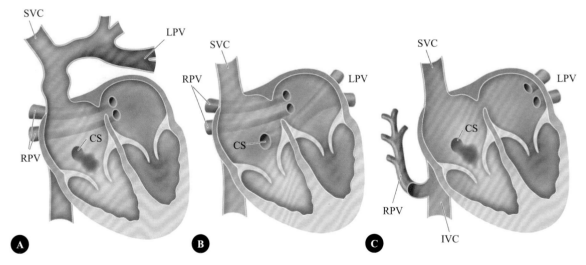

▲ **图 4-130　三种类型肺静脉异位引流示意**

A. 左肺静脉通过垂直静脉和无名静脉连接入右侧上腔静脉（图 4-135 和图 4-136）；B. 左肺静脉连接至冠状窦；C. 右肺静脉通过弯刀静脉连接入下腔静脉（图 4-137）。CS. 冠状窦；IVC. 下腔静脉；LPV. 左肺静脉；RPV. 右肺静脉；SVC. 上腔静脉

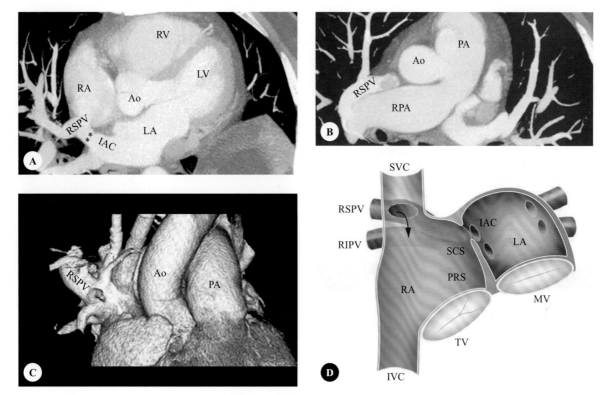

▲ 图 4-131　典型的上腔静脉型 SVD 伴右上肺静脉异位连接

A. MDCT 重建显示右上肺静脉与右心房异常连接，并且右心房异常连接处可见房间交通（＊）；B. 轴向 MDCT 重建显示与上腔静脉的异常连接；C. 同一患者，容积再现技术的三维图像显示异常连接的右肺静脉；D. 最常见的一种 PAPVR 合并畸形示意：上腔静脉型 SVD 合并右上肺静脉通过无顶冠状静脉窦连接上腔静脉。根据 Moss 的观点 [167]，房内交通不是真正的缺损，而是构成右上肺静脉进入左心房的本身开口（通常存在）。Ao. 主动脉；IAC. 房内交通；IVC. 下腔静脉；LA. 左心房；LV. 左心室；MV. 二尖瓣；PRS. 原发房隔；PA. 肺动脉；RA. 右心房；RIPV. 右下肺静脉；RPA. 右肺动脉；RSPV. 右上肺静脉；RV. 右心室；SCS. 继发房隔；SVC. 上腔静脉；TV. 三尖瓣

5. 自然转归和治疗指征

分流量小的患者可终生无症状，通常不影响预期寿命。

如果未经治疗，持续存在的 PAPVR 导致的分流可引起右心室扩张（图 4-132，图 4-136A 和 B）、三尖瓣关闭不全（图 4-132H）、心律失常、肺高压（图 4-132A 至 C），不可逆性肺血管病变、右心室功能不全及右心室心力衰竭。

6. 治疗选择和干预前诊断

手术矫正旨在将异常连接的肺静脉与左心房重新建立连接，可进行与左心房的直接吻合、通过右心房的隧道建立连接、与左心耳吻合或与其他肺静脉吻合。准确显示异常连接的肺静脉的数量和行程对于制订手术计划十分重要，通过异常连接的肺静脉引流的肺段数量、肺外血管段长度，以及右侧肺静脉连接与左心房之间的距离是非常重要的信息。

决定手术抑或保守治疗的另一个重要标准是通过异常连接肺静脉的分流量 [83, 167-170]。

7. 术后问题

术后并发症包括重建肺静脉的血栓形成或狭窄及上游肺段的静脉瘀血。在继发重叠感染导致大面积肺梗死的病例中肺出血是另一种严重的并发症（尽管极为罕见）。总体而言，PAPVR 的外科矫正是一种致病率和死亡率均较低的手术 [168]。

8. 影像诊断的目的和相对价值

影像学检查的目的是显示异常连接的肺静脉的存在和特征，也为手术治疗提供所需的全部信息。

超声心动图是基本的影像学检查手段（表 4-26），可发现和测量 ASD（图 4-133E 和 F）或潜在的三尖瓣关闭不全（图 4-132H），并评估肺动脉压差和潜在的右心室负荷（图 4-132E 和 H）。超声心动图诊断肺静脉连接异常常常仅适用于幼儿期，年长儿成

影像学检查方法	适应证	优　点	缺　点
超声心动图	I	• 初始评估 • 分流的定量分析 • 右心室容量负荷 • 诊断 ASD • 三尖瓣关闭不全的定量 • 肺高压	PAPVR 的定位
MRI	I	• 分流的定量分析 • 右心室容量负荷 • 诊断 ASD • 三尖瓣关闭不全的定量 • 肺高压 • 定位 PAPVR	诊断 ASD 和三尖瓣关闭不全比超声心动图更复杂
CT	II	PAPVR 形态	• 为显示心内结构应进行心电门控心脏 CT（或非门控肺静脉 CT！） • 无法直接定量分析分流量和三尖瓣关闭不全 • 射线暴露
心导管检查	II	• 右心导管：压力曲线及氧合曲线 • 左心导管 • 分流的定量分析 • 冠状动脉解剖 • 定位 PAPVR	• 有创操作 • 容易遗漏 PAPVR • 射线暴露

表 4-26　PAPVR 不同影像诊断方法的优缺点

ASD. 房间隔缺损；CT. 计算机断层扫描；MRI. 磁共振成像；PAPVR. 部分性肺静脉异位连接 / 引流

像条件不太理想，有时经食管超声心动图（图 4-134D 和 E）更容易诊断（图 4-133）。测量的 Q_p/Q_s 比值与 ASD 的大小不一致，通常可以证明 PAPVR 的存在。

MRI 是除超声心动图外进一步检查的首选方法 [6, 7, 159]。除了对整体分流定量分析外，它还可以（在有条件的情况下）针对单个异常连接的肺静脉的分流量进行选择性定量分析（图 4-134A 和 C）。从单纯形态学角度，除了显示异常连接的肺静脉的数量和位置外，PAPVR 的进一步影像诊断还需要显示异常引流血管的直径、与左心房的距离及胸膜外游离段的长度。对于 MRI 序列成像，SSFP 电影序列应在从肝脏到主动脉上血管起源的轴向平面上进行（图 4-132D），以及成角度的冠状面（图 4-133D）和矢

状面（图 4-133C），以描述异常连接的血管 [159]。轴向电影 MRI 可用于左、右心室容积分析，利用每搏输出量估算 Q_p/Q_s 比值。此外，通过平面的 MR 流量测量更适合测量主动脉和肺动脉的分流量（图 4-134A 至 C）。如果血管直径足够大，流量测量也可用于计算单个异常连接肺静脉的分流量。最后，通过整个胸部的增强 MRA 或 3D SSFP 全心序列可用于显示整个静脉系统。这些影像学检查可用于 3D 容积再现（图 4-135A）和多平面图像重建（图 4-133D 和图 4-135B）。动态对比增强序列还可显示肺灌注（图 4-132C）。

除 MRI 外，心电门控的多层 CT 也可用于显示形态学特征，在幼儿和青少年中更是如此，应使用相应的剂量优化方案（图 4-131、图 4-136 和图

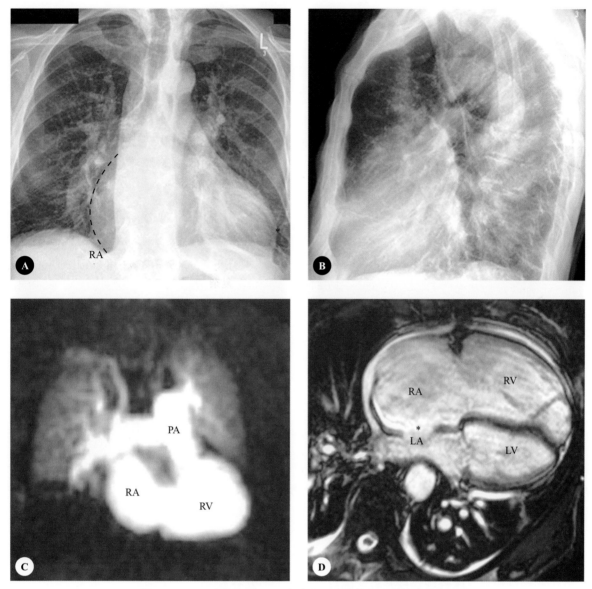

▲ 图 4-132 上腔静脉型 SVD 合并右上肺静脉与上腔静脉异常连接

79 岁男性患者（与图 4-133 和图 4-134 为同一患者），胸部 X 线片（A 和 B）示右心房缘显著增大，右心室缘显著增大并取代背侧的左心室形成左心缘，此外，还有其他 X 线形态学指征提示存在肺动脉高压（D，MRI）。在肺高压情况下，动态增强 MRA 在肺动脉期（C）清晰显示肺动脉扩张，双侧肺灌注对称。SSFP 电影序列 MRI（D）和二维 TTE（E 至 G）显示右心室重度增大，内径为 63mm。MRI 容积分析显示右心室舒张末内径为 226ml/m²，右心室射血分数减低为 38%。数值参考标准见第 5 章。胸骨旁短轴切面显示室间隔曲度减低（F）可提示右心室容量负荷增大，但由于右室太大有时无法通过超声心动图完全显示。A. 胸部 X 线片，站立正位，显示右心增大导致明显心尖上翘（*）；B. 胸部 X 线片，站立侧位；C. 动态时间分辨增强 MRA；D. SSFP 电影序列 MRI，四腔心界面。LA. 左心房；LV. 左心室；PA. 肺动脉；RA. 右心房；RV. 右心室；SVD. 静脉窦型房间隔缺损

4-137）。因肺静脉搏动不明显，可能可以不选择心电门控。

如果需要获得压力和氧饱和度信息，通常需要进行右心导管检查。以下情况是进行左心导管检查的指征：持续、不明确分流；其他可疑的动脉血管异常；或有症状年长患者需确定冠状动脉状态[159]。

仅少数情况下胸部 X 线片可有助于诊断 PAPVR。疾病后期，胸部 X 线片可以证明存在右心室负荷或肺高压（图 4-132A 和 B，图 4-136A）。在弯刀综合征病例中，右心缘的弯刀状异常静脉是其特征表现（图 4-137A）。术后，胸部 X 线片可提供肺静脉闭塞引起的肺梗死的相关证据。

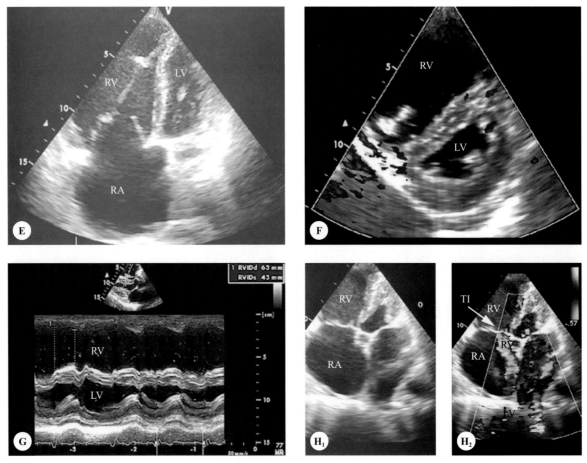

▲ 图 4-132（续） 上腔静脉型 SVD 合并右上肺静脉与上腔静脉异常连接

E. 二维 TTE，四腔心切面；F. 二维 TTE，胸骨旁短轴，增大的右心室导致左心室成 D 型；G. 二维 TTE，M 型超声；
H. 二维 TTE 和彩色多普勒超声心动图，四腔心切面，箭示全收缩期三尖瓣关闭不全的射流。LV. 左心室；RA. 右心房；
RV. 右心室；SVD. 静脉窦型房间隔缺损；TI. 三尖瓣关闭不全

（二）腔静脉畸形、体静脉畸形及异常的静脉连接

Joachim Lotz　Philipp Beerbaum　Michael Steinmetz　著

赵璐译　刘芳校

1. 定义

下腔静脉畸形、体静脉畸形及外周静脉畸形是胚胎主静脉系统的发育缺陷，如上腔或下腔静脉狭窄，甚至完全闭塞或发育不全，或左胚胎主静脉节段的持续存在（图 1-5），可能会导致静脉回心血流受限，也可以像永存左上腔静脉完全没有症状（图 4-138）。体静脉畸形通常（超过 90% 的病例）合并复杂的心脏畸形和内脏异位。

上腔静脉梗阻会导致头颈部静脉瘀血；同理，下腔静脉梗阻下半身也会出现瘀血表现，表现为静脉充盈、皮肤和黏膜呈蓝色（发绀）及组织肿胀。

2. 分类

（1）上腔静脉畸形：永存左上腔静脉是最常见的上腔静脉畸形 [171, 137]，超过 90% 的病例中，该静脉通过左肺动脉腹侧扩张的冠状窦连接到右心房（图 4-139 和图 1-5）。通常，两条上腔静脉相互连接，通过无名静脉进行不同程度的相互融合（图 4-138）。对血流动力学的影响程度取决于连接血管桥静脉的发育程度（完全发育不良或闭锁）及右上腔静脉情况。

极少数情况下，永存左上腔静脉可能合并冠状窦畸形，如冠状窦闭锁或狭窄。如果伴发无顶或不完整冠状窦和 ASD，可能导致双向分流。

提示

永存左上腔静脉不合并其他畸形的病例仅占 10%[171]。因此，即使临床上未见无明显症

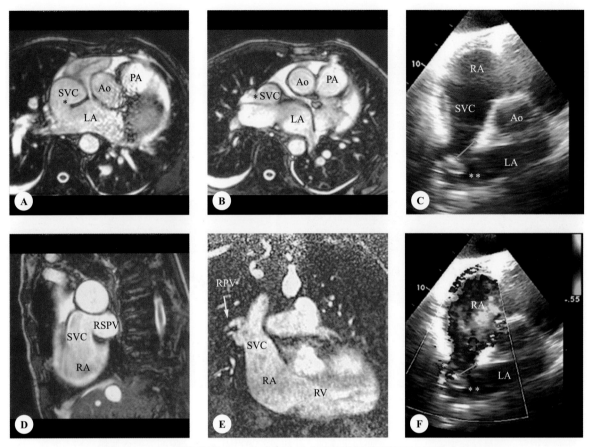

▲ 图 4-133 上腔静脉型 SVD 合并部分性右肺静脉异位引流至上腔静脉和右心房

与图 4-132 和图 4-134 为同一患者，二维超声心动图显示异常连接的右肺静脉（＊）和正常回流入左心房的右肺静脉（＊＊），根据 Moss 所述的房间交通（C 和 F 中蓝线）[167]。A. 横断面 SSFP 电影序列 MRI，大血管起源附近，上腔静脉后壁的静脉窦型缺损清晰显影（＊）；B. 横断位 SSFP 电影序列 MRI，大血管起源附近，较 A 更偏头侧，示右上肺静脉异常连接至上腔静脉（＊）；C. 二维 TTE，右肺静脉连接附近（＊）；D. SSFP 电影序列 MRI，矢状位，显示右肺静脉和上腔静脉的异常连接；E. 增强 MRA，冠状位重建，肺动脉期显示右肺静脉与上腔静脉连接；F. 二维 TTE 与彩色多普勒，可见正常的右肺静脉（＊＊）。Ao. 主动脉；LA. 左心房；PA. 肺动脉；RA. 右心房；RPV. 右肺静脉；RSPV. 右上肺静脉；RV. 右心室；SVC. 上腔静脉；SVD. 静脉窦型房间隔缺损

状，影像学检查也需要仔细检查有无合并其他畸形。

(2) 下腔静脉畸形：肝静脉和肾静脉之间的下腔静脉肝内段缺如，并通过奇静脉引流（也称为"奇静脉延续"）是最常见的下腔静脉畸形之一[137]。在这类病例中，肝静脉通过一个小的残段几乎直接连接到右心房。肾静脉和下腔静脉与奇静脉相连，奇静脉因血容量增加而扩张，然后与上腔静脉相连。这种畸形经常单独发生，但几乎所有患者都合并内脏异位，主要是左侧异构，也可见于多脾患者（图4-139）。

下腔静脉与左心房直接相连是一种极其罕见的

畸形，常合并 ASD。

少数情况下，与下腔静脉直接相连的肝静脉可以直接连接到左心房或右心房，一般为复杂心脏畸形的一部分，产生相应的血流动力学影响[137]。左心房异构的患者常见完全异常的肝静脉连接。

在下腔主静脉系统闭塞的情况下，全身静脉血通过奇静脉和半奇静脉系统流入上腔静脉，称为"奇静脉延续综合征"。

提示

双下腔静脉或永存左下腔静脉，是由左副主静脉和骶主静脉系统的持续存在引起的，通常为内脏异位综合征的组成部分，对泌尿系统、

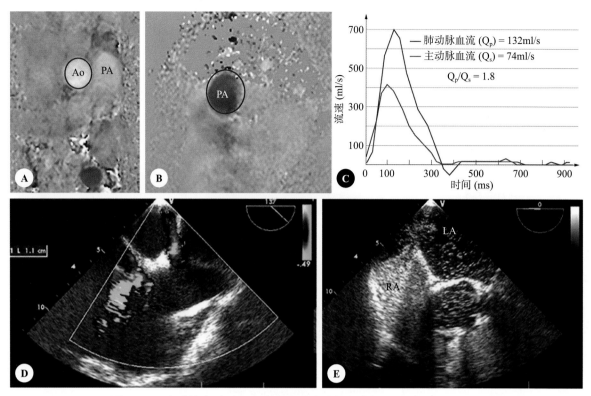

▲ 图 4-134　上腔静脉型 SVD 伴部分右肺静脉与上腔静脉和右心房的异常连接

与图 4-132 和图 4-133 为同一患者，MRI 流量分别计算肺动脉血流量和主动脉血流量（A 和 B），测得 Q_p/Q_s=1.8（C），因此需要治疗。测量过程中，由于 MR 切面角度不同（A 和 B），A 中主动脉及肺动脉的头向血流均为亮血，B 中肺动脉的头向血流为黑血。A. 利用相位对比技术，于垂直于升主动脉走行的切面，进行通过平面的二维 MRI 主动脉血流测量。肺动脉被分隔，因此需要分别测量肺动脉血流量。B. 利用相位对比技术，于垂直于肺动脉走行的冠状位切面，分别进行通过平面的二维 MRI 血流测量。C. 流量曲线相互叠加，由于存在左向右分流，肺动脉血流量明显高于主动脉（Q_p/Q_s=1.8）。D. TEE，彩色多普勒超声清晰显示双向分流且无上缘的上腔静脉型 SVD。E. TEE，注射不进入肺血管床的超声对比剂（Echovist，Bayer Schering）后，可更好地显示心房附近的分流情况。上腔静脉型 SVD 的存在使对比剂从右心房进入左心房。由于缺乏上缘，上腔静脉型 SVD 无法通过介入方法进行治疗。Ao. 主动脉；LA. 左心房；PA. 肺动脉；RA. 右心房；SVD. 静脉窦型房间隔缺损

内脏、心脏及血管手术的术前评估具有重要意义。因此，这些畸形应在放射报告中进行描述。

（3）血流动力学与临床问题：大多数孤立性腔静脉畸形或异常体静脉连接的患者无临床症状。永存左上腔静脉是最常见的腔静脉畸形，如果不合并其他缺损且腔静脉与冠状窦相连，则无症状。如果与右上腔静脉无连接，容量负荷增加常导致冠状窦扩张。若上腔静脉发育不良或缺如，可导致上方静脉瘀血。若冠状窦无顶且合并 ASD，则可能会发生双向分流，产生相应的影响。

单纯的下腔静脉肝段缺失，静脉血经奇静脉引流，即奇静脉延续，患者无症状，通常是偶然发现

的。如果合并其他畸形（多见复杂畸形），临床表现以其他畸形的症状为主。

在罕见的情况下，下腔静脉或肝静脉与左心房存在异常连接，产生右向左分流的血流动力学改变，患者可能会出现发绀及反常栓塞[137]。经常在尝试放置静脉导管或输液港系统时偶然发现永存的左上腔静脉：导线或导管的路径可能与主动脉内路径相混淆，可以通过侧位胸部 X 线片或 CT/ 静脉造影查看冠状窦中的导线或导管走向来确认。

3. 自然进程与治疗的指征

仅在出现罕见的上腔静脉或下腔静脉瘀血、明显的左向右或右向左分流或同时合并其他畸形并影响血流动力学时才需要治疗，通常仅治疗合并畸形或者解决分流或静脉瘀血问题。

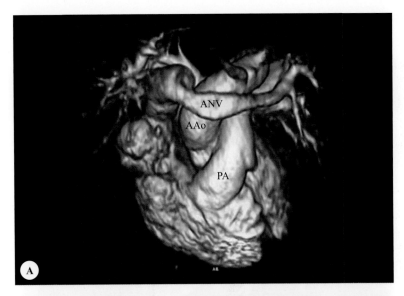

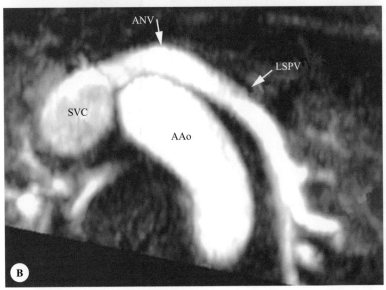

◀ 图 4-135　左上腔静脉的 PAPVR，通过无名静脉引流至上腔静脉，合并法洛四联症和 Noonan 综合征

45 岁患者的 MRI，B 中箭显示异常静脉连接。A. 增强 MRA，三维容积再现技术；B. 增强 MRA 的薄层 MIP 重建。AAo. 升主动脉；ANV. 无名静脉；LSPV. 左上肺静脉；PA. 肺动脉；PAPVR. 部分性肺静脉异位引流；SVC. 上腔静脉

4. 影像诊断的目的和相对价值

　　一般而言，通常是手术前或由于其他指征而实施影像检查时偶然发现而诊断的。如果是下腔静脉附近的畸形，临床上可能表现为腿部深静脉血栓、血栓性静脉炎或静脉功能不全，甚至在年轻患者中也会发生。与其他血管病变一样，使用超声心动图或多普勒血管超声可以在早期确诊。

　　增强 MRA（图 4-138）和 CTA（图 4-140）是诊断所有结构畸形及可能合并的血管畸形的首选无创性检查方法。通过 MRI 流量测定，可以准确定量分流量以决定是否需要相关治疗。原则上，MRA 也可以无须使用对比剂采用飞行时间技术血管造影显示腔静脉的解剖结构，不过需要在舒张期采集数据，

表 4-27　各种先天性心脏畸形合并右位主动脉弓的发生率[137]

畸　形	右位主动脉弓发生率
动脉单干	40%～50%
法洛四联症	25%～30%
右心室双出口	30%
肺动脉闭锁伴室间隔缺损	20%
三尖瓣闭锁	6%～10%
大动脉转位	3%～5%

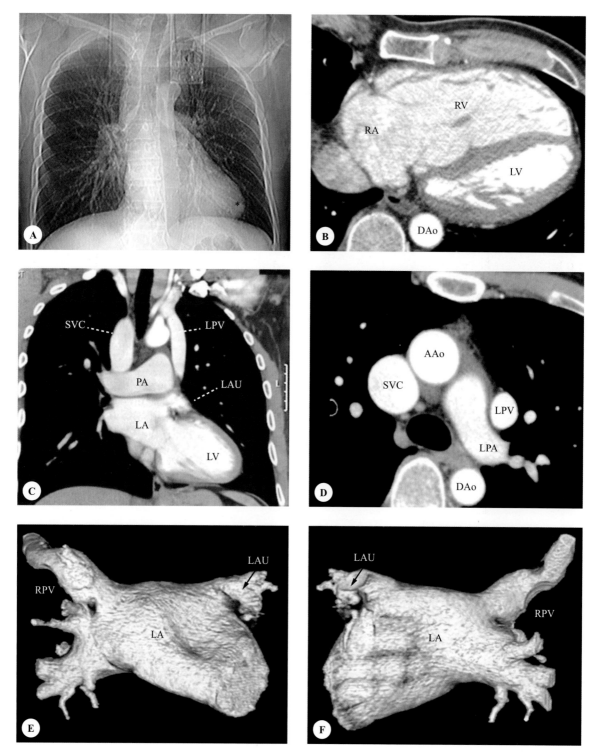

▲ 图 4-136　左肺静脉通过垂直和无名静脉与右上腔静脉异常连接

53 岁男性患者，前瞻性心电门控多层 CT 扫描，使用低剂量步进式图像采集模式。注意：仅使用横向图像（D）无法区分左肺静脉异常起源于垂直静脉的 PAPVR 与永存左上腔静脉（引自 Leipzig Heart Center, Dept.of Diagnostic and Interventional Radiology, Leipzig, Germany）。A. 显示心尖部圆钝上翘（＊），右心室取代左心室组成大的左心缘，这是右心室扩大的典型标志；B. 右心室明显扩大，室间隔变平提示右心室容量负荷增加；C. 冠状位重建图像显示垂直静脉和左肺静脉连接到无名静脉；D. 大血管附近的横断面重建图像显示上腔静脉明显扩大，提示容量负荷增加；E. 左心房节段容量重现，腹视图，左肺静脉完全缺失，左心耳清晰显影（E 和 F 箭）；F. 左心房节段容量重现，背侧图。
AAo. 升主动脉；DAo. 降主动脉；LA. 左心房；LAU. 左心耳；LPA. 左肺动脉；LPV. 左肺静脉；LV. 左心室；PA. 肺动脉；RA. 右心房；RPV. 右肺静脉；RV. 右心室；SVC. 上腔静脉

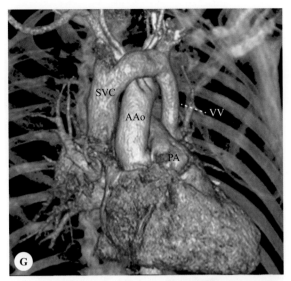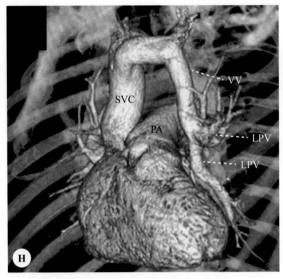

▲ 图 4–136（续）　左肺静脉通过垂直和无名静脉与右上腔静脉异常连接

G. 大血管的容量重现，腹视图，可见左肺静脉和垂直静脉的异常连接；H. 容量重现，左前斜位，无主动脉显影。
AAo. 升主动脉；DAo. 降主动脉；LPV. 左肺静脉；PA. 肺动脉；SVC. 上腔静脉；VV. 垂直静脉

以确保获得更好的静脉信号。通常，应该进行多相（或者更好的，时间分辨、对比增强）MRA，以便更好地评估静脉血流的动力学。除腔静脉畸形外，两相采集对于显示肺静脉畸形也是必不可少的。由于通常可以应用 SSFP MR 序列的固有高对比度以高空间和时间分辨率显示血管系统，因此这些序列也可用于横断位（图 4–139），并根据结果，在后续平面中沿着血管路径阐明解剖细节。

静脉造影是另一种成熟且易实施的显示上腔和下腔静脉系统的方法。然而，这种方法正越来越多地被 MRA 和 CTA 所取代。有创心导管检查仅在极少数情况下用于显示解剖结构，通常只是为了提供合并畸形的更多信息。

（三）主动脉弓与肺动脉畸形

Gerald F.Greil　Lukas Lehmkuhl　Heiner Latus　著
赵 璐 译　刘 芳 校

1. 定义

所有其他的主动脉弓和肺动脉畸形（图 4–141 和图 4–142）通常都是无症状性胚胎发育畸形，起源于各种咽弓动脉的发育障碍（图 1–12），发生率约占人群的 3%[137]（表 4–27）。但是，这类畸形在早期可以导致主动脉弓附近的气管和（或）食管受压迫（图 4–143）。

最常见的畸形有左位主动脉弓伴右锁骨下动脉

非典型起源（也称 Lusorian 动脉）（图 4–144 和图 4–141D）、镜像右位主动脉弓(图 4–145 和图 4–141E)和双主动脉弓（图 4–146），通常是偶然发现的。罕见畸形包括颈主动脉弓（也称为 COSA 综合征）（图 4–147）[172] 和起源于右肺动脉的左肺动脉（也称为肺动脉吊带）（图 4–148）。

提示

最常见的主动脉弓畸形（主动脉缩窄）和罕见的 IAA 由于具有不同的病理生理学特征，将单独讨论。IAA 在临床上较主动脉缩窄更为严重，完全依赖于动脉导管的灌注。

提示

请记住：在胚胎发育过程中，先形成动脉总干。动脉总干发出六支咽弓动脉，然后融合形成背侧主动脉弓。第一、第二和第五咽弓动脉退化，腹侧主动脉弓发出颈外动脉。第四咽弓动脉形成头臂动脉和主动脉弓，肺动脉分支从第六咽弓和动脉导管发出。

---

2. 分类

• 血管环：第四咽弓发育异常导致围绕食管和气管形成的血管环，血管环可能是封闭的，更常见

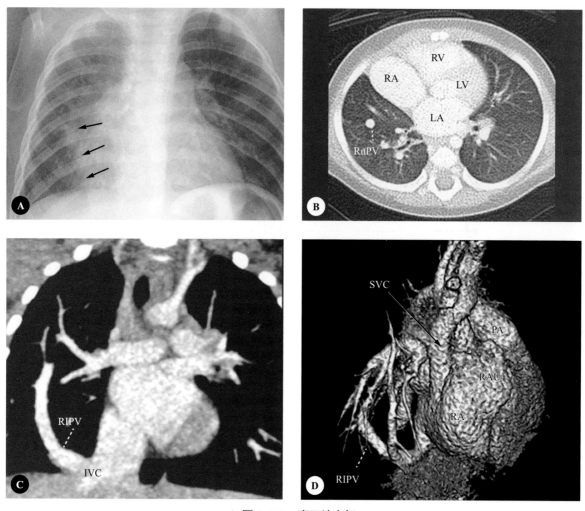

▲ 图 4-137　弯刀综合征

9 月龄女婴，多层 CT 重建（C）和容积再现技术（D）均清楚地显示右下肺静脉的异常连接。A. 正位胸部 X 线片，可见下肺静脉（箭）与横膈上方的下腔静脉呈典型的弯刀形异常连接；B. 多层 CT，肺窗，横切面，可见由右肺发育不全和显著右心房增大引起的典型心脏右移；C. 多层 CT 重建，冠状切面，可见连接到下腔静脉的右下肺静脉集合血管呈弯刀状；D. CT 数据库的容积再现重建。IVC. 下腔静脉；LA. 左心房；LV. 左心室；RA. 右心房；RAU. 右心耳；RIPV. 右下肺静脉；RSPV. 右上肺静脉；RV. 右心室；SVC. 上腔静脉

的是开放的，如双主动脉弓 Lusorian 动脉。

　　□ 双主动脉弓（图 4-146）。

　　□ 左位或者右位主动脉弓伴迷走锁骨下动脉（图 4-141 至图 4-145）。

　　□ 肺动脉吊带（图 4-148）。

　• 主动脉弓异常起源[172]（图 4-147）。

　• 主动脉缩窄，主动脉弓狭窄和 IAA。

3. 临床问题

主动脉弓起源变异通常无症状，因为主动脉和肺动脉之间形成的血管环在腹侧是开放的，因此，通常是在做心血管诊断时的额外发现（图 4-145）。通常在 Kommerell 憩室非常大（图 4-149）或闭塞

的动脉导管（动脉韧带）过短时开始首次出现症状。血管环更容易引起并发症，尤其是"闭环"或完全性血管环（图 4-144）[172]。最常见的完全性血管环是主动脉双弓，由两条弓组成，但其中一条可能闭锁（图 4-146）。除喘鸣外，临床症状根据是否有食管或气管受累还包括呼吸道感染发生率增加、吞咽困难，甚至发绀。

提示

Kommerell 憩室是一种先天性局灶性膨大，分别位于迷走锁骨下动脉起源附近或 Lusorian 动

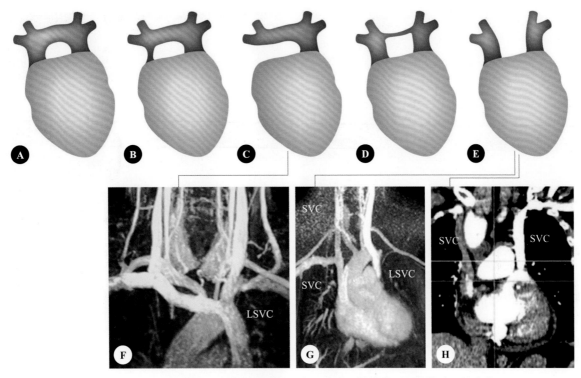

▲ 图 4–138　上腔静脉的各种可能畸形示意，有或无桥静脉（无名静脉）的存在

A. 双侧上腔静脉通过桥静脉连接（无名静脉 / 头臂静脉）；B. 发育不良的右上腔静脉；C. 右上腔静脉闭锁，MRA 示例；D. 发育不良的无名静脉（头臂静脉）；E. 完全无连接，MRA（F 和 G）和 CTA（H）示例。LSVC. 永存左上腔静脉；SVC. 上腔静脉

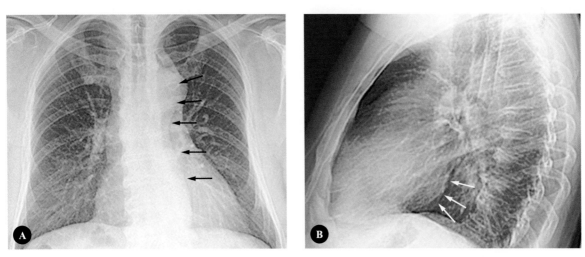

▲ 图 4–139　内脏异位综合征，左侧异构，多脾，上腔和下腔静脉缺如，奇静脉延续

52 岁男性患者，永存左上腔静脉通过典型的严重扩张的冠状静脉窦与右心房连接。显著扩张的半奇静脉连接到永存左上腔静脉（J）；完全异常的肝静脉直接连接至右心房（I，*）。相应的二维超声心动图图像，四腔心切面（H 和 L），也显示了显著扩张的冠状窦。由于角度几乎垂直，彩色多普勒（L）无法显示冠状窦中的血流信号。不同的横断位（E 至 G、J）、矢状位和冠状位 SSFP 电影 MRI 切面显示作为下腔静脉缺如的侧支循环的半奇静脉路径，与永存左上腔静脉和扩张的冠状窦相连（引自 Leipzig Heart Center, Dept.of Diagnostic and Interventional Radiology, Leipzig, Germany）。A. 正位 X 线胸片可以清楚看到永存左上腔静脉（箭）的轮廓；B. 侧位 X 线胸片清晰显示扩张的冠状窦（箭）

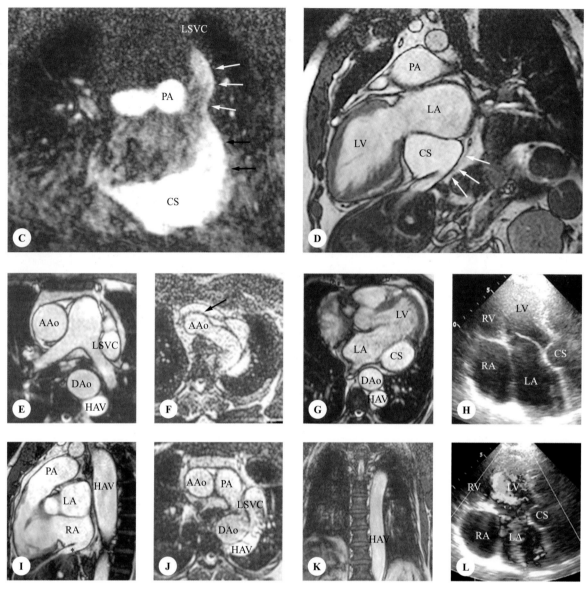

▲ 图 4-139（续） 内脏异位综合征，左侧异构，多脾，上腔和下腔静脉缺如，奇静脉延续

C. 增强 MRA 冠状位图像，与 A 一致；D. SSFP 电影序列 MRI 矢状位图像，与 B 一致；E. 大血管起源附近的横断面 SSFP 电影 MRI 图像；F. 主动脉弓附近的横断面 SSFP 电影 MRI 图像，箭为无名静脉；G. 心室附近的横断面 SSFP 电影 MRI 图像；H. 二维超声心动图，四腔心切面；I. 矢状位 SSFP 电影 MRI，肝静脉直接连接到右心房（星号）；J. 横断面 SSFP 电影 MRI，半奇静脉与永存左上腔静脉连接；K. 冠状位 SSFP 电影 MRI，显著扩张的半奇静脉沿着左侧椎旁的走行；L. 彩色多普勒二维超声心动图，四腔心切面。由于角度几乎垂直，无法显示冠状窦内的血流信号。AAo. 升主动脉；CS. 冠状静脉窦；DAo. 降主动脉；HAV. 半奇静脉；LA. 左心房；LSVC. 左上腔静脉；LV. 左心室；PA. 肺动脉；RA. 右心房；RV. 右心室

脉起自主动脉弓或降主动脉处（图 4-145 和图 4-149）。其食管后走行可使憩室压迫食管导致吞咽困难。这种主动脉异常由德国放射科医生 Kommerell 于 1936 年首次报道[173]，其衍生于第四咽动脉弓。

4. 自然进程，治疗适应证及治疗方法

这里描述的主动脉弓异常通常无症状，如果不合并其他主动脉异常（如缩窄或离断），通常是偶然发现的。动脉瘤的形成导致出现症状，尤其是压迫现象（图 4-149），然后就具有手术或介入治疗的指征[174]。这种病例中，即使婴儿或儿童患者也可出现危及生命的情况，然而，也可直至晚年才首次发现

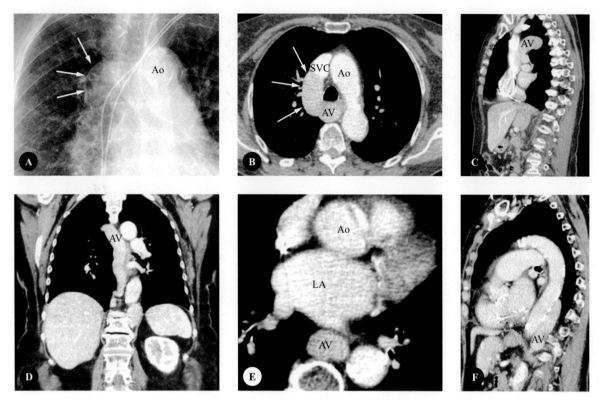

▲ 图 4-140　下腔静脉缺如奇静脉延续

80 岁女性患者，奇静脉延续连接至上腔静脉（A 至 C）。在胸部 X 线（A，箭）和 CT（B，箭）都可清楚地显示异常连接。A. 正位胸部 X 线片显示奇静脉（箭）与上腔静脉的连接；B. 奇静脉（箭）与上腔静脉的连接处附近的静脉胸部 CT 的横断面重建；C. 奇静脉与上腔静脉的连接处附近的静脉胸部 CT 矢状位重建；D. 静脉胸部 CT 的冠状位重建，显示奇静脉延续的路径；E. 静脉胸部 CT 横断位重建，层面与奇静脉垂直，下腔静脉缺如时，奇静脉在脊柱的腹侧走行；F. 静脉胸部 CT 的矢状位重建，显示钙化的主动脉和奇静脉。Ao. 主动脉；AV. 奇静脉；LA. 左心房；SVC. 上腔静脉

（图 4-146）。外科手术可以解除危及生命的气管和食管狭窄，经胸中央结扎和切除并调转 Lusorian 动脉是治疗无动脉瘤但有症状的 Lusorian 动脉（吞咽困难）的标准手术方式，手术成功率高[174]。

孤立性锁骨下动脉狭窄现在可实施简单的介入治疗，如经皮经头臂血管或经股动脉血管成形术，伴或不伴支架置入。在动脉瘤形成（图 4-149 和图 4-150）或破裂（图 4-151）的情况下，镶嵌血管内介入治疗（如果可能）是首选方法[174]。

5. 目标和影像的相对价值

如果没有症状，主动脉和肺动脉异常通常在晚年才会被发现，而且是因为其他原因行影像学检查时被意外发现（图 4-145）。正位胸部 X 线片可用于主动脉异常的初步诊断（表 4-28，图 4-145 和图 4-149）。尽管 X 线吞钡成像有助于识别食管内的狭窄，但胸部 X 线片不适合用于确诊主动脉异常。

在生命早期阶段，特别是婴儿期，超声心动图可以从胸骨上切面全面评估某些主动脉弓异常（图 4-147D），但是通常无法评估主动脉的整个行程。

因此，根据 DRG、DGK 和 DGPK，具有时间分辨率的增强的 MRA[175] 和 CTA 同样具有适应证（与其他方法等同）[7, 176]。对于年幼和择期诊断患者，首选 MRI[176]（图 4-142、图 4-143 和图 4-147B），而术后随访（图 4-142）、急诊诊断 [如动脉瘤破裂时（图 4-149 和图 4-151）]，或者支架置入后则首选主动脉的 MDCT（图 4-150）。当患者有喘鸣症状，或合并肺部病变或疑有其他限制时，CT 较 MRI 更有优势（如当需要诊断由畸形引起的吞咽困难时）。总结这些不同畸形的临床症状和形态学特征可帮助明确手术或介入治疗的适应证。

通常只有在计划同时进行介入干预，如支架置入时才会选择有创检查。

213

表 4-28 超声心动图、MRI、MDCT 和心导管检查对主动脉和肺动脉异常进行比较评估的相对价值

检查参数	胸部 X 线	超声心动图		MRI	MDCT	心导管
		TTE	TEE			
有创性	无创	无创	有创	无创	无创	有创
可动性	是	是		否	否	否
视野	不依赖声窗	依赖声窗		不依赖声窗	不依赖声窗	不依赖声窗
成像选择	汇总图像（应用 X 线和食管吞钡）	二维（三维）（包括多普勒）		二维 / 三维（四维）（如 MRA 流量测定）	二维 / 三维（四维）（如 CTA）	二维（三维）（如射线下的旋转血管造影）
放射暴露	有	无		无	有	有
依赖操作者	相对不依赖	不依赖		相对不依赖	相对不依赖	相对不依赖
显示主动脉弓形态的能力	低	高	高	高	高	高
显示肺和气管的能力	低	—	—	中等	高	低
显示食管形态的能力	吞钡时高	低	低	高（如果给予口服对比剂）	高（如果给予口服对比剂）	—

CTA. 电脑断层血管造影；MDCT. 多排螺旋计算机体层摄影；MRA. 磁共振血管成像；MRI. 磁共振成像；TEE. 经食管超声心动图；TTE. 经胸超声心动图

致谢

我们非常感谢 In der Mühle 先生对我们的手稿初稿进行了批判性审查并寻找示例图像。

（四）先天性冠状动脉畸形

Marcus Makowski Gerald F. Greil Lukas Lehmkuhl 著
林怡翔 译 刘 芳 校

1. 定义

先天性冠状动脉畸形是指不典型起源的左或右冠状动脉，即并非分别起源自面向肺动脉的右或左冠状动脉窦（图 4-152 至图 4-154）；可伴有不典型的走行（图 4-155）、数目、直径或连接（如冠状动脉瘘）（图 4-156）。

正常心血管解剖结构的孤立性冠状动脉畸形相对常见，占畸形的 1%～2%[83]。一般来说，只有合并其他先天性心脏病时，先天性冠状动脉畸形才有临床意义（图 4-157 至图 4-159）[177-179]。冠状动脉瘘可表现为动脉 – 静脉瘘（图 4-156）或动脉 – 体循环瘘，其中右冠状动脉瘘较常见，大多数瘘入右心室和右心房。

2. 分类

对于冠状动脉畸形，可以根据各自血流动力学异常与畸形的相关性评估其临床意义[180]，存在各种分类系统。

• 冠状动脉瘘：冠状动脉瘘是指冠状动脉在毛细血管前与心室、冠状窦（图 4-156）、上腔静脉或肺动脉连接。血管造影中冠状动脉瘘的发生率为 1%～2%[181]。患者通常没有症状，只有当分流导致相应分流腔的容量负荷增高时，才开始出现临床症状。

• Bland-White-Garland 综合征，也称为左冠状动脉异常起源于肺动脉（anomalous left coronary artery from pulmonary artery，ALCAPA）：Bland-White-Garland 综合征是第二常见的影响血流动力学的冠状动脉畸形，为左冠状动脉异常起源于肺动脉[182]（图

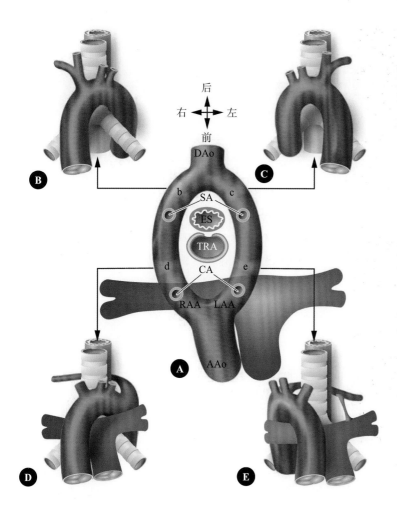

◀ 图 4-141　主动脉弓畸形示意

A. 原始主动脉环；B. 靠近右锁骨下动脉起源远端的右主动脉弓附近闭塞（见 A 中标注为 "b" 的区域），以及左侧降主动脉的形成；C. 左主动脉弓附近闭塞（见 A 中标注为 "c" 的区域），以及右主动脉弓的发育；D. 如果主动脉弓在锁骨下动脉起始和右颈动脉之间闭塞（见 A 中标注为 "d" 的区域），则会形成迷走的右 "Lusoria 动脉"；E. 如果主动脉弓在锁骨下动脉起始和左颈动脉之间闭塞（见 A 中标注为 "e" 的区域），则会导致左锁骨下动脉迷走。AAo. 升主动脉；CA. 颈动脉；DAo. 降主动脉；ES. 食管；LAA. 左位主动脉弓；PA.肺动脉；RAA.右位主动脉弓；SA. 锁骨下动脉；TRA. 气管

4-160）。婴儿期的早期诊断对患者的生存至关重要。产后肺动脉血管阻力降低导致由肺动脉灌注的左冠状动脉低灌流，如果不纠治，常常在婴儿期引起死亡。然而，如果因为慢性反复缺血而形成冠状动脉代偿性侧支建立[183]，这种疾病可在成年时才出现临床症状（图 4-160L）。

• 先天性冠状动脉狭窄或闭锁：非常罕见，只有存在侧支循环的情况下患者才能存活[181]。

• 冠状动脉起源于对侧冠状动脉窦。

□ 左冠状动脉起源于对侧冠状动脉窦：左冠状动脉的整个左主干（图 4-153）或两个分支（回旋支和前室间支）起源于右冠状动脉（图 4-161）或直接起源于对侧的右冠状窦。三支冠状动脉拥有一个共同开口极其罕见（0.02%～0.04%）。然而，左冠状动脉的单个分支 [前室间支（图 4-152B 和图 4-158）或回旋支（图 4-162）] 起源于右冠状窦或右冠状动脉，发病率约为 0.7%。异常起源的回旋支一般走行于主动脉和无冠状窦背侧或主动脉窦后方（图 4-162），

与前室间支走行于肺动脉前腹侧类似（图 4-158），这种畸形不影响血流动力学。前室间支走行于肺动脉前腹侧的血管畸形在心脏外科干预（图 4-161）前需要特别注意，如法洛四联症（tetralogy of Fallot, TOF）或完全性大动脉转位手术纠治前（图 4-157 和图 4-158）。

□ 右冠状动脉起源于对侧冠状动脉窦：常见右冠状动脉起源于对侧 Valsalva 窦或左冠状动脉。这种情况下，右冠状动脉通常走行于主动脉前方，可能位于主动脉和肺动脉之间（图 4-163），可导致负荷诱导性缺血，应进行手术矫正。

• 其他与血流动力学无关的畸形：不影响血流动力学的冠状动脉畸形发生率为 0.3%～1.0%，这些无症状患者通常是在心脏检查中偶然发现的，建议在心脏外科或介入手术前确诊，以优化手术方案。

• 异位开口：大约 30% 的病例左冠状动脉开口于窦管交界处上方，而右冠状动脉开口于窦管交界处上方的病例约 8%，双侧冠状动脉同时开口于窦管

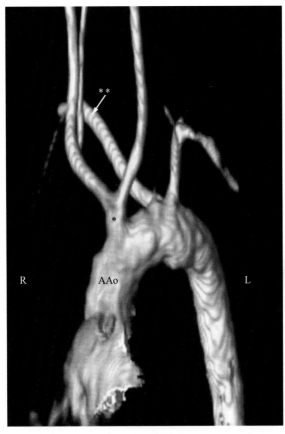

▲ 图 4-142　左位主动脉弓和 Lusorian 动脉

20 岁男性患者，增强 MRA 左前斜位投影，左位主动脉弓、双颈动脉干（＊）和起源于主动脉弓的迷走右锁骨下动脉（Lusorian 动脉，＊＊）。AAo. 升主动脉

交界上方的病例约 6%（图 4-154）。

3. 临床问题

对婴儿期不明原因心肌病进行鉴别诊断时，尽早发现冠状动脉畸形对患儿的生存具有决定性意义。成人的冠状动脉畸形通常在不明原因晕厥就诊时被发现，或是进行心脏影像学检查时偶然发现。合并先天性心脏病的冠状动脉畸形尤为常见，尤其是TGA 或法洛四联症[177-179]（图 4-157 至图 4-159）。

4. 自然病程和治疗适应证

畸形导致心肌低灌注时需要手术纠治。因此，早期诊断对 Bland-White-Garland 综合征患者的预后至关重要。肺血管阻力降低导致发自肺动脉的冠状动脉灌注不足，相应地引起心肌损害（图 4-160K 至N）、心力衰竭，偶有二尖瓣反流。主动脉和肺动脉之间走行的冠状动脉在负荷状态下可能导致晕厥和心源性猝死（图 4-152B、图 4-153、图 4-161 和图4-163），建议将冠状动脉开口重新恢复至正确的解

剖学位置[184]。不影响血流动力学的冠状动脉畸形常常无症状不需要治疗。

提示

冠状动脉走行于肺动脉和主动脉之间（图4-152B、图 4-153 和图 4-161D）可增加负荷状态下心源性猝死的发生率[185]。因此，如果已证实存在缺血，建议手术纠正冠状动脉起源。

---

5. 影像诊断的目标和相对价值

表 4-36 中，结合川崎病总结了各种影像学技术在显示冠状动脉异常的价值。目前可用的成像技术包括超声心动图、MRI、多层螺旋 CT 和有创心导管冠状动脉造影。

通过心导管检查进行的冠状动脉造影是显示冠状动脉的金标准；冠状动脉造影是一种依赖于 X 线的有创检查，需要使用具有潜在肾毒性的含碘对比剂[186]。冠状动脉造影显示冠状动脉与心肌空间关系的能力有限（图 4-155），对于异常起源的冠状动脉，与 MDCT 相比，选择性冠状动脉造影显示冠状动脉的时间更长，但辐射暴露更高（图 4-160G 至 I）。

相比之下，超声心动图作为一种无创和经济的检查方法，是新生儿和幼儿成像的理想选择。在这个年龄段，透声窗口较好，通常可以精确地显示冠状动脉的起源和近段走行[187]。然而，随着患者年龄的增长，超声心动图越来越难找到显示冠状动脉的合适的透声窗口[187]。

近年来，MRI 越来越多地被用来显示冠状动脉的起源和走行[188, 189]。作为一种无辐射暴露的无创检查方法，MRI 可用来显示冠状动脉的起源和走行，特别适用于青少年和成年人[188-191]。

另外，近年来 MDCT 在空间和时间分辨率方面都有了显著的提高，也可以使用 MDCT 来显示冠状动脉解剖结构[192]。MDCT 是 MRI 的有效替代方案，特别是对于患有幽闭恐惧症或有与 MRI 不相容的植入物（如心脏起搏器）的患者。MDCT 的另一个优点是有更好的空间分辨率和更好的对比度和信噪比（图 4-160A 和 B），但需要应用含碘对比剂。虽然心率快、特别是心律不齐时，会严重限制图像质量，但最新一代 CT 扫描仪的采集时间极短，即使在心率较高的情况下冠状动脉畸形通常仍能被快速显示，而且与心导管相比辐射量也可以接受。在仅需要显

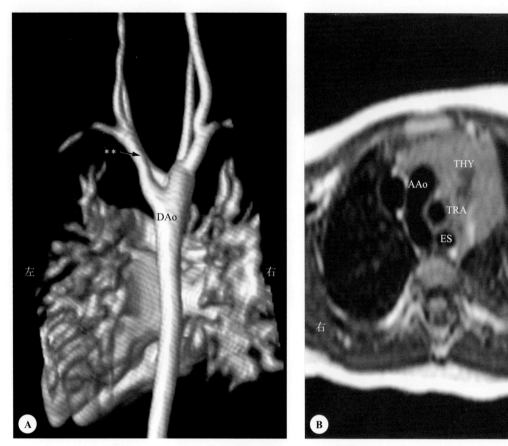

▲ 图 4-143　右位主动脉弓

12 月龄婴儿，吞咽困难，右位主动脉弓，左锁骨下动脉迷走（**）。A. 增强 MRA 背面观显示左锁骨下动脉起源于降主动脉；B. 横断面黑血 MRI SE 序列可见左锁骨下动脉和右主动脉弓之间的食管和气管受压。AAo. 升主动脉；DAo. 降主动脉；ES. 食管；THY. 胸腺；TRA. 气管

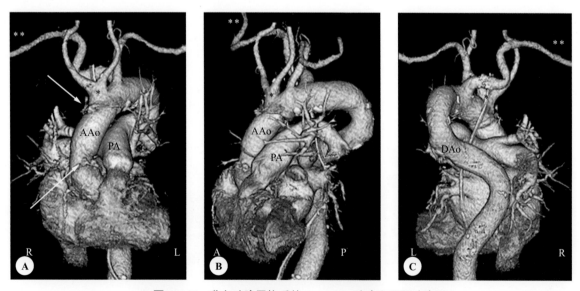

▲ 图 4-144　升主动脉置换后的 Lusorian 动脉和双颈动脉干

77 岁男性患者，由于急性 A 型主动脉夹层接受了主动脉瓣重建、升主动脉置换和部分主动脉弓置换（A，箭）。术后 CT 检查显示双颈动脉干的解剖变异（A 至 C，*）与 Lusorian 动脉（A 至 C，**）。A. 增强 CTA 三维重建腹侧观，容积再现技术；B. 增强 CTA 三维重建侧位观，容积再现技术；C. 增强 CTA 三维重建背面观，容积再现技术。AAo. 升主动脉；DAo. 降主动脉；PA. 肺动脉

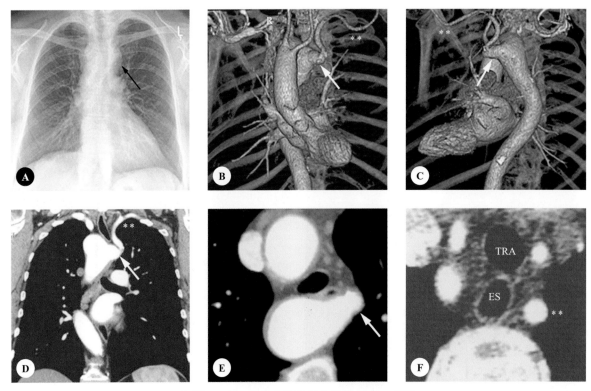

▲ 图 4-145　右位主动脉弓合并 Lusorian 动脉

82 岁女性患者，右主动脉弓伴左锁骨下动脉起源于 Kommerell 憩室（B 至 F，双星号）形成 Lusorian 动脉（A 至 E，箭）。在进行胸部 CT 检查性质不明的肺结节时偶然被发现。A. 正位胸部 X 线片可见 Kommerell 憩室（箭）；B. CTA 腹侧观，三维容积再现技术；C. CTA 背面观，三维容积再现技术；D. 胸部增强 CTA，在左锁骨下起始部 Kommerell 憩室附近的冠状位重建；E. 胸部增强 CTA，左锁骨下起始部 Kommerell 憩室附近的横断位重建；F. 胸部增强 CTA，主动脉上分支附近的横断面重建。ES. 食管；TRA. 气管

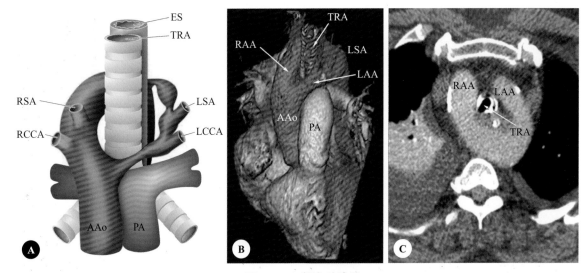

▲ 图 4-146　双主动脉弓

A. 最常见的闭合型或完全性血管环示意，双主动脉弓，通常具有一个闭锁段（本病例，左主动脉弓）。右主动脉弓未闭锁，右颈总动脉和右锁骨下动脉均起源于此；B. 70 岁女性患者，误吸后复苏治疗，既往有吞咽困难病史，CT 重建腹面观（三维容积再现技术），发现双主动脉弓。双主动脉弓组成一个围绕食管和气管的血管环。左右主动脉弓均清晰可见；C. 增强 CT 的轴向重建。AAo. 升主动脉；ES. 食管；LAA. 左主动脉弓；LCCA. 左颈总动脉；LSA. 左锁骨下动脉；PA. 肺动脉；RAA. 右主动脉弓；RCCA. 右颈总动脉；RSA. 右锁骨下动脉；TRA. 气管

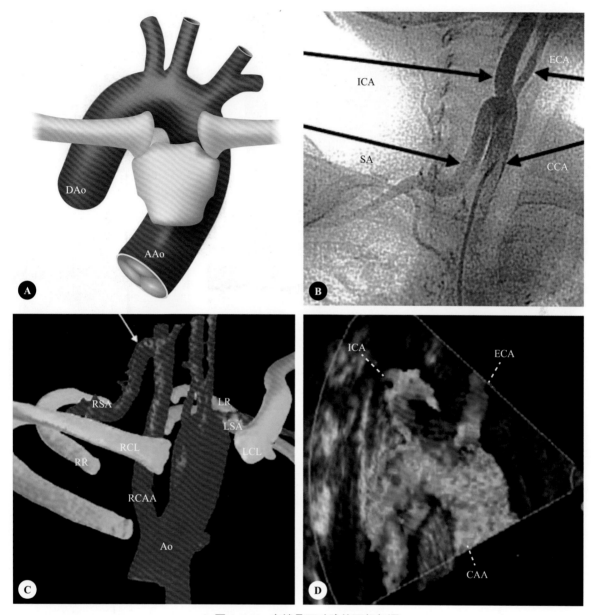

▲ 图 4-147 右锁骨下动脉的颈部起源

图像显示右锁骨下动脉起源于颈内动脉和颈外动脉分支附近（C，箭）。A. 颈部的右主动脉弓及相应的锁骨下动脉起源示意图；B. 造影显示 4 岁女性患儿颈部右锁骨下动脉起源；C. 多层螺旋 CT 主动脉和大血管的三维重建，与 B 为同一患者；D. 彩色多普勒超声图显示锁骨下动脉起源，与 B 为同一患者。Ao. 主动脉；DAo. 降主动脉；CCA. 颈总动脉；ECA. 颈外动脉；ICA. 颈内动脉；LCL. 左锁骨；LR. 左侧第一肋骨；LSA. 左锁骨下动脉；RCCA. 右颈总动脉；RCL. 右锁骨；RR. 右侧第一肋骨；RSA. 右锁骨下动脉；SA. 锁骨下动脉

示冠状动脉形态时尤其如此[193]，通常不需麻醉。

提示

在配合检查的儿童和青少年中，显示冠状动脉起源异常应先尝试 MRI 检查（如使用导航仪技术），再考虑 CT。

然而，冠状动脉畸形是先天性心脏病患者选择心脏 CT 检查的少数几个适应证之一，结果与 MRI 和有创性心导管检查相当或更好[7]。

其他成像技术，如 SPECT 或 PET，在诊断冠状动脉畸形的临床实践应用中是次选，但他们可提供与血流动力学异常相关的有价值信息（如负荷诱导的心肌缺血）。然而要证明冠状动脉畸形相关的异常

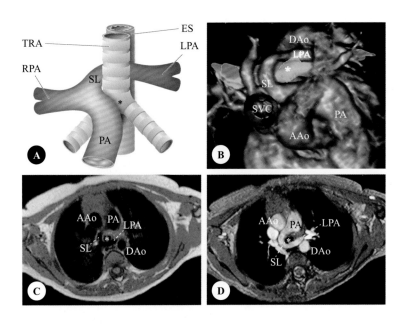

◀ 图 4-148　肺动脉吊带（*. 气管）

A. 左肺动脉起源于右肺动脉（称为肺动脉吊带）的罕见畸形示意图；B. 使用三维容积再现技术和交错双板三维 FISP MRA 显示血管环；在 B 至 D 中均可清楚地看到左肺动脉的起源并形成吊带环绕气管；C. 与 B 为同一患者，横断位黑血 MR SE 序列图像；D. 与 B 为同一患者，横断位三维 GE 序列图像。AAo. 升主动脉；DAo. 降主动脉；ES. 食管；LPA. 左肺动脉；PA. 肺动脉；RPA. 右肺动脉；SVC. 上腔静脉；SL. 吊带

血流动力学，更推荐进行药物负荷 MRI 检查（腺苷、瑞格腺苷，特别是多巴酚丁胺），其没有辐射暴露，并具有更高的空间分辨率[194]。

致谢

感谢 Andreas In der Mühle 先生的支持。

（五）体肺侧支

Gerald F. Greil　Lukas Lehmkuhl　Heiner Latus　著
林怡翔　译　刘　芳　校

1. 定义

大的体肺动脉侧支血管（MAPCA）是体肺循环系统血管之间存在的侧支连接[83]，与中央肺动脉的发育问题同时发生，主要发生在肺动脉闭锁[195, 196]或重度肺动脉狭窄的病例中（如法洛四联症）。

2. 胚胎学、病因学和病理生理学

哺乳动物大约在胚胎发育的第 5 周从第六咽弓动脉形成左右肺动脉。然后，它们内侧（近端）与动脉干吻合，外侧（远端）与背主动脉吻合；此外，还与原始肺芽的肺血管丛相连，该血管丛也通过节间动脉与背主动脉相连，节间动脉在第六咽弓动脉发育之前就已经存在。大约在胚胎发育的第 9 周，一旦这些节间动脉退化，支气管动脉开始出现。在左主动脉弓的情况下，中央肺动脉与左背主动脉的连接由形成动脉导管的第六咽弓动脉的远侧段维持。右第六咽弓动脉的远端和右锁骨下动脉远端的背主动脉在胚胎发育第 7 周左右消失。右主动脉弓的情况下，退化的过程则是镜像的。

MAPCA 推测为持续存在的节间动脉[83]（通常在胚胎发育 5 周前退化），它们在组织上也不同于"支气管动脉"。其次，扩张的支气管动脉也可以与肺动脉血管通过支气管肺吻合来促进肺灌注，然而，它们对肺灌注的意义很小，特别是肺动脉闭锁的患者。永存第五咽弓动脉、主动脉肺动脉间隔缺损或冠状动脉–肺血管瘘也可以为侧支肺灌注[83]。与正常发育的胎儿相比，肺动脉闭锁合并室间隔缺损的胎儿的肺血流发生变化：所有的血流量经主动脉弓（第四咽弓动脉）流入主动脉，经过动脉导管（第六咽弓动脉）到达中央肺动脉或身体的外围区域。从右心室通过肺流出道的血流停止，动脉导管（第六咽弓动脉）的血流方向与正常胎儿循环相反（主动脉向肺动脉分流）。根据前述胚胎发育机制，MAPCA 常常合并特定的心脏缺陷（表 4-29）。

表 4-29　常合并 MAPCA 的先天性心脏病，主要与肺动脉闭锁相关[83]

先天性心脏病	发生率
VSD/ASD	79%
PFO	40%
右位主动脉弓	26%～50%
永存左上腔静脉	24%

ASD. 房间隔缺损；PFO. 卵圆孔未闭；VSD. 室间隔缺损

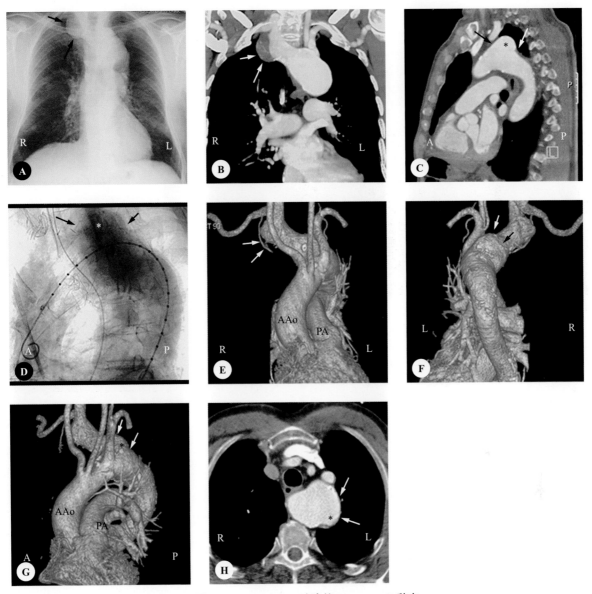

▲ 图 4-149 **Lusorian 动脉伴 Kommerell 憩室**

72 岁男性患者，长期吞咽困难，诊断为 Kommerell 憩室（C、D、F 至 H，星号和箭），需要进一步治疗。图中显示，部分血栓形成的 Lusorian 动脉瘤样扩张，在锁骨下动脉起始附近，称为"Kommerell 憩室"（A、B 和 E，箭）。对该患者进行外科手术去除血管分支，以及主动脉弓和降主动脉近端经皮血管内支架置入（图 4-150）。A. 传统的正位胸部 X 线片；B. 冠状位多平面 CT 重建显示部分血栓形成的憩室；C. 矢状位 CT 重建；D. 猪尾导管位于主动脉弓造影，侧位；E. 三维容积再现 CT 重建的腹侧观；F. 三维容积再现 CT 重建的背侧观；G. 三维容积再现 CT 重建的位视图；H. Kommerell 憩室附近的横断面 CT 重建。AAo. 升主动脉；PA. 肺动脉

> **提示**
>
> 大约 75% 的 MAPCA 起源于降主动脉，从头端直至穿过膈肌前（图 4-164 至图 4-166）。也可以起源于主动脉弓（图 4-166E）、锁骨下动脉、乳内动脉或肋间动脉。

3. 组织学

较大侧支近端的组织学特征为弹性动脉，类似于主动脉，远端过渡为肌性动脉[197]。此外，狭窄的 MAPCA 和动脉导管在结构上也有一些相似之处。MAPCA 会引起狭窄的倾向可能是由持续存在的节间动脉胚胎发育引起的，尤其是出生前已经存在的大型 MAPCA（图 4-165）。因此，Haworth[197] 将其解

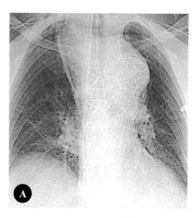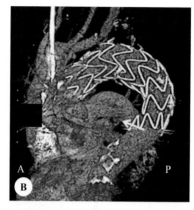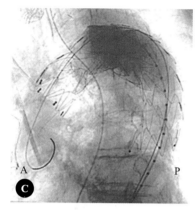

▲ 图 4-150　Lusorian 动脉伴 Kommerell 憩室的动脉瘤的血管内治疗情况

与图 4-149 相同的 72 岁男性患者，行主动脉弓支架置入治疗。A. 正位 X 线胸部 X 线片；B. 增强 CTA，容积再现技术，侧位；C. 对应的有创主动脉造影，左前斜位投射

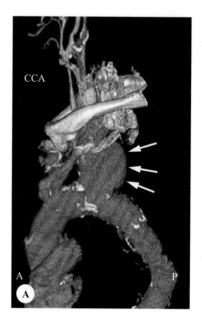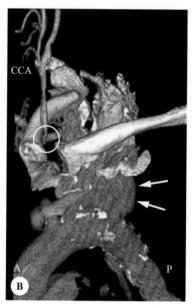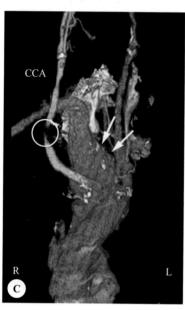

▲ 图 4-151　Lusorian 动脉，Kommerell 憩室，颈动脉压迫

56 岁女性患者，由于急性呼吸困难送往急诊室。CT 显示一个被包裹的、破裂的 Kommerell 憩室（A 至 C，箭），导致锁骨附近的气管和右颈动脉严重狭窄。A. 增强 CTA，容积再现技术，侧位重建，可见骨性结构；B. 开窗并"移除骨性结构"，可见颈总动脉压迫；C. 正位投射（骨性结构完全移除）。CCA. 颈总动脉

释为本应在胚胎阶段关闭的过程延迟发生。

4. 临床问题、自然进展和治疗指征

由于有侧支存在而且往往肺动脉发育很差，这类患儿很少在幼儿期进行根治手术。儿童早期肺血管系统的发育对预后起决定性作用。肺血管床内压力和流量比的增加会导致肺血管梗阻性疾病。如果患儿能够维持生理平衡，他们可以存活相当长的一段时间（图 4-165 和图 4-166）。然而，Marelli[198] 报道了没有接受手术治疗的患者的预后肯定很差：11

名未接受手术治疗的 MAPCA 患者，中位生存期小于 30 年；所有患者的症状为 NYHA Ⅱ 级或更差；近 50%（5 例）的患者在观察期间死亡。

5. 治疗方案

Klinner 等[199] 首先对法洛四联症伴肺动脉闭锁进行了外科治疗，应用一个从右心室到中央肺动脉的带瓣管道重建右心室流出道和肺动脉的连接。这是在 Lillehei 等进行的首次开胸手术纠治法洛四联症后约 9 年[200]。在这之前，通常进行体肺分流

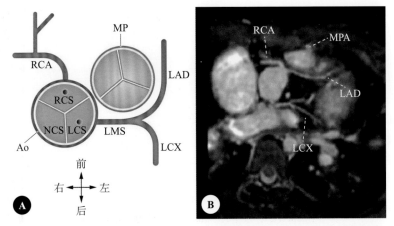

▲ 图 4-152　冠状动脉的正常走行示意和左前降支非典型起源于右冠状动脉

A. 冠状动脉正常走行示意图（横断面）；B. 应用导航技术采集的 MRI 全心数据集的横断面 MIP 重建，7 岁男性患儿，孤立性前室间支起源于右冠状窦，回旋支起源于左冠状窦。Ao. 主动脉；LAD. 左前降支；LCS. 左冠状窦；LCX. 左回旋支；LMS. 左主干；MPA. 主肺动脉；NCS. 无冠状窦；RCA. 右冠状动脉；RCS. 右冠状窦

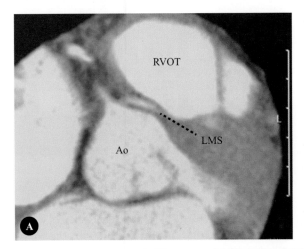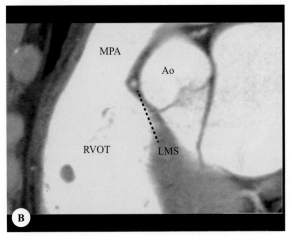

▲ 图 4-153　右冠状动脉和左冠状动脉主干共同起源于右冠状窦

37 岁女性，主诉劳力性心绞痛。左冠状动脉主干走行于主动脉和右心室流出道或肺动脉之间。A. 冠状动脉 CTA 的横断面重建；B. 冠状动脉 CTA 的矢状位重建。Ao. 主动脉；LMS. 左主干；MPA. 主肺动脉；RVOT. 右心室流出道

术，如 Blalock-Taussig 分流、Potts 和 Waterston 分流术。Wallace 等 [201] 首次报道对肺动脉闭锁合并 VSD 和双侧肺动脉缺如的患者成功完成根治手术，一支大的侧支血管供应左肺和右肺的大的节段（图 4-165），两条血管都能够通过主动脉同种移植物连接起来。Hessel 等 [202] 首次报道了将从降主动脉发出的 MAPCA 与同侧肺动脉进行端 – 端吻合取得成功。在肺动脉闭锁或法洛四联症根治手术后，侧支血管可能因血管床压力和容量比值变化自发闭合，或者可以通过心导管用弹簧圈进行堵闭。如果基础心脏病无法通过手术矫治，对于肺血流受限的狭窄的 MAPCA（图 4-165C）仍然可以在心导管室进行治疗。

6. 影像诊断的目标和相对价值

影像诊断的目标是显示心内结构，尤其是肺血管供应情况。将肺血管供应类型分为 I ～IV组有助于了解肺血管供应情况。除了显示侧支动脉的起源外，还需显示肺内连接以帮助制订后续手术计划。根据胚胎学，分为以下几组。

• I 组：双肺叶均由 PDA 通过中央肺动脉灌注（单一肺灌注）。

• II 组：两个肺叶主要由 PDA 通过中央肺动脉灌注，也存在 MAPCA（单一和多源肺灌注）。

• III 组：中央肺动脉通过 MAPCA 灌注；没有 PDA；存在单个肺段仅通过 MAPCA 灌注（单一和

多源肺灌注）。

• Ⅳ组：肺血管床仅通过相互独立的体 – 肺侧支动脉进行灌注（多源肺灌注）。

新生儿和儿童的心内结构通过超声心动图进行成像（表 4-30，图 4-165H 至 K）。

然而，显示肺血管灌注需要一种不依赖声窗的成像技术，有创血管造影在这方面仍然是金标准。注射对比剂后可选择性显示单个侧支，并且可以测量单个肺段的压力（图 4-165C 和 F，图 4-166C

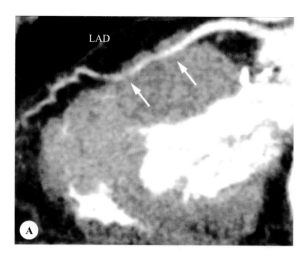

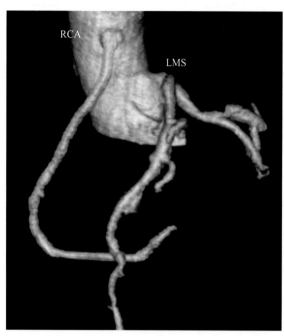

▲ 图 4-154　右冠状动脉起源于升主动脉的上方起源

51 岁女性，主诉非典型心绞痛。冠状动脉 CTA：右冠状动脉非起源于右冠状窦；左主干正常起源于左冠状窦。LMS. 左主干；RCA. 右冠状动脉

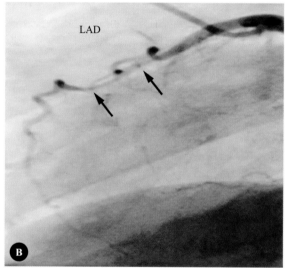

▲ 图 4-155　前室间支心肌桥

70 岁女性患者，主诉心绞痛，计划行主动脉瓣置换术前。前室间支心室中段附近的心肌桥（箭），心导管检查只能间接显示，但 CT 可直接显示。A. 冠状动脉 CT 数据集，前室间支的曲面多平面重建；B. 前室间支的选择性心导管造影。LAD. 左前降支

表 4-30　不同影像学方法在评估 MAPCA 中的应用			
感兴趣的参数	超声心动图	心导管	MRI/MDCT
压力测量	不可能	有创测量压力	不可能
介入治疗选择	无	血管内栓塞	无
可移动性	可以床旁应用	固定	固定
探查范围	依赖于透声窗	不依赖	不依赖
成像选项	二维 / 三维	二维 / 三维	二维 / 三维
操作者依赖性	依赖	相对标准化	相对标准化

MAPCA. 体 – 肺侧支动脉；MDCT. 多排螺旋计算机体层摄影；MRI. 磁共振成像

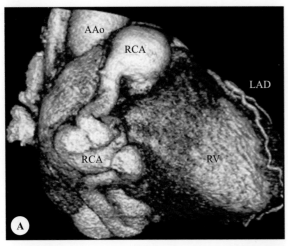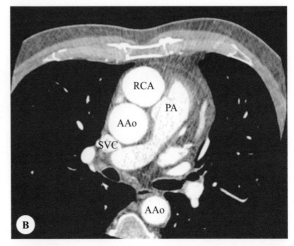

▲ 图 4-156 冠状动脉瘘

61 岁男性患者，大型右冠状动脉-冠状静脉窦瘘。直到几个月前，患者的运动能力良好，临床表现不明显。A. ECG 触发的 CT 数据集，三维表面重建；B. 横断面 CT 重建，显示右冠状动脉扩张达升主动脉内径。AAo. 升主动脉；LAD. 左前降支；PA. 肺动脉；RCA. 右冠状动脉；RV. 右心室；SVC. 上腔静脉

和 D）。但这种方法是有创的，需要多次注射对比剂，有时会造成容量负荷增多。操作者的经验对于成功显示肺血管床也至关重要。此外，有创血管造影也与辐射暴露有关。

鉴于上述原因，增强 MRA 和 CTA 是无创显示 MAPCA 以制订手术或介入治疗计划的良好替代方法。3D 甚至 4D 数据集处理允许同时描绘整个体肺血管系统，这在有创心导管术中常常是不可能的。厚层面重建的 MIP 重建尤为有用（图 4-165B 和图 4-166B）。为"控制肺血流"而进行的 MAPCA 堵闭（弹簧圈）或狭窄的治疗（图 4-165C），目前只能在 X 线下进行。然而，术前 MRA 或 CTA 的无创影像学技术依然对手术计划提供很多帮助。

致谢

感谢 Valverde 先生对初稿严格的审查及寻找图像示例。

六、其他心脏及大血管病变

（一）心肌病

Achim A.Schmaltz　Jens Bremerich　Matthias Gutberlet 著
孙淑娜 译　刘 芳 校

心肌病目前有两种不同的分类方法。

● 美国心脏协会（American Heart Association, AHA）主要依据病因学进行分类[203]。

● 欧洲心脏病学会（European Society of Cardiology, ESC）心肌与心包疾病工作组主要依据形态学进行以下分类[204]。

> **提示**
>
> 根据 ESC 的分类[204]，心肌病是排除冠心病、高血压、瓣膜病或先天性心脏病之外的心肌结构或功能改变。其分类如下。
> ● HCM：肥厚型心肌病。
> ● DCM：扩张型心肌病。
> ● ARVC：致心律失常性右心室心肌病。
> ● RCM：限制性心肌病。
> ● 未分类型。

原发性心肌病与继发性心肌病（或其他的特发性心肌病）的区别在于家族性（遗传性）与非家族性（非遗传性）。

在下文中，重点介绍儿童期发病的心肌病（也称为先天性），如肥厚型心肌病（hypertrophic cardiomyopathy, HCM）、扩张型心肌病（dilated cardiomyopthy, DCM）及一些罕见类型。

1. 肥厚型心肌病

(1) 定义：HCM 是一种原因不明、导致左心室肥厚的心肌肌小节的原发性疾病（严重程度和部位可能不同）。

(2) 分类：典型病例中主要是室间隔的显著肥

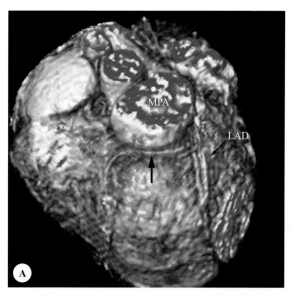
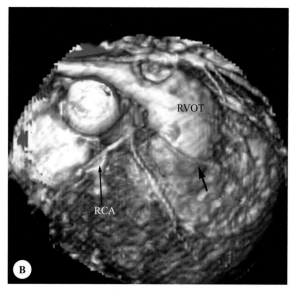

▲ 图 4-157　法洛四联症合并冠状动脉畸形，两个不同病例

A. 使用呼吸导航仪在正常呼吸期间记录来自 SSFP 序列的容积再现三维 MRI 数据集。3.5 岁的男性法洛四联症患儿，手术纠治后接受心脏 MRI 检查，确定右心室的容量和功能，并对肺动脉瓣关闭不全进行量化分析。左冠状动脉的一个侧分支横跨 RVOT（箭）。B. 使用呼吸导航仪在正常呼吸期间记录 SSFP 序列的容积再现三维 MRI 数据集。4 岁男性法洛四联症患儿，右冠状动脉的一个侧分支横跨 RVOT（箭）。LAD. 左前降支；MPA. 主肺动脉；RCA. 右冠状动脉；RVOT. 右心室流出道

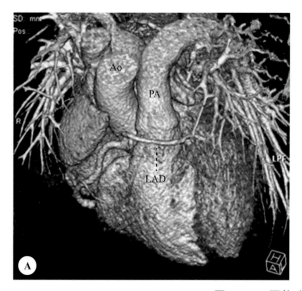
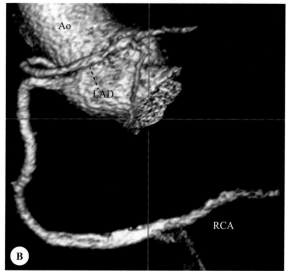

▲ 图 4-158　冠状动脉畸形合并冠心病

75 岁男性患者，后壁梗死，右冠状动脉内支架置入。图像显示左前降支起自右冠状动脉走行于肺动脉腹侧的"良性"路径。A. 三维 CT 数据集，容积再现技术；B. 右冠状动脉系统节段性三维重建。Ao. 主动脉；LAD. 左前降支；PA. 肺动脉；RCA. 右冠状动脉

厚（不对称的间隔肥厚），可导致左心室腔缩小（图 4-167 至图 4-169）或左心室流出道梗阻，因而又称为肥厚型梗阻性心肌病（hypertrophic obstructive cardiomyopathy, HOCM）。也可能发生对称性、心尖部、局限性及瘤样肥厚等不同类型。主动脉下可发生间隔附近的心内膜增厚，二尖瓣常常变形或关闭不全。从组织学角度而言，HCM 的特点是肌原纤维的不平行排列（肌原纤维紊乱）及不同程度的纤维化[205]。

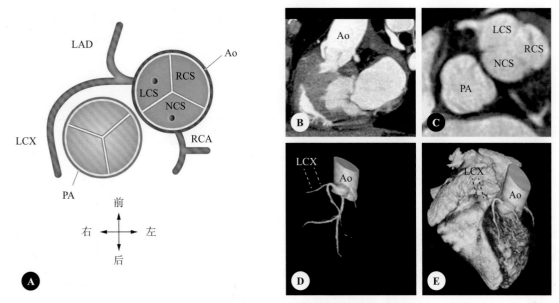

▲ 图 4-159　冠状动脉异常合并 ccTGA

70 岁男性患者，术前诊断为 ccTGA。A. ccTGA 心室反位患者冠状动脉起源示意图。主动脉位于肺动脉的左侧。回旋支和左前降支（LAD）起源于左前侧冠状窦，右冠状动脉起源于后侧冠状窦。B. 回顾性门控 CT 数据集，成角矢状位重建以显示流出道，可见升主动脉向前移位，收缩期主动脉瓣打开，以及右冠状动脉后方起源。C. 横断面 CT 重建显示左冠状动脉起源于腹侧的左冠状窦。D. CT 数据集的三维重建，容积再现技术，可见左冠状动脉树的选择性节段。E. CT 数据集的三维重建，容积再现技术，显示相对于心室的冠状动脉解剖走行。回旋支走行穿过位于右侧的解剖左心室的房室沟。Ao. 主动脉；ccTGA. 先天性矫正型大动脉转位；LAD. 左前降支；LCS. 左冠状窦；LCX. 左回旋支；NCS. 无冠状窦；PA. 肺动脉；RCA. 右冠状动脉；RCS. 右冠状窦

(3) 病因学：HCM 发病率为 0.2%，55% 的病例是家族性，遗传方式为常染色体显性遗传，外显率不同；另有 45% 的病例是散发性的。1989 年，我们仅知晓 10 个与肌节相关的基因，现已描述了 400 余个不同的基因突变，其中 β- 肌球蛋白重链（MHC-β）基因占 70%~90%，而心肌肌球蛋白结合蛋白 C 和心肌肌钙蛋白 T 最常受到影响。近几年还发现 Z 盘、钙转运蛋白、线粒体和溶酶体蛋白基因突变。个别病例中还发现同时存在于 HCM 和 DCM 的基因突变[206]。

(4) 临床问题：HCM 大多在成年期出现明显的临床症状，但其主要并发症即心源性猝死的发病高峰是 10—20 岁，甚至可能发生于婴儿期。儿童很少表现出症状，临床上往往因为闻及收缩期杂音后被发现（图 4-167 至图 4-169）。成年期的主要临床症状是呼吸困难和活动受限，但有心绞痛、心悸及晕厥前兆时需进行心脏评估[203]。应特别注意心源性猝死的潜在危险因素，见表 4-31[204]。

(5) 治疗指征和治疗方案：治疗的目标是消除症状、降低心源性猝死的风险。药物治疗包括 β 受体拮抗药、钙拮抗药或丙吡胺，但丙吡胺的疗效并未得到

前瞻性长期研究的验证。推荐应用胺碘酮预防室性心动过速，但胺碘酮和丙吡胺均有延长 QT 间期的缺点。

约 5% 的患者进展到终末阶段，需要抗心力衰竭治疗。另外，根据下述条件，5%~30% 的患者具有侵入性治疗或外科手术治疗指征。

• 左心室流出道压差大于 50mmHg（图 4-167C 和 D）。

• 药物治疗对改善症状的效果有限或无效。

• 成人 NYHA 心功能分级为 Ⅲ 级或 Ⅳ 级。

Morrow 等[207] 的经主动脉心肌切除术（图 4-170），已成为儿童和成人的首选手术方式。在经验丰富的治疗中心，这项手术的外科死亡率低于 1%，再发率小于 2%。年死亡率为 0.5%[208]。

酒精诱导的间隔消融是一种替代方法[209]（图 4-170）。注射无水酒精造成局限性梗死，使膨出的间隔心肌退缩，减轻左心室流出道梗阻。虽然致死率更低且成功率更高，但其很可能导致房室传导阻滞，以及需要植入起搏器[209]。

双腔起搏也是一种治疗选择，但疗效不太理想。

(6) 影像学检查的目标和诊断价值：诊断的目标

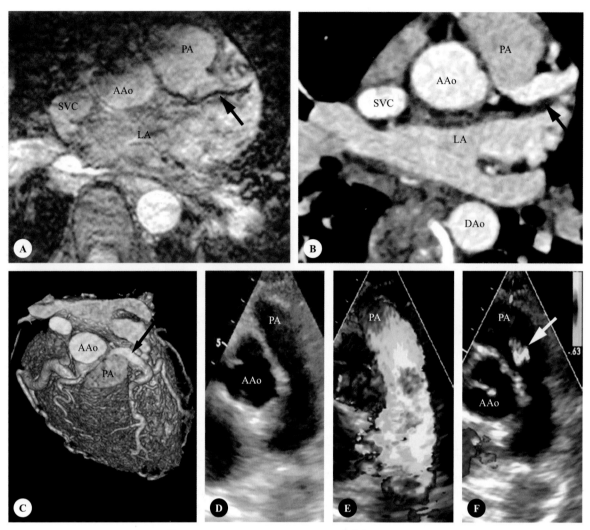

▲ 图 4–160　Bland–White–Garland 综合征（ALCAPA）

30 岁女性患者，心室颤动复苏后。A. 正常呼吸，使用导航仪技术对 MRI 全心序列进行横断面重建（采集时间：大约 10min）。图像显示左主干非正常起源于肺动脉（箭）。然而与 CT 相比，由于血管内血流缓慢，以及没有使用对比剂，图像质量、信号强度和对比度噪声比明显差（B）。B. 以高频（闪光）模式（采集时间：小于 1s，有效剂量小于 1mSv）采集的前瞻触发 CT 数据集的轴向重建，其信噪比和对比度噪声比明显优于 MRI。箭表示左冠状动脉主干起源于主肺动脉。注意左冠状动脉主干的密度比肺动脉高，因为肺动脉血流为增粗的右冠状动脉侧支逆行灌注。C. 从肺动脉层面采集左冠状动脉主干起始处的三维 CT 数据集。注意左主干（箭）和肺动脉之间的密度差异，这是由扩张的右冠状动脉侧支的逆行血流引起的。D. 二维经胸超声心动图可见两个大血管。E. 相应的彩色多普勒超声心动图图像显示肺动脉的收缩期血流。F. 彩色多普勒显示舒张期通过左主干逆行流入肺动脉的血流（箭）。AAo. 升主动脉；ALCAPA. 左冠状动脉异常起源于肺动脉；DAo. 降主动脉；LA. 左心房；SVC. 上腔静脉

是确诊，并了解心肌肥厚的情况和定位，测量左心室（少数情况下的右心室）的压力阶差，发现是否存在心律失常，以及排除特殊类型。

首选 ECG 显示左心室肥厚，表现为 T 波倒置，但心尖型 HCM 可以表现为高大 T 波。长时程心电图可以发现潜在或者间歇性的室性心动过速、心房颤动或其他心脏节律问题。

超声心动图是首选的无创性诊断方法。以下总结了 HCM M 型超声心动图与二维超声心动图（图 4–177B）的传统诊断标准[210]（图 4–167），也可应用在其他检查方法中。

- 不对称室间隔肥厚(间隔/后壁的比值大于 1.3）。
- 室间隔活动度下降。
- 收缩期二尖瓣前向运动（systolic anterior motion, SAM）。
- 二尖瓣前移。

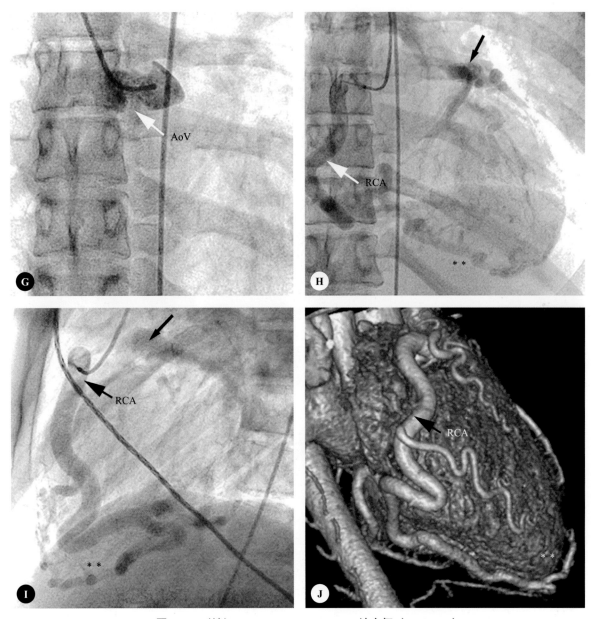

▲ 图 4-160（续） **Bland–White–Garland 综合征（ALCAPA）**

G. 选择性冠状动脉造影。猪尾导管造影显示左冠状窦附近没有冠状动脉起源。H. 选择性冠状动脉造影。扩张的右冠状动脉选择性造影时显示通过侧支（H 和 I，**）逆行灌注左冠状动脉主干（H 和 I，箭），即左主干异常起源于肺动脉。I. 选择性右冠状动脉造影，后期测量点。J. 相比之下，扩张的右冠状动脉的三维 CT 重建也清楚地显示了到左冠状动脉的侧支（**）。ALCAPA. 左冠状动脉异常起源于肺动脉；AoV. 主动脉瓣；RCA. 右冠状动脉

- 舒张期二尖瓣瓣尖和间隔贴合时间延长。
- 收缩期主动脉瓣提前关闭。
- 窄小的左心室或左心室腔。
- 左心室流出道血流加速。
- 二尖瓣关闭不全。

对于这些病例，建议使用 MRI 或 CT 在垂直视图或剖面精确测量室壁厚度（图 4-167A 和 B）。如果存在 HOCM，彩色多普勒中可清楚显示主动脉瓣下狭窄和二尖瓣关闭不全（图 4-167A）。

> **提示**
>
> 仅有 25% 的患者在休息状态下可观察到左心室流出道梗阻，在儿童更为罕见。因此，进行生理性负荷试验（如踏车试验）是各种诊断方法中较为重要的一种。负荷试验可以在 75% 的患者中检测到压力阶差[211]。

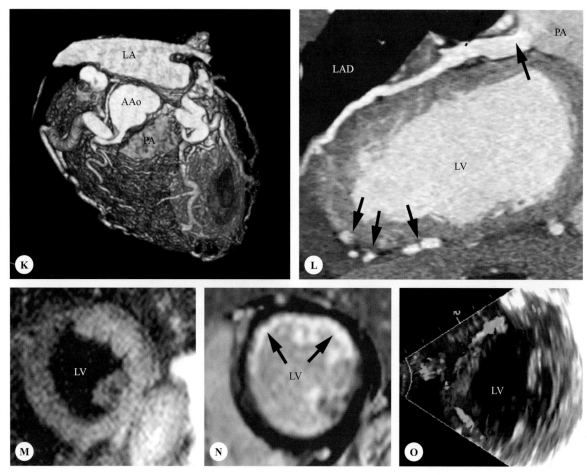

▲ 图 4-160（续） Bland–White–Garland 综合征（ALCAPA）

K. 高频（闪光）模式前瞻门控的 CT 数据集三维重建，升主动脉发出的扩张的右冠状动脉和起源于肺动脉的左冠状动脉主干起点附近区域。慢性低灌注区域用彩色标记。L. 曲面重建左前降支，显示左心室后壁附近的大量侧支(箭)。单个黑箭表示左主干的位置。M. 水肿敏感的 MRI 序列，短轴（T_2W STIR 序列），显示散在分布的明显水肿，为急性前侧壁缺血。N. 晚期钆增强 MRI 序列显示典型的缺血性心内膜下对比剂堆积（箭），是 Bland-White-Garland 综合征引起的慢性缺血范围内心内膜下瘢痕的表现，可能是潜在的室性心动过速的致心律失常灶。O. 彩色多普勒超声心动图显示侧支。AAo. 升主动脉；LA. 左心房；LAD. 左前降支；LV. 左心室；PA. 肺动脉

表 4–31 HCM 患者心源性猝死的危险因素[204]	
传统危险因素	潜在的个体危险因素
• 年轻	• LVOT 梗阻
• 既往有心搏骤停	• 心肌显著的延迟强化
• 不明原因的晕厥	• 心肌缺血
• 有心源性猝死的家族史	• 肌钙蛋白 T 与肌钙蛋白 I 突变
• 心室壁厚度＞30mm	• 心房扑动
• 负荷下血压反应异常	• E/Ea 比值
• 间歇性室性心动过速	

E/Ea 比值 . 舒张早期跨二尖瓣的最大血流速度和组织多普勒参数（二尖瓣环外侧的纵向速度）所计算的比值；HCM. 肥厚型心肌病；LVOT. 左心室流出道

组织多普勒及其参数，如应变和应变率等为我们提供了新的选择[212]。左心室基底壁收缩和舒张早期的纵向最大运动速度降低，可使用舒张早期二尖瓣的最大流速 E 和组织多普勒参数 E_a（二尖瓣环外侧的纵向速度）的比值估计左心室舒张末期压力。Ho 等[213] 在家族性基因检测确定 β-MHC 突变的 HCM 人群中研究显示，E_a 小于 13.5m/s（即使没有明显的临床症状）对识别基因型阳性患者具有 86% 的特异性和 75% 的敏感性。另外，高 E/E_a 比值（高于 20.74）可以被视为死亡率、室性心动过速或晕厥的预测指标[214]。

ECG 触发的 SSFP 电影序列 MRI 可以手动勾勒

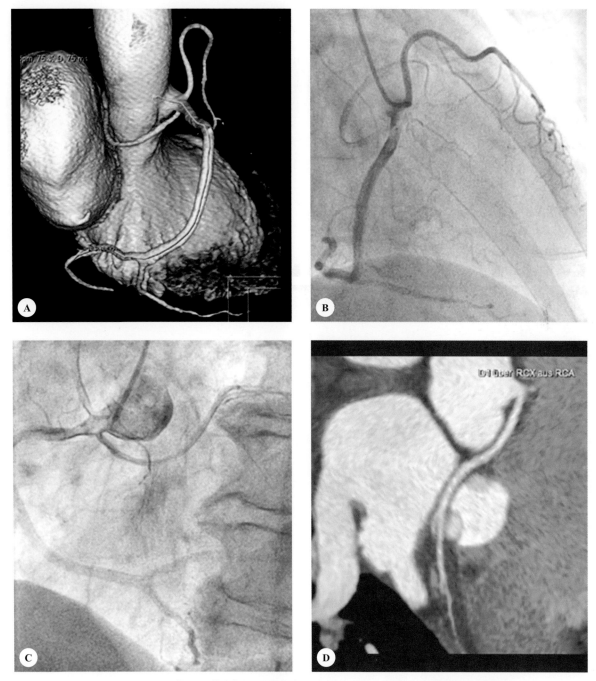

▲ 图 4-161　回旋支和前室间支共同起源于右冠状动脉，右冠状动脉起自右冠状窦

69 岁女性患者，拟行二尖瓣重建术前为排除冠心病行有创导管检查。随后进行了 CT 检查，以便在计划的微创外科手术期间更好地诊断冠状动脉的走行位置。A. 冠状动脉 CT 显示心脏和冠状动脉树的三维表面图像，生成 MPR 的中心线（黄色）标记在右冠状动脉；B. 选择性右冠状动脉造影显示回旋支和前室间支同共同起源于右冠状动脉，右前斜位投影；C. 选择性右冠状动脉造影显示回旋支和前室间支共同起源于右冠状动脉，左前斜位投影；D. 三维 CT 数据集曲面 MPR 重建回旋支

出心内膜和心外膜边界，从而精确测量左心室所有节段的质量和壁厚（图 4-169A 和 B，图 4-176B 和 C）。左心室质量中男性高于 46～83g/m² 或女性高于 37～67g/m² 被视为肥厚[215]。但有时候确定运动员的

生理性肥厚阈值可能很困难，可以结合左心室舒张强度和舒张容积的比值（不应超过 0.15）来进行评估，特异度为 99%[216]。此外，大约 20% 的 HOCM 患者左心室质量在正常范围内[217]。与超声心动图相比，

MRI 的一个显著优势是可以对左心室壁进行垂直断面成像。Rickers 等[218]通过 MRI 成功诊断了 10% 的利用超声心动图没能诊断的 HOCM 患者，尤其是心尖部或心室中部的 HCM 患者（图 4-169B）。MRI 还可清楚显示二尖瓣结构异常，包括二尖瓣前叶的 SAM 现象和随后的二尖瓣关闭不全（图 4-169B），目前认为二尖瓣关闭不全是由于血流对细长的二尖瓣腱索的冲击作用，而并非 Venturi 效应[208]。在一些病例中，根据钆的发生和分布模式分析钆的晚期积累或晚期增强，有助于对继发形式进行鉴别诊断，如晚期信号增强提示心肌坏死细胞膜破裂、分布体积增加，以及心肌发生纤维化重排[219]。表 4-32 总结

了两个最重要的 HCM 亚型及其 MRI 特征[220, 221]，图 4-171 和图 4-172 展示了两个病例。成功进行心肌切除术或酒精消融术后，MRI 可以显示室间隔变薄（图 4-170）。未来，延迟强化和参数成像（如 T_1 和 T_2 标测）可能允许对患者进行风险分层，尤其是在儿童中[222-224]。

MDCT 只在某些情况下发挥作用，如 ICD 植入后（图 4-173）。

如果无创性检查结果明确且有家族病史，心导管检查并不能提供更多信息，除非老年患者需进行冠状动脉检查。另外，如果存在向心性肥厚，尤其是年幼患者，心内膜心肌活检是明确继发性病因（庞

表 4-32 不同继发性 HCM 的 MRI 鉴别诊断[220, 221]	
HCM 的类型	**MRI 征象**
淀粉样变性	• 整个心肌的延迟强化（注意在纠正反转脉冲时心肌的"无效"显影问题） • 若在对比剂注射后早期（5～10min）成像，可见特征性的心内膜下圆形的延迟强化（图 4-171）；注意淀粉样蛋白组织中钆成像快于纤维化病灶 • 乳头肌常有延迟强化（图 4-171B） • 约 50% 的病例有心包和胸腔积液
Fabry 病	延迟强化，尤其是在心脏的下外侧基底部，但仅见于 50% 的患者
心内膜心肌纤维化伴嗜酸性粒细胞增多	• 心内膜心肌强化 • 血栓形成（图 4-172） • 二尖瓣结构皱缩异常
结节病	• 仅 27% 患者心脏受累 • 所有患者对比剂强化，像心肌炎一样，通常在心外膜下非常明显

HCM. 肥厚型心肌病；MRI. 磁共振成像

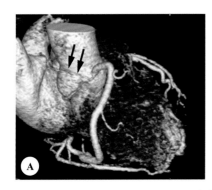
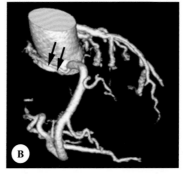
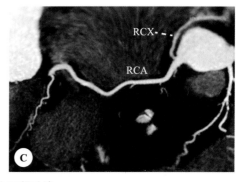

▲ 图 4-162 孤立性回旋支异常起源于右冠状动脉

67 岁男性患者，CT 冠状动脉造影的不同 CT 重建。A 和 B 中的箭表示回旋支起源。A. 回旋支起始部位（箭）；B. 回旋支起始部位（箭）；C. RCA 曲面重建，回旋支异常起源于 RCA。RCA. 右冠状动脉；RCX.（起源于 RCA）回旋支

贝病、法布里病、淀粉样变性）和获得心脏受累证据的首选方法。图 4-168 显示了一例 Pompe 病婴儿，在诊断即刻及接受 48 周的酶替代治疗后，左心室肥厚明显消退。

2. 扩张型心肌病

（1）定义：扩张型心肌病的定义是排除缺血和炎症后的一个或两个心室的扩张，其病理生理基础是心脏收缩功能不全导致舒张压和室壁应力增加，从而引起心肌氧供减少。DCM 的主要组织学特征是心肌细胞肥大伴细胞核 DNA 增加，但肌原纤维减少，不同程度的肌纤维化及间质淋巴细胞增加，电镜下可见线粒体增生伴退行性改变及髓鞘样改变。

（2）病因学及发病率：DCM 很少在儿童期发病，

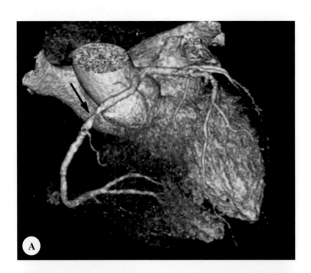

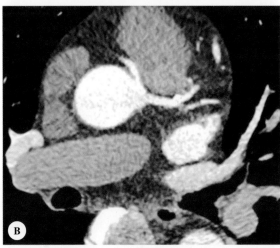

▲ 图 4-163 CT 冠状动脉造影显示，右冠状动脉和左冠状动脉主干共同起源于左冠状窦，右冠状动脉近端有相关的冠状动脉狭窄

A. 三维重建显示了右冠状动脉近端附近的狭窄（箭）; B. 横断面重建可见右冠状动脉和左主干共同起源于左冠状窦

儿童年发病率仅为（0.34～0.86）/10 万[225, 226]，在总体人群中发病率为 36.5/10 万[227]。2/3 的 DCM 儿童患者找不到病因（特发性 DCM），16% 的患儿为心肌炎后状态，9% 的患儿由神经肌肉疾病引起。家族性、代谢性或综合征更为罕见[227]。目前认为家族性、遗传性 DCM 占特发性 DCM 的 30%～50%，但实际所占的比例可能更高[228]。近年来，已鉴定出 20 多个基因的无数个突变，其中核纤层蛋白 lamin A/C（LMNA）突变可能沿着特别恶性的过程发展[229]，此突变不仅与 DCM 有关，还与各种类型肌营养不良、脂肪营养不良、神经病变和早衰有关。心肌炎后引起 DCM 的比例相对较低，心肌缺血性病因在成人 DCM 中所占的比例相对较高[230]。

（3）临床特点：在儿童患者，3/4 的病例在 2 岁以内发病。通常，热性感染时发生心脏增大。与成人患者类似，儿童也可能出现心力衰竭的非特征性症状，如疲劳、运动能力下降、营养障碍、发育不良、呼吸急促、持续咳嗽、外周发绀和水肿，还会出现

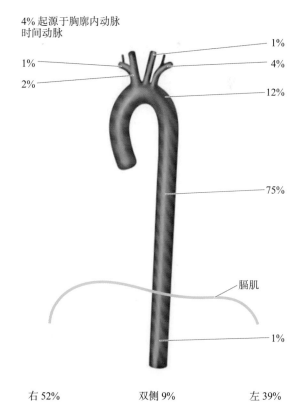

▲ 图 4-164 侧支动脉起源分布频率示意

大多数 MAPCA 起源于膈肌以上主动脉及其主要分支，右侧比左侧更常见，也可发生在双侧（图 4-165）。MAPCA 最常起源于降主动脉；少数情况下起源于主动脉弓、锁骨下动脉或乳内动脉和肋间动脉。MAPCA. 大的体肺动脉侧支血管

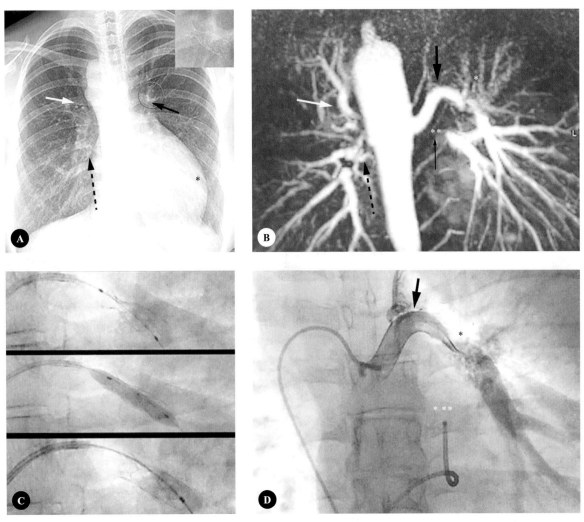

▲ 图 4-165　MAPCA

20 岁女性患者，青紫型先天性心脏病，未纠治的肺动脉闭锁、非均衡型 AVSD 伴大型 ASD I 、房室瓣跨坐和右主动脉弓，不能进行双心室修补手术。同时，该患者还是右侧体循环型单心室、大动脉错位和左心室发育不良（G 和 H）。A. 这位肺动脉闭锁患者的正位胸部 X 线片清楚地显示了 MAPCA（箭）。这位患者肺动脉主要分支缺失、右主动脉弓、左侧 MAPCA 内支架狭窄（蓝色圆圈，图像放大）。还注意到"单"心室增大，由于体循环的右心室肥厚和增大导致的心尖上翘。B. 增强 MRA，三维 MIP 重建，清楚地显示了四处降主动脉发出的 MAPCA（箭）的起始部分狭窄，无 PDA。星号表示左上 MAPCA 重度狭窄，并伴有左下 MAPCA 金属支架的信号空洞（细黑箭）。C. 支架扩张成功。D. 心导管选择性造影显示降主动脉发出的左上侧 MAPCA（箭；B 图中粗黑箭）狭窄（*），右心室流出道道入另一导管（***）。ASD. 房间隔缺损；AVSD. 房室间隔缺损；MAPCA. 大的体肺动脉侧支血管；PDA. 动脉导管未闭

一些主要并发症，如栓塞、晕厥或其他严重的心律失常，这些通常是诊断的最初症状。DCM 预后不良，美国登记的儿童心肌病患者中，第 1 年未死亡或不需要移植的患者占 69%，5 年后下降至 54%[226]。成人中也报告了类似数据。Felker 等[230] 发现 DCM 的 10 年生存率低于 60%，高达 30% 的患者发生猝死。

(4) 治疗方案：DCM 的治疗与心力衰竭相似，洋地黄药物只能改善临床症状并减少住院次数，对生存率没有影响。ACE 抑制药、利尿剂及缓慢增加剂量的 β 受体拮抗药对成人患者是具有循证医学依据的治疗方法，儿科患者的相关数据很少[231]。建议儿童患者应用华法林类药物抗凝治疗以预防腔内及外周血栓形成，尤其是射血分数低于 20% 时。根据心律失常的类型，选择普罗帕酮、索他洛尔或胺碘酮进行抗心律失常治疗。

植入 ICD 可以将成年患者的死亡率降低到 30%。

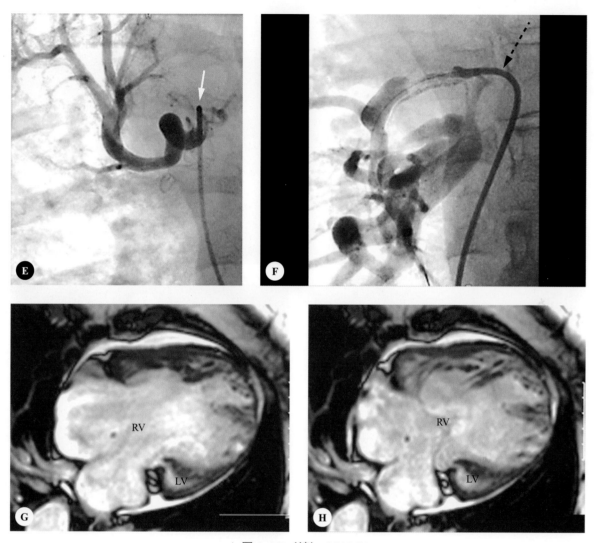

▲ 图 4-165（续）　MAPCA

E. 选择性造影显示右侧第一支 MAPCA（箭；B 图中白箭）。F. 选择性造影显示右侧第二支 MAPCA（箭；B 图中虚线黑箭）。G. SSFP MRI 电影图像：四腔切面，舒张期房室瓣打开。H. SSFP 电影序列 MRI，四腔心切面，收缩期"跨坐"房室瓣关闭。LV. 左心室；MAPCA. 大的体肺动脉侧支血管；RV. 右心室

如果没有明显禁忌证（中枢神经系统、肾脏、肝脏或肺部严重疾病）后，左心室辅助装置（图 4-174）或心脏移植是最后的处理方法。

（5）影像学检查的目的和诊断价值：目的是明确左心室扩大和功能损害的程度，发现潜在的并发症，并探查可能的病因，尤其是存在潜在炎症情况下。

心电图结果可能不一致，常出现左心室肥厚和复极异常。长时程心电图检查有助于发现室性心律失常和（或）房室传导阻滞，为抗心律失常药物治疗提供依据。

超声心动图可以清晰显示左心室扩大和心室功能下降。左心室射血分数小于 30% 或三尖瓣环处组织多普勒速度小于 8.5cm/s，是儿童紧急住院、心脏移植甚至死亡的预测指标[232]。心腔内血栓在许多病例中得到证实。

MRI 可以比超声心动图更精确地测量室壁厚度、左心室质量、容积和射血分数。Koikkalainen 等[233]用复杂的计算机程序设计了一个全心功能指数（进行了大量此类测量），以识别处于亚临床期的 LMNA 突变的家族性 DCM 患者。心肌钆延迟强化显示心肌纤维化，常见于左心室间隔的中部，如中层强化。若同时存在室性心动过速，心肌纤维化可作为死亡的预测指标[234]。炎症后 DCM 典型表现为心外膜下延迟强化[219]。除了可以对组织进行特征描述以评估预后外，MRI 还可通过应用对水肿敏感或炎症敏感的序列以提供病因学证据。不久的将来，MRI 还可以

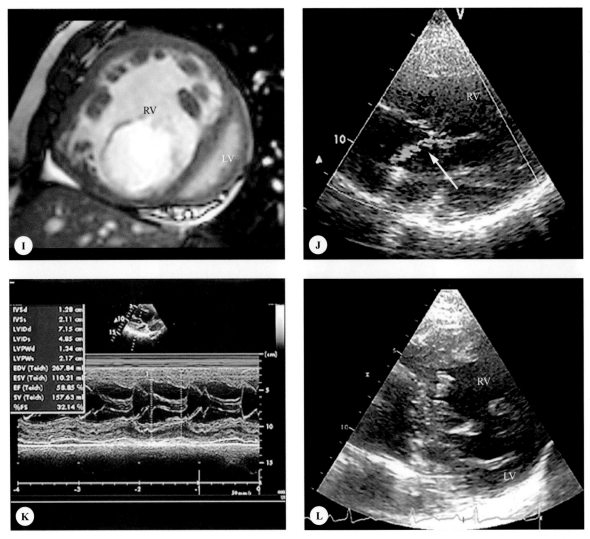

▲ 图 4-165（续） 大的体肺动脉侧支血管（MAPCA）

I. SSFP 电影序列 MRI，短轴。房室瓣在舒张期打开的俯视图，以及发育不良的左心室小腔。J. 彩色多普勒二维 TTE，四腔切面，清楚显示房室瓣关闭不全（箭）。K. 胸骨旁长轴切面的 M 型超声显示体循环右心室，舒张期内径明显增大，左心室直径为 7.15cm。L. 二维 TTE，短轴切面，显示打开的房室瓣和发育不良的左心室。LV. 左心室；RV. 右心室；TTE. 经胸超声心动图

通过 T_1 和 T_2 标测使用参数成像来进一步解释心肌病的病因[235]。

心导管检查和心血管造影的有创影像诊断可帮助排除其他结构异常和冠状动脉异常，尤其是婴儿。然而，通常超声心动图、MRI 甚至 MDCT（使用相应的剂量减少方案）也可以达到同样目的。心内膜心肌活检仍是鉴别心内膜弹力纤维增生症和慢性心肌炎的金标准[219, 235]。

3. 罕见类型

(1) 限制性心肌病

定义和病因：RCM 在儿童中非常罕见，其特征是心脏舒张时顺应性受限而收缩功能正常。心房明显扩张，而心室扩张不明显。近年来，已有报道肌节基因突变的家族性 RCM 病例[236]。淀粉样变（图 4-171）和心内膜纤维化患者，也会出现心肌限制性生理改变，前者一般可通过 MRI 或其他方法与 HCM 进行鉴别诊断。

临床特点和自然病程：患者大多表现为严重的心力衰竭症状，若不接受心脏移植，诊断后会很快死亡。

影像学检查的目的和诊断价值：心电图显示 P-右位心。超声心动图和 MRI 可清楚显示扩大的心房

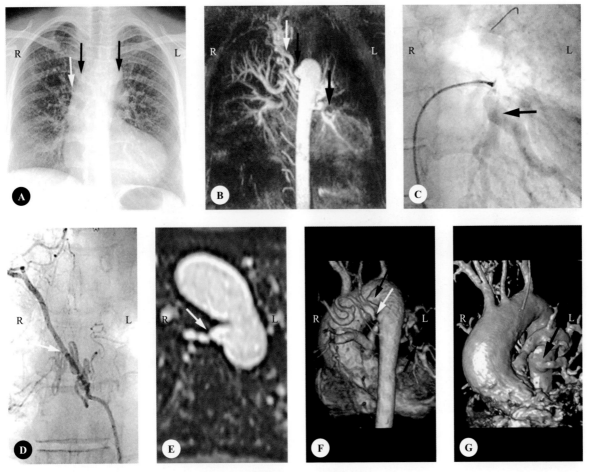

▲ 图 4-166　**MAPCA**

35 岁女性，瓣膜及瓣上肺动脉闭锁，室间隔缺损。多个主 - 肺侧支动脉（箭）。A. 胸部 X 线隐约可见多支体肺侧支动脉（箭）；B. MAPCA（箭）在对比增强 MRA 的三维 MIP 重建中被清晰显示；C. 心导管选择性造影显示其中一个 MAPCA（箭；A 和 B 图中黑箭）；D. 心导管选择性造影显示另一个 MAPCA（箭；A 和 B 图中白箭）；E. MRA 的三维数据集水平面重建显示 MAPCA 的起始部狭窄，从 D 处（箭；A 和 B 图中白箭）降主动脉向右侧发出（背侧视图）；F. 使用体积渲染技术的三维重建也显示了从 D 处发出（白箭；A 和 B，白箭）的 MAPCA 的起点狭窄。图中粗、细黑箭分别表示的 MAPCA，在 A 和 B 中也用同样的粗、细黑箭标记同一支 MAPCA；G. 从腹侧重建上可以清楚地看到 C 中选择性描绘的左后下侧 MAPCA。MAPCA. 大的体肺动脉侧支血管

和基本正常的心室大小及收缩功能。当应用多普勒超声心动图记录二尖瓣血流时，E 波明显大于 A 波，压力曲线出现倾斜和平台现象。

(2) 致心律失常性右心室发育不良 / 心肌病

定义：ARVC 是一种常染色体显性遗传性疾病，目前已知 10 个基因变异。表现为右心室心肌凋亡破坏，代之以脂肪和纤维组织[237, 238]。

临床特点和自然病程：由于右心室心肌被脂肪和纤维组织取代，右心室壁变得很薄。肺循环有时仅靠右心房收缩来维持。随着患者年龄增长，可能影响左心室。患者通常在十几岁甚至更晚出现症状（图 4-175 至图 4-177），所以儿童期发病的报道较少。成年期患病率在 1/5000～1/1000[237]。3/4 的患者有室性心律失常（尤其是负荷状态下）、持续性心动过速伴左束支传导阻滞，其余病例表现为明显的心力衰竭症状。

治疗方案：治疗方案包括避免剧烈运动，服用 β 受体拮抗药、植入 ICD（图 4-176A）。

影像学检查的目标和诊断价值：目前有多种主要和次要诊断标准，表 4-33 列出了与最初的 McKenna 标准相比，依据影像学资料更新的新标准[238]。

从诊断角度，心电图（$V_{1～3}/V_4$ 导联倒置 T 波；ε 波）和长程心电图是首选的检查。

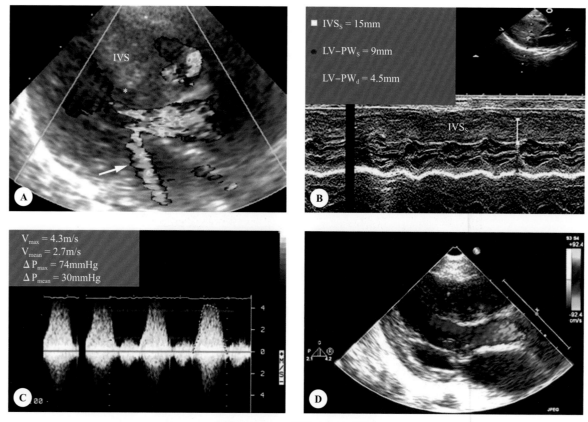

▲ 图 4–167　3 月龄 HOCM 婴儿

A. 彩色多普勒超声心动图，胸骨旁长轴。能清楚地看到 LVOT 的湍流和明显的二尖瓣关闭不全。星号标注的是不对称的室间隔肥厚，箭表示由于二尖瓣关闭不全所致的射向左心房的全收缩期血流。B. M 型超声心动图清晰显示严重的室间隔增厚（IVSs=15mm）。C. 连续波多普勒测量 LVOT 最大流速大于 4m/s，与最大瞬时峰值压差大于 74mmHg 相符合。D. 在 15 月龄时成功进行外科心肌切除术，术后多普勒图像示 LVOT 不再狭窄，血流流速增快消失，并且血流呈层流。术后二尖瓣关闭不全消失。HOCM. 肥厚型梗阻性心肌病；IVS. 室间隔；IVSs. 收缩期室间隔厚度；LV-PWd. 舒张期左心室后壁厚度；LV-PWs. 收缩期左心室后壁厚度；LVOT. 左心室流出道； ΔP_{max}. 最大压力梯度；ΔP_{mean}. 平均压力梯度；V_{max}. 最大流速；V_{mean}. 平均流速

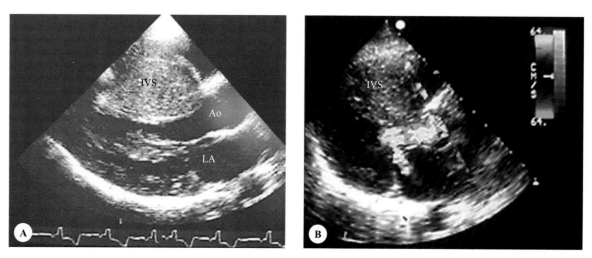

▲ 图 4–168　Pompe 病

A. 二维 TTE，婴儿开始治疗前，可见重度肥厚的室间隔和 LVOT 梗阻；B. 二维 TTE 彩色多普勒，该患儿经 48 周的酶替代治疗后，与 A 相比，显著室间隔肥厚已明显消退，间隔厚度已从 8.6mm 降到 5.8mm，后壁厚度从 11.0mm 降到 5.4mm。Ao. 主动脉；IVS. 室间隔；LA. 左心房；LVOT. 左心室流出道；TTE. 经胸超声心动图

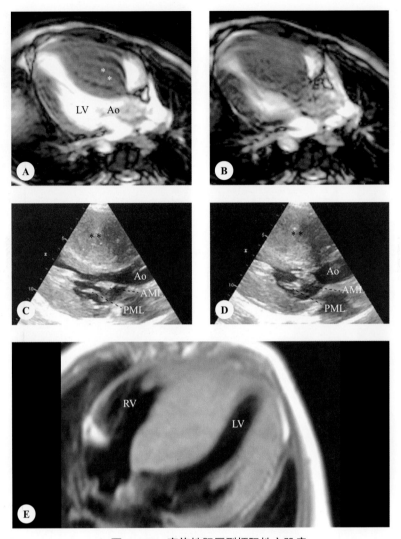

▲ 图 4-169　家族性肥厚型梗阻性心肌病

6 岁男孩，其父亲也有同样疾病。经过 LVOT 的 SSFP 电影序列 MRI（A 和 B）与经胸骨旁长轴的二维超声心动图图像（C 和 D）都显示了室间隔显著的不对称肥厚（A 至 D，**），舒张末期最大厚度为 36mm。在收缩期（B），MRI（B）及二维超声心动图（D）都清晰显示了收缩期 LVOT 内典型的二尖瓣前叶前向运动。由于左心室腔几乎完全被肥厚的心肌占满（B 和 D），左心室射血分数超常可高达 85%。通过 MRI 可测得左心室心肌质量为 184g/m²（正常标准：59～106g/m²）。A. 经 LVOT 的 SSFP 电影序列 MRI，舒张期；B. 经 LVOT 的 SSFP 电影序列 MRI，收缩期；C. 舒张期，胸骨旁长轴，二维 TTE 图像；D. 收缩期，胸骨旁长轴，二维超声心动图图像；E. 横向黑血 SE 图像。AML. 二尖瓣前叶；Ao. 动脉；LV. 左心室；PML. 尖瓣后叶；RV. 右心室

超声心动图可清楚显示明显增大的右心室，右心室功能下降，节段性室壁运动异常及小型室壁瘤（图 4-175A 和 B），尤其在儿童。在年长儿和成人，一般很难评估右心室，尤其是 ROVT。

即使没有声学窗口的限制，仍需 MRI 帮助评估右心室的大小和功能[219]；选择合适的序列，如 T₁W 和 T₂W 黑血 SE 序列及延迟强化序列，可以明确区分肌肉、脂肪和纤维化组织（图 4-175C 和 D，图 4-176D 至 F）。尽管这些 MRI 特征可用于评估预后，但目前

暂未将其作为一个固定诊断指标列入指南，因为心室壁变薄和脂肪分布的评估还是可能导致过度诊断[239]。

超声心动图尤其是 MR 成像的优势在于可进行标准右心室容积测定，并根据体表面积进行校正（表 4-33）。MDCT 尽管能够很好地显示右心室的解剖形态（图 4-176D 和 E），也具有定量组织脂肪比的能力，但因其存在辐射暴露，仅在无法进行 MRI 检查时才考虑。有创诊断仅限于电生理检查、排除冠心病及可能需要采集心肌样本进行活检时。

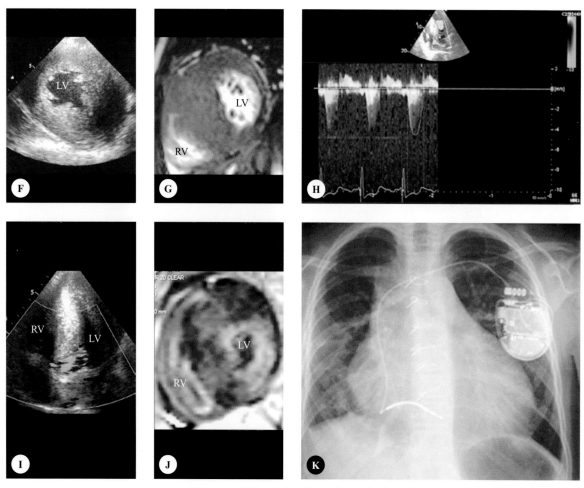

▲ 图 4-169（续）　家族性肥厚型梗阻性心肌病

F. 二维 TTE，短轴切面，舒张末期；G. 相应的 SSFP 电影序列 MRI，短轴切面，舒张末期；H. 连续波多普勒检查 LVOT，测得的最大流速为 4.6m/s，估测最大瞬时压差为 84mmHg；I. 彩色多普勒检查 LVOT，显示由于流速增加而导致的收缩期湍流；J. 反转恢复 GE 图像，短轴切面，显示晚期增强的弥漫性纤维化；K. 胸部 X 线片，同一患者 10 岁时，ICD 植入术后。ICD. 植入式心脏复律除颤器；LV. 左心室；LOVT. 左心室流出道；RV. 右心室；TTE. 经胸超声心动图

（3）左心室致密化不全

定义和病因：左心室致密化不全性心肌病（也称为"海绵状心肌"）是在胚胎发育的第 5～8 周，心肌网络的致密性发育障碍，导致特征性心肌形态异常。致密的外壁层仅占左心室壁不到 1/3，而海绵状非致密的小梁网和深陷窝占乳头肌下方左心室壁的 2/3 以上。

致密化不全性心肌病可累及两个心室，可单独发生，也可与其他发育异常并存[240, 241]（图 4-178 和图 4-179），其可与神经肌肉疾病、Barth 综合征或线粒体疾病同时发生。散发性病例较少见，在家族性病例中常染色体显性、常染色体隐性遗传和伴 X 染色体遗传均可见，包括各种基因的突变如 G4.5、Cypher/ZASP、肌短肽 α（DTNA）、核纤层蛋白 A/C（LMNA）等[242]。

临床问题和治疗方案：大约 80% 的儿童和成人患者会表现为心功能不全，罕见情况下，可有室性心动过速、心房扑动和血栓栓塞等并发症。

治疗主要是针对心功能不全。不同的分类其预后差别较大。

影像学检查的目的和诊断价值：超声心动图诊断

表 4-33　ARVC 的主要诊断标准[238]

标　准	主要 / 次要标准	二维超声心动图	MRI	右心室造影
结构与功能异常（影像学发现）	主要标准	右心室节段性无运动、运动不良或瘤样扩张，并符合以下其中之一（舒张末期）： A. 胸骨旁长轴切面 RVOT≥32mm（≥19mm/m²） B. 胸骨旁短轴切面 RVOT≥36mm（≥21mm/m²） 或射血分数≤33%	右心室无运动、运动不良或不同步，并符合以下其中之一： C. 右心室 EDV≥110ml/m²（男性） D. 右心室 EDV≥100ml/m²（女性） 或右心室射血分数≤40%	右心室节段性无运动、运动不良或瘤样扩张
	次要标准	右心室节段性无运动、运动不良或不同步，并符合以下其中之一（舒张末期）： E. 胸骨旁长轴切面 RVOT 29≤x<32mm（16mm/m²≤x<19mm/m²） F. 胸骨旁短轴切面 RVOT 32≤x<36mm（18mm/m²≤x<21mm/m²） 或射血分数 33%<x≤40%	右心室无运动、运动不良或不同步，并符合以下其中之一： G. 右心室 EDV 100≤x<110ml/m²（男性） H. 右心室 EDV 90≤x<100ml/m²（女性） 或右心室射血分数 40%<x≤45%	
组织学特征性改变（与影像学无关，仅与活检结果有关）	主要标准	≥1 的心肌活检样本中，右心室壁被脂肪纤维组织替代残余心肌细胞≤60%		
	次要标准	≥1 的心肌活检样本中，右心室壁被脂肪纤维组织替代残余心肌细胞 60%<x≤75%		
ECG 异常 / 心律失常	更多详细信息，请参阅参考资料 [238]			
家族史	更多详细信息，请参阅参考资料 [238]			

ECG. 心电图；MRI. 磁共振成像；RVOT. 右心室流出道

标准为至少有三个位于乳头肌下方的明显的有血液灌注的深的小梁隐窝（图 4-178A 和 B，图 4-179）。收缩末期室壁非致密层与致密层的比值应大于 2，而致密层的厚度与整个室壁的厚度之比应小于 0.33[241, 243]。

超声心动图有时不能清楚显示成年患者的心尖，可考虑应用 MRI 来显示非致密层和致密层的室壁（比值大于 2.3）[244]。新的研究甚至建议评估致密和非致密层的肌肉质量，但这只能通过 MRI 来实现[240]。与心脏基底部和间隔附近相比，心尖附近小梁的增加对区分 HCM 和 DCM 特异性不强，意义也不大。典型的延迟强化也存在争议，尽管尸检的心脏组织有纤维化证据，但并非是该疾病的特征性病理学改变，更可能是并发的缺血、炎症等表现[240]。

（二）心肌炎

Achim A.Schmaltz　Jens Bremerich　Matthias Gutberlet　著

王　凤译　刘　芳校

1. 定义与分类

心肌炎是一种心肌的炎症性疾病，通常不局限于单一的心脏结构，可扩展到心包或心内膜。根据疾病的临床进展，分为暴发性心肌炎、急性心肌炎和慢性心肌炎。

2. 发病率

炎症性心脏疾病约占德国所有住院患者的 0.7%。由于炎症过程可能是温和或局灶性的，因此可能有大量病例未报告。然而，高达 17% 的病毒性心肌炎患者发生猝死。常规尸检中 19% 的病例发现为心肌炎。

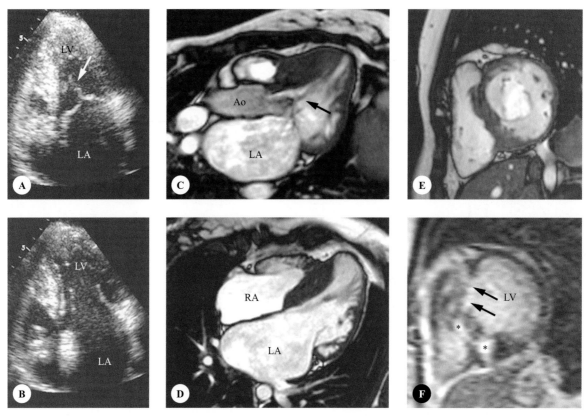

▲ 图 4-170　HOCM 患者对肥厚的室间隔进行两次心肌切除术并进行经冠状动脉消融术后的情况

23 岁女性 HOCM 患者。LVOT 的超声心动图（A 和 B）、LVOT 的 MRI（C）和四腔心 MRI（D）都显示了由于显著二尖瓣关闭不全而极度扩张的左心房。使用 MR 相位对比技术和 CW 多普勒测得 LVOT 的最大流速为 $V_{max} = 2.1m/s$，提示有小的残余梗阻。心肌切除术和间隔消融术（箭）导致的治疗性瘢痕，造成前间隔段晚期强化（F）。斑片状弥漫性间隔纤维化（星号）是典型的 HCM 征象。A. 二维 TTE，四腔心切面，收缩期时 LVOT 的残余 SAM 现象（箭）；B. 二维 TTE，舒张期四腔心切面；C. SSFP 电影序列 MRI 同样探查到收缩期时 LVOT（箭）的残余 SAM 现象，残余湍流导致失相（收缩期间的黑色射流，箭）；D. SSFP 电影序列 MRI，四腔心切面，舒张期；E. SSFP 电影序列 MRI，短轴切面，舒张期二尖瓣开放正常；F. 使用反转恢复 MRI GE 序列，右心室出现明显的延迟增强（星号）呈现"拼布样"图像，是由心肌切除术和间隔消融术所致（箭）。Ao. 主动脉；CW. 连续波；HOCM. 肥厚型梗阻性心肌病；LA. 左心房；LV. 左心室；LVOT. 左心室流出道；RA. 右心房；TTE. 经胸超声心动图

3. 发病机制

从病理组织学的角度，心肌炎可以是局灶性，也可以是弥漫性形式。炎性浸润的类型（通过粒细胞、巨细胞或淋巴细胞）使我们能够确切地得出关于不同病因的结论：南美洲和发展中国家的风湿性心内膜炎的主要病因是克氏锥虫引起的 Chagas 病，俄罗斯报告白喉性心肌炎的死亡率较高。此外，并发细菌性心肌炎（如由真菌、立克次体、螺旋体和原生动物引起的）也经常发生，尤其是在免疫抑制患者中。

本章将集中讨论最重要的病因，即病毒性心肌炎。原则上，心肌炎可以由任何病毒引起，最终引起心源性的特征改变的确切因素尚不清楚。一些病毒通过受体（如柯萨奇、腺病毒受体）渗透到细胞中，而另一些病毒则通过血管内皮细胞（如微小病毒 B19）强行进入细胞，并通过溶解感染的细胞而导致器官功能障碍。然而，柯萨奇病毒受体一般不在心肌细胞上表达，而是通过细胞因子诱导在肌纤维膜上，这也可能导致炎症性心肌病具有一定程度的遗传易感性[245]。此外，微小病毒 B19 通过小血管的内皮细胞进入心肌，并通过原位杂交证实病毒将在心肌继续作用导致心肌微循环受损并继发心肌细胞坏死[246]。

一方面，病毒对心肌的损伤可以直接通过病毒蛋白干扰宿主细胞新陈代谢而发生，例如，通过分裂肌营养不良蛋白导致细胞骨架完整性的丧失[247]。另一方面，病毒触发免疫过程，只针对病毒抗原（但也越来越多地针对心肌抗原）产生活性 B 淋巴细胞

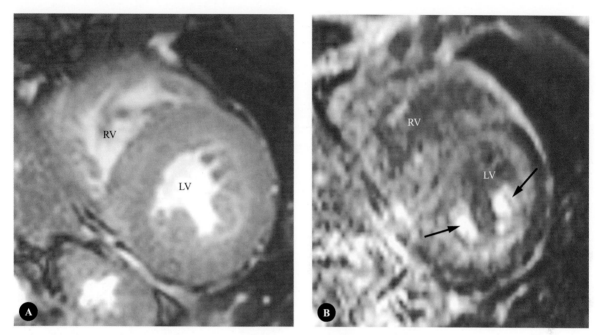

▲ 图 4-171 淀粉样变。全身淀粉样变性患者伴心脏受累

A. SSFP 电影序列 MRI，短轴切面，显示明显左心室肥厚；B. PSIR 序列相位图像显示了典型的圆形、心内膜下"早期"晚期强化（注射对比剂后 5min），累及乳头肌（箭）。LV. 左心室；RV. 右心室

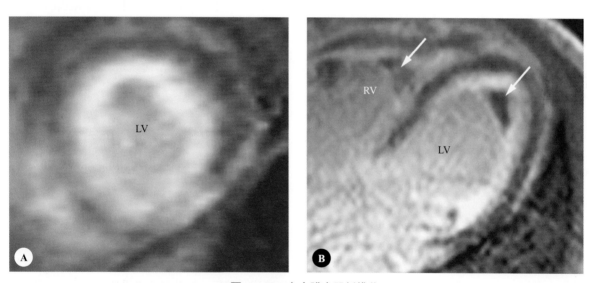

▲ 图 4-172 心内膜心肌纤维化

17 岁男性患者，在延迟强化序列可见心内膜下对比剂积聚呈圆形，并可见左心室（箭）和右心室（箭）心尖部血栓。
A. 延迟强化序列，心尖部短轴切面；B. 延迟强化序列，四腔心切面。LV. 左心室；RV. 右心室

的交叉反应抗体。然后，产生的细胞因子诱导细胞黏附分子，导致金属蛋白酶及其抑制剂的失衡，最终引起心肌细胞的收缩力减退。最后，细胞毒性 T 淋巴细胞直接引起肌原纤维细胞溶解。巨噬细胞产生的 TNF-α、IFN-γ 和 IL-12 会加剧炎症，而 IL-10 在自身免疫反应中具有抗炎、限制疾病的作用。

最初，各种小鼠模型（随后是人类模型）表明，

基于先前未知的宿主因素，病毒以较低的复制率持续存在于心肌细胞中[246]。而一旦存在，就会维持以 T 淋巴细胞和炎症介质（如 IL-1β 和 TNFα）为特征的慢性炎症。病毒复制的程度可以通过验证具有负极性的单链 RNA 分子来量化，单链 RNA 分子是正常带正电荷的 RNA 分子的初始复制步骤的产物。如果炎症过程已经消退，但个别肌原纤维肥大和超微

结构退行性改变的非特异性组织纤维化情况仍然存在，提示临床上存在扩大的、功能减退的心脏（也称为扩张型心肌病）。相应的不可逆的纤维化或瘢痕组织改变（如果足够大）可以使用影像方法进行验证。

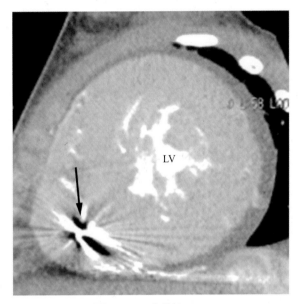

▲ 图 4-173　家族性 HOCM

6 岁男孩，ICD 植入后的短轴 MDCT 重建。箭表示在肥厚的右心室内 ICD 导线引起的伪影。HOCM. 肥厚型梗阻性心肌病；ICD. 植入式心脏复律除颤器；LV. 左心室；MDCT. 多排螺旋计算机体层摄影

图 4-180 提供了心肌炎的发病机制及其发展为扩张型心肌病的示意图。

4. 临床问题

总体来说，临床表现不明确，从完全主观的无症状状态到类似心肌梗死的症状，甚至心源性猝死。通常，临床症状始于心力衰竭的主诉，之后可伴随不同的进展：一方面是先前的普通胃肠道或呼吸道感染后的心源性猝死，法医检查常发现由急性心肌炎引起；其他患者经历进行性心力衰竭和随后的多器官衰竭，这部分患者只能通过体外膜氧合或各种机械生命支持系统维持生命[248]。另一方面是单纯心电图复极障碍的无症状儿童，其中 12 人中有 3 人组织学证实为心肌炎[249]。

心肌炎的主要症状包括心脏痛或胸骨后疼痛、持续性或非持续性室性心动过速，以及心脏其他功能障碍、心房扑动、完全性房室传导阻滞[250] 或心电图显示心肌梗死[251]。儿童时期的死亡率为 50%，心脏移植率为 20%[248]，仅 2% 可治愈。美国的一项流行病学研究[252] 显示儿童时期心肌炎的两个发病的年龄高峰：一个在 2 岁之前，另一个在 14—18 岁（图 4-181）。

5. 影像学检查的目的和诊断价值

ECG 可以记录新的房室传导阻滞或束支阻滞[250] 及 ST 段改变，而长程心电图可以证实心律异常，但

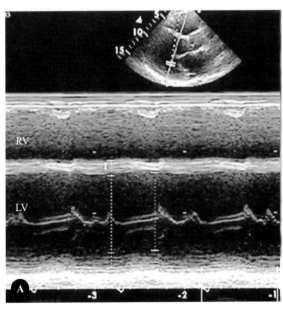

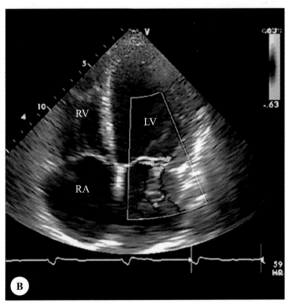

▲ 图 4-174　扩张型心肌病（DCM）

16 岁重度 DCM 男孩，二维经胸超声心动图（左室舒张末期直径 84mm，收缩末期直径 74mm，短轴缩短率 12%），植入左心室辅助装置的前一天。A. M 型超声心动图；B. 心尖四腔心切面，彩色多普勒，显示明显的二尖瓣关闭不全。LV. 左心室；RA. 右心房；RV. 右心室

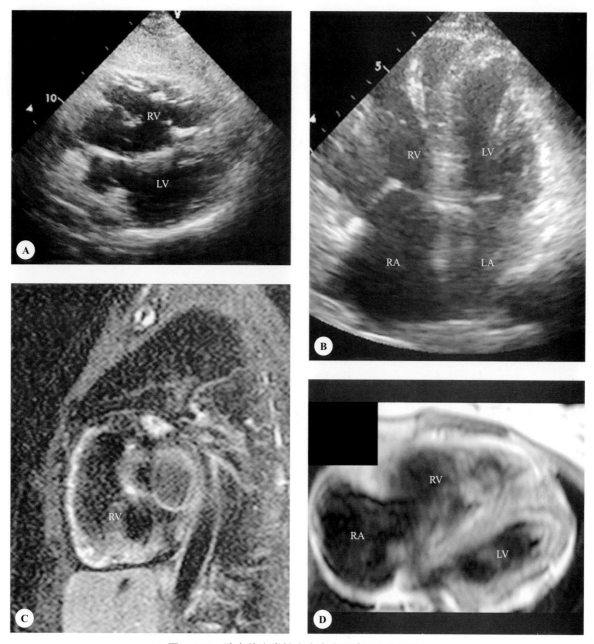

▲ 图 4-175　致心律失常性右心室心肌病（ARVC）（一）

50 岁女性患者，持续性室性心动过速，提示 ARVC 的电生理表现，并有显著的运动能力下降。二维 TTE（A 和 B）和 MRI（C 至 F）都显示右心室显著扩大。胸骨旁长轴切面显示 RVOT 的最大直径为 42mm。MRI 测得的右心室射血分数为 21%。可见多个小室壁瘤（F，*），这是 ARVC 的主要标准（表 4-33）。注意即使右心室游离壁的显著延迟强化（C）提示存在纤维化，也不能作为主要诊断标准，只有组织病理学检查才能确诊。在 T_1W 黑血 SE 序列（D）横断面上，由于血流缓慢造成流动伪影，右心室游离壁中的脂肪浸润无法清楚显示。A. 二维 TTE，胸骨下切面；B. 二维 TTE，四腔心切面；C. MRI 延迟强化序列，短轴，显示在扩大的右心室游离壁有明显的对比剂积聚；D. T_1W 黑血 SE 序列，横切面。LA. 左心房；LV. 左心室；RA. 右心房；RV. 右心室；TTE. 经胸超声心动图

这种方法的特异性很低。

实验室诊断可根据肌钙蛋白 I 或 T、CK-MB 浓度证实心肌细胞的破坏，但不能区分缺血和炎症原因。敏感性和阴性预测值为 53%～56%[256]。组织学

证实的心肌炎患者肌钙蛋白水平升高的发生率仅为 35%～45%[257]。

心肌炎的超声心动图改变也具有相当的非特异性[258]：左心室扩张和功能障碍提示病情严重，但在

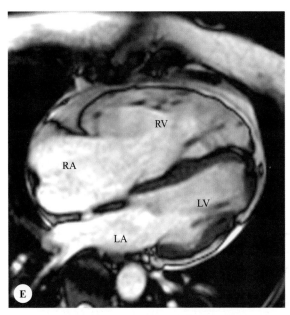
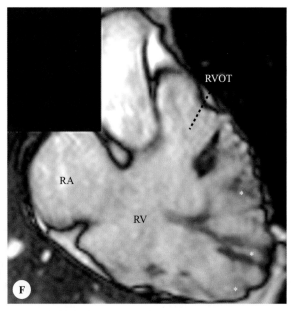

▲ 图 4-175（续） 致心律失常性右心室心肌病（ARVC）（一）

E. 相应的 SSFP 电影序列 MRI，四腔心切面；F. SSFP 电影序列 MRI，长轴断面，通过右心室和 RVOT，可见多发小室壁瘤（星号）。LA. 左心房；LV. 左心室；RA. 右心房；RV. 右心室；RVOT. 右心室流出道

局灶性心肌炎的病例中可能无表现。在严重病例，可形成心室内血栓（图 4-182）及发生心包积液[259]。右心室功能障碍也是死亡或心脏移植的独立预测因素[260]。组织多普勒可检测轻度功能障碍，是否有心肌回声的改变依赖于组织水肿和细胞浸润的程度。Felker 等[258] 发现暴发性心肌炎不同于急性心肌炎，左心室还未扩大，但间隔厚度（水肿）高于平均水平（图 4-183）。

> **提示**
>
> 心肌炎的临床表现越不特异，诊断方法越需要多样化。

由于辐射暴露量不小，并且核素的可用性有限，用于慢性炎症的 ^{67}Ga 成像和单克隆 ^{111}In 抗肌球蛋白抗体的核医学检查在相对年轻的患者中优势不明显。取而代之的是心脏 MRI[254]。

尽管无创性影像诊断进步很快，但心内膜心肌活检仍是确诊心肌炎的金标准[261]。最初应用的完全基于组织学定义的 Dallas 标准，应用免疫组化和分子生物学技术后得到明显改进。使用各种抗体可以精确地表征淋巴细胞浸润细胞，聚合酶链反应[249]可以用于验证和鉴定病毒基因组（图 4-184）。由于取样误差，活检的敏感性只能达到中等，但具有

极好的特异性（表 4-34），它甚至能够区分病毒持续存在和病毒阴性的慢性心肌炎，自身免疫性心肌炎及相应的治疗结果，但对遗传性的左心室扩大和功能受限的病例作用有限，而且并发症风险并不低[253, 261]。

因此，近年来，通过心脏 MRI 无创诊断心肌炎在临床实践中越来越常见。早在 1991 年，Gagliardi 等[262] 就已经描述了 11 名儿童因组织水肿导致的 T_2W SE 序列对比度增加；Friedrich 等自 1998 年起研究发现对比剂增强的 T_1W SE 序列可有效发现肌肉炎症，钆增强可有效分辨坏死和纤维化组织。同时，指征、进展、MRI 方案和标准等也做出了明确定义[253-255]，并评估了与心内膜心肌活检相比的敏感性、特异性和诊断准确性[254, 255, 263]。

> **提示**
>
> 由于单一的 MRI 序列意义不同，通常需要应用多个序列来确认诊断[253, 254]。为了确定定量参数，如造影剂注射前后 T_1W SE 序列的整体相对增强率，以验证 T_2W STIR 图像中的毛细管渗漏或相对含水量（水肿率），请注意，标准值仅适用于使用集成身体线圈时。

T_2W 序列（图 4-181A、图 4-183B、图 4-185

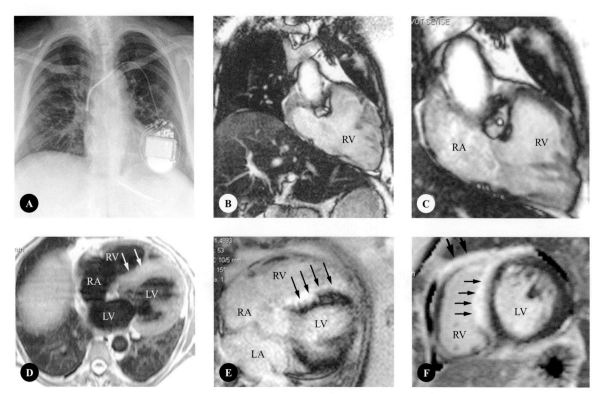

▲ 图 4-176 致心律失常性右心室心肌病（ARVC）（二）

55 岁女性，持续性室性心动过速及 ARVC。通过 RVOT 的 SSFP 电影序列 MRI（B 和 C），显示扩大的右心室伴局部运动障碍，右心室 EDV 为 105ml/m²（超过女性主要诊断标准的阈值）。右心室射血分数 45%，轻微下降，因此根据 ESC 最新指南，仅符合 ARVC 的一条次要标准。T₁W SE 序列（D）延迟强化是纤维化或瘢痕及弥漫性脂肪沉积的指标，尽管室间隔右心室面的延迟强化累及左心室（小箭，D 至 F），但左心室射血分数为 55%，仍在正常范围内。注意，即使右心室前游离壁存在延迟强化（F，大箭）也不能作为主要诊断标准，只有心内膜心肌活检才是诊断的金标准。A. 正位胸部 X 线片，诊断 ARVC 植入 ICD 1 周后；B. SSFP 电影序列 MRI，舒张期，右心室和 RVOT 切面；C. SSFP 电影序列 MRI，收缩期，右心室和 RVOT 切面，无明显心脏壁的内向运动，房室沟内右冠状动脉的横断面清晰可见。D. T₁W SE 序列，横断面，可见室间隔脂肪沉积（箭）；E. MRI 延迟强化序列，四腔心切面，可见室间隔与右心室存在显著 LGE（箭）；F. MRI 延迟强化序列，短轴切面，可见前间隔（小箭）和右心室游离壁明显的 LGE（大箭）。LA. 左心房；LV. 左心室；RA. 右心房；RV. 右心室；RVOT. 右心室流出道

和图 4-186）和 T₁W SE 序列中的早期对比剂聚集（图 4-181D）有助于通过观察病灶变化或水肿率来确认活动性炎症。相反，静脉注射 Gd-DTPA10～15min 后出现典型的心外膜下积聚（图 4-181B）晚期强化是伴有坏死和纤维化形成的不可逆细胞破坏的更典型表现，但并非均存在，缺乏晚期强化并不能绝对明确排除活动性心肌炎。因此，尤其在被认为是"梗死样"心肌炎患者中，晚期强化是有帮助的。如果 Lake Louise 诊断活动性心肌炎的标准需要 3 个最常用参数［T₂W 水肿敏感序列、早期和（或）晚期对比强化］中的至少 2 个，则在汇集数据分析中，灵敏度为 67%～86%，特异度为 91%～95%，精确度为 78%[253, 254]。后期研究支持该结果，主要是诊断急

性心肌炎，以及"梗死样性"心肌炎方面[263]。相比之下，MRI 诊断慢性心肌炎的效果较差（表 4-35）。Liu 及 Yan[257] 强调了心脏 MRI 检查的诊断进展，并对各种检查方法的价值进行了比较（表 4-34）。这些方法的可靠性将来还有待进一步提高，特别是通过 T₁ 和 T₂ 标测的参数成像[254]。在验证慢性心肌炎方面，经活检证实后的影像结果尤其是 T₂ 标测具有优势[235]（表 4-34）。

使用以下方法可以更好地对以下疾病进行鉴别诊断以排除心肌炎（尤其是儿童期）。

• 失代偿性先天性心脏病：超声心动图，MRI。
• 心内膜弹力纤维增生症（表 4-32 和图 4-172）：超声心动图，MRI，活检。

表 4-34 心肌炎不同诊断方法的有效性比较 [235, 254, 257]

诊断方法	灵敏度（%）	特异度（%）
ECG 改变	47	未知
肌钙蛋白	34	89
CK-MB	6	100
肌球蛋白或病毒抗体	25～32	40
[111]In 抗肌球蛋白成像	85～91	34～53
心内膜心肌活检		
• Dallas 标准	35～50	78～89
• 聚合酶链式反应	38	80～100
T_2W MRI（水肿率）[254]	70（45～100）	71（50～100）
T_2W MRI [254]		
• 早期强化	74（49～85）	83（33～100）
• 晚期钆强化	59（31～95）	86（46～100）
T_1 标测 [235]		
• 自身	急性：88（74～96） 慢性：24（15～41）	急性：67（41～87） 慢性：94（21～100）
• ECV	急性：75（60～88） 慢性：69（55～82）	急性：72（47～90） 慢性：61（36～83）
T_2 标测 [235]	急性：85（71～94） 慢性：71（57～85）	急性：68（43～87） 慢性：72（47～90）

CK-MB. 肌酸激酶 –MB；ECG. 心电图；MRI. 磁共振成像；T_2W. T_2 加权

表 4-35 对各种可用的 MRI 参数诊断梗死样心肌炎患者的诊断结果概述 [254, 263]

心肌梗死样心肌炎（n=37）	灵敏度（%）	特异度（%）	精确度（%）	NPV（%）	PPV（%）
水肿率 （T_2W STIR）	69 （52～86）	63 （29～96）	68 （52～83）	36	87
整体相对强化 （T_1W 早期）	79 （65～94）	63 （29～96）	76 （62～90）	46	89
晚期强化 （T_1W 晚期）	83 （69～97）	63 （29～96）	78 （65～92）	50	76
以上 3 项中至少 2 项阳性	86 （74～99）	75 （45～100）	84 （72～96）	60	93

NPV. 阴性预测值；PPV. 阳性预测值；STIR. 短 TI 翻转恢复；T_1W. T_1 加权；T_2W. T_2 加权

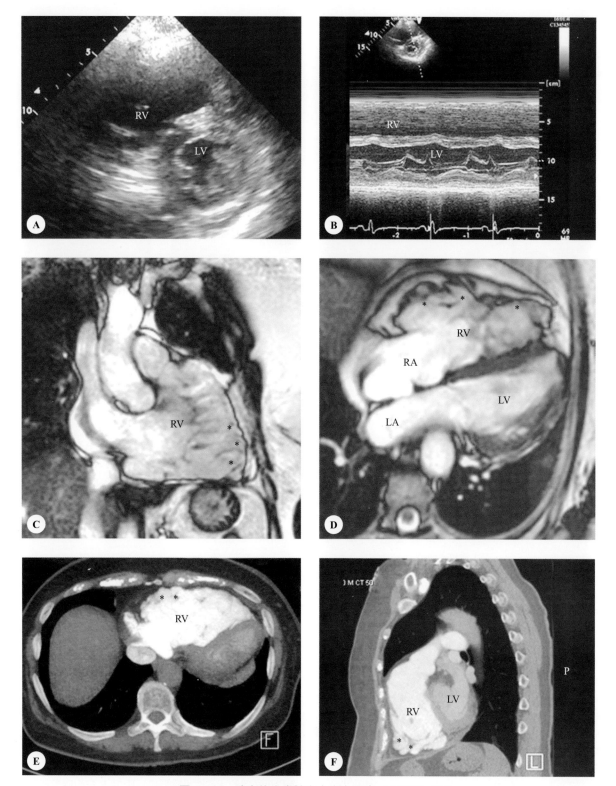

▲ 图 4-177　致心律失常性右心室心肌病（ARVC）（三）

66 岁女性，所有影像学检查均符合 ARVC 的主要诊断标准。行胸部 CT 检查（E 和 F）以排除肺动脉栓塞。由于右心室射血分数仅为 14%（MRI 表现），即使没有 ECG 触发，图像质量也很好。除 TTE 外，所有成像方式均可清楚显示右心室室壁瘤（C 至 F，*）。A. 二维 TTE，短轴切面，心室无运动和运动不良区域扩大；B. TTE，M 型超声，显示右心室舒张末期直径明显增大超过 36mm；C. SSFP 电影 MRI，长轴，右心室和 RVOT 切面，右心室的 EDV 是 194ml/m²（女性主要标准：至少 100ml/m²）；D. SSFP 电影 MRI，四腔心切面；E. 胸部 MDCT，无触发，肺动脉像，横断面重建；F. 胸部 MDCT，无触发，肺动脉像，矢状位重建。LA. 左心房；LV. 左心室；RA. 右心房；RV. 右心室；TTE. 经胸超声心动图

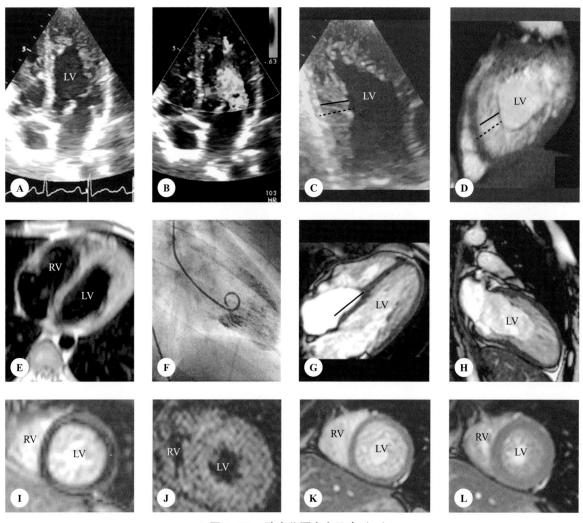

▲ 图 4-178　致密化不全心肌病（一）

28 岁女性，左心室和右心室致密化不全心肌病，同时伴有 Ebstein 畸形。二维 TTE 的四腔心切面（A 和 B）显示了心尖和心室外侧壁的显著肌小梁，非致密层和致密层心肌的比值超过 2∶1；在放大图像（C）中尤其明显。超声心动图在收缩期可以进行标准化测量，与 MRI 不同，其可以区分非致密节段和致密节段。其他的影像学检查方法都需要在舒张末期进行测量，以便于区分充满血液的隐窝（C 和 D，实线）与致密的心肌。C 和 D 中的虚线表示心肌总厚度（致密层 + 非致密层、心肌小梁）。也可使用彩色多普勒（B）。尽管在舒张期进行测量，但有时肌小梁中的缓慢血流，导致在 T_1W 黑血序列（E）中，区分非致密化和致密化心肌能力有限。SSFP 电影序列 MRI，四腔心切面，显示了三尖瓣的隔瓣向心尖移位约 1.8cm（G，实线）并伴有三尖瓣关闭不全，符合 Ebstein 畸形。MRI 测量的左心室射血分数已经略有降低，为 49%。心室中段的 MRI 短轴切面（I 至 L）显示，对比剂延迟强化后（I），由于对比剂在左心室腔和凹陷处聚集，在反转恢复 GE 序列中的非致密心肌几乎完全被"掩盖"。在 T_2W STIR 黑血序列（J），由于小梁之间的血流缓慢，以及收缩期时心肌处于收缩状态（L），非致密层心肌也会被"掩盖"。非致密心肌在舒张末期显示的较为清晰（K）。A. 二维 TTE，四腔心切面；B. 二维 TTE，四腔心切面（彩色多普勒）；C. 二维 TTE，四腔心切面，放大图像，测量非致密层心肌和致密层心肌；D. SSFP 电影序列 MRI，短轴切面，舒张期；E. T_1W 黑血 SE 序列，横向；F. 猪尾导管置左心室进行左心造影，也在舒张末期，显示左心室明显的肌小梁；G. SSFP 电影序列 MRI，四腔心切面，显示舒张期左心室底部和间隔部的特征性小梁形成；H. 与 F 左心造影相对应的 SSFP 电影序列 MRI，左心室长轴切面在舒张期更加清晰地显示小梁形成；I. 心室中部短轴 IR-GRE 序列，舒张期，LGE 后，因为陷窝间"血池"的对比剂形成的高信号强度，非致密心肌小梁被"掩盖"；J. 心室中部短轴切面，T_2W STIR 黑血序列，显示水肿；K. SSFP 电影序列 MRI，心室中部短轴切面，舒张末期；L. SSFP 电影序列 MRI，心室中部短轴切面，收缩期时对肌小梁显示欠佳。LV. 左心室；RV. 右心室

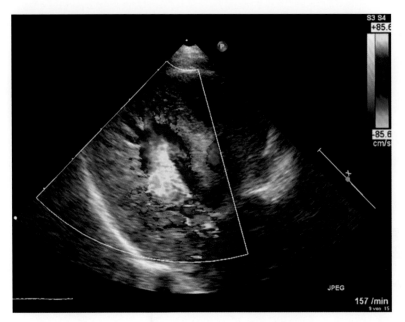

◀ 图 4-179 致密化不全心肌病（二）
孤立性左心室致密化不全心肌病婴儿的彩色多普勒 TTE，清晰可见充满血液的深的陷窝，在心尖部尤其显著

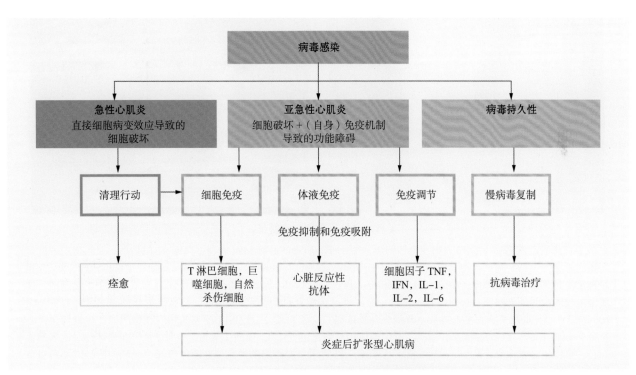

▲ 图 4-180 病毒性心肌炎或炎性心肌病的发病机制
IFN. 干扰素；IL. 白介素；TNF. 肿瘤坏死因子

• 阵发性心动过速：长程 ECG。

• Bland–White–Garland 综合征：超声心动图、MRI、多层螺旋 CT、心血管造影。

• 扩张型心肌病：活检，MRI 对鉴别诊断的潜在价值。

提 示

心外膜下晚期强化常见于心肌炎（图 4–181B），是心肌炎的特征性病理。中壁强化（图

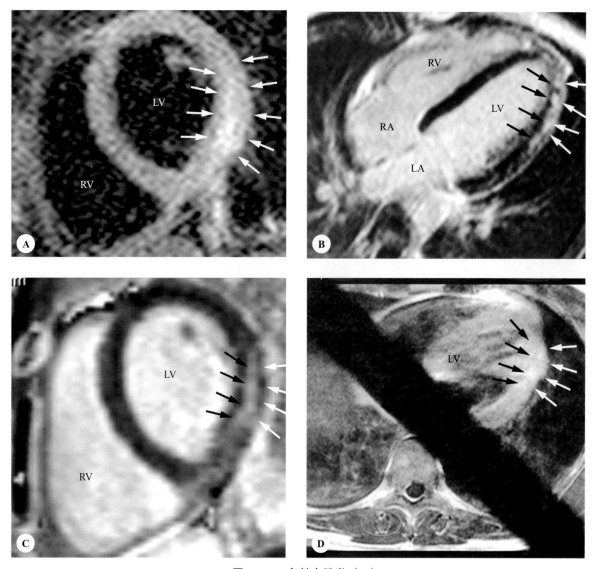

▲ 图 4-181　急性心肌炎（一）

17 岁男性患者，流感感染后 10 天出现急性胸痛和梗死样心肌炎的心脏 MRI 表现：典型 ST 段抬高、肌钙蛋白浓度升高和明显感染。TTE 确认存在心包积液，左心室功能正常。A. T₂W STIR 序列，短轴，局灶性下外侧水肿（箭）。相对含水量显著升高，水肿率（ER）为 2.7（标准：小于 2.0）。MRI 测量左心室射血分数为 57%，仍在正常范围。仅使用集成体线圈采集数据，未使用表面线圈。B. 二维反转恢复 GE 序列，横切面，静脉注射 0.15mmol Gd-DTPA/kg 10min 后，可见心肌炎典型的心外膜下延迟强化（B 和 C，箭）。C. 二维 PSIR 序列的相应相位图像，短轴切面，心外膜下 LGE（箭）。D. 为验证水肿情况，测定整体相对强化值[253-255]，横向 T₁W SE 序列显示散在局灶性对比剂累积（箭），整体相对强化值升高为 5（标准值：小于 4）。注意通过左心房的黑色填充图像以减少血流伪影，以及右竖脊肌附近的感兴趣区域（蓝色圆圈）以确定整体相对强化值[253-255]。仅使用体线圈采集数据，未使用表面线圈。LA. 左心房；LV. 左心室；RA. 右心房；RV. 右心室

4-186C），甚至心内膜下（图 4-182）或透壁晚期对比剂聚集（图 4-183C）也可能见于心肌炎，而心外膜下强化在缺血性心脏病中从未出现。

6. 治疗方法

（1）急性心肌炎：影像诊断方面的进展（尽管不是完全令人满意）与治疗方案方面的进展形成鲜明对比。对于急性心肌炎病例，在排除所有非病毒性（以及那些需要特殊治疗的）病因后，治疗目标包括抗病毒或防止炎症扩散并治疗心力衰竭。因此需要

了解潜在的病毒以进行抗病毒治疗[245]。然而，心肌炎的治疗在某种程度上仍然是实验性的，急性期静脉注射免疫球蛋白无循证依据，特别是在儿科患者，还会引起容量负荷增多[264]。动物试验证实，卧床休息辅以 ACE 抑制药可防止炎症扩散。在暴发性病例，主要目标是治疗休克和心力衰竭，甚至可能需要植入左心室辅助装置[248]（图 4-187）。

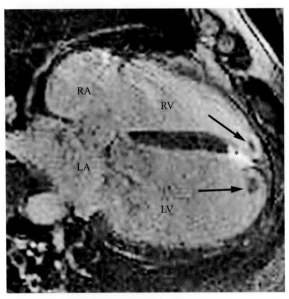

▲ 图 4-182 急性心肌炎（二）

年轻男性患者，与心肌梗死相似的肌钙蛋白升高，活检证实为细小病毒 B19 心肌炎。静脉注射 0.15mmol Gd-DTPA/kg 10min 后，反转恢复 GE 序列中可见心尖间隔部心内膜下瘢痕（星号）和左右心室血栓（箭）。LA. 左心房；LV. 左心室；RA. 右心房；RV. 右心室

（2）慢性心肌炎：慢性心肌炎可能需要不同的治疗策略，这取决于是否病毒持续存在或是否有自身免疫因素。早些时候的大规模研究，由于没有考虑这些差异而采用的各种形式免疫抑制药或调节剂治疗，产生的结果相互矛盾[265-267]。

众多的多中心研究[268, 269]（其中一项是关于儿科患者[270]）的关注点是干扰素治疗，其依据是对病毒持续存在病例（或自身反应型病例的免疫抑制）炎症阶段的精确病理组织学认识。然而，由于缺乏患儿参与，最初计划儿科患者的研究期间进行了调整。目前还没有关于免疫吸附疗法的多中心随机研究[271]。此外，还没有慢性心肌炎的循证治疗方案[272]。

（三）川崎病

Markus Makowski　Gerald F. Greil　著

储 晨 译　刘 芳 校

1. 定义

川崎病是一种主要以系统性血管炎和血管肌性组织坏死性炎症为临床特点的综合征。首先受累的是小动脉和小静脉的血管肌性组织，接着是大的动脉，冠状动脉的炎症具有特别的临床意义。

在发达国家，川崎病（也被称为"黏膜皮肤淋巴结综合征"）已经取代急性风湿热成为儿童和青少年最常见的获得性心脏病[273, 274]。它由日本的 Kawasaki 医生在 1967 年首次描述[275, 276]，是一个新生儿期和儿童期发生的疾病，发病高峰年龄为 6 月龄—5 岁，男孩的发病率约为女孩的 1.5 倍。2%～3% 的病例中可能出现并发症[274, 277]。

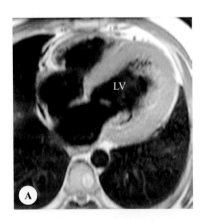
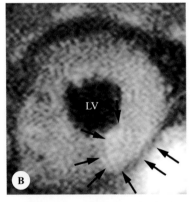
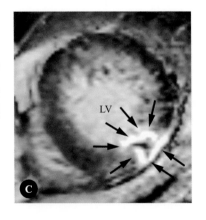

▲ 图 4-183 急性心肌炎（三）

35 岁男性患者。A. 横断面 T_1W 黑血 SE 序列图像显示由于水肿而引起的明显"心肌增厚"，尤其是心尖部；B. 水肿敏感的 T_2W STIR 序列的短轴切面显示心肌增厚和局灶性下壁水肿（箭）。注意，即使体线圈与表面线圈相比增加了图像噪声，也应使用体线圈以获得尽可能大的同质性。C. 用于验证延迟强化的相应的反转恢复 GE 序列显示局灶性水肿（B）附近的坏死或纤维化组织（箭）。LV. 左心室

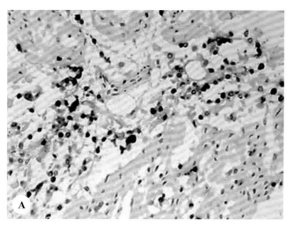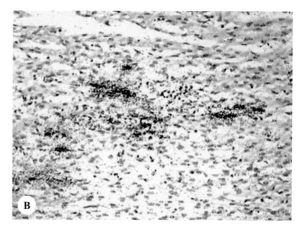

▲ 图 4-184　慢性病毒性心肌炎心内膜心肌活检

A. 在一例微小病毒 B19 心肌炎病例中，CD3 阳性 T 淋巴细胞的黏附和穿透，尤其是毛细血管内皮附近；B. 一例柯萨奇病毒心肌炎病例中放射性标记的肠道病毒特异性 RNA 样本的原位杂交（图片由 Professor Dr.R.Kandolf, Tübingen, Germany 提供）

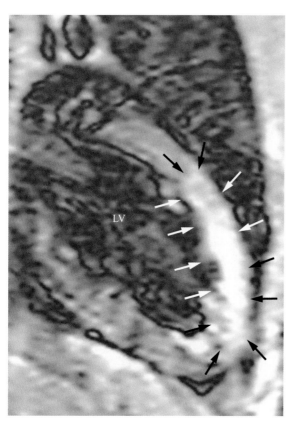

▲ 图 4-185　急性心肌炎（四）

16 岁男孩，急性胸骨后疼痛、间歇性右束支传导阻滞和肌钙蛋白升高，心脏核 MRI。T₂W STIR 序列清楚地显示左心室前壁和心尖部信号强度增强(箭)，是炎性水肿的表现。LV. 左心室

2. 临床问题和自然发展史

在抗生素治疗无效的高热 5 天之后，如出现冠状动脉瘤[278] 和以下症状中的至少 1 项时，可诊断川崎病。如果没有冠状动脉瘤，出现以下症状中的至少 4 项，也可诊断川崎病[277, 279]。

- 肢体末梢改变（急性期：手足肿胀、发红；恢复期：指端膜状脱皮）。
- 躯干部的非特异性多形红斑。
- 双侧结膜炎。
- 唇和口腔改变（嘴唇干裂，草莓舌，黏膜红，皲裂）。
- 通常为单侧颈部淋巴结肿大（至少 1.5cm）。

对于川崎病患者冠状动脉影像尤其重要[280]。可发生不同大小和形态的冠状动脉瘤，主要位于冠状动脉的主要分支[273]（图 4-188）。也可能出现心肌炎症而发生全心炎或心内膜炎，并导致左心室功能降低或甚至瓣膜关闭不全[281, 282]。发生心包炎时会出现心包积液。未经治疗的川崎病冠状动脉瘤的发生率是 15%～25%[283]。急性期发生冠状动脉瘤的所有儿童和青少年中，大约一半的患者在 1～2 年后行心导管检查时血管病变已不明显。在川崎病病程的 1～2 年之后，所有冠状动脉瘤中 50%～75% 可自行消退，动脉瘤的大小决定了后续冠状动脉损伤的概率[274]。以下因素有利于冠状动脉愈合。

- 川崎病发生时患儿年龄小于 1 岁。
- 梭形冠状动脉瘤，相较于囊状冠状动脉瘤。
- 冠状动脉远端的动脉瘤。

3. 分级和治疗指征

修订的 AHA 指南中将患者风险分为 5 个独立的级别[273]，其中 I 级发生心肌梗死的风险最低，V 级

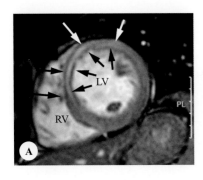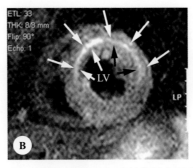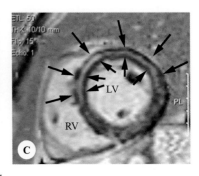

▲ 图 4-186　经活检证实的急性心肌炎

30 岁男性患者，左心室前壁附近出现明显的中壁钆晚期强化（A 和 C，箭），这也可发生在扩张型心肌病患者中。
T_2W STIR 序列（B）中的局灶性心室中段水肿可以进行鉴别，诊断为急性炎症。A. SSFP 电影 MRI 序列，心室中段
短轴，注射对比剂后；B. T_2W STIR 序列，心室中段短轴，有明显的相应的心肌内水肿；C. 相应的晚期强化 MRI 序
列（二维 PSIR 的相位图像），心室中段短轴。LV. 左心室；RV. 右心室

最高。

- Ⅰ级：冠状动脉形态无改变。
- Ⅱ级：暂时性冠状动脉改变，6～8 周后恢复。
- Ⅲ级：单支冠状动脉小型或中性动脉瘤。
- Ⅳ级：单个或多发大型冠状动脉瘤，或单支冠状动脉中多发复杂病变。
- Ⅴ级：冠状动脉狭窄。

因此，对冠状动脉瘤大小和部位及冠状动脉狭窄的持续评估十分必要，以制订治疗决策。

> **提示**
>
> 患病后 1 年内发生心肌梗死的风险最高（图 4-188B）。川崎病的长期管理基于发生心肌梗死的风险而定。

4. 治疗方法

由于存在血管炎，过去用于抗感染治疗的药物（如类固醇激素、阿司匹林、免疫球蛋白等）用于治疗川崎病[273]。免疫球蛋白的应用显著降低了冠状动脉瘤的发生率[284]。临床医师一直推荐尽早应用免疫球蛋白（2g/kg）[285]。

通常还推荐在急性期给予大剂量的阿司匹林 [80～100mg/（kg·d），分 4 次]，然而激素的应用仍有争议。如果冠状动脉一直是正常的，小剂量的阿司匹林（3～5mg/kg）持续应用 8 周；如果存在冠状动脉瘤或冠状动脉狭窄，阿司匹林需持续应用。这不仅仅是因为它的抗炎作用，而是有助于预防冠状动脉瘤附近血栓形成或冠状动脉狭窄而导致的心肌梗死，狭窄通常特别容易发生在冠状动脉瘤的远端。

根据冠状动脉损害的程度，药物治疗可再加上双嘧达莫；如果动脉瘤足够大，需要应用华法林[277, 286]。如果动脉瘤内急性血栓形成，临床医师需考虑用链激酶、尿激酶或组织纤溶酶原激活物行溶栓治疗。

在冠状动脉重度狭窄或完全闭塞的严重病例，可考虑外科手术治疗（冠状动脉搭桥手术），但成功率有限。支架置入在这类患者中存在争议，目前，川崎急性期不推荐支架置入。

5. 影像诊断的目的和相对价值

动脉瘤常在临床上还没有注意到的情况下已经发生，因此川崎病对于临床医生是一个挑战。远期并发症 [如心肌梗死（图 4-188B）或心源性猝死]一般在数年后发生。对于有冠状动脉受累的患者来说，整个心血管系统的反复检查，尤其是冠状动脉的检查，是很必要的。因为经常需要随访检查，所以需选择创伤性最低、辐射暴露量最小的影像学检查，尤其是对于儿童或青少年。表 4-36 列出了目前可应用的影像技术的优缺点。

如果怀疑川崎病，超声心动图是首选的筛查方法[287]。然而，这种技术是否可靠完全依赖于检查者的经验。在儿科患者二维 TTE 足以达到检查目的，但是对于青少年患者由于透声差通常不足[288, 289]。目前对于诊断川崎病患者的冠状动脉狭窄，超声心动图不作为临床的常规检查，负荷超声心动图也不是常规检查。

心导管检查仍然是诊断冠状动脉瘤或冠状动脉狭窄的金标准。不过，这种检查方法有创且有辐射

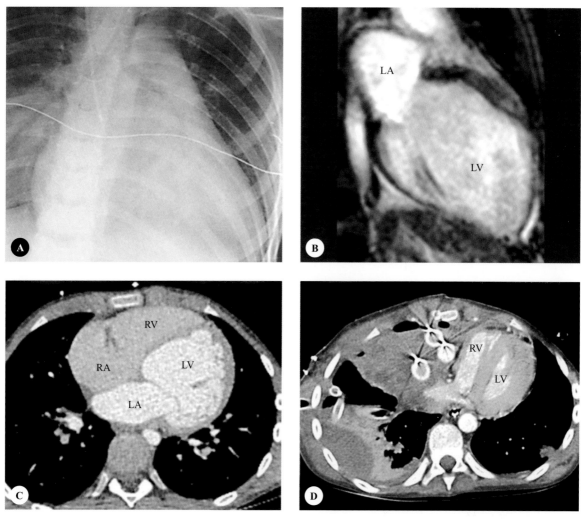

▲ 图 4-187　流感感染后继发急性暴发性心肌炎

13 岁男孩，左心室显著增大合并左心室功能明显受限，MRI 显示左心室射血分数 14%，左心室 EDV 256ml 或 208ml/m²，整体相对强化值 6.0（标准：小于 4.5），水肿率 2.1（标准：小于 2）。随着患者临床情况恶化，植入了左心室辅助装置，通过减压使心室内径缩小，随访的 MDCT 显示左心室内径缩小（D）。A. 胸部正位 X 线片：左心室重度增大与肺静脉瘀血；B. SSFP 电影序列 MRI 长轴，也显示明显增大的左心室；C. 植入左心室辅助装置（D）前的 MDCT；D. 植入左心室辅助装置后的 MDCT 显示，显示随着左心室内径相应减小，收缩性已经显著改善。图示为左心室收缩期。LA. 左心房；LV. 左心室；RA. 右心房；RV. 右心室

暴露，后者在儿童中风险更高[186]。

因此，MRI 有希望成为有创心导管检查的替代方法[281, 290]。此外，通过静脉注射 Gd-DTPA 进行晚期强化，也就是 LGE，MRI 也可用于评估川崎病患者的心肌梗死（图 4-188B）。冠状动脉的管腔和管壁增厚都能通过 MRI 显示和测量。这就为准确的风险分级和治疗方法的直接评估提供了更多的信息[291]。冠状动脉瘤壁可通过 MRI 清楚显示，并已证实与健康对照相比显著增厚[291]。MRI 通常采用呼吸导航的全心 3D 序列来显示冠状动脉管腔，采集时间是 6～9min。动脉瘤和管壁增厚通常需要黑血 SE 序列

获得而不是快速 GE 序列（图 4-188A）。运用呼吸控制技术的单发 2D 序列，可跟随冠状动脉走行而进行（理想状态为沿右冠状动脉），能够获得足够的可视化效果（图 4-188C）。应用负荷 MRI 检查明确这些患者的负荷心肌缺血将成为一种很有前途的方法。

多排螺旋 CT 是日常临床工作中可选择的一种快速而稳定的检查方法，尤其当 MRI 检查有禁忌时。这项技术通常可快速而清楚的显示冠状动脉瘤[292]和狭窄。由于具有很高的空间分辨率，其可以比 MRI 更清楚地显示冠状动脉狭窄，甚至在不足 1mm 的范围内也很准确[293]。此外，多排螺旋 CT 还可显示冠状动

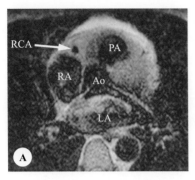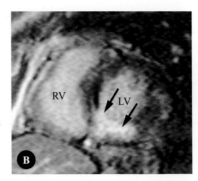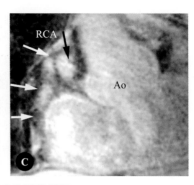

▲ 图 4-188　7 岁男孩，川崎病，右冠状动脉瘤样扩张伴管壁增厚

A. T$_1$ 加权黑血涡轮 SE 序列，横断面大血管根部附近。右冠状动脉垂直切面。B. 反转恢复 GE 序列（钆延迟强化），心室中部短轴切面，显示下壁瘢痕（箭）。C. 2D 单次序列显示冠状动脉，成角矢状切面，显示右冠状动脉多发囊状动脉瘤（箭）。图像在屏气状态下获得。Ao. 主动脉；LA. 左心房；LV. 左心室；PA. 肺动脉；RA. 右心房；RCA. 右冠状动脉；RV. 右心室

表 4-36　评估川崎病的不同影像学技术的价值						
检查参数	超声心动图	MRI	MDCT	SPECT	PET	心导管
创伤性	无创性	无创性	无创性	无创性	无创性	有创性
压力测量	无压力测量	无压力测量	无压力测量	无压力测量	无压力测量	通过介入可测量压力
可移动性	可移动	固定	固定	固定	固定	固定
视野	依赖于透声窗	不依赖透声窗	不依赖透声窗	不依赖透声窗	不依赖透声窗	不依赖透声窗
图像选择	二维 / 三维	二维 / 三维	二维 / 三维	二维 / 三维	二维 / 三维	二维 / 三维
辐射暴露	无	无	有辐射暴露	有辐射暴露	有辐射暴露	有辐射暴露
操作者依赖	依赖操作者	相对不依赖操作者	相对不依赖操作者	相对不依赖操作者	相对不依赖操作者	相对不依赖操作者

MDCT. 多排螺旋计算机体层摄影；MRI. 磁共振成像；PET. 正电子发射断层成像；SPECT. 单光子发射计算机化断层成像

脉钙化。新的、优化的检查程序可显著减少患者的辐射暴露。不像 MRI，做多排螺旋 CT 必须应用对比剂，因此须有静脉通路。血管细及明显的辐射暴露，尤其是儿童通常心率快限制了低剂量方案的应用，都是这项技术在儿童和青少年患者中应用的缺点。期待新的技术能更加改善成像速度及进一步降低辐射暴露。

尽管 SPECT 和 PET 可显示心肌灌注异常[294]，但由于它们较高的辐射暴露和可及性限制[281]，很少在川崎病患者中作为临床常规应用。

（四）马方综合征

Heiner Latus　Gerald F. Greil　著

张立凤　译　刘　芳　校

1. 定义

马方综合征是一种累及心血管系统、眼和骨骼的全身性结缔组织病。法国人 Antoine Bernard-Jean Marfan 在 1896 年首次报道并描述了该病的临床特征，并以其名字命名该综合征。本病的发病率为 1∶5000[295]。马方综合征是一种常染色体显性遗传的

先天性疾病，但外显率不同。约 1/3 的病例由新发突变引起[296]。

2. 病因

大多数的马方综合征患者是由 15 号染色体（15q21）长臂上的原纤维蛋白 1 基因突变引起[297, 298]。该基因突变会导致糖蛋白原纤维蛋白的改变（因此称为"纤维蛋白病"），同时也会导致胶原和弹性纤维的异常，它们都是细胞外结缔组织基质的重要组成部分。微纤维构成了结缔组织的弹性成分，广泛分布于多器官系统，这解释了马方综合征临床表现可累及多个系统，伴随细胞外基质降解的血管组织学变化、弹性纤维的丧失、平滑肌细胞肥大和囊性中层坏死[299, 300]。血管壁的这些结构变化导致血管对应力的敏感性增加，长时间会导致血管壁扩张和夹层（图 4–189 至图 4–192）。

3. 临床问题

由于症状的严重程度不同，已经制订了国际化临床标准（Ghent 疾病分类学[302]）。主动脉根部瘤样扩张和主动脉夹层伴晶状体脱位是主要的临床表现，足以诊断该病[303]。可以通过分子遗传学分析来验证纤维蛋白 1 基因突变。一些与马方综合征相似的结缔组织疾病，表型与之重叠，如 Loeys–Dietz 综合征、Sprintzen–Goldberg 综合征或 MASS 综合征，也可影响二尖瓣、主动脉、骨骼和皮肤，使马方综合征的诊断变得复杂。

(1) 心血管系统：心血管系统主要累及主动脉、心肌和心脏瓣膜。马方综合征的血管病理性改变可导致管壁变薄和弹性降低，从而导致动脉瘤的形成，尤其是在主动脉根部[304]。在 35 岁时，约 60% 的患者证实已有主动脉根部瘤样扩张（图 4–190）；到 60 岁，累及 96% 患者[305]。马方综合征男性是风险增加因素。动脉瘤很少在血管的较远端形成（升主动脉：19%；主动脉弓：16%；降主动脉：15%）。血管壁夹层或破裂通常引起急性、危及生命的并发症，近端主动脉是最常累及部位。

提示

根据斯坦福分类法，A 型夹层是急诊手术的直接指征（图 4–191B 和 C）。在重症监护室首选 CT 检查，如果条件允许，应始终进行心电图触发的 CT 检查。

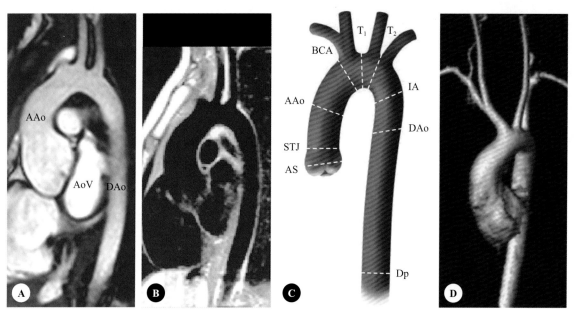

▲ 图 4–189 马方综合征患者主动脉根部扩张

7 岁男性患者。需要一个收缩期 SSFP 序列（A）和两个垂直切面确定血管直径。该患者的 Z 值（见第 5 章）主动脉窦（5.7）、窦管交界（7.2）和升主动脉（5.7）均明显高于文献中的标准值[301]。A. SSFP 电影序列 MRI，收缩期成角旁矢状位全胸主动脉成像；B. 黑血 SE 序列，舒张期成角旁矢状位全胸主动脉成像；C. 测量各部位直径示意图；D. 增强 MRA，容积再现技术，3D 重建，清晰显示主动脉根部明显扩张。AAo. 升主动脉；AoV. 主动脉瓣；AS. 主动脉窦；BCA. 头臂干；DAo. 降主动脉；DP. 膈肌水平；IA. 峡部；STJ. 窦管交界；T_1. 第一横径；T_2. 第二横径

二尖瓣最常被累及，表现为相应的二尖瓣脱垂。一般来说，瓣叶不发生黏液瘤样变性，但比正常更细而长。最常见后叶脱垂。2/3 的马方综合征患者甚至在年轻时已有二尖瓣病变（图 4–192E），约 1/4 患者病变呈进展性。没有性别差异[305]。治疗上，需考虑二尖瓣重建或置换[306]。

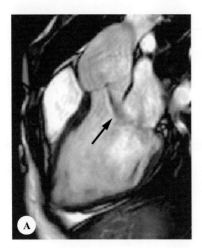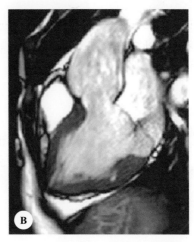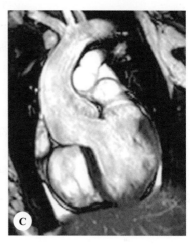

▲ 图 4–190 马方综合征患者主动脉根部明显扩张

SSFP 电影序列 MRI。注意主动脉根部在舒张期（A）和收缩期（B）直径的显著变化。主动脉瓣下方清晰可见舒张期关闭不全的射流（A，箭）。A. 舒张期经左心室流出道和主动脉根部切面；B. 收缩期经左心室流出道和主动脉根部切面；C. 收缩期经主动脉根部、升主动脉和主动脉弓的矢状切面

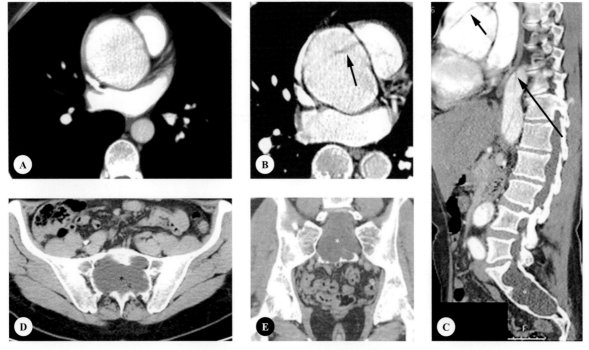

▲ 图 4–191 马方综合征患者的主动脉夹层

43 岁，男性患者，初次检查时主动脉扩张至最大 5.8cm（A）。3 个月后急性 A 型主动脉夹层（B，箭；C，短箭），延伸至降主动脉（C，长箭）。骶骨附近的重建显示明显的硬脊膜囊扩张（C 至 E，星号），为马方综合征的典型表现。该患者随后行主动脉瓣、升主动脉和部分主动脉弓置换。A. 初次检查，心电触发 MDCT；B. 3 个月后因怀疑急性 A 型主动脉夹层，紧急行心电触发 MDCT 检查；C. 矢状位重建；D. 骶骨周围的横断面重建；E. 骶骨周围的冠状位重建

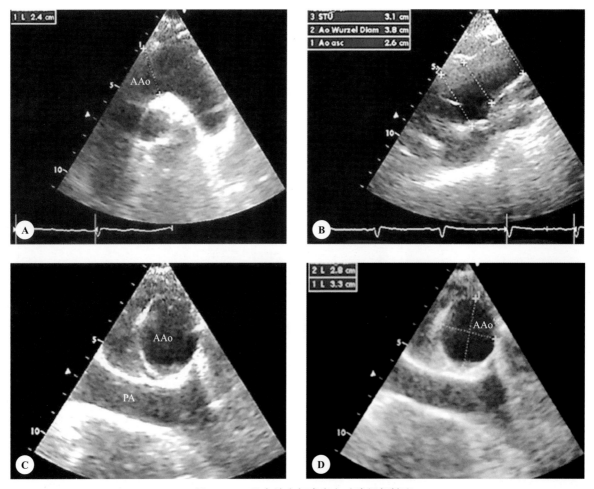

▲ 图 4-192　马方综合征患者主动脉根部扩张

32 岁女性患者，马方综合征，有家族史（父亲死于急性 A 型动脉夹层破裂）。主动脉根部扩大到最大 3.8cm（B）。彩色多普勒显示重度二尖瓣反流（E）。相应 MDCT 拓扑图（G）显示脊柱附近的骨合成材料、脊柱侧弯手术后情况和漏斗胸。H 至 J 显示主动脉根部扩张到最大 4cm。MDCT 肺窗（K）显示明显的漏斗胸伴心室变小。MRI 血流测量显示反流分数只有 5% 的主动脉瓣轻度反流（L，浅蓝色区域）。A. 二维 TTE，胸骨上切面；B. 二维 TTE，胸骨旁长轴切面；C. 二维 TTE，横截面；D. 二维 TTE，横断面，收缩期升主动脉直径测量。AAo. 升主动脉；PA. 肺动脉

　　三尖瓣脱垂常合并二尖瓣脱垂。由于主动脉根部扩张和瓣环拉伸，使主动脉半月瓣的对合度降低，导致主动脉瓣关闭不全 [307]（图 4-190A 和图 4-192L）。

　　1985 年首次记录马方综合征合并心肌病 [308]。进一步研究证实存在右心室和左心室的扩张和功能损害 [309-311]。Yetman 等研究发现心室扩张与致命性心律失常发生风险升高相关。Alpendurada 等 [312] 发现无瓣膜疾病的马方综合征患者的射血分数仍降低了 25%。马方综合征患者常发生的漏斗胸亦可限制右心室和左心室的功能 [313]（图 4-192K）。

　　(2) 心外表现：通常，80% 的马方综合征患者有晶状体半脱位（晶状体异位）。典型的骨骼特征为指趾细长（齿状软骨）、蜘蛛指、过度伸展的关节、漏斗胸和鸡胸。也可发生硬脊膜膨出（图 4-191C 至 E）、皮肤皱纹、易于发生反复气胸。

　　4. 治疗适应证和选择

　　为了避免进行性主动脉扩张和夹层，诊断后应立即开始药物治疗。普萘洛尔已被证明对主动脉扩张的进展有积极作用 [314]，需根据静息心率调整药物剂量，成人应低于 60/min [315]。根据最新认识，血管紧张素 Ⅱ 阻滞药 [316] 和血管紧张素转换酶抑制药（如培哚普利）[317] 似乎有效。

　　由于急诊行主动脉根部置换术的死亡率增加（通常是由于夹层）[318]，美国和欧洲的指南 [6] 都建议在血管直径大于 5cm 时择期进行主动脉根部置换术（图 4-191A）。其他手术指征包括严重主动脉瓣和二尖瓣

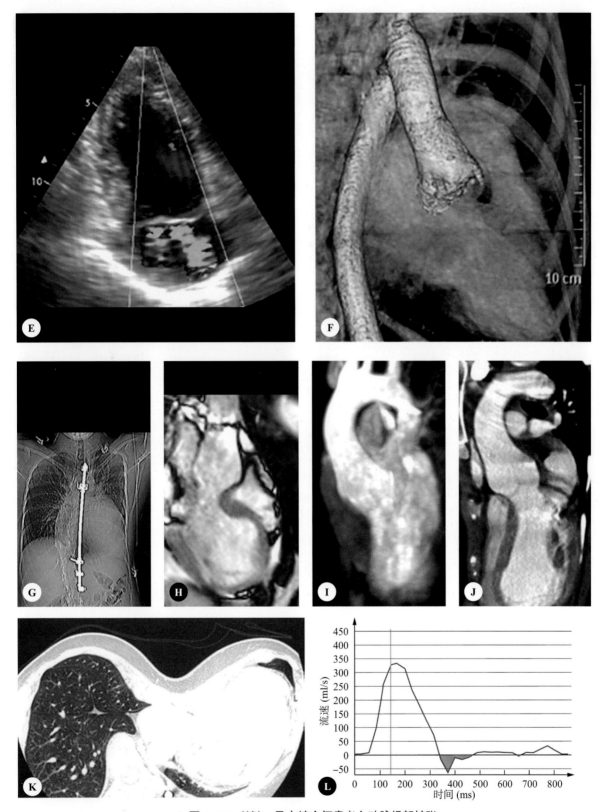

▲ 图 4-192（续） 马方综合征患者主动脉根部扩张

E. 二维 TTE，收缩期四腔心切面（彩色多普勒）；F. 三维重建 CTA，容积重现技术；G. MDCT 拓扑图；H. 左心室流出道的 SSFP 电影序列 MRI；I. 增强 MRA 三维 MIP 重建；J. CTA 左心室流出道重建；K. MDCT 肺窗；L. 应用相位对比技术经主动脉瓣 MR 流量测量结果

关闭不全，有夹层家族史（图 4-192），扩张进展迅速，计划妊娠。通过带瓣管道（复合人工管道）完全替换主动脉根部和升主动脉而不影响主动脉瓣功能（Bentall 手术 [319-321]）；或者肉眼未见主动脉瓣叶异常，可考虑只置换升主动脉。瓣膜保留手术可采用 Yacoub（重建技术）或 David（再植入技术）方法。对于前者，主动脉根部管壁由人工材料替代，瓣膜则缝合到人工材料上（Yacoub 法）。David 手术采用重建主动脉瓣，冠状动脉重新植入至人工材料附近。目前 David 手术是马方综合征患者的首选方法，因为这种手术能够收紧瓣环从而稳定瓣环，而在 Yacoub 手术，主动脉根部可能继续扩张 [322, 323]。与全主动脉根部置换术相比，瓣膜保留术需要再干预的机会较少，然而根部置换术血栓栓塞并发症较少 [322]。

药物治疗和外科手术治疗手段的改进使马方综合征患者的预期寿命从平均 32 岁 [324] 提高到 40 岁 [325]，在这些病例中，有严重心血管事件家族史的患者预期寿命较低 [326]。

提示

如果瓣叶解剖上完好无损，指南提倡应用保留瓣膜的主动脉根部置换术。

5. 影像诊断的目标和相对价值

基于所描述的心血管系统的变化，适当的影像（包括初步诊断和干预治疗后的随访）具有重要的临床意义。

对马方综合征的初步诊断，欧洲指南 [6] 推荐 TTE（图 4-192A 至 D），并在规定位置测量主动脉直径（图 4-189C），包括主动脉瓣环、主动脉窦、窦管交界和远端降主动脉，还应评估双心室和心脏瓣膜功能。此外，需进行 CT 或 MRI 显示主动脉的整体情况。根据主动脉的初始大小及其增长情况，及时进行定期复查。

如果怀疑有急性主动脉夹层，根据方便程度可选择 TTE 或 MDCT 检查 [327]（图 4-191A 和 B）。

MRI 能够无辐射、无创性显示所有重要结构，包括整个主动脉的形态，并检测到动脉瘤、夹层（内膜撕裂和夹层膜的起始和终止部位）[328] 和破裂。在扩张不对称的情况下，MRI 和 MDCT 的断层扫描优于超声心动图 [329]。为了检查的准确性，必须遵从标准化方案 [330]，还包括在特定解剖位置进行直径测量的各种程序（图 4-189C），如收缩期 SSFP 电影序列

MRI（图 4-189A，图 4-190B 和 C），成角旁矢状位黑血 SE 序列（图 4-189B），以及非触发增强血管造影（图 4-189D）[331]。必须使用标准化方案，尤其在随访检查中。两个心室的整体和局部功能（马方心肌病）和标准化相位对照血流测定（图 4-192L）应作为评估马方综合征患者心脏瓣膜功能 MRI 检查的一部分。

由于上述断层成像检查手段所具有的优势，使用含碘对比剂的有创性血管造影不作为单纯诊断马方综合征的替代检查手段。

提示

在计划手术前应进行 CT 冠状动脉造影。由于存在夹层风险，不应进行有创的冠状动脉检查。

（五）Williams–Beuren 综合征

Heiner Latus　Gerald F. Greil　著

张立凤　译　　刘　芳　校

1. 定义

Williams-Beuren 综合征是一种最常累及心血管系统的先天性儿童神经缺陷。就影像诊断而言，Williams-Beuren 综合征患者最常发生大血管近端的多发性狭窄，尤其是主动脉瓣上狭窄 [332]。该综合征是以首次描述该临床特征的英国心脏病学家 Williams [333] 和德国戈廷根心脏病学家 Beuren [334] 的名字命名。

2. 病因

该综合征在活产婴儿中发病率约为 1/10 000 [335]，是由 7 号染色体上多个相邻基因（包括弹性蛋白基因）微缺失引起的 [336]。通常由自发突变引起（家族史罕见），影响这一染色体区段上多个相邻基因，这意味着 Williams-Beuren 综合征患者的表型可能有很大差异，可包括颅面缺陷（如精灵脸综合征）甚至认知障碍 [337]。

3. 临床问题

Williams-Beuren 综合征患者各器官系统都可能出现缺陷（表 4-37），但最常表现为心血管系统缺陷（约 80%），通常为动脉狭窄 [332]。弹性蛋白是动脉血管细胞外基质的重要组成部分，赋予这些血管巨大的弹性和相应的良好机械性能（Windkessel 效应），弹性蛋白（ELN）基因的突变将导致血管的组织学改变（中膜肥厚）[338]，引起全身性动脉病变和血管阻力增加。

表 4-37　Williams-Beuren 综合征各种发生率和严重程度不一的临床表现汇总

器官及系统	特　征
面部	特殊面容，典型的小精灵综合征面容（有时称为滑稽脸或妖精脸），前额宽，眼裂窄，鼻根深，鼻孔宽大，颧骨突出，小下巴，长人中，厚唇，眼睑水肿
耳，眼，牙齿	对声音敏感，反复中耳炎，虹膜（星状虹膜）呈辐条状，斜视，牙齿畸形或间隙过大等咬合异常（称为鼠牙）
电解质 / 激素	高钙血症，维生素 D 代谢紊乱，糖尿病，骨质稀少 / 骨质疏松，甲状腺功能减退，性早熟
肌肉骨骼	生长迟缓，侏儒症，肌张力增高，反射亢进，脊柱侧凸，关节挛缩
胃肠道	便秘，憩室病，体重不增，直肠脱垂，乳糜泻，胃食管反流
泌尿道	异位肾，肾发育不全，肾钙质沉着症，反复尿路感染，隐睾，脐疝 / 腹股沟疝
神经 / 发育	智力低下（平均 IQ55），发育迟缓，学者综合征，小头畸形，友好型人格，焦虑症，恐惧症，冲动症，注意力缺陷障碍

一个特征性的改变是主动脉瓣上狭窄，定义为主动脉瓣上升主动脉的狭窄，见于 45%～75% 的 Williams-Beuren 综合征患者[332]（图 4-55C、图 4-59、图 4-60、图 4-193 和图 4-194）。主动脉瓣上狭窄的严重程度和形态各异，较常见的是（75% 的病例）Valsalva 窦正上方近主动脉瓣的环状膜样狭窄（沙漏状）（图 4-60），增厚的内膜甚至可以延伸到主动脉瓣尖的边缘。较少见的类型为弥漫性细长病变，特征为主动脉壁圆柱形增厚，影响升主动脉，可延伸至主动脉弓，并常伴有头颈部血管狭窄[339]。在所有类型的先天性左心室流出道梗阻病变中，主动脉瓣上狭窄仅占 8%～14%，是一种相对少见的儿童早期畸形[340]。主动脉瓣上狭窄（见主动脉瓣上狭窄）可发生在三种不同的情况。

• 散发性和孤立性，即没有合并的血管或心脏缺陷（图 4-60）（部分病例可以证实存在一个 ELN 基因突变，但周围的其他基因没有因缺失而受到影响[341]）。

• 常染色体显性家族遗传型[342]。

• 合并 Williams-Beuren 综合征（图 4-193 和图 4-194）。

Williams-Beuren 综合征患者除了主动脉瓣上狭窄以外，还可能并发其他血管畸形，如肺动脉狭窄[332]大部分发生在近肺动脉主干（图 4-195 和图 4-194），或更外周，表现为弥漫性、长段狭窄。肺动脉瓣上狭窄（图 4-194）仅发生在 12% 的病例

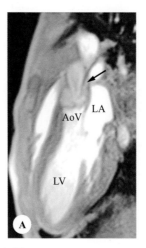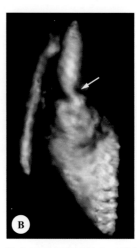

▲ 图 4-193　**Williams-Beuren 综合征患者典型的主动脉瓣上狭窄**

6 岁男性患儿。箭所指为主动脉瓣上狭窄。A. SSFP 电影序列 MRI，左心室流出道切面，通过左心室流出道；B. 增强 MRA 三维重建。AoV. 主动脉瓣；LA. 左心房；LV. 左心室

中[332]。也可能存在肺血管床发育不良。

到目前为止，Williams-Beuren 综合征患者冠状动脉病变的发生率[343]很可能是被低估了。这类病变可表现为冠状动脉开口狭窄、弥漫性狭窄或扩张。

主动脉狭窄是高级别动脉疾病，严重程度可能从简单的主动脉缩窄到合并广泛、长段的降主动脉发育不良的中主动脉综合征（图 4-196 和图 4-197C）。这类疾病的发生率尚不清楚，2%～70% 不等[332]。

高达 40% 的 Williams-Beuren 综合征患者存在

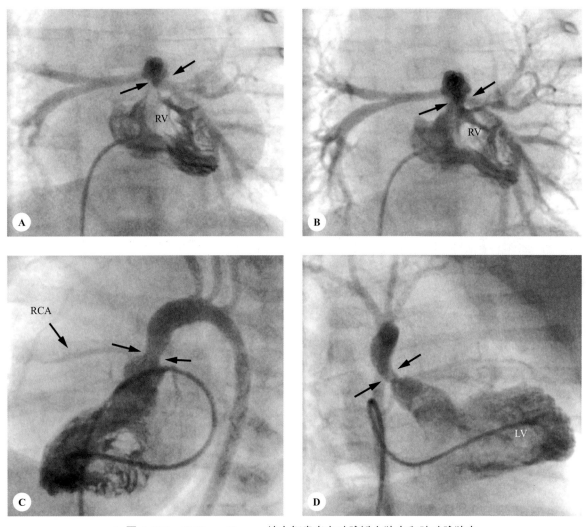

▲ 图 4–194　**Williams-Beuren** 综合征患者主动脉瓣上狭窄和肺动脉狭窄

1 岁女性患儿，Williams-Beuren 综合征，小型中部间隔肌部 VSD（图 4-197，同一患者）、主动脉瓣上狭窄（C 和 D，箭）和（A 和 B，箭）肺动脉狭窄，存在右肺动脉广泛发育不良。右心室和左心室其后均显示继发性心室肥厚。造影（C 和 D）还显示冠状动脉的起源，未见狭窄或扩张，尤其是右冠状动脉。A. 术前右心室导管检查，右心室充盈早期；B. 术前右心室造影显示右心室和肺动脉显影良好；C. 术前左心室导管检查及造影，左前斜位；D. 术前左心室导管检查和造影，右前斜位。LV. 左心室；RCA. 右冠状动脉；RV. 右心室

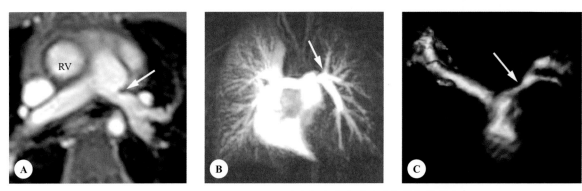

▲ 图 4–195　**Williams-Beuren** 综合征患者左肺动脉起始部位狭窄

6 岁男性患儿。MRI 可清晰显示狭窄（A 至 C）。动态 MRA（B）还显示由于左肺动脉狭窄导致明显的左肺低灌注（A 至 C，箭）。A. 横断面 SSFP 序列；B. 动态增强 MRA 及相应的三维 MIP 重建，右前斜位；C. 增强 MRA，三维重建，容积再现技术。RV. 右心室

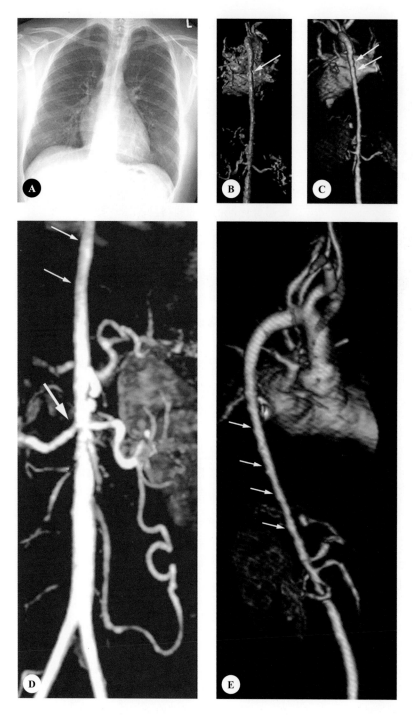

◀ 图 4-196 **Williams-Beuren 综合征患者降主动脉发育不良**

19 岁男性患者。胸部正位 X 线（A）初步诊断显示上纵隔狭窄。增强 MRA 的容积重现技术和三维 MIP 重建技术的最初图像显示除长段降主动脉发育不良外，还有中度的肾动脉狭窄（B 至 D，箭）。4 年后的随访检查（E）显示降主动脉基本无变化，右侧肾动脉起始部狭窄消退。A. 胸部正位 X 线片；B. 最初图像，容积重现技术，背面观；C. 最初图像，容积再现技术，背面观轻度左旋，清楚地显示降主动脉发育不良和右侧肾动脉起始部狭窄；D. 增强 MRA 三维 MIP 重建，右肾动脉起源部狭窄（粗箭）；E. 4 年后复查，容积再现三维 MRA，侧位观

肾动脉受累，通常为起始部狭窄，伴动脉收缩压升高[344]（图 4-196D）。多数外科研究报道主动脉瓣异常的发生率在 50% 左右，常表现为瓣叶至窦管交界处的粘连，或增厚的二叶式主动脉瓣。此外，还可见室间隔缺损（4%～9%，通常为肌部）（图 4-194 和图 4-197）、二尖瓣脱垂或肠系膜和颅内血管狭窄[332]。

除了上述形态异常外，一些心脏问题也与 Williams-Beuren 综合征有关，如心源性猝死风险升高[345]、麻醉并发症增加，QTc 时间延长导致心律失常发生等[346]。

最常见的心血管缺陷主动脉瓣上狭窄，可以在很长时间内没有临床症状，通常在首次表现出临床症状后才会引起注意。患者主诉运动耐量降低，伴呼吸困难和类似心绞痛的症状，以及晕厥发作。心脏听诊可以闻及明显收缩期杂音伴明显的主动脉瓣关闭音和咔嗒音。如果 Williams-Beuren 综合征患者没有瓣上狭窄，而只有周围血管狭窄，该患者可能没有临床症状，也可能仅表现为动脉压增高，如主

动脉发育不良（称为主动脉角）或者肾动脉狭窄患者（图 4-196）。由于压力超负荷，年长儿可通过心电图或影像学检查诊断左心室肥大。如果伴发肺动脉狭窄，可能会同时发现右心室肥大（图 4-194）。

4. 血流动力学、自然进展和治疗指征

左心室后负荷可随瓣上狭窄程度升高而升高。与主动脉瓣狭窄不同，主动脉瓣上狭窄时冠状动脉也会受到灌注压升高的影响，可能导致动脉粥样硬化的发生和扩张速度比一般情况下要快（图 4-194）。到目前为止，这种疾病的自然进展尚不明确。

一般来说，Williams-Beuren 综合征患者轻度主动脉瓣上狭窄（压差小于 20mmHg）病情并不倾向于进展，却会逐渐消退，因此通常不需要干预。然而，大约 20% 的 Williams-Beuren 综合征伴轻微主动脉瓣上狭窄患者后期仍需要手术或导管介入治疗（图 4-194 和图 4-198）。若压差超过 20mmHg，几乎所有患者的病情都呈进展性[347]。

因此，若仅存在轻度主动脉瓣上狭窄，详尽的随访检查中临床症状或超声心动图均未提示心室功能障碍，建议采取观察方案。如果更严重狭窄（压差至少为 50mmHg）出现症状，是外科治疗的主要指征。一旦发生冠状动脉阻塞，须及时进行介入治疗。

肺动脉狭窄大多会自发好转[348]。如果需要，也可进行干预治疗狭窄。

5. 治疗方法

虽然单纯切除主动脉瓣上狭窄并进行端-端吻合是一种治疗方法，但目前普遍应用的是 Doty 手术[349]，即升主动脉近端向主动脉根部方向 Y 形切开，去除狭窄的膜，然后用补片扩大并重建主动脉[350]。另一种方法是 Brom 的三窦技术，即采用单独的补片扩大主动脉窦[351]，如果同时存在升主动脉发育不全，则需进行主动脉成形术或植入从左心室到主动脉弓的管道。二叶主动脉瓣的重建或瓣膜成形术可以同时进行。

中重度肺动脉狭窄耐受性一般良好，通常定期随访测量右心室压差已足够。中央肺动脉狭窄的球囊血管成形术通常效果不佳，而周围性狭窄（肺内段）的球囊血管成形术可以取得明显效果。在随访中采用 MRA 或 CTA 进行常规、无创的影像学检查（图 4-197），并使用超声心动图或 MRI 计算心室参数。由于内膜增生，支架置入可迅速导致再狭窄；球囊扩张后也被报道发生动脉瘤。

主动脉瓣上狭窄切除术后效果良好。Deo 等[352]

研究显示术后 20 年，所有患者中 86% 无须再次手术，但左心室和主动脉之间的残余压差大多持续存在（图 4-198）。

提示

由于血管壁的弹性特性包括回缩性，以及接近主动脉瓣和瓣窦，经导管的介入球囊血管成形术和支架置入并不可行[350]。

---

6. 影像诊断的目的和相对价值

上述提到的各项特征是临床上疑诊 Williams-Beuren 综合征时的依据。

胸部 X 线中常见正常大小的心脏。主动脉影有时不显示，故上纵隔影变窄（图 4-196A）。如果存在明显的周围肺动脉狭窄，可观察到右心室负荷过重和肺灌注减少的迹象（图 4-195B）。

超声心动图能够确定左心室肥厚、局限性（图 4-59C 和 D）或弥漫性升主动脉狭窄，血流多普勒检查显示通过狭窄处的血流速度加快，可以辅助证实（图 4-60D）。

超声心动图很少能显示周围性肺动脉狭窄，可以选择心脏 MRI（图 4-195）和心脏 MDCT[59]。肺动脉狭窄的血流动力学可以通过 MRI 流量测定或动态增强 MRA 进行定量评估（图 4-195B），也可以采用动态 CT 扫描来完成评估，但是会产生较高的辐射暴露。此外，断层扫描可以精确显示升主动脉和主动脉弓，并确定主动脉瓣上狭窄的程度。原则上，无创影像技术足以显示主动脉根部包括冠状动脉起始位置的单纯形态学特征。主要通过 MRA 或 CTA 全面了解潜在受影响血管的狭窄情况（图 4-196B 至 E），而精确量化分析可能并发的主动脉关闭不全，需要超声心动图，以及主要的 MR 流量测量。

有创心导管检查较少用于显示右心室流出道和左心室流出道的形态（图 4-194）。心导管检查的目的是通过测量狭窄处的压力阶差，从而决定是否具有介入治疗指征。

（六）心律失常和心脏同步性异常

Jan Janoušek Philipp Lurz 著

王 凤 译 刘 芳 校

用于先天性心脏病患儿的电生理学评估的特定影像学检查方法，主要用于以下目的。

• 产前超声心动图检测和分析心律失常，评估

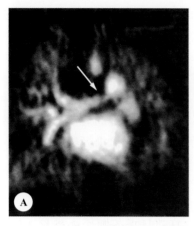
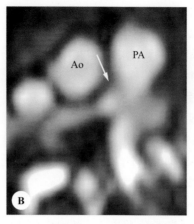
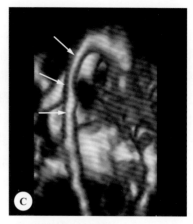

▲ 图 4-197　Williams-Beuren 综合征患者主动脉瓣上狭窄和肺动脉狭窄术后情况

图 4-194 患者进行了主动脉根部成形术及肺动脉瓣上狭窄的补片扩大术。术后 3 年，时间分辨增强 MRA 图像显示右肺动脉和主动脉残余、长段的发育不良。A. 增强 MRA 的三维 MIP 重建，腹面观；B. SSFP 电影 MRI，横断面；C. 三维成像，容积再现技术，侧位。Ao. 主动脉；PA. 肺动脉

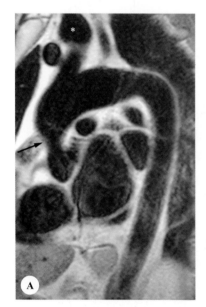
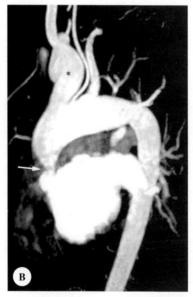
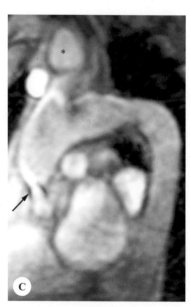

▲ 图 4-198　Williams-Beuren 综合征患者采用扩大补片术纠治主动脉瓣上狭窄后

45 岁男性患者的术后 MRI 图像。所有图像均为主动脉弓旁矢状位，显示近升主动脉的主动脉弓处残余狭窄（A 至 C，箭），主动脉根部最大直径 30mm，升主动脉最大直径 36mm，最窄处直径 17mm。直接 MR 血流测量，最大流速 2.5m/s，相当于残余最大瞬时压差为 25mmHg。因此，残余狭窄无须治疗。扩张的头臂动脉（A 至 C，星号）清晰可见。A. 黑血 SE 图像；B. 增强 MRA 的旁矢状位三维 MIP 重建；C. 收缩期平面内相位对照血流测量的幅值图像，显示通过相对狭窄处轻微的失像，为血流加速的间接征象

胎儿心力衰竭的严重程度。

- 评估心室功能和室壁厚度。
- 评估心室机械不同步（心脏再同步治疗的适应证）。
- 导管消融治疗过程中对心脏进行 3D 重建。
- 评估心脏和血管结构（阻塞、分流）是否适

合经静脉植入起搏器或 ICD。

1. 产前超声心动图

自 20 世纪 80 年代以来，临床医生不仅可以通过产前心脏超声检测先天性心脏病，还可以诊断、分析和治疗心律失常，在这些应用中，产前超声心动图检查已经取代了复杂的、适用性较低的胎儿心电

图或心磁图检查。超声心动图诊断心律失常是基于其分析心房和心室收缩之间的关系，以及增强其频率的能力，M 型或脉冲多普勒超声心动图均可达到此目的（图 4-199 和图 4-200）。胎儿快速性心律失常往往导致心功能不全，超声心动图可以很好地评估其严重程度[353]。

2. 评估心室功能与室壁厚度

使用公认的超声心动图方法可测量心室大小（以基于体重或体表面积的 Z 值表示）、容积和射血分数，通常对左心室的评估相对准确。左心室短轴缩短率和 Simpson 双平面射血分数与儿童 DCM 患者死亡率相关。然而，右心室的定量检查精确性较差，如在 ccTGA 的病例中，右心室不管是处于正常位置（肺动脉下）还是主动脉下；或在 TGA IVS 心房调转的病例中，检查均有一定困难。通常需要测量体循环的心室功能，尤其是在评估心动过速性心肌病（图 4-201）有无预防性 ICD 植入的适应证时[354]，以及评估 DCM 患者有无心脏再同步治疗的适应证时[355]。如果 DCM 患者左心室射血分数低于 30%～35%，同时存在机电不同步和左束支传导阻滞，需要进行心脏再同步化治疗。如果存在 HCM，左心室壁厚度大于 30mm 是心源性猝死的主要危险标准，因此也是预防性 ICD 植入的指征[356]（图 4-202）。

3. 心室机械不同步性的评价

房室和心室内不同步都可能导致或加剧心力衰竭，特别是体循环心室的室内不同步是慢性心功能不全的一个重要危险因素[357]。在成人患者，左心室射血分数≤35%，QRS 间期>150ms 的左束支传导阻滞，以及功能性 NYHA Ⅱ～Ⅳ级是心脏再同步治疗的 Ⅰ 类适应证。在儿童和先天性心脏病患者，由于具有范围较广的结构和功能性的病变基础，在判断心脏再同步化治疗适应证时需进行影像学检查评估机械不同步性。检测项目包括以下几个方面。

- 心脏射血与充盈过程的全时限。

- 识别早期或晚期收缩的节段（关于主动脉瓣关闭后体循环心室的节段性收缩，因此不会影响心输出量）。

- 明确晚期收缩节段的活力（即排除瘢痕），是否具有再同步潜力，从而确认心脏再同步治疗的成功性。

临床实践中主要应用超声心动图评估心脏机械不同步，其他成像方法，如 MRI 或同位素检查，由于较差的时间分辨率，一直是次要影像学检查方法。检查一般从标记主动脉瓣和体循环房室瓣开启和关闭的时间进而评估整体时限，也可以利用瓣膜运动。然而，更常用的是流经二尖瓣或三尖瓣的血流频谱和全心室流出道（使用脉冲多普勒采集）的血流频谱。该时间标记可以叠加在任何其他采集上，以便能够评估运动序列的时限，从而帮助临床医生对心室间（图 4-203）和心室内不同步（图 4-204）有全面的

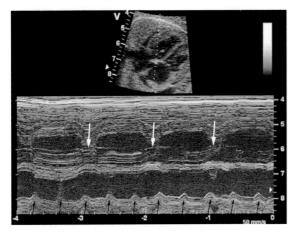

▲ 图 4-199 胎儿三度房室传导阻滞

孕 25 周检查，心尖四腔切面，M 型超声显示右心室（上）和左心房（下）。独立心房（黑箭）和心室（白箭）收缩，心房频率为 150 次 / 分、心室频率为 60 次 / 分（图片由 Dr. V. Tomek, Children's Heart Centre Prague, University Hospital in Motol, Czech Republic 提供）

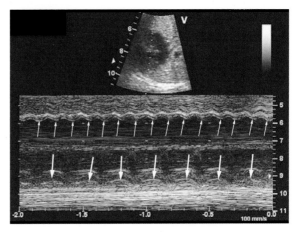

▲ 图 4-200 胎儿心房扑动

孕 36 周检查。改良短轴切面，M 型超声显示右心房（上）和左心室（下）。有规律的心房收缩，频率为 480 次 / 分（细箭）和规则的 2∶1 传导，心室率为 240 次 / 分（粗箭）（图片由 Dr. V. Tomek, Children's Heart Centre Prague, University Hospital in Motol, Czech Republic 提供）

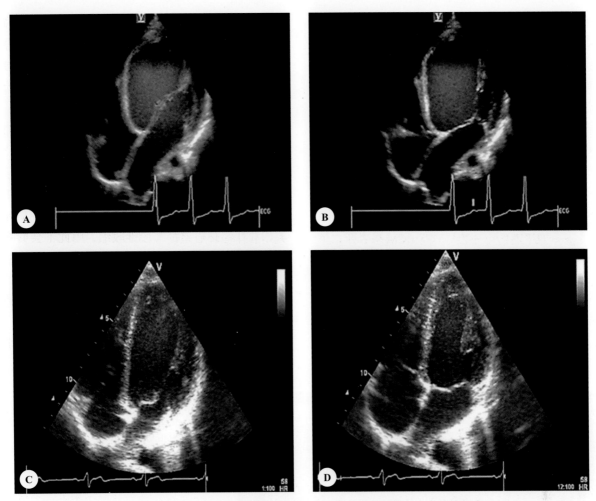

▲ 图 4-201　心动过速引起的扩张型心肌病合并严重的左心室功能不全

13 岁男孩，患有异位房性心动过速。左心室舒张末期内径为 73mm（+11.4z），短轴缩短率为 11%，射血分数为 29%。二尖瓣关闭不全 2/4 级（A 和 B）。导管消融成功 1 年后发生了完全的逆重构，左心室舒张末期内径（C）和收缩末期内径（D）正常：左心室舒张末期内径 45.7mm（−0.2z），短轴缩短率 34%，射血分数 63%；二尖瓣关闭不全已不再存在。A. 心尖四腔切面，舒张末期；B. 心尖四腔切面，收缩末期；C. 心尖四腔切面，舒张末期，导管消融后；D. 心尖四腔切面，收缩末期，导管消融后

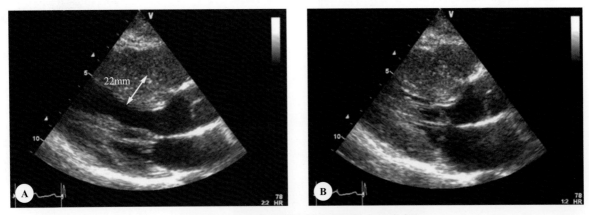

▲ 图 4-202　17 岁女性肥厚型梗阻性心肌病患者

A. 二维 TTE，胸骨旁长轴切面，显示舒张末期 LVOT 开放；B. 二维 TTE，胸骨旁长轴切面，显示收缩末期 LVOT 完全关闭，峰值压差为 126mmHg。该患者舒张期间隔厚度测值为 22mm，尚低于 HCM 患者心源性猝死的主要危险标准的阈值，然而，基于血流动力学方面的考虑，建议进行外科心肌切除术。HCM. 肥厚型心肌病；HOCM. 肥厚型梗阻性心肌病；LVOT. 左心室流出道；TTE. 经胸超声心动图

了解。目前，以下三个程序用于分析节段收缩和舒张周期。

• 组织多普勒：测量从 QRS 波起始到局部最大收缩速度的时间[358]。

• 斑点追踪程序：该技术基于检测二维灰度图像中的特定像素组合（称为斑点），可以在整个心脏周期内追踪其运动，由此可以确定瞬时局部心肌运动速度。然后应用这些数据计算收缩和舒张期间的节段性变形，以变形速度（二维应变率）和变形程度表示（二维应变 = 节段缩短或延长的百分比）[359]。

• 三维超声心动图：第三种，也是最新的一种方法，3D 方法在近年也用于测量达到最小节段收缩期容积的时间。

成人特发性或缺血性 DCM 的研究中，这三种方法都能评估机械性不同步，并预测心脏再同步治疗的效果。一项大型国际多中心研究显示组织多普

勒证本身不能产生足够的可重复性结果[360]，其中一个原因可能是难以确定收缩期峰值速度，与观察者之间的高度变异率有关。根据我们自身经验，如果不了解个体的激动过程，难以确定收缩期峰值速度。但这在盲法研究中是不可能实现的（图 4-205）。组织多普勒方法还依赖于角度，很难充分显示整个扩张的心室。

斑点跟踪的优势是与角度无关，并且可以区分主动运动过程（收缩）和被动运动过程（瘢痕组织由周围心肌牵引）。应变和应变率可以根据纵向（心尖四腔、二腔和三腔）、径向和周向收缩（胸骨旁短轴）的投影分别确定（图 4-206）。测量 QRS 波起始至最大节段收缩应变值的时间。斑点追踪方法有着良好的图像质量和相对精确的机械心肌活动标测（图 4-207）。测量的时间值可用于计算各种指标，如最大心室间机械延迟、达到最大节段速度或应变的

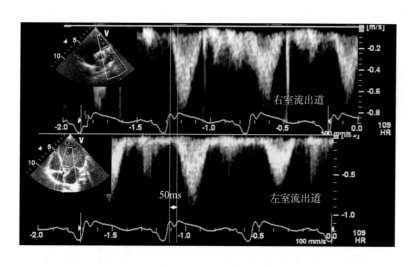

▟ 图 4-203 心室间机械性延迟

这个患者右心室（上）和左心室（下）开始射血的时间间隔是 50ms，表明左心室压力增加延迟。通常是左心室不同步造成的

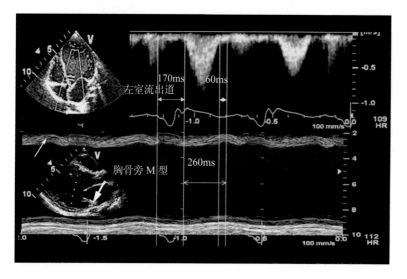

▟ 图 4-204 明显不同步病例的左心室射血时间进程

脉冲多普勒采集的 LVOT 的时间汇编图像（上图）和胸骨旁 M 型描记（下图）。由于明显的不同步（左心室射血前期为 170ms）左心室射血延迟，一旦室间隔收缩开始射血（细箭）。左心室游离壁的最大收缩比间隔延迟 260ms（称为间隔到后壁的运动延迟；粗箭），首次出现在主动脉瓣关闭后 60ms。因此，很大一部分左心室收缩不再引起射血

时间的标准差。文献中已报道在成年患者中成功实施心脏再同步治疗的各种适应证的阈值[361]。但是，到目前为止，还未发表任何儿童患者的具体适应证阈值。

4. 导管消融治疗中用于图像融合的心脏 3D 重建

除检查期间使用的透视或非透视导航外，对于大多数传统的致心律失常病变基础（如旁道或房室结折返性心动过速），可以在没有额外成像的情况下进行电生理标测。然而，若没有 3D 影融合，消融心房和心室切口后的折返性心动过速（先天性心脏病手术治疗后）是不可行的。"3D 成像融合"包括先前收集的 3D MRI 或 CT 数据与电生理三维标测系统的数据（如 CARTO 或 NavX）进行融合[362]。通过 MRI 或 CT 数据集可进行更精确的解剖描述以指导导管导航和激动标测（图 4-208）。

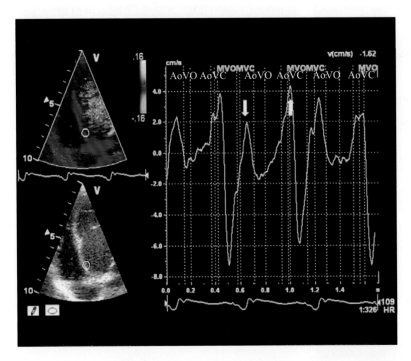

◀ **图 4-205　DCM 及明显左心室不同步患者的组织多普勒检查**

右心室起搏和相应不同步的男性患者。左心室间隔基底段的组织多普勒，显示两个峰值速度（箭），两者都发生在左心室射血期之外。因此，如果没有对电和机械活动过程的透彻了解，不可能确定实际的收缩期峰值速度。在这些情况下，收缩前峰值实际上对应于收缩。AoVC. 主动脉瓣关闭；AoVO. 主动脉瓣开放；MVC. 二尖瓣关闭；MVO. 二尖瓣开放

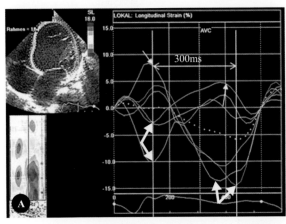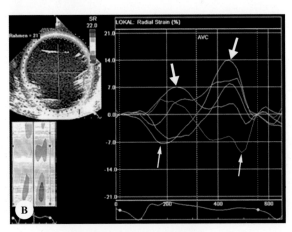

▲ **图 4-206　外科术后完全性房室传导阻滞（VSD 关闭术后）患者右心室起搏**

2 岁女孩，右心室起搏引起的严重左心室不同步和功能障碍。彩色编码曲线反映了左心室相应节段的变形模式。纵向的负曲线和径向应变分析中的正曲线对应于收缩期收缩。两幅图像均可见早期间隔和晚期侧壁收缩（A 和 B，粗箭）。对侧室壁节段显示应变（A 和 B，细箭）。本例患儿最大心室间机械延迟为 300ms。二维应变 M 型图像（左下角的 A 和 B）是描述节段曲率的更清晰的替代方法。此方法对相应节段中的随时间变化的应变值进行颜色编码。初步查看这张图像，可以清楚地看到左心室收缩的不协调过程。A. 纵向应变描述；B. 径向应变描述

5. 起搏器治疗和植入型心脏复律除颤器治疗的影像学

经静脉植入起搏器或 ICD 的选择取决于血管进入心脏的解剖关系及心内分流的存在。先天性心脏病手术治疗后，由于中心静脉导管存在解剖狭窄（如心房调转术后），上腔静脉引流区的静脉经常形成血栓。此外，由于存在反常栓塞的风险，至少在没有抗凝治疗的情况下，心内存在右向左分流是使用经静脉植入导线的禁忌证。超声心动图、血管造影、MRI 和 CT 可以为制订最佳的手术计划提供详细的形态学描述。植入起搏器或 ICD 后，影像学检查用来评估患者成长过程中预留的导线长度，并帮助诊断并发症（图 4-209）。

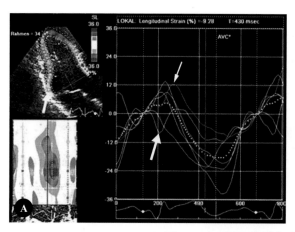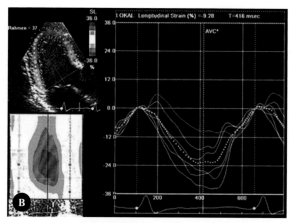

▲ 图 4-207 WPW 综合征患者左下旁道消融前后的情况

7 岁女孩，投影对应于心尖长轴切面。A. 消融前的纵向应变描记。一个位于旁路心室插入部位（粗箭）的左心室下壁基底段的非常早期收缩，开始于 δ 波后不久，清晰可见。同时，尚未激活、移除的左心室节段（粗箭）形态失常。B. 消融后的纵向应变描述图。成功消融该旁道使收缩过程同步

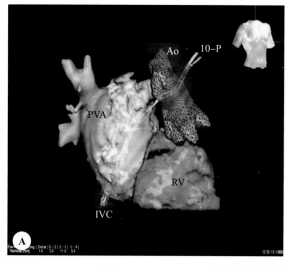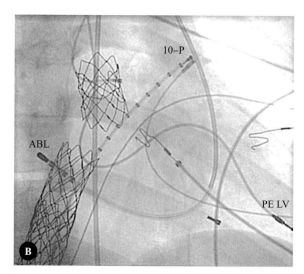

▲ 图 4-208 TGA IVS 患者心房调转术（Mustard 手术）后房内折返性心动过速

在两幅图像中均可见 10 极电生理导管的位置，从下腔静脉进入解剖左心耳。成像融合可以在三维空间实现更精确的导管导航和更精确的激动标测，从而大大简化了消融过程。A. 来自电生理导航和标测系统（NavX）的数据与心脏三维 CT 图像的图像融合；B. 相应的透视影像，RAO 投影，上下腔静脉隧道内的支架，即所谓的静脉板障。10-P. 10 极电生理导管；ABL. 导管逆行插入肺静脉心房；Ao. 主动脉；IVC. 下腔静脉；PVA. 肺静脉中庭；RV. 右心室；PE LV. 左心室起搏电极

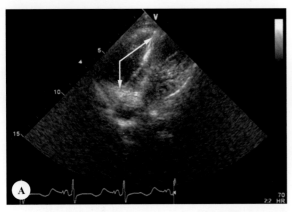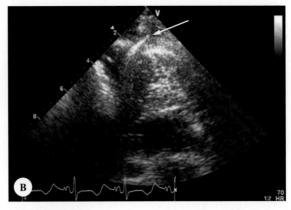

▲ 图 4-209 ICD 植入后电极穿孔

7 岁男孩，长 QT 综合征 ICD 植入术后 1 个月突发胸痛。A. 全景图像，改良心尖四腔切面。箭表示右心室电击线圈导线的走向，直达心尖部。B. 导线头端穿透心尖右心室壁，并出现心包积液（箭）

参考文献

[1] Porter CJ, Edwards WD. Atrial septal defects. In: Allen HD, Driscoll DJ, Shaddy RE, Feltes TF, eds. Moss and Adams' heart disease in infants, children, and adolescents. Vol. 1. 7th ed. Philadelphia: Lippincott Williams & Wilkins; 2008: 632–645.

[2] Erdmann E. Klinische Kardiologie. Berlin: Springer; 2008.

[3] Schubert S, Peters B, Abdul-Khaliq H, Nagdyman N, Lange PE, Ewert P. Left ventricular conditioning in the elderly patient to prevent congestive heart failure after transcatheter closure of atrial septal defect. Catheter Cardiovasc Interv. 2005; 64(3):333–337.

[4] Murphy JG, Gersh BJ, McGoon MD, et al. Long-term outcome after surgical repair of isolated atrial septal defect: follow-up at 27 to 32 years. N Engl J Med. 1990; 323(24):1645–1650.

[5] Perloff JK. Ostium secundum atrial septal defect—survival for 87 and 94 years. Am J Cardiol. 1984; 53(2):388–389.

[6] Baumgartner H, Bonhoeffer P, De Groot NM, et al. Task Force on the Management of Grown-up Congenital Heart Disease of the European Society of Cardiology (ESC), Association for European Paediatric Cardiology (AEPC), ESC Committee for Practice Guidelines (CPG). ESC Guidelines for the management of grown-up congenital heart disease (new version 2010). Eur Heart J. 2010; 31(23):2915–2957.

[7] Achenbach S, Barkhausen J, Beer M, et al. Konsensusempfehlungen der DRG/DGK/DGPK zum Einsatz der Herzbildgebung mit Computertomografie und Magnetresonanztomografie. RoFo Fortschr Geb Rontgenstr Nuklearmed. 2012; 184(4):345–368.

[8] Beerbaum P, Körperich H, Barth P, Esdorn H, Gieseke J, Meyer H. Noninvasive quantification of left-to-right shunt in pediatric patients: phase-contrast cine magnetic resonance imaging compared with invasive oximetry. Circulation. 2001; 103(20):2476–2482.

[9] Aliter H, El-Haddad A, Gallo R, Al-Halees Z. Atrial septal defect with drainage of the inferior vena cava into the left atrium. Eur J Cardiothorac Surg. 2011; 40(5):1256–1257.

[10] Kharouf R, Luxenberg DM, Khalid O, Abdulla R. Atrial septal defect: spectrum of care. Pediatr Cardiol. 2008; 29(2):271–280.

[11] Rigatelli G, Cardaioli P, Hijazi ZM. Contemporary clinical management of atrial septal defects in the adult. Expert Rev Cardiovasc Ther. 2007; 5(6):1135–1146.

[12] Schmid C, Asfour B. Leitfaden Kinderherzchirurgie. 2. Aufl. Kiel: Steinkopf; 2009.

[13] Schumacher G, Hess J, Bühlmeyer K. Klinische Kinderkardiologie. Berlin: Springer; 2007.

[14] Soto B, Kassner EG, Baxley WA. Bildgebende Diagnostik in der Kardiologie. Weinheim: VCH; 1993.

[15] Lai WW, Mertens LL, Geva T, Cohen MS. Echocardiography in pediatric and congenital heart disease. Hoboken: Wiley-Blackwell; 2009.

[16] Lindinger A, Schwedler G, Hense HW. Prevalence of congenital heart defects in newborns in Germany: results of the first registration year of the PAN Study (July 2006 to June 2007). Klin Padiatr. 2010; 222(5): 321–326.

[17] Harrild DM, Powell AJ, Tran TX, et al. Long-term pulmonary regurgitation following balloon valvuloplasty for pulmonary stenosis risk factors and relationship to exercise capacity and ventricular volume and function. J Am Coll Cardiol. 2010; 55(10):1041–1047.

[18] Rao PS. Percutaneous balloon pulmonary valvuloplasty: state of the art. Catheter Cardiovasc Interv. 2007; 69(5):747–763.

[19] Evans WN. "Tetralogy of Fallot" and Etienne-Louis Arthur Fallot. Pediatr Cardiol. 2008; 29(3):637–640.

[20] Apitz C, Webb GD, Redington AN. Tetralogy of Fallot. Lancet. 2009; 374(9699):1462–1471.

[21] Oosterhof T, van Straten A, Vliegen HW, et al. Preoperative thresholds for pulmonary valve replacement in patients with corrected tetralogy of Fallot using cardiovascular magnetic resonance. Circulation. 2007; 116(5):545–551.

[22] Al Habib HF, Jacobs JP, Mavroudis C, et al. Contemporary patterns of management of tetralogy of Fallot: data from the Society of Thoracic Surgeons Database. Ann Thorac Surg. 2010; 90(3):813–819, discussion 819–820.

[23] Kutty S, Kuehne T, Gribben P, et al. Ascending aortic and main pulmonary artery areas derived from cardiovascular magnetic resonance as reference values for normal subjects and repaired tetralogy of Fallot. Circ Cardiovasc Imaging. 2012; 5(5):644–651.

[24] Sarikouch S, Koerperich H, Dubowy KO, et al. German Competence Network for Congenital Heart Defects Investigators. Impact of gender and age on cardiovascular function late after repair of tetralogy of Fallot: percentiles based on cardiac magnetic resonance. Circ Cardiovasc Imaging. 2011; 4(6):703–711.

[25] Sarikouch S, Boethig D, Peters B, et al. Poorer right ventricular systolic function and exercise capacity in females after repair of

tetralogy of Fallot: a gender comparison of standard deviation scores based on sex-specific reference values in healthy controls. Circ Cardiovasc Imaging. 2013; 6(6):924–933.

[26] Cho JM, Puga FJ, Danielson GK, et al. Early and long-term results of the surgical treatment of tetralogy of Fallot with pulmonary atresia, with or without major aortopulmonary collateral arteries. J Thorac Cardiovasc Surg. 2002; 124(1):70–81.

[27] El Louali F, Villacampa C, Aldebert P, Dragulescu A, Fraisse A. Pulmonary stenosis and atresia with intact ventricular septum. Arch Pediatr. 2011; 18(3):331–337.

[28] Malhotra SP, Hanley FL. Surgical management of pulmonary atresia with ventricular septal defect and major aortopulmonary collaterals: a protocol-based approach. Semin Thorac Cardiovasc Surg Pediatr Card Surg Annu. 2009:145–151.

[29] Wertaschnigg D, Jaeggi M, Chitayat D, et al. Prenatal diagnosis and outcome of absent pulmonary valve syndrome: contemporary single-center experience and review of the literature. Ultrasound Obstet Gynecol. 2013; 41(2):162–167.

[30] Hraska V, Photiadis J, Schindler E, et al. A novel approach to the repair of tetralogy of Fallot with absent pulmonary valve and the reduction of airway compression by the pulmonary artery. Semin Thorac Cardiovasc Surg Pediatr Card Surg Annu. 2009:59–62.

[31] Ebstein W. Über einen sehr seltenen Fall von Insuffizienz der Valvula tricuspidalis bedingt durch eine angeborene hochgradige Missbildung derselben. Arch Anat Physiol 1866; 238–254.

[32] Freedom RM, Benson LN. Ebstein's malformation of the tricuspid valve. In: Freedom RM, Benson LN, Smallhorn JF, eds. Neonatal heart disease. London: Springer; 1991: 471–483.

[33] Lev M, Liberthson RR, Joseph RH, et al. The pathologic anatomy of Ebstein's disease. Arch Pathol. 1970; 90(4):334–343.

[34] Sharland GK, Chita SK, Allan LD. Tricuspid valve dysplasia or displacement in intrauterine life. J Am Coll Cardiol. 1991; 17(4):944–949.

[35] Seward JB, Tajik AJ, Feist DJ, Smith HC. Ebstein's anomaly in an 85–year-old man. Mayo Clin Proc. 1979; 54(3):193–196.

[36] Watson H. Natural history of Ebstein's anomaly of tricuspid valve in childhood and adolescence. An international co-operative study of 505 cases. Br Heart J. 1974; 36(5):417–427.

[37] Hebe J. Ebstein's anomaly in adults. Arrhythmias: diagnosis and therapeutic approach. Thorac Cardiovasc Surg. 2000; 48(4):214–219.

[38] Celermajer DS, Bull C, Till JA, et al. Ebstein's anomaly: presentation and outcome from fetus to adult. J Am Coll Cardiol. 1994; 23(1):170–176.

[39] Carpentier A, Chauvaud S, Macé L, et al. A new reconstructive operation for Ebstein's anomaly of the tricuspid valve. J Thorac Cardiovasc Surg. 1988; 96(1):92–101.

[40] Marcelletti C, Düren DR, Schuilenburg RM, et al. Fontan's operation for Ebstein's anomaly. Thorac Cardiovasc Surg. 1980; 79:63–66.

[41] Danielson GK, Driscoll DJ, Mair DD, Warnes CA, Oliver WC, Jr. Operative treatment of Ebstein's anomaly. J Thorac Cardiovasc Surg. 1992; 104(5):1195–1202.

[42] Hardy KL, Roe BB. Ebstein's anomaly: further experience with definitive repair. J Thorac Cardiovasc Surg. 1969; 58(4):553–561.

[43] Schmidt-Habelmann P, Meisner H, Struck E, Sebening F. Results of valvuloplasty for Ebstein's anomaly. Thorac Cardiovasc Surg. 1981; 29(3):155–157.

[44] Hetzer R, Nagdyman N, Ewert P, et al. A modified repair technique for tricuspid incompetence in Ebstein's anomaly. J Thorac Cardiovasc Surg. 1998; 115(4):857–868.

[45] da Silva JP, Baumgratz JF, da Fonseca L, et al. The cone reconstruction of the tricuspid valve in Ebstein's anomaly. The operation: early and midterm results. J Thorac Cardiovasc Surg. 2007; 133(1):215–223.

[46] Dearani JA, Danielson GK. Surgical management of Ebstein's anomaly in the adult. Semin Thorac Cardiovasc Surg. 2005; 17(2):148–154.

[47] Celermajer DS, Cullen S, Sullivan ID, Spiegelhalter DJ, Wyse RK, Deanfield JE. Outcome in neonates with Ebstein's anomaly. J Am Coll Cardiol. 1992; 19(5):1041–1046.

[48] Bhattacharyya S, West C, Kilner PJ, Senior R, Li W. Three-dimensional echocardiographic evaluation of quadricuspid systemic atrioventricular valve. Eur Heart J Cardiovasc Imaging. 2012; 13(12):1055.

[49] Vettukattil JJ, Bharucha T, Anderson RH. Defining Ebstein's malformation using three-dimensional echocardiography. Interact Cardiovasc Thorac Surg. 2007; 6(6):685–690.

[50] Mair DD. Ebstein's anomaly: natural history and management. J Am Coll Cardiol. 1992; 19(5):1047–1048.

[51] Gutberlet M, Oellinger H, Ewert P, et al. Pre- and postoperative evaluation of ventricular function, muscle mass and valve morphology by magnetic resonance tomography in Ebstein's anomaly. RoFo Fortschr Geb Rontgenstr Nuklearmed. 2000; 172(5):436–442.

[52] Kilner PJ. Imaging congenital heart disease in adults. Br J Radiol 2011; 84 (Spec. No. 3): S258–S268.

[53] Lee CM, Sheehan FH, Bouzas B, Chen SS, Gatzoulis MA, Kilner PJ. The shape and function of the right ventricle in Ebstein's anomaly. Int J Cardiol. 2013; 167(3):704–710.

[54] Tobler D, Yalonetsky S, Crean AM, et al. Right heart characteristics and exercise parameters in adults with Ebstein anomaly: new perspectives from cardiac magnetic resonance imaging studies. Int J Cardiol. 2013; 165(1):146–150.

[55] Yalonetsky S, Tobler D, Greutmann M, et al. Cardiac magnetic resonance imaging and the assessment of Ebstein anomaly in adults. Am J Cardiol. 2011; 107(5):767–773.

[56] Chauvaud SM, Hernigou AC, Mousseaux ER, Sidi D, Hébert JL. Ventricular volumes in Ebstein's anomaly: x-ray multislice computed tomography before and after repair. Ann Thorac Surg. 2006; 81(4):1443–1449.

[57] Sievers HH, Schmidtke C. A classification system for the bicuspid aortic valve from 304 surgical specimens. J Thorac Cardiovasc Surg. 2007; 133(5):1226–1233.

[58] Jain D, Dietz HC, Oswald GL, Maleszewski JJ, Halushka MK. Causes and histopathology of ascending aortic disease in children and young adults. Cardiovasc Pathol. 2011; 20(1):15–25.

[59] Aboulhosn J, Child JS. Left ventricular outflow obstruction: subaortic stenosis, bicuspid aortic valve, supravalvar aortic stenosis, and coarctation of the aorta. Circulation. 2006; 114(22):2412–2422.

[60] Dähnert I, Dittrich S, Sreeram N, et al. Leitlinie Pädiatrische Kardiologie: subvalvuläre Aortenstenose bei Kindern und Jugendlichen. AWMF-Register Nr. 023/036; 2011. Im Internet: http://www.awmf.org/uploads/tx_szleitlinien/023–036l_S2k_Subvalvulaere_Aortenstenose_Kinder_Jugendliche_2014–06.pdf (Stand: 28.06.2015).

[61] Ewert P, Horke A, Haas N. Leitlinie Pädiatrische Kardiologie: Aortenklappenstenose im Kindes- und Jugendalter. AWMF-Register Nr. 023/008; 2011. Im Internet: http://www.awmf.org/uploads/tx_szleitlinien/023–008l_S2k__Aortenklappenstenose_Kinder_Jugendliche_2014–06.pdf (Stand: 28.06.2015).

[62] Haas NA, Kleideiter U. Kinderkardiologie. Stuttgart: Thieme; 2011.

[63] Suri RM, Dearani JA, Schaff HV, Danielson GK, Puga FJ. Long-term results of the Konno procedure for complex left ventricular outflow tract obstruction. J Thorac Cardiovasc Surg. 2006; 132(5):1064–1071.

[64] Warnes CA, Williams RG, Bashore TM, et al. ACC/AHA 2008 Guidelines for the Management of Adults with Congenital Heart Disease: a report of the American College of Cardiology/American Heart Association Task Force on Practice Guidelines (writing committee to develop guidelines on the management of adults with congenital heart disease). Circulation. 2008; 118(23):e714–e833.

[65] Suárez de Lezo J, Pan M, Medina A, et al. Immediate and follow-up results of transluminal balloon dilation for discrete subaortic stenosis. J Am Coll Cardiol. 1991; 18(5):1309–1315.

[66] Ewert P, Bertram H, Breuer J, et al. Balloon valvuloplasty in the treatment of congenital aortic valve stenosis—a retrospective multicenter survey of more than 1000 patients. Int J Cardiol. 2011; 149(2):182–185.

[67] Mavroudis C, Backer CL, Kaushal S. Aortic stenosis and aortic insufficiency in children: impact of valvuloplasty and modified Ross-Konno procedure. Semin Thorac Cardiovasc Surg Pediatr Card Surg Annu. 2009:76–86.

[68] Baird CW, Myers PO, del Nido PJ. Aortic valve reconstruction in the young infants and children. Semin Thorac Cardiovasc Surg Pediatr Card Surg Annu. 2012; 15(1):9–19.

[69] Gutberlet M, Abdul-Khaliq H, Stobbe H, et al. The use of cross-sectional imaging Modalitäten in the diagnosis of heart valve diseases. Z Kardiol. 2001; 90 Suppl. 6:2–12.

[70] Tanous D, Benson LN, Horlick EM. Coarctation of the aorta: evaluation and management. Curr Opin Cardiol. 2009; 24(6): 509–515.

[71] Vriend JW, Oosterhof T, Hazekamp MG, Mulder BJ. Aortic arch morphology and hypertension in post-coarctectomy patients. Eur Heart J. 2005; 26(9):941.

[72] Haas NA, Ewert P, Hager A, et al. Deutsche Gesellschaft für Pädiatrische Kardiologie. Leitlinie Pädiatrische Kardiologie: Aortenisthmusstenose. 2011. Im Internet: http://www.kinderkardiologie.org/Leitlinien/08%20 LL%20AortenisthmusstenoseAS.pdf (Stand: 30.06.2015).

[73] Dodge-Khatami A, Backer CL, Mavroudis C. Risk factors for recoarctation and results of reoperation: a 40–year review. J Card Surg. 2000; 15(6):369–377.

[74] Kaushal S, Backer CL, Patel JN, et al. Coarctation of the aorta: midterm outcomes of resection with extended end-to-end anastomosis. Ann Thorac Surg. 2009; 88(6):1932–1938.

[75] von Kodolitsch Y, Aydin AM, Bernhardt AM, et al. Aortic aneurysms after correction of aortic coarctation: a systematic review. Vasa. 2010; 39(1):3–16.

[76] Puranik R, Tsang VT, Puranik S, et al. Late magnetic resonance surveillance of repaired coarctation of the aorta. Eur J Cardiothorac Surg. 2009; 36(1):91–95, discussion 95.

[77] Kenny D, Polson JW, Martin RP, Paton JF, Wolf AR. Hypertension and coarctation of the aorta: an inevitable consequence of developmental pathophysiology. Hypertens Res. 2011; 34(5):543–547.

[78] Gutberlet M, Hosten N, Vogel M, et al. Quantification of morphologic and hemodynamic severity of coarctation of the aorta by magnetic resonance imaging. Cardiol Young. 2001; 11(5):512–520.

[79] Hom JJ, Ordovas K, Reddy GP. Velocity-encoded cine MR imaging in aortic coarctation: functional assessment of hemodynamic events. Radiographics. 2008; 28(2):407–416.

[80] Köhler B, Gasteiger R, Preim U, Theisel H, Gutberlet M, Preim B. Semi-automatic vortex extraction in 4D PC-MRI cardiac blood flow data using line predicates. IEEE Trans Vis Comput Graph. 2013; 19(12):2773–2782.

[81] Egan M, Holzer RJ. Comparing balloon angioplasty, stenting and surgery in the treatment of aortic coarctation. Expert Rev Cardiovasc Ther. 2009; 7(11):1401–1412.

[82] Krueger JJ, Ewert P, Yilmaz S, et al. Magnetic resonance imagingguided balloon angioplasty of coarctation of the aorta: a pilot study. Circulation. 2006; 113(8):1093–1100.

[83] Schumacher G, Hess J, Bühlmeyer K. Klinische Kinderkardiologie. Berlin: Springer; 2001.

[84] Dahiya A, Thamilarasan M, Arruda J, Bolen MA. New diagnosis of type A interrupted aortic arch at age 24 years. J Am Coll Cardiol. 2012; 60(20):2122.

[85] Borgohain S, Gupta A, Grover V, Gupta VK. Isolated interrupted aortic arch in an 18–year-old man. Tex Heart Inst J. 2013; 40(1):79–81.

[86] Dong SZ, Zhu M, Li F. Preliminary experience with cardiovascular magnetic resonance in evaluation of fetal cardiovascular anomalies. J Cardiovasc Magn Reson. 2013; 15:40.

[87] Kim AJ, Francis R, Liu X, et al. Microcomputed tomography provides high accuracy congenital heart disease diagnosis in neonatal and fetal mice. Circ Cardiovasc Imaging. 2013; 6(4):551–559.

[88] Hirtler D, Geiger J, Jung B, Markl M, Arnold R. 4–D MRI flow analysis in the course of interrupted aortic arch reveals complex morphology and quantifies amount of collateral blood flow. Pediatr Radiol. 2013; 43(8):1037–1040.

[89] Gutberlet M, Boeckel T, Hosten N, et al. Arterial switch procedure for D-transposition of the great arteries: quantitative midterm evaluation of hemodynamic changes with cine MR imaging and phaseshift velocity mapping-initial experience. Radiology. 2000; 214(2): 467–475.

[90] Gutberlet M, Hoffmann J, Künzel E, et al. Preoperative and postoperative imaging in patients with transposition of the great arteries. Radiologe. 2011; 51(1):15–22.

[91] Warnes CA. Transposition of the great arteries. Circulation. 2006; 114(24):2699–2709.

[92] Rashkind WJ, Miller WW. Creation of an atrial septal defect without thoracotomy: a palliative approach to complete transposition of the great arteries. JAMA. 1966; 196(11):991–992.

[93] Rastan AJ, Walther T, Alam NA, et al. Moderate versus deep hypothermia for the arterial switch operation—experience with 100 consecutive patients. Eur J Cardiothorac Surg. 2008; 33(4):619–625.

[94] Hauser M, Bengel FM, Hager A, et al. Impaired myocardial blood flow and coronary flow reserve of the anatomical right systemic ventricle in patients with congenitally corrected transposition of the great arteries. Heart. 2003; 89(10):1231–1235.

[95] Kozelj M, Prokselj K, Berden P, et al. The syndrome of cardiac failure in adults with congenitally corrected transposition. Cardiol Young. 2008; 18(6):599–607.

[96] Mitropoulos FA, Kanakis M, Vlachos AP, et al. Congenitally corrected transposition of the great arteries: surgical repair in adulthood. Ann Thorac Surg. 2007; 83(2):672–674.

[97] Zurick AO, III, Menon V. Dynamic outflow tract obstruction in congenitally corrected transposition of the great arteries. Int J Cardiovasc Imaging. 2010; 26(6):617–619.

[98] Tulevski II, Zijta FM, Smeijers AS, Dodge-Khatami A, van derWall EE, Mulder BJ. Regional and global right ventricular dysfunction in asymptomatic or minimally symptomatic patients with congenitally corrected transposition. Cardiol Young. 2004; 14(2):168–173.

[99] Devaney EJ, Charpie JR, Ohye RG, Bove EL. Combined arterial switch and Senning operation for congenitally corrected transposition of the great arteries: patient selection and intermediate results. J Thorac Cardiovasc Surg. 2003; 125(3):500–507.

[100] Reddy VM, McElhinney DB, Silverman NH, Hanley FL. The double switch procedure for anatomical repair of congenitally corrected transposition of the great arteries in infants and children. Eur Heart J. 1997; 18(9):1470–1477.

[101] MustardWT. Successful two-stage correction of transposition of the great vessels. Surgery. 1964; 55:469–472.

[102] Winter MM, Bernink FJ, Groenink M, et al. Evaluating the systemic right ventricle by CMR: the importance of consistent and reproducible delineation of the cavity. J Cardiovasc Magn Reson. 2008; 10:40.

[103] Janousek J, Paul T, Luhmer I, Wilken M, Hruda J, Kallfelz HC. Atrial baffle procedures for complete transposition of the great arteries: natural course of sinus node dysfunction and risk factors for dysrhythmias and sudden death. Z Kardiol. 1994; 83(12):933–938.

[104] Jatene AD, Fontes VF, Paulista PP, et al. Successful anatomic correction of transposition of the great vessels: a preliminary report. Arq Bras Cardiol. 1975; 28(4):461–464.

[105] Lecompte Y, Zannini L, Hazan E, et al. Anatomic correction of transposition of the great arteries. J Thorac Cardiovasc Surg. 1981;

82(4):629–631.

[106] Mussatto K, Wernovsky G. Challenges facing the child, adolescent, and young adult after the arterial switch operation. Cardiol Young. 2005; 15 Suppl 1:111–121.

[107] Tzifa A, Tulloh RM. Coronary arterial complications before and after the arterial switch operation: is the future clear? Cardiol Young. 2002; 12(2):164–171.

[108] Grotenhuis HB, Kroft LJ, van Elderen SG, et al. Right ventricular hypertrophy and diastolic dysfunction in arterial switch patients without pulmonary artery stenosis. Heart. 2007; 93(12):1604–1608.

[109] Weiss F, Habermann CR, Lilje C, et al. MRI of pulmonary arteries in follow-up after arterial-switch-operation (ASO) for transposition of great arteries (d-TGA). RoFo Fortschr Geb Rontgenstr Nuklearmed. 2005; 177(6):849–855.

[110] Taylor AM, Dymarkowski S, Hamaekers P, et al. MR coronary angiography and late-enhancement myocardial MR in children who underwent arterial switch surgery for transposition of great arteries. Radiology. 2005; 234(2):542–547.

[111] Fratz S, Hager A, Busch R, et al. Patients after atrial switch operation for transposition of the great arteries can not increase stroke volume under dobutamine stress as opposed to patients with congenitally corrected transposition. Circ J. 2008; 72(7):1130–1135.

[112] Giardini A, Lovato L, Donti A, et al. Relation between right ventricular structural alterations and markers of adverse clinical outcome in adults with systemic right ventricle and either congenital complete (after Senning operation) or congenitally corrected transposition of the great arteries. Am J Cardiol. 2006; 98(9):1277–1282.

[113] Park JH, Han MC, Kim CW. MR imaging of congenitally corrected transposition of the great vessels in adults. AJR Am J Roentgenol. 1989; 153(3):491–494.

[114] Rentzsch A, Abd El Rahman MY, Hui W, et al. Assessment of myocardial function of the systemic right ventricle in patients with Dtransposition of the great arteries after atrial switch operation by tissue Doppler echocardiography. Z Kardiol. 2005; 94(8):524–531.

[115] Takasugi JE, Godwin JD, Chen JT. CT in congenitally-corrected transposition of the great vessels. Comput Radiol. 1987; 11(5–6):215–221.

[116] Voges I, Jerosch-Herold M, Helle M, Hart C, Kramer HH, Rickers C. 3 tesla magnetic resonance imaging in children and adults with congenital heart disease. Radiologe. 2010; 50(9):799–806, 808.

[117] Chow PC, Liang XC, Cheung EW, Lam WW, Cheung YF. New two-dimensional global longitudinal strain and strain rate imaging for assessment of systemic right ventricular function. Heart. 2008; 94(7):855–859.

[118] Chow PC, Liang XC, Lam WW, Cheung EW, Wong KT, Cheung YF. Mechanical right ventricular dyssynchrony in patients after atrial switch operation for transposition of the great arteries. Am J Cardiol. 2008; 101(6):874–881.

[119] Hornung TS, Kilner PJ, Davlouros PA, Grothues F, Li W, Gatzoulis MA. Excessive right ventricular hypertrophic response in adults with the mustard procedure for transposition of the great arteries. Am J Cardiol. 2002; 90(7):800–803.

[120] Laffon E, Latrabe V, Jimenez M, Ducassou D, Laurent F, Marthan R. Quantitative MRI comparison of pulmonary hemodynamics in mustard/senning-repaired patients suffering from transposition of the great arteries and healthy volunteers at rest. Eur Radiol. 2006; 16(7):1442–1448.

[121] Ladouceur M, Bruneval P, Mousseaux E. Cardiovascular flashlight: magnetic resonance assessment of fibrosis in systemic right ventricle after atrial switch procedure. Eur Heart J. 2009; 30(21):2613.

[122] Hardy CE, Helton GJ, Kondo C, Higgins SS, Young NJ, Higgins CB. Usefulness of magnetic resonance imaging for evaluating great-

vessel anatomy after arterial switch operation for D-transposition of the great arteries. Am Heart J. 1994; 128(2):326–332.

[123] Gutberlet M, Noeske R, Schwinge K, Freyhardt P, Felix R, Niendorf T. Comprehensive cardiac magnetic resonance imaging at 3.0 Tesla: feasibility and implications for clinical applications. Invest Radiol. 2006; 41(2):154–167.

[124] Arnoldi E, Ramos-Duran I, Abro JA, et al. CT-Angiographie der Koronarien mit prospektivem EKG-Triggering: Hohe diagnostische Genauigkeit bei niedriger Strahlendosis. Radiologe. 2010; 50(6):500–506.

[125] Chang DS, Barack BM, Lee MH, Lee HY. Congenitally corrected transposition of the great arteries: imaging with 16–MDCT. AJR Am J Roentgenol. 2007; 188(5):W428–30.

[126] Lell MM, May M, Deak P, et al. High-pitch spiral computed tomography: effect on image quality and radiation dose in pediatric chest computed tomography. Invest Radiol. 2011; 46(2):116–123.

[127] Lembcke A, Koch C, Dohmen PM, et al. Electrocardiographic-gated multislice computed tomography for visualization of cardiac morphology in congenitally corrected transposition of the great arteries. J Comput Assist Tomogr. 2005; 29(2):234–237.

[128] Chen SJ, Lin MT, Lee WJ, et al. Coronary artery anatomy in children with congenital heart disease by computed tomography. Int J Cardiol. 2007; 120(3):363–370.

[129] Kantarci M, Koplay M, Bayraktutan U, Gundogdu F, Ceviz N. Congenitally corrected transposition of the great arteries: MDCT angiography findings and interpretation of complex coronary anatomy. Int J Cardiovasc Imaging. 2007; 23(3):405–410.

[130] Lehmkuhl L, Gosch D, Nagel HD, Stumpp P, Kahn T, Gutberlet M. Quantification of radiation dose savings in cardiac computed tomography using prospectively triggered mode and ECG pulsing: a phantom study. Eur Radiol. 2010; 20(9):2116–2125.

[131] Cook SC, McCarthy M, Daniels CJ, Cheatham JP, Raman SV. Usefulness of multislice computed tomography angiography to evaluate intravascular stents and transcatheter occlusion devices in patients with d-transposition of the great arteries after mustard repair. Am J Cardiol. 2004; 94(7):967–969.

[132] Kaemmerer H, Bahlmann M, Prokop M, Schirg E, Luhmer I, Kallfelz HC. Evaluation of congenital vena cava anomalies and acquired vena cava obstructions after atrial switch operation using spiral computerized tomography and 3–dimensional reconstruction. Z Kardiol. 1997; 86(9):669–675.

[133] Ou P, Celermajer DS, Marini D, et al. Safety and accuracy of 64–slice computed tomography coronary angiography in children after the arterial switch operation for transposition of the great arteries. JACC Cardiovasc Imaging. 2008; 1(3):331–339.

[134] Frank L, Dillman JR, Parish V, et al. Cardiovascular MR imaging of conotruncal anomalies. Radiographics. 2010; 30(4):1069–1094.

[135] Van Praagh R, Van Praagh S. The anatomy of common aorticopulmonary trunk (truncus arteriosus communis) and its embryologic implications. A study of 57 necropsy cases. Am J Cardiol. 1965; 16(3):406–425.

[136] Calder L, Van Praagh R, Van Praagh S, et al. Truncus arteriosus communis. Clinical, angiocardiographic, and pathologic findings in 100 patients. Am Heart J. 1976; 92(1):23–38.

[137] Walthers EM. Bildgebende Diagnostik in der Kardiologie.Weinheim: VCH; 1993.

[138] Raisky O, Ali WB, Bajolle F, et al. Common arterial trunk repair: with conduit or without? Eur J Cardiothorac Surg. 2009; 36(4):675–682.

[139] Johnson TR. Conotruncal cardiac defects: a clinical imaging perspective. Pediatr Cardiol. 2010; 31(3):430–437.

[140] Fogel MA, Crawford M. Cardiac magnetic resonance of the common arterial trunk and transposition of the great arteries. Cardiol Young. 2012; 22(6):677–686.

[141] Mahesh M. Advances in CT technology and application to pediatric imaging. Pediatr Radiol. 2011; 41 Suppl 2:493–497.

[142] Matsumoto T, Miyakoshi K, Yoshimura Y. Prenatal images of the truncus arteriosus with an interrupted aortic arch. Pediatr Cardiol. 2013; 34(2):473–475.

[143] Murugan MK, Gulati GS, Ramakrishnan S. Multidetector computed tomography for truncus arteriosus and associated complex arch anomaly. Pediatr Cardiol. 2013; 34(3):764–766.

[144] Weidenbach M, Caffier P, Harnisch T, Daehnert I. Hypoplastic left heart syndrome with intact atrial septum—attempt of an interventional palliation by ductal and interatrial stent implantation. Clin Res Cardiol. 2006; 95(2):110–114.

[145] Dähnert I, Riede FT, Razek V, et al. Catheter interventional treatment of Sano shunt obstruction in patients following modified Norwood palliation for hypoplastic left heart syndrome. Clin Res Cardiol. 2007; 96(10):719–722.

[146] Barron DJ, Kilby MD, Davies B, Wright JG, Jones TJ, Brawn WJ. Hypoplastic left heart syndrome. Lancet. 2009; 374(9689):551–564.

[147] Norwood WI, Kirklin JK, Sanders SP. Hypoplastic left heart syndrome: experience with palliative surgery. Am J Cardiol. 1980; 45(1):87–91.

[148] Murtuza B, Stumper O, Wall D, et al. The effect of morphologic subtype on outcomes following the Sano-Norwood procedure. Eur J Cardiothorac Surg. 2012; 42(5):787–793.

[149] Cross RR, Harahsheh AS, McCarter R, et al. National Pediatric Cardiology Quality Improvement Collaborative (NPC-QIC). Identified mortality risk factors associated with presentation, initial hospitalisation, and interstage period for the Norwood operation in a multi-centre registry: a report from the National Pediatric Cardiology-Quality Improvement Collaborative. Cardiol Young. 2013:1–10.

[150] Tabbutt S, Ghanayem N, Ravishankar C, et al. Pediatric Heart Network Investigators. Risk factors for hospital morbidity and mortality after the Norwood procedure: a report from the Pediatric Heart Network Single Ventricle Reconstruction trial. J Thorac Cardiovasc Surg. 2012; 144(4):882–895.

[151] Egan MJ, Hill SL, Boettner BL, et al. Predictors of retrograde aortic arch obstruction after hybrid palliation of hypoplastic left heart syndrome. Pediatr Cardiol. 2011; 32(1):67–75.

[152] Feinstein JA, Benson DW, Dubin AM, et al. Hypoplastic left heart syndrome: current considerations and expectations. J Am Coll Cardiol. 2012; 59(1) Suppl:S1–S42.

[153] Fortuna RS, Ruzmetov M, Geiss DM. Outcomes of the modified norwood procedure: hypoplastic left heart syndrome versus other single-ventricle malformations. Pediatr Cardiol. 2014; 35(1):96–102.

[154] Allen HD, Clark EB, Gutgesell HP, Driscoll DJ, Eds. Moss and Adams' heart disease in infants, children and adolescents. 6th ed. Philadelphia: Lippincott Williams & Wilkins; 2001.

[155] Dos L, Pen V, Silversides C, et al. Images in cardiovascular medicine. Cardiac magnetic resonance imaging and multidetector computed tomography scan illustrating Damus-Kaye-Stansel operation. Circulation. 2007; 115(18):e440–e442.

[156] Klimes K, Abdul-Khaliq H, Ovroutski S, et al. Pulmonary and caval blood flow patterns in patients with intracardiac and extracardiac Fontan: a magnetic resonance study. Clin Res Cardiol. 2007; 96(3):160–167.

[157] Gutberlet M, Hosten N, Abdul-Khaliq H, et al. The value of magnetic resonance tomography (MRT) for evaluating ventricular and anastomotic functions in patients with an extra- or intracardiac total cavopulmonary connection (TCPC)–modified Fontan operation. RoFo Fortschr Geb Rontgenstr Nuklearmed. 1999; 171(6):431–441.

[158] Friedrich-Rust M, Koch C, Rentzsch A, et al. Noninvasive assessment of liver fibrosis in patients with Fontan circulation using transient elastography and biochemical fibrosis markers. J Thorac Cardiovasc Surg. 2008; 135(3):560–567.

[159] Fratz S, Chung T, Greil GF, et al. Guidelines and protocols for cardiovascular magnetic resonance in children and adults with congenital heart disease: SCMR expert consensus group on congenital heart disease. J Cardiovasc Magn Reson. 2013; 15:51.

[160] Klimes K, Ovroutski S, Abdul-Khaliq H, et al. Exercise capacity reflects ventricular function in patients having the Fontan circulation. Cardiol Young. 2009; 19(4):340–345.

[161] Correa-Villaseñor A, Ferencz C, Boughman JA, Neill CA, The Baltimore–Washington Infant Study Group. Total anomalous pulmonary venous return: familial and environmental factors. Teratology. 1991; 44(4):415–428.

[162] Craig JM, Darling RC, Rothney WB. Total pulmonary venous drainage into the right side of the heart; report of 17 autopsied cases not associated with other major cardiovascular anomalies. Lab Invest. 1957; 6(1):44–64.

[163] Gathman GE, Nadas AS. Total anomalous pulmonary venous connection: clinical and physiologic observations of 75 pediatric patients. Circulation. 1970; 42(1):143–154.

[164] Delisle G, Ando M, Calder AL, et al. Total anomalous pulmonary venous connection: report of 93 autopsied cases with emphasis on diagnostic and surgical considerations. Am Heart J. 1976; 91(1):99–122.

[165] Goswami KC, Shrivastava S, Saxena A, Dev V. Echocardiographic diagnosis of total anomalous pulmonary venous connection. Am Heart J. 1993; 126(2):433–440.

[166] Lange R, Meisner FG, Haas F, et al. Total anomalous pulmonary venous connection (TAPVD): which factors influence the postoperative results? Thorac Cardiovasc Surg. 2001; 49 Suppl. 1:49.

[167] Moss A. Heart disease in infants, children and adolescents. Including the fetus and young adult. Philadelphia: Lippincott Williams & Wilkins; 2001.

[168] Dähnert W. Radiology review manual. Philadelphia: Lippincott Williams & Wilkins; 2011.

[169] Edwin F. Left-sided partial anomalous pulmonary venous connection—should diagnosis lead to surgery? Interact Cardiovasc Thorac Surg. 2010; 11(6):847–848.

[170] Majdalany DS, Phillips SD, Dearani JA, Connolly HM, Warnes CA. Isolated partial anomalous pulmonary venous connections in adults: twenty-year experience. Congenit Heart Dis. 2010; 5(6):537–545.

[171] Knüppel M, Geipel A, Kohl T, et al. Die links persistierende obere Hohlvene als Marker fetaler kardialer und extrakardialer Fehlbildungen. Ultraschall Med. 2005:26.

[172] Greil GF, Kuettner A, Sieverding L, et al. Multimedia articles. Images in cardiovascular medicine. Cervical origin of the subclavian artery: imaging of a rare but clinically relevant anomaly. Circulation. 2004; 109(14):e177–e178.

[173] Kommerell B. Verlagerung des Ösophagus durch eine abnorm verlaufende A. subclavia dextra (A. lusoria). Fortschr Röntgenstr. 1936; 54:590–595.

[174] Kopp R, Däbritz S, Weidenhagen R, et al. Extrathorakal zervikal-endovaskuläre Hybridoperationen zur Behandlung der symptomatischen und/oder aneurysmatischen A. lusoria. Gefasschirurgie. 2008; 13(3):179–188.

[175] Greil GF, Kramer U, Dammann F, et al. Diagnosis of vascular rings and slings using an interleaved 3D double-slab FISP MR angiography technique. Pediatr Radiol. 2005; 35(4):396–401.

[176] Fogel MA, Pawlowski TW, Harris MA, et al. Comparison and usefulness of cardiac magnetic resonance versus computed tomography in infants six months of age or younger with aortic arch anomalies without deep sedation or anesthesia. Am J Cardiol. 2011; 108(1):120–125.

[177] Dabizzi RP, Teodori G, Barletta GA, Caprioli G, Baldrighi G, Baldrighi V. Associated coronary and cardiac anomalies in the tetralogy of Fallot. An angiographic study. Eur Heart J. 1990; 11(8):692–704.

[178] Hekmat M, Rafieyian S, Foroughi M, Majidi Tehrani MM, Beheshti Monfared M, Hassantash SA. Associated coronary anomalies in 135 Iranian patients with tetralogy of Fallot. Asian Cardiovasc Thorac Ann. 2005; 13(4):307–310.

[179] Smith A, Arnold R, Wilkinson JL, Hamilton DI, McKay R, Anderson RH. An anatomical study of the patterns of the coronary arteries and sinus nodal artery in complete transposition. Int J Cardiol. 1986; 12(3):295–307.

[180] Angelini P. Coronary artery anomalies—current clinical issues: definitions, classification, incidence, clinical relevance, and treatment guidelines. Tex Heart Inst J. 2002; 29(4):271–278.

[181] Levin DC, Fellows KE, Abrams HL. Hemodynamically significant primary anomalies of the coronary arteries. Angiographic aspects. Circulation. 1978; 58(1):25–34.

[182] Bland E, White P, Garland J. Congenital anomalies of the coronary arteries. Am Heart J. 1933; 8:787–801.

[183] Lücke C, Lurz P, Mangner N, et al. Komplett nichtinvasive präoperative Niedrigdosisevaluation eines Bland–White–Garland syndrome. Kardiologe. 2013; 7(3):209–211.

[184] Friedman AH, Fogel MA, Stephens P, Jr, et al. Identification, imaging, functional assessment and management of congenital coronary arterial abnormalities in children. Cardiol Young. 2007; 17 Suppl 2:56–67.

[185] Basso C, Maron BJ, Corrado D, Thiene G. Clinical profile of congenital coronary artery anomalies with origin from the wrong aortic sinus leading to sudden death in young competitive athletes. J Am Coll Cardiol. 2000; 35(6):1493–1501.

[186] Vitiello R, McCrindle BW, Nykanen D, Freedom RM, Benson LN. Complications associated with pediatric cardiac catheterization. J Am Coll Cardiol. 1998; 32(5):1433–1440.

[187] Geva T, Kreutzer J. Diagnostic pathways for evaluation of congenital heart disease. In: Crawford MH, DiMarco JP, eds. Cadiology. London: Mosby International; 2001: 7–41.

[188] Tangcharoen T, Bell A, Hegde S, et al. Detection of coronary artery anomalies in infants and young children with congenital heart disease by using MR imaging. Radiology. 2011; 259(1):240–247.

[189] Uribe S, Hussain T, Valverde I, et al. Congenital heart disease in children: coronary MR angiography during systole and diastole with dual cardiac phase whole-heart imaging. Radiology. 2011; 260(1):232–240.

[190] Sorensen TS, Körperich H, Greil GF, et al. Operator-independent isotropic three-dimensional magnetic resonance imaging for morphology in congenital heart disease: a validation study. Circulation. 2004; 110(2):163–169.

[191] Weber OM, Martin AJ, Higgins CB. Whole-heart steady-state free precession coronary artery magnetic resonance angiography. Magn Reson Med. 2003; 50(6):1223–1228.

[192] Singh Nijjar P, Parameswaran A, Amanullah AM. Evaluation of anomalous aortic origins of the coronaries by 64–slice cardiac computed tomography. Rev Cardiovasc Med. 2007; 8(3):175–181.

[193] Ghadri JR, Kazakauskaite E, Braunschweig S, et al. Congenital coronary anomalies detected by coronary computed tomography compared to invasive coronary angiography. BMC Cardiovasc Disord. 2014; 14:81.

[194] Manso B, Castellote A, Dos L, Casaldáliga J. Myocardial perfusion magnetic resonance imaging for detecting coronary function anomalies in asymptomatic paediatric patients with a previous arterial switch operation for the transposition of great arteries. Cardiol Young. 2010; 20(4):410–417.

[195] Castaneda AR, Jonas RA, Mayer JE, et al. Tetralogy of Fallot. In: Castaneda AR, Jonas RA, Mayer JE et al, eds. Cardiac surgery of the neonate and infant. Philadelphia: Saunders; 1994: 215–234.

[196] Hofbeck M, Sunnegårdh JT, Burrows PE, et al. Analysis of survival in patients with pulmonic valve atresia and ventricular septal defect. Am J Cardiol. 1991; 67(8):737–743.

[197] Haworth SG, Rees PG, Taylor JF, Macartney FJ, de Leval M, Stark J. Pulmonary atresia with ventricular septal defect and major aortopulmonary collateral arteries. Effect of systemic pulmonary anastomosis. Br Heart J. 1981; 45(2):133–141.

[198] Marelli AJ, Perloff JK, Child JS, Laks H. Pulmonary atresia with ventricular septal defect in adults. Circulation. 1994; 89(1): 243–251.

[199] Seidel W, Kovacicek S, Klinner W. Operation for aplasia and atresia of the pulmonary artery. Thoraxchir Vask Chir. 1965; 13(6): 436–445.

[200] Lillehei CW, Cohen M, Warden HE, Varco RL. The direct-vision intracardiac correction of congenital anomalies by controlled cross circulation; results in thirty-two patients with ventricular septal defects, tetralogy of Fallot, and atrioventricularis communis defects. Surgery. 1955; 38(1):11–29.

[201] Wallace RB, McGoon DC, Danielson GK. Complete correction of truncus arteriosus, pulmonary atresia, and transposition of the great arteries with ventricular septal defect and pulmonary stenosis. Adv Cardiol. 1974; 11(00):11–17.

[202] Hessel EA, II, Boyden EA, Stamm SJ, Sauvage LR. High systemic origin of the sole artery to the basal segments of the left lung: findings, surgical treatment, and embryologic interpretation. Surgery. 1970; 67(4):624–632.

[203] Maron BJ, Towbin JA, Thiene G, et al. Contemporary definitions and classification of the cardiomyopathies. An AHA scientific statement from the council on clinical cardiology, heart failure and transplantation committee; quality of care and outcomes research and functional genomics and translational biology interdisciplinary working groups; and council on epidemiology and prevention. Circulation. 2006; 113:1807–1816.

[204] Elliott P, Andersson B, Arbustini E, et al. Classification of the cardiomyopathies: a position statement from the European society of cardiology working group on myocardial and pericardial diseases. Eur Heart J. 2008; 29(2):270–276.

[205] Schmaltz AA. Hypertrophe Kardiomyopathie. In: Apitz J, Hrsg. Pädiatrische Kardiologie. Steinkopff: Darmstadt; 2002: 260–264.

[206] Bos JM, Towbin JA, Ackerman MJ. Diagnostic, prognostic, and therapeutic implications of genetic testing for hypertrophic cardiomyopathy. J Am Coll Cardiol. 2009; 54(3):201–211.

[207] Morrow AG, Fogarty TJ, Hannah H, III, Braunwald E. Operative treatment in idiopathic hypertrophic subaortic stenosis. Techniques, and the results of preoperative and postoperative clinical and hemodynamic assessments. Circulation. 1968; 37(4):589–596.

[208] Ommen SR, Shah PM, Tajik AJ. Left ventricular outflow tract obstruction in hypertrophic cardiomyopathy: past, present and future. Heart. 2008; 94(10):1276–1281.

[209] Sigwart U. Non-surgical myocardial reduction for hypertrophic obstructive cardiomyopathy. Lancet. 1995; 346(8969):211–214.

[210] Nihoyannopoulos P, McKenna WJ. Hypertrophic cardiomyopathy. In: Roelandt JRTC, Sutherland GR, Iliceto S, eds. Cardiac ultrasound. Edinburgh: Churchill Livingstone; 1993: 371–389.

[211] Shah JS, Esteban MTT, Thaman R, et al. Prevalence of exercise-induced left ventricular outflow tract obstruction in symptomatic patients with non-obstructive hypertrophic cardiomyopathy. Heart. 2008; 94(10):1288–1294.

[212] Flachskampf FA, Breithardt OA, Daniel WG. Stellenwert des Gewebe-Dopplers in der Frühdiagnostik von Kardiomyopathien. Herz. 2007; 32(2):89–96.

[213] Ho CY, Sweitzer NK, McDonough B, et al. Assessment of diastolic

function with Doppler tissue imaging to predict genotype in preclinical hypertrophic cardiomyopathy. Circulation. 2002; 105(25): 2992–2997.

[214] McMahon CJ, Nagueh SF, Pignatelli RH, et al. Characterization of left ventricular diastolic function by tissue Doppler imaging and clinical status in children with hypertrophic cardiomyopathy. Circulation. 2004; 109(14):1756–1762.

[215] Alfakih K, Plein S, Thiele H, Jones T, Ridgway JP, Sivananthan MU. Normal human left and right ventricular dimensions for MRI as assessed by turbo gradient echo and steady-state free precession imaging sequences. J Magn Reson Imaging. 2003; 17(3):323–329.

[216] Petersen SE, Selvanayagam JB, Francis JM, et al. Differentiation of athlete's heart from pathological forms of cardiac hypertrophy by means of geometric indices derived from cardiovascular magnetic resonance. J Cardiovasc Magn Reson. 2005; 7(3):551–558.

[217] Olivotto I, Maron MS, Autore C, et al. Assessment and significance of left ventricular mass by cardiovascular magnetic resonance in hypertrophic cardiomyopathy. J Am Coll Cardiol. 2008; 52(7):559–566.

[218] Rickers C, Wilke NM, Jerosch-Herold M, et al. Utility of cardiac magnetic resonance imaging in the diagnosis of hypertrophic cardiomyopathy. Circulation. 2005; 112(6):855–861.

[219] Gutberlet M. Cardiac magnetic resonance imaging: from imaging to diagnosis. Radiologe. 2013; 53(11):1033–1052.

[220] Hansen MW, Merchant N. MRI of hypertrophic cardiomyopathy: part I, MRI appearances. AJR Am J Roentgenol. 2007; 189(6):1335–1343.

[221] Hansen MW, Merchant N. MRI of hypertrophic cardiomyopathy: part 2, Differential diagnosis, risk stratification, and posttreatment MRI appearances. AJR Am J Roentgenol. 2007; 189(6):1344–1352.

[222] Chaowu Y, Shihua Z, Jian L, Li L, Wei F. Cardiovascular magnetic resonance characteristics in children with hypertrophic cardiomyopathy. Circ Heart Fail. 2013; 6(5):1013–1020.

[223] Green JJ, Berger JS, Kramer CM, Salerno M. Prognostic value of late gadolinium enhancement in clinical outcomes for hypertrophic cardiomyopathy. JACC Cardiovasc Imaging. 2012; 5(4):370–377.

[224] Puntmann VO, Voigt T, Chen Z, et al. Native T1 mapping in differentiation of normal myocardium from diffuse disease in hypertrophic and dilated cardiomyopathy. JACC Cardiovasc Imaging. 2013; 6(4):475–484.

[225] Andrews RE, Fenton MJ, Ridout DA, Burch M, British Congenital Cardiac Association. New-onset heart failure due to heart muscle disease in childhood: a prospective study in the United kingdom and Ireland. Circulation. 2008; 117(1):79–84.

[226] Towbin JA, Lowe AM, Colan SD, et al. Incidence, causes, and outcomes of dilated cardiomyopathy in children. JAMA. 2006; 296(15):1867–1876.

[227] Codd MB, Sugrue DD, Gersh BJ, Melton LJ, III. Epidemiology of idiopathic dilated and hypertrophic cardiomyopathy. A populationbased study in Olmsted County, Minnesota, 1975–1984. Circulation. 1989; 80(3):564–572.

[228] Malhotra R, Mason PK. Lamin A/C deficiency as a cause of familial dilated cardiomyopathy. Curr Opin Cardiol. 2009; 24(3):203–208.

[229] Pasotti M, Klersy C, Pilotto A, et al. Long-term outcome and risk stratification in dilated cardiolaminopathies. J Am Coll Cardiol. 2008; 52(15):1250–1260.

[230] Felker GM, Thompson RE, Hare JM, et al. Underlying causes and long-term survival in patients with initially unexplained cardiomyopathy. N Engl J Med. 2000; 342(15):1077–1084.

[231] Shaddy RE, Boucek MM, Hsu DT, et al. Pediatric Carvedilol Study Group. Carvedilol for children and adolescents with heart failure: a randomized controlled trial. JAMA. 2007; 298(10):1171–1179.

[232] McMahon CJ, Nagueh SF, Eapen RS, et al. Echocardiographic predictors of adverse clinical events in children with dilated cardiomyopathy: a prospective clinical study. Heart. 2004; 90(8):908–915.

[233] Koikkalainen JR, Antila M, Lötjönen JM, et al. Early familial dilated cardiomyopathy: identification with determination of disease state parameter from cine MR image data. Radiology. 2008; 249(1): 88–96.

[234] Wu KC, Weiss RG, Thiemann DR, et al. Late gadolinium enhancement by cardiovascular magnetic resonance heralds an adverse prognosis in nonischemic cardiomyopathy. J Am Coll Cardiol. 2008; 51(25):2414–2421.

[235] Lurz P, Luecke C, Eitel I, et al. Comprehensive cardiac magnetic resonance imaging in patients with suspected myocarditis: The MyoRacer-Trial. J Am Coll Cardiol. 2016; 67(15):1800–1811.

[236] Mogensen J, Arbustini E. Restrictive cardiomyopathy. Curr Opin Cardiol. 2009; 24(3):214–220.

[237] Calkins H. Arrhythmogenic right-ventricular dysplasia/ cardiomyopathy. Curr Opin Cardiol. 2006; 21(1):55–63.

[238] Marcus FI, McKenna WJ, Sherrill D, et al. Diagnosis of arrhythmogenic right ventricular cardiomyopathy/dysplasia: proposed modification of the task force criteria. Circulation. 2010; 121(13):1533–1541.

[239] Bomma C, Rutberg J, Tandri H, et al. Misdiagnosis of arrhythmogenic right ventricular dysplasia/cardiomyopathy. J Cardiovasc Electrophysiol. 2004; 15(3):300–306.

[240] Grothoff M, Pachowsky M, Hoffmann J, et al. Value of cardiovascular MR in diagnosing left ventricular non-compaction cardiomyopathy and in discriminating between other cardiomyopathies. Eur Radiol. 2012; 22(12):2699–2709.

[241] Lilje C, Rázek V, Joyce JJ, et al. Complications of non-compaction of the left ventricular myocardium in a paediatric population: a prospective study. Eur Heart J. 2006; 27(15):1855–1860.

[242] Sasse-Klaassen S, Probst S, Gerull B, et al. Novel gene locus for autosomal dominant left ventricular noncompaction maps to chromosome 11p15. Circulation. 2004; 109(22):2720–2723.

[243] Jenni R, Oechslin E, Schneider J, Attenhofer Jost C, Kaufmann PA. Echocardiographic and pathoanatomical characteristics of isolated left ventricular non-compaction: a step towards classification as a distinct cardiomyopathy. Heart. 2001; 86(6):666–671.

[244] Petersen SE, Selvanayagam JB, Wiesmann F, et al. Left ventricular non-compaction: insights from cardiovascular magnetic resonance imaging. J Am Coll Cardiol. 2005; 46(1):101–105.

[245] Myokarditis-Diagnostik KR. Dtsch Med Wochenschr. 2011; 136:829–835.

[246] Klingel K, Sauter M, Bock CT, Szalay G, Schnorr JJ, Kandolf R. Molecular pathology of inflammatory cardiomyopathy. Med Microbiol Immunol (Berl). 2004; 193(2–3):101–107.

[247] Badorff C, Lee GH, Lamphear BJ, et al. Enteroviral protease 2A cleaves dystrophin: evidence of cytoskeletal disruption in an acquired cardiomyopathy. Nat Med. 1999; 5(3):320–326.

[248] Stiller B, Dähnert I, Weng YG, Hennig E, Hetzer R, Lange PE. Children may survive severe myocarditis with prolonged use of biventricular assist devices. Heart. 1999; 82(2):237–240.

[249] Bowles NE, Ni J, Kearney DL, et al. Detection of viruses in myocardial tissues by polymerase chain reaction. evidence of adenovirus as a common cause of myocarditis in children and adults. J Am Coll Cardiol. 2003; 42(3):466–472.

[250] Wang JN, Tsai YC, Lee WL, Lin CS, Wu JM. Complete atrioventricular block following myocarditis in children. Pediatr Cardiol. 2002; 23(5):518–521.

[251] Kececioglu D, Gehrmann J, Mugler M, et al. Myocarditis simuliert akuten Myokardinfarkt im Säuglingsalter. Herz Kreislauf. 1993; 25:353–355.

[252] Ghelani SJ, Spaeder MC, Pastor W, Spurney CF, Klugman D. Demographics, trends, and outcomes in pediatric acute myocarditis

in the United States, 2006 to 2011. Circ Cardiovasc Qual Outcomes. 2012; 5(5):622–627.

[253] Friedrich MG, Sechtem U, Schulz-Menger J, et al. International Consensus Group on Cardiovascular Magnetic Resonance in Myocarditis. Cardiovascular magnetic resonance in myocarditis: A JACC White Paper. J Am Coll Cardiol. 2009; 53(17):1475–1487.

[254] Gutberlet M, Lücke C, Krieghoff C, et al. MRI for myocarditis. Radiologe. 2013; 53(1):30–37.

[255] Gutberlet M, Spors B, Thoma T, et al. Suspected chronic myocarditis at cardiac MR: diagnostic accuracy and association with immunohistologically detected inflammation and viral persistence. Radiology. 2008; 246(2):401–409.

[256] Lauer B, Niederau C, Kühl U, et al. Cardiac troponin T in patients with clinically suspected myocarditis. J Am Coll Cardiol. 1997; 30(5):1354–1359.

[257] Liu PP, Yan AT. Cardiovascular magnetic resonance for the diagnosis of acute myocarditis: prospects for detecting myocardial inflammation. J Am Coll Cardiol. 2005; 45(11):1823–1825.

[258] Felker GM, Boehmer JP, Hruban RH, et al. Echocardiographic findings in fulminant and acute myocarditis. J Am Coll Cardiol. 2000; 36(1):227–232.

[259] Lurz P, Eitel I, Klieme B, et al. The potential additional diagnostic value of assessing for pericardial effusion on cardiac magnetic resonance imaging in patients with suspected myocarditis. Eur Heart J Cardiovasc Imaging. 2014; 15(6):643–650.

[260] Mendes LA, Dec GW, Picard MH, Palacios IF, Newell J, Davidoff R. Right ventricular dysfunction: an independent predictor of adverse outcome in patients with myocarditis. Am Heart J. 1994; 128(2):301–307.

[261] Cooper LT, Baughman KL, Feldman AM, et al. American Heart Association, American College of Cardiology, European Society of Cardiology, Heart Failure Society of America, Heart Failure Association of the European Society of Cardiology, Endorsed by the Heart Failure Society of America and the Heart Failure Association of the European Society of Cardiology. The role of endomyocardial biopsy in the management of cardiovascular disease: a scientific statement from the American Heart Association, the American College of Cardiology, and the European Society of Cardiology. J Am Coll Cardiol. 2007; 50(19):1914–1931.

[262] Gagliardi MG, Bevilacqua M, Di Renzi P, Picardo S, Passariello R, Marcelletti C. Usefulness of magnetic resonance imaging for diagnosis of acute myocarditis in infants and children, and comparison with endomyocardial biopsy. Am J Cardiol. 1991; 68(10):1089–1091.

[263] Lurz P, Eitel I, Adam J, et al. Diagnostic performance of CMR imaging compared with EMB in patients with suspected myocarditis. JACC Cardiovasc Imaging. 2012; 5(5):513–524.

[264] Drucker NA, Colan SD, Lewis AB, et al. γ-globulin treatment of acute myocarditis in the pediatric population. Circulation. 1994; 89(1):252–257.

[265] Frustaci A, Chimenti C, Calabrese F, Pieroni M, Thiene G, Maseri A. Immunosuppressive therapy for active lymphocytic myocarditis: virological and immunologic profile of responders versus nonresponders. Circulation. 2003; 107(6):857–863.

[266] Maisch B, Hufnagel G, Schönian U, Hengstenberg C. The European study of epidemiology and treatment of cardiac inflammatory disease (ESETCID). Eur Heart J. 1995; 16 Suppl O:173–175.

[267] Mason JW, O'Connell JB, Herskowitz A, et al. The Myocarditis Treatment Trial Investigators. A clinical trial of immunosuppressive therapy for myocarditis. N Engl J Med. 1995; 333(5):269–275.

[268] Kühl U, Pauschinger M, Schwimmbeck PL, et al. Interferon-β treatment eliminates cardiotropic viruses and improves left ventricular function in patients with myocardial persistence of viral genomes and left ventricular dysfunction. Circulation. 2003; 107(22):2793–2798.

[269] Wojnicz R, Nowalany-Kozielska E, Wojciechowska C, et al. Randomized, placebo-controlled study for immunosuppressive treatment of inflammatory dilated cardiomyopathy: two-year follow-up results. Circulation. 2001; 104(1):39–45.

[270] Schmaltz AA, Demel KP, Kallenberg R, et al. Immunosuppressive therapy of chronic myocarditis in children: three cases and the design of a randomized prospective trial of therapy. Pediatr Cardiol. 1998; 19(3):235–239.

[271] Felix SB, Staudt A, Baumann G. Immunoadsorption as a new therapeutic principle for treatment of dilated cardiomyopathy. Eur Heart J. 2002 Suppl. 4:163–168.

[272] Canter CE, Simpson KE. Diagnosis and treatment of myocarditis in children in the current era. Circulation. 2014; 129(1):115–128.

[273] Newburger JW, Fulton DR. Kawasaki disease. Curr Opin Pediatr. 2004; 16(5):508–514.

[274] Newburger JW, Takahashi M, Gerber MA, et al. Committee on Rheumatic Fever, Endocarditis, and Kawasaki Disease, Council on Cardiovascular Disease in the Young, American Heart Association. Diagnosis, treatment, and long-term management of Kawasaki disease: a statement for health professionals from the Committee on Rheumatic Fever, Endocarditis, and Kawasaki Disease, Council on Cardiovascular Disease in the Young, American Heart Association. Pediatrics. 2004; 114(6):1708–1733.

[275] Kawasaki T. [Acute febrile mucocutaneous syndrome with lymphoid involvement with specific desquamation of the fingers and toes in children]. Arerugi. 1967; 16(3):178–222.

[276] Taubert KA, Rowley AH, Shulman ST. Seven-year national survey of Kawasaki disease and acute rheumatic fever. Pediatr Infect Dis J. 1994; 13(8):704–708.

[277] Dajani AS, Taubert KA, Gerber MA, et al. Diagnosis and therapy of Kawasaki disease in children. Circulation. 1993; 87(5):1776–1780.

[278] Newburger JW, Takahashi M, Gerber MA, et al. Committee on Rheumatic Fever, Endocarditis and Kawasaki Disease, Council on Cardiovascular Disease in the Young, American Heart Association, American Academy of Pediatrics. Diagnosis, treatment, and long-term management of Kawasaki disease: a statement for health professionals from the Committee on Rheumatic Fever, Endocarditis and Kawasaki Disease, Council on Cardiovascular Disease in the Young, American Heart Association. Circulation. 2004; 110(17):2747–2771.

[279] Council on Cardiovascular Disease in the Young, Committee on Rheumatic Fever, Endocarditis, and Kawasaki Disease, American Heart Association. Diagnostic guidelines for Kawasaki disease. Circulation. 2001; 103(2):335–336.

[280] Kato H, Inoue O, Kawasaki T, Fujiwara H, Watanabe T, Toshima H. Adult coronary artery disease probably due to childhood Kawasaki disease. Lancet. 1992; 340(8828):1127–1129.

[281] Mavrogeni S, Papadopoulos G, Hussain T, Chiribiri A, Botnar R, Greil GF. The emerging role of cardiovascular magnetic resonance in the evaluation of Kawasaki disease. Int J Cardiovasc Imaging. 2013; 29(8):1787–1798.

[282] Yoshikawa H, Nomura Y, Masuda K, et al. Four cases of Kawasaki syndrome complicated with myocarditis. Circ J. 2006; 70(2):202–205.

[283] Kato H, Sugimura T, Akagi T, et al. Long-term consequences of Kawasaki disease. A 10– to 21–year follow-up study of 594 patients. Circulation. 1996; 94(6):1379–1385.

[284] Newburger JW, Takahashi M, Beiser AS, et al. A single intravenous infusion of gamma globulin as compared with four infusions in the treatment of acute Kawasaki syndrome. N Engl J Med. 1991; 324(23):1633–1639.

[285] Newburger JW, Takahashi M, Burns JC, et al. The treatment of Kawasaki syndrome with intravenous gamma globulin. N Engl J

Med. 1986; 315(6):341–347.

[286] Dajani AS, Taubert KA, Takahashi M, et al. Guidelines for long-term management of patients with Kawasaki disease. Report from the Committee on Rheumatic Fever, Endocarditis, and Kawasaki Disease, Council on Cardiovascular Disease in the Young, American Heart Association. Circulation. 1994; 89(2):916–922.

[287] Baer AZ, Rubin LG, Shapiro CA, et al. Prevalence of coronary artery lesions on the initial echocardiogram in Kawasaki syndrome. Arch Pediatr Adolesc Med. 2006; 160(7):686–690.

[288] Geva T, Kreutzer J, Crawford MH, et al. Diagnostic pathways for evaluation of congenital heart disease. Cardiology. 2001:7–41.

[289] Hiraishi S, Misawa H, Takeda N, et al. Transthoracic ultrasonic visualisation of coronary aneurysm, stenosis, and occlusion in Kawasaki disease. Heart. 2000; 83(4):400–405.

[290] Greil GF, Stuber M, Botnar RM, et al. Coronary magnetic resonance angiography in adolescents and young adults with kawasaki disease. Circulation. 2002; 105(8):908–911.

[291] Greil GF, Seeger A, Miller S, et al. Coronary magnetic resonance angiography and vessel wall imaging in children with Kawasaki disease. Pediatr Radiol. 2007; 37(7):666–673.

[292] Sohn S, Kim HS, Lee SW. Multidetector row computed tomography for follow-up of patients with coronary artery aneurysms due to Kawasaki disease. Pediatr Cardiol. 2004; 25(1):35–39.

[293] Chu WC, Mok GC, Lam WW, Yam MC, Sung RY. Assessment of coronary artery aneurysms in paediatric patients with Kawasaki disease by multidetector row CT angiography: feasibility and comparison with 2D echocardiography. Pediatr Radiol. 2006; 36(11):1148–1153.

[294] Jan SL, Hwang B, Fu YC, et al. Comparison of 201Tl SPET and treadmill exercise testing in patients with Kawasaki disease. Nucl Med Commun. 2000; 21(5):431–435.

[295] Ho NC, Tran JR, Bektas A. Marfan's syndrome. Lancet. 2005; 366(9501):1978–1981.

[296] Pyeritz RE, McKusick VA. The Marfan syndrome: diagnosis and management. N Engl J Med. 1979; 300(14):772–777.

[297] Kainulainen K, Pulkkinen L, Savolainen A, Kaitila I, Peltonen L. Location on chromosome 15 of the gene defect causing Marfan syndrome. N Engl J Med. 1990; 323(14):935–939.

[298] Robinson PN, Godfrey M. The molecular genetics of Marfan syndrome and related microfibrillopathies. J Med Genet. 2000; 37(1):9–25.

[299] Jondeau G, Michel JB, Boileau C. The translational science of Marfan syndrome. Heart. 2011; 97(15):1206–1214.

[300] McKUSICK VA. The cardiovascular aspects of Marfan's syndrome: a heritable disorder of connective tissue. Circulation. 1955; 11(3):321–342.

[301] Kaiser T, Kellenberger CJ, Albisetti M, Bergsträsser E, Valsangiacomo Buechel ER. Normal values for aortic diameters in children and adolescents—assessment in vivo by contrast-enhanced CMR-angiography. J Cardiovasc Magn Reson. 2008; 10:56.

[302] De Paepe A, Devereux RB, Dietz HC, Hennekam RC, Pyeritz RE. Revised diagnostic criteria for the Marfan syndrome. Am J Med Genet. 1996; 62(4):417–426.

[303] Loeys BL, Dietz HC, Braverman AC, et al. The revised Ghent nosology for the Marfan syndrome. J Med Genet. 2010; 47(7):476–485.

[304] Keane MG, Pyeritz RE. Medical management of Marfan syndrome. Circulation. 2008; 117(21):2802–2813.

[305] Détaint D, Faivre L, Collod-Beroud G, et al. Cardiovascular manifestations in men and women carrying a FBN1 mutation. Eur Heart J. 2010; 31(18):2223–2229.

[306] Bhudia SK, Troughton R, Lam BK, et al. Mitral valve surgery in the adult Marfan syndrome patient. Ann Thorac Surg. 2006; 81(3):843–848.

[307] Underwood MJ, El Khoury G, Deronck D, Glineur D, Dion R. The aortic root: structure, function, and surgical reconstruction. Heart. 2000; 83(4):376–380.

[308] Fujiseki Y, Okuno K, Tanaka M, Shimada M, Takahashi M, Kawanishi K. Myocardial involvement in the Marfan syndrome. Jpn Heart J. 1985; 26(6):1043–1050.

[309] De Backer JF, Devos D, Segers P, et al. Primary impairment of left ventricular function in Marfan syndrome. Int J Cardiol. 2006; 112(3):353–358.

[310] Kiotsekoglou A, Sutherland GR, Moggridge JC, et al. Impaired right ventricular systolic function demonstrated by reduced atrioventricular plane displacement in adults with Marfan syndrome. Eur J Echocardiogr. 2009; 10(2):295–302.

[311] Yetman AT, Bornemeier RA, McCrindle BW. Long-term outcome in patients with Marfan syndrome: is aortic dissection the only cause of sudden death? J Am Coll Cardiol. 2003; 41(2):329–332.

[312] Alpendurada F, Wong J, Kiotsekoglou A, et al. Evidence for Marfan cardiomyopathy. Eur J Heart Fail. 2010; 12(10):1085–1091.

[313] Saleh RS, Finn JP, Fenchel M, et al. Cardiovascular magnetic resonance in patients with pectus excavatum compared with normal controls. J Cardiovasc Magn Reson. 2010; 12:73.

[314] Shores J, Berger KR, Murphy EA, Pyeritz RE. Progression of aortic dilatation and the benefit of long-term beta-adrenergic blockade in Marfan's syndrome. N Engl J Med. 1994; 330(19):1335–1341.

[315] Danyi P, Elefteriades JA, Jovin IS. Medical therapy of thoracic aortic aneurysms: are we there yet? Circulation. 2011; 124(13):1469–1476.

[316] Brooke BS, Habashi JP, Judge DP, Patel N, Loeys B, Dietz HC, III. Angiotensin II blockade and aortic-root dilation in Marfan's syndrome. N Engl J Med. 2008; 358(26):2787–2795.

[317] Ahimastos AA, Aggarwal A, D'Orsa KM, et al. Effect of perindopril on large artery stiffness and aortic root diameter in patients with Marfan syndrome: a randomized controlled trial. JAMA. 2007; 298(13):1539–1547.

[318] Gott VL, Greene PS, Alejo DE, et al. Replacement of the aortic root in patients with Marfan's syndrome. N Engl J Med. 1999; 340(17):1307–1313.

[319] Bentall H, De Bono A. A technique for complete replacement of the ascending aorta. Thorax. 1968; 23(4):338–339.

[320] Treasure T. Elective replacement of the aortic root in Marfan's syndrome. Br Heart J. 1993; 69(2):101–103.

[321] Treasure T. The evolution of aortic root surgery for Marfan syndrome. Interact Cardiovasc Thorac Surg. 2010; 10(3):353–355.

[322] Benedetto U, Melina G, Takkenberg JJ, Roscitano A, Angeloni E, Sinatra R. Surgical management of aortic root disease in Marfan syndrome: a systematic reviewand meta-analysis. Heart. 2011; 97(12):955–958.

[323] Sievers HH, Misfeld M. Erworbene Vitien der Aortenklappe. In: Ziemer G, Haverich A, Hrsg. Herzchirurgie. Berlin: Springer; 2009.

[324] Murdoch JL, Walker BA, Halpern BL, Kuzma JW, McKusick VA. Life expectancy and causes of death in the Marfan syndrome. N Engl J Med. 1972; 286(15):804–808.

[325] Krause KJ. Marfan syndrome: literature review of mortality studies. J Insur Med. 2000; 32(2):79–88.

[326] Silverman DI, Gray J, Roman MJ, et al. Family history of severe cardiovascular disease in Marfan syndrome is associated with increased aortic diameter and decreased survival. J Am Coll Cardiol. 1995; 26(4):1062–1067.

[327] Li H, Tanaka K, Anzai H, et al. Influence of pre-existing donor atherosclerosis on the development of cardiac allograft vasculopathy and outcomes in heart transplant recipients. J Am Coll Cardiol. 2006; 47(12):2470–2476.

[328] Shiga T, Wajima Z, Apfel CC, Inoue T, Ohe Y. Diagnostic accuracy

of transesophageal echocardiography, helical computed tomography, and magnetic resonance imaging for suspected thoracic aortic dissection: systematic review and meta-analysis. Arch Intern Med. 2006; 166(13):1350–1356.

[329] Meijboom LJ, Groenink M, van der Wall EE, Romkes H, Stoker J, Mulder BJ. Aortic root asymmetry in marfan patients; evaluation by magnetic resonance imaging and comparison with standard echocardiography. Int J Card Imaging. 2000; 16(3):161–168.

[330] Dormand H, Mohiaddin RH. Cardiovascular magnetic resonance in Marfan syndrome. J Cardiovasc Magn Reson. 2013; 15:33.

[331] Potthast S, Mitsumori L, Stanescu LA, et al. Measuring aortic diameter with different MR techniques: comparison of three-dimensional (3D) navigated steady-state free-precession (SSFP), 3D contrast-enhanced magnetic resonance angiography (CE-MRA), 2D T2 black blood, and 2D cine SSFP. J Magn Reson Imaging. 2010; 31(1):177–184.

[332] Collins RT, II, Kaplan P, Somes GW, Rome JJ. Cardiovascular abnormalities, interventions, and long-term outcomes in infantile Williams syndrome. J Pediatr. 2010; 156(2):253–8.e1.

[333] Williams JC, Barratt-Boyes BG, Lowe JB. Supravalvular aortic stenosis. Circulation. 1961; 24:1311–1318.

[334] Beuren AJ, Apitz J, Harmjanz D. Supravalvular aortic stenosis in association with mental retardation and a certain facial appearance. Circulation. 1962; 26:1235–1240.

[335] Stromme P, Bjornstad PG, Ramstad K. Prevalence estimation of Williams syndrome. J Child Neurol. 2002; 17(4):269–271.

[336] Adams GN, Schmaier AH. The Williams–Beuren syndrome— a window into genetic variants leading to the development of cardiovascular disease. PLoS Genet. 2012; 8(2):e1002479.

[337] Pober BR. Williams–Beuren syndrome. N Engl J Med. 2010; 362(3): 239–252.

[338] Karnik SK, Brooke BS, Bayes-Genis A, et al. A critical role for elastin signaling in vascular morphogenesis and disease. Development. 2003; 130(2):411–423.

[339] Hickey EJ, Jung G, Williams WG et al. Congenital supravalvular aortic stenosis: defining surgical and nonsurgical outcomes. Ann Thorac Surg 2008; 86(6): 1919–1927; discussion 1927.

[340] Kitchiner D, Jackson M, Malaiya N, Walsh K, Peart I, Arnold R. Incidence and prognosis of obstruction of the left ventricular outflow tract in Liverpool (1960–91): a study of 313 patients. Br Heart J. 1994; 71(6):588–595.

[341] Ewart AK, Jin W, Atkinson D, Morris CA, Keating MT. Supravalvular aortic stenosis associated with a deletion disrupting the elastin gene. J Clin Invest. 1994; 93(3):1071–1077.

[342] Kumar A, Stalker HJ, Williams CA. Concurrence of supravalvular aortic stenosis and peripheral pulmonary stenosis in three generations of a family: a form of arterial dysplasia. Am J Med Genet. 1993; 45(6):739–742.

[343] Yilmaz AT, Arslan M, Ozal E, Býngöl H, Tatar H, Oztürk OY. Coronary artery aneurysm associated with adult supravalvular aortic stenosis. Ann Thorac Surg. 1996; 62(4):1205–1207.

[344] Bouchireb K, Boyer O, Bonnet D, et al. Clinical features and management of arterial hypertension in children with Williams–Beuren syndrome. Nephrol Dial Transplant. 2010; 25(2):434–438.

[345] Wessel A, Gravenhorst V, Buchhorn R, Gosch A, Partsch CJ, Pankau R. Risk of sudden death in the Williams–Beuren syndrome. Am J Med Genet A. 2004; 127A(3):234–237.

[346] Collins RT, II, Aziz PF, Swearingen CJ, Kaplan PB. Relation of ventricular ectopic complexes to QTc interval on ambulatory electrocardiograms inWilliams syndrome. Am J Cardiol. 2012; 109(11):1671–1676.

[347] Collins RT, II. Cardiovascular disease in Williams syndrome. Circulation. 2013; 127(21):2125–2134.

[348] Wren C, Oslizlok P, Bull C. Natural history of supravalvular aortic

stenosis and pulmonary artery stenosis. J Am Coll Cardiol. 1990; 15(7):1625–1630.

[349] Brown JW, Ruzmetov M, Vijay P, Turrentine MW. Surgical repair of congenital supravalvular aortic stenosis in children. Eur J Cardiothorac Surg. 2002; 21(1):50–56.

[350] Del Pasqua A, Rinelli G, Toscano A, et al. New findings concerning cardiovascular manifestations emerging from long-term follow-up of 150 patients with the Williams–Beuren syndrome. Cardiol Young. 2009; 19(6):563–567.

[351] Kaushal S, Backer CL, Patel S, Gossett JG, Mavroudis C. Midterm outcomes in supravalvular aortic stenosis demonstrate the superiority of multisinus aortoplasty. Ann Thorac Surg. 2010; 89(5):1371–1377.

[352] Deo SV, Burkhart HM, Schaff HV, et al. Late outcomes for surgical repair of supravalvar aortic stenosis. Ann Thorac Surg. 2012; 94(3):854–859.

[353] Falkensammer CB, Paul J, Huhta JC. Fetal congestive heart failure: correlation of Tei-index and Cardiovascular-score. J Perinat Med. 2001; 29(5):390–398.

[354] Epstein AE, DiMarco JP, Ellenbogen KA, et al. American College of, Cardiology/American Heart Association Task Force on Practice Guidelines (Writing Committee to Revise the ACC/AHA/NASPE 2002 Guideline Update for Implantation of Cardiac Pacemakers and Antiarrhythmia Devices), American Association for Thoracic Surgery, Society of Thoracic Surgeons. ACC/AHA/HRS 2008 Guidelines for Device-Based Therapy of Cardiac Rhythm Abnormalities: a report of the American College of Cardiology/American Heart Association Task Force on Practice Guidelines (Writing Committee to Revise the ACC/AHA/NASPE 2002 Guideline Update for Implantation of Cardiac Pacemakers and Antiarrhythmia Devices) developed in collaboration with the American Association for Thoracic Surgery and Society of Thoracic Surgeons. J Am Coll Cardiol. 2008; 51(21):e1–e62.

[355] Swedberg K, Cleland J, Dargie H, et al. Task Force for the Diagnosis and Treatment of Chronic Heart Failure of the European Society of Cardiology. Guidelines for the diagnosis and treatment of chronic heart failure: executive summary (update 2005): The Task Force for the Diagnosis and Treatment of Chronic Heart Failure of the European Society of Cardiology. Eur Heart J. 2005; 26(11):1115–1140.

[356] Maron BJ, McKenna WJ, Danielson GK, et al. Task Force on Clinical Expert Consensus Documents. American College of Cardiology, Committee for Practice Guidelines. European Society of Cardiology. American College of Cardiology/European Society of Cardiology clinical expert consensus document on hypertrophic cardiomyopathy. A report of the American College of Cardiology Foundation Task Force on Clinical Expert Consensus Documents and the European Society of Cardiology Committee for Practice Guidelines. J Am Coll Cardiol. 2003; 42(9):1687–1713.

[357] Kass DA. An epidemic of dyssynchrony: but what does it mean? J Am Coll Cardiol. 2008; 51(1):12–17.

[358] Yu CM, Zhang Q, Fung JW, et al. A novel tool to assess systolic asynchrony and identify responders of cardiac resynchronization therapy by tissue synchronization imaging. J Am Coll Cardiol. 2005; 45(5):677–684.

[359] Suffoletto MS, Dohi K, Cannesson M, Saba S, Gorcsan J, III. Novel speckle-tracking radial strain from routine black-and-white echocardiographic images to quantify dyssynchrony and predict response to cardiac resynchronization therapy. Circulation. 2006; 113(7):960–968.

[360] Chung ES, Leon AR, Tavazzi L, et al. Results of the predictors of response to CRT (PROSPECT) trial. Circulation. 2008; 117(20):2608–2616.

[361] Hawkins NM, Petrie MC, MacDonald MR, Hogg KJ, McMurray JJ. Selecting patients for cardiac resynchronization therapy: electrical or

mechanical dyssynchrony? Eur Heart J. 2006; 27(11):1270–1281.

[362] Wu J, Pflaumer A, Deisenhofer I, et al. Mapping of intraatrial reentrant tachycardias by remote magnetic navigation in patients with d-transposition of the great arteries after mustard or senning procedure. J Cardiovasc Electrophysiol. 2008; 19(11):1153–1159.

拓展阅读

[1] Bass JE, Redwine MD, Kramer LA, Huynh PT, Harris JH, Jr. Spectrum of congenital anomalies of the inferior vena cava: cross-sectional imaging findings. Radiographics. 2000; 20(3):639–652.

[2] Bell A, Rawlins D, Bellsham-Revell H, Miller O, Razavi R, Simpson J. Assessment of right ventricular volumes in hypoplastic left heart syndrome by real-time three-dimensional echocardiography: comparison with cardiac magnetic resonance imaging. Eur Heart J Cardiovasc Imaging. 2014; 15(3):257–266.

[3] Cincinnati Children's. Total anomalous pulmonary venous return (TAPVR). Im Internet: http://www.cincinnatichildrens.org/health/heart-encyclopedia/anomalies/tapvr.htm#symptoms (Stand: 01.07.2015).

[4] Cissarek T, Kröger K, Santosa F, Zeller T, Eds. Gefäßmedizin—Therapie und Praxis. Berlin: ABW Wissenschaftsverlag; 2009: 412.

[5] Dittrich S, Klassen S, Kandolf R et al. DGPK-Leitlinie—Primäre Kardiomyopathien (S2). 2016; S. 237–250.

[6] Elliot PM, Anastakis A, Borger MA, et al. ESC Guideline on diagnosis and management of hypertrophic cardiomyopathy. Eur Heart J. 2014; 35: 2733–2779.

[7] Ginaldi S, Chuang VP, Wallace S. Absence of hepatic segment of the inferior vena cava with azygous continuation. J Comput Assist Tomogr. 1980; 4(1):112–114.

[8] Kim HJ, Goo HW, Park SH, Yun TJ. Left ventricle volume measured by cardiac CT in an infant with a small left ventricle: a new and accurate method in determining uni- or biventricular repair. Pediatr Radiol. 2013; 43(2):243–246.

[9] Kinderkardiochirurgie online. Im Internet: http://www.kinderkardiochirurgie. de/as.html; Stand: 27.06.2015.

[10] cardiacmorphology.com. Im Internet: http://www.cardiacmorphology. com (Stand: 30.06.2015).

[11] Medscape. Total anomalous pulmonary venous connection. Im Internet: http://emedicine.medscape.com/article/899491–overview (Stand: 01.07.2015).

[12] Müther S, Dähnert I. Das Heterotaxiesyndrom. Z Herz Thorax Gefäßchir. 2000; 14(3):134–136.

[13] Nationwide Children's. Coarctation of the aorta. Im Internet: http://www. nationwidechildrens.org/coarctation-of-the-aorta (Stand: 30.06.2015).

[14] Paul T, Tschöpe C, Kandolf R. DGPK-Leitlinie—Myokarditis im Kindesalter (S2). 2016; S. 219–226.

[15] Therrien J, Provost Y, Merchant N, Williams W, Colman J, Webb G. Optimal timing for pulmonary valve replacement in adults after tetralogy of Fallot repair. Am J Cardiol. 2005; 95(6):779–782.

[16] Wilkenshoff U, Kruck I, Eds. Handbuch der Echokardiographie. 3. Aufl. Berlin: Blackwell; 2002.

Hashim Abdul-Khaliq　Petra Böttler　Samir Sarikouch　著

高　燕　译　储　晨　校

本章只是对常见的标准值表做一简单的概述。标准值依赖于患者、设备或检查者等众多因素，每一个使用者均应始终牢记。通常儿童和青少年的标准值比成人的更少，有些情况，如新的 MRI 方法，包括 T_1 和 T_2 图像及细胞外容积分数，没有儿科患者的数值。有关成人患者的信息请参阅文献[1]。

无论选择哪种检查方法及应用哪种计算方法，都不应采用绝对值，而应采用指定标准（一般基于体表面积）；而且，随访检查也应该采用同样的方法和方案。计算体表面积的 DuBois 公式已经在儿科患者中尝试并应用[2, 3]。此外，应该注意的是，肌小梁和乳头肌被认为是容积数据中肌肉质量的一部分，但在计算容积时并未包括[1]。除了 DGPK 等协会发布的质量保证和标准值指南外[4, 5]，基于网络、不断更新的大型数据库（如底特律的心脏结构 Z 值[6, 7]，应用了密歇根儿童医院 782 名患者的数据）将可用于标准值表。在一个输入屏幕上输入身高和体重，以使用心脏结构的 Z 值网站计算标准值。然后用户可以选择使用五种不同的计算方法（Boyd, DuBois, Gehan & George, Haycock，或 Mosteller）来确定体表面积（body surface area, BSA），或者只用体重来计算。然后可以输入各种参数的测量值，网站随后使用这些参数来计算 Z 值。有些作者倾向于使用 Mosteller 公式计算儿科患者的体表面积[2, 3]。大型注册机构，如先天性心脏病协作网络，是标准值的另一个来源[8-11]。本章将参考这两个来源。

提示

Z 值是一种衡量特定测量值偏离样本（这里是一组标准值）平均值的标准差数量的指标。

使用以下公式计算 Z 值[2]。

$$Z = \frac{X - \mu}{\sigma}$$

其中，Z 为标准化随机变量，X 为随机变量，μ 为样本（或标准组）的平均值或"预期"值，σ 为样本（或标准组）的标准差。

负的 Z 值表示测量值比平均值小，正的 Z 值表示测量值比平均值大。

一、超声心动图的标准值及公式

（一）标准值

经胸超声心动图的心血管参数，M 型超声（表 5-1 至表 5-3）。

（二）含标准值的公式

根据 Wilkenshoff 和 Kruck（2002）修订[13]。

瓣膜狭窄的定量

提示

下面公式部分可同样应用于 MRI 的血流测量中。

应用修订的 Bernoulli 方程和狭窄前流速（$V_1 < 1m/s$）进行狭窄定量

$$\Delta p_{max} = 4 \times (V_{max})^2$$
$$\Delta p_{max} = 4 \times (V_{mean})^2$$

其中，V_1 为狭窄前的最大流速（单位 m/s），ΔP_{max} 为最大压力（单位 mmHg），V_{max} 为狭窄处的最大流速（单位 m/s），ΔP_{mean} 为中位数压力（单位 mmHg），V_{mean} 为中位数流速（单位 m/s）。

应用原始的 Bernoulli 方程和狭窄前升高的流速（$V_1 > 1m/s$）进行狭窄定量

体表面积 (m²)	RVWd (mm)	RVDd (mm)	IVSd (mm)	LVDd (mm)	LVWd (mm)	AOd (mm)	LADs (mm)
0.25	2.6 ± 1.2	8.7 ± 4.5	3.8 ± 1.4	20.0 ± 3.6	3.6 ± 1.0	10.4 ± 2.4	14.0 ± 3.5
0.30	2.7 ± 1.1	8.7 ± 4.4	3.9 ± 1.4	22.9 ± 3.9	4.1 ± 1.3	11.3 ± 2.3	15.3 ± 3.8
0.40	2.7 ± 1.1	8.9 ± 4.5	4.1 ± 1.5	26.0 ± 5.0	4.2 ± 1.3	12.9 ± 2.0	16.8 ± 3.8
0.50	2.8 ± 1.1	9.3 ± 4.5	4.3 ± 1.6	29.0 ± 5.6	4.6 ± 1.5	14.9 ± 2.7	18.7 ± 4.2
0.60	2.8 ± 1.1	9.6 ± 4.4	4.8 ± 1.5	31.6 ± 5.6	4.8 ± 1.5	15.6 ± 2.8	20.1 ± 4.0
0.70	2.8 ± 1.1	10.1 ± 4.4	5.0 ± 1.5	33.9 ± 6.5	5.2 ± 1.7	16.9 ± 3.4	21.2 ± 5.0
0.80	2.8 ± 1.1	10.5 ± 4.7	5.2 ± 1.6	35.8 ± 6.2	5.7 ± 2.1	17.9 ± 3.4	22.5 ± 6.0
0.90	2.8 ± 1.1	11.0 ± 4.6	5.6 ± 1.8	37.1 ± 6.1	5.9 ± 2.2	18.7 ± 3.6	23.2 ± 6.2
1.00	2.8 ± 1.1	11.2 ± 4.8	5.8 ± 1.8	38.5 ± 6.8	5.9 ± 2.2	19.9 ± 3.6	25.0 ± 5.8
1.10	2.9 ± 1.1	11.8 ± 4.4	6.2 ± 1.9	39.4 ± 6.9	6.3 ± 2.4	20.9 ± 3.4	25.2 ± 5.7
1.20	2.9 ± 1.1	12.4 ± 4.8	6.5 ± 1.8	41.7 ± 6.2	6.6 ± 2.5	21.0 ± 3.5	26.0 ± 5.1
1.30	3.0 ± 1.1	13.5 ± 5.0	6.6 ± 1.8	42.4 ± 6.6	6.9 ± 2.6	21.7 ± 4.2	27.3 ± 5.6
1.40	3.0 ± 1.1	14.0 ± 5.0	6.7 ± 1.8	43.3 ± 6.0	6.9 ± 2.6	22.7 ± 4.8	28.2 ± 5.4
1.50	3.1 ± 1.2	15.6 ± 5.6	7.4 ± 2.2	45.4 ± 6.4	7.7 ± 2.8	23.6 ± 5.4	29.9 ± 6.2
1.75	3.1 ± 1.2	16.5 ± 6.2	8.0 ± 2.4	46.8 ± 6.0	8.1 ± 3.0	24.4 ± 6.2	30.4 ± 6.6
2.00	3.1 ± 1.2	17.5 ± 6.0	8.3 ± 2.5	53.4 ± 8.0	8.1 ± 3.0	27.4 ± 4.4	32.5 ± 8.8

表 5-1　基于体表面积的直径参考值

直径值表示为平均值 ±2 个标准差[4, 5]

AOd. 主动脉，舒张期；IVSd. 室间隔，舒张期；LADs. 左心房直径，收缩期；LVDd. 左心室直径，舒张期；LVWd. 左心室后壁，舒张期；RVDd. 右心室直径，舒张期；RVWd. 右心室后壁，舒张期

$$\Delta P_{max} = 4 \times \left[(V_{max})^2 - V_1^2 \right]$$

其中，V_1 为狭窄前的最大流速（单位 m/s），ΔP_{max} 为最大压力（单位 mmHg），V_{max} = 为狭窄处的最大流速（单位 m/s）。

使用连续性方程计算瓣膜开口面积

$$BSA = \pi \times \left(\frac{d}{2}\right)^2 \times \frac{V_1}{V_{max}}$$

其中，BSA 为体表面积（单位 cm²），d 为左心室或右心室流出道的最大直径（单位 cm），V_1 为狭窄前的最大流速（单位 m/s），V_{max} 为狭窄处的最大流速（单位 m/s）。

应用压力减半时间量化房室瓣的开口面积

$$BSA = \frac{220}{PHT}$$

$$PHT = \frac{V_{max}}{\sqrt{2}}$$

其中，BSA 为体表面积（单位 cm²），PHT 为压力减半时间（单位 s），V_{max} 为最大速度（单位 m/s）。

计算搏出量、心输出量和分流量
计算搏出量

$$SV = \int V \times 横截面积$$

其中，SV 为搏出量（单位 ml），$\int V$ 为通过心脏瓣膜的流速积分。

计算每分心输出量

$$CMV = 横截面积 \times \int V \times HF$$

其中，CMV 为每分心输出量（单位为 L/min）。

$$横截面积 = \pi \times \left[\left(\frac{d}{2}\right)^2\right]$$

表 5-2　二维超声心动图基于探头位置的特定心室、心房和血管参数的标准值（第 5～95 百分位数）[5]

体表面积（m²）	心尖		胸骨旁 / 胸骨上		剑突下		
	LVd（mm）	TV/MV diff.（mm）	PAd（mm）	AoAd（mm）	IVCd（mm）	RVd（mm）	RAd（mm）
0.20	33～50	2.5～5.6	7～12	6～12	3～6	12～25	12～22
0.40	43～63	3.0～7.0	9～16	8～14	5～9	17～32	16～29
0.60	51～77	3.5～7.7	11～19	10～16	6～12	21～42	19～36
0.80	60～90	3.8～8.5	12～22	11～18	8～14	25～48	22～41
1.00	67～98	4.1～9.0	13～25	12～20	9～16	27～53	25～46
1.20	73～105	4.3～9.5	15～27	13～22	10～18	29～58	27～49
1.40	78～112	4.4～10.1	16～29	14～23	11～21	31～63	29～52
1.60	82～119	4.5～10.5	17～31	14～24	12～22	33～67	31～55

AoAd. 主动脉弓直径；LVd. 左心室直径；PAd. 肺动脉直径；RAd. 右心房直径；RVd. 右心室直径；TV/MV diff. 三尖瓣 / 二尖瓣与间隔附着点的间距；IVCd. 下腔静脉直径

表 5-3　儿科患者多普勒超声心动图中的血流速度标准值[5]

血管 / 瓣膜	舒张期充盈参数		最大速度（m/s）
参考文献 [12, 13]			
主动脉瓣		1.20～1.80	1.52（1.20～1.70）
肺动脉瓣		0.70～1.20	0.84（0.60～1.20）
二尖瓣	E 波	0.70～1.10	1.00（0.70～1.40）
	A 波	0.30～0.70	
	E/A 波	1.10～2.70	
三尖瓣	E 波	0.40～0.80	0.62（0.50～0.90）
	A 波	0.20～0.60	
	E/A 波	0.60～2.60	
降主动脉近端		0.80～1.80	
LVOT		0.70～1.20	
腔静脉		0.50～1.50*	

*. 极度依赖呼吸作用

V_{max}. 最大速度；E. 充盈早期的最大速度；A. 充盈晚期（心房充盈期）的最大速度；LVOT. 左心室流出道

其中，$\int V$ 为通过心脏瓣膜的流速积分，CF 为心率（次 / 分），d 为瓣环或流出道的最大直径。

每分心输出量的标准值，用热稀释法测定[13]：6.99（4.00～10.20）L/min。

估算分流量

$$\frac{Q_p}{Q_s} = \frac{SV_{肺动脉}}{SV_{主动脉}}$$

其中，Q_p 为肺循环流量，Q_s 为体循环流量，$SV_{肺动脉}$ 为肺动脉搏出量，$SV_{主动脉}$ 为主动脉搏出量，标准值为 1。

提示

如果存在动脉导管开放、MAPCA 和心外侧支血管，应利用通过房室瓣的血流来测定流量。

应用二维超声心动图估测左心室功能和容积

应用 M 型超声测定局部缩短分数

$$FS = \frac{LVEDD - LVESD}{LVEDD} \times 100$$

其中，FS= 短轴缩短率（单位 %），LVEDD 为左心室舒张末期直径，LVESD 为左心室收缩末期直径，标准值为 25%～45%。

应用二维超声心动图估测左心室容积（平面－长度法）

根据 Hahn 等（1982）[14]，Wilkenshoff 和 Kruck（2002）[13] 修订。

单平面法（四腔心切面）

$$LVV = \frac{\pi}{6} \times D^2 \times L = \frac{8}{3}\pi \times \frac{A^2}{L}$$

其中，LVV 为左心室容积（单位 ml），D 为直径，L 为心室长度（两个轴的长度），A 为垂直于长轴的面积。

双平面法（二腔心和四腔心切面）

$$LVV = \frac{\pi}{6} \times D_1 \times D_2 \times L = \frac{8}{3}\pi \times \left(\frac{A_1 \times A_2}{L}\right)$$

其中，LVV 为左心室容积（单位 ml），$D_{1/2}$ 为直径 1/2，L 为心室长度（两个轴的长度），$A_{1/2}$ 为垂直于长轴的面积 1/2。

（三）超声心动图的节段功能分析

超声心动图可以快速、无创、方便地分析心脏功能。节段心肌功能可通过应用超声心动图各种方法进行量化。

脉冲组织多普勒：分析包括心肌壁的基底段、中间段和心尖段，左心室和右心室均可做。此外，还可以检查左心室后壁的径向心肌运动。这种方法用于测定不同测量点的心肌运动速度[15]。原则上，可以在短轴或四腔切面中收集数值。表 5-4 列出了四腔切面的数值示例。

组织多普勒：组织多普勒的发展使得心肌可进行节段性分析。应用这种方法，可在同一心动周期内对各个心肌节段进行分析，这意味着心肌收缩的时间序列可以相互比较（同步测量的前提条件）[16]。

基于组织多普勒的心肌形变（应变 / 应变率）：节段功能参数应变和应变率可以用组织多普勒分析的数据来计算。然而，由于数据的获取和后处理需要大量的时间，这种方法的应用有限，它只用于儿科心脏病中做一些特殊诊断。这种方法的进一步发展被称为二维应变分析，其易于使用并可以分析常规获得的影像数据。这里列出的分析方法和标准值[17-20] 只适用于二维应变分析。

二、MRI 标准值

（一）正常儿童心脏

众所周知，心脏与身体大小的比例是"不同速"的，即它在婴儿期、幼儿期和成年期会发生变化[21]。当然，这也取决于身高、体重和体表面积。由于这个原因，不应使用绝对容积数据，特别对于儿童，而应该使用基于体表面积（表 5-5 和表 5-6）、体重（表 5-7）或身高（表 5-8 和表 5-9）的标准化参考值。除了年龄外，性别也起很大作用。因此，应使用基于性别和年龄的心脏标准值。然而，有研究结果表明，除了儿科心脏病学中最常用的基于体表面积的标准值外，基于体重且与性别无关的简单标准值[9] 可能也够了，至少对于容积数据来说是如此，尤其是当以百分比的形式应用时。下面将解释某些基于体表面积的儿童和青少年特定的 MRI 标准值。在这里引用的研究中，肌肉质量包括了肌小梁和乳头肌[9, 10]，然后从心室容积计算中减去。

（二）瓣膜狭窄患者

见表 5-10。

表 5–4　健康儿童（$n=160$）四腔切面收缩期、舒张早期和舒张晚期室间隔、左心室和右心室的心肌速度 [15, 16]

位置	收缩期 / 舒张期	最大速度（cm/s）					
		室间隔		左心室		右心室	
		中位数	第 5～95 百分位	中位数	第 5～95 百分位	中位数	第 5～95 百分位
基底部	S	8.1	6.8～9.8	9.7	6.3～13.5	12.8	10.7～16.5
	E	14.3	11.2～18.5	17.6	13.0～23.0	16.2	12.6～21.1
	A	5.8	4.4～7.9	5.5	3.8～8.0	8.6	5.5～12.1
中段	S	6.1	4.7～7.5	9.5	6.2～13.3	10.9	8.6～13.7
	E	13.0	9.2～16.2	15.9	10.0～21.0	13.9	9.4～17.7
	A	4.9	3.5～6.5	4.6	3.2～7.1	7.1	4.7～10.0
心尖	S	4.6	3.1～6.4	8.7	5.0～12.4	8.0	5.7～10.8
	E	9.0	5.9～12.7	10.7	6.5～15.3	10.8	7.0～14.3
	A	3.7	2.4～5.0	3.9	1.9～5.8	5.3	3.6～7.8

A. 舒张晚期；E. 舒张早期；S. 收缩期

表 5–5　健康儿童和青少年（年龄：8—20 岁，$n=114$，其中 55 个男孩和 59 个女孩）右心室和左心室基于体表面积（m^2）的 MRI 容积和功能标准值（从 SSFP 序列轴向采集得到的平均数和标准差）[9]。所有容积参数均根据体表面积标化，单位 ml/m^2 或 g/m^2，标为指数 i

参数（单位）	男 性		女 性	
	平均数	标准差	平均数	标准差
RV-EDV$_i$（ml/m^2）	84.5	12.7	76.9	12.7
RV-ESV$_i$（ml/m^2）	32.5	6.4	28.6	5.4
RV-MM$_i$（g/m^2）	20.5	7.5	17.6	4.8
RV-SV$_i$（ml/m^2）	52.0	8.4	48.2	6.8
RV-EF（%）	61.6	4.5	62.8	4.3
LV-EDV$_i$（ml/m^2）	85.1	13.8	77.9	10.8
LV-ESV$_i$（ml/m^2）	30.5	7.6	28.5	6.2
LV-MM$_i$（g/m^2）	55.9	12.3	47.6	8.2
LV-SV$_i$（ml/m^2）	54.6	8.2	49.3	8.1
LV-EF（%）	64.4	4.9	63.4	6.1

EDV. 舒张末期容积；EF. 射血分数；ESV. 收缩末期容积；LV. 左心室；MM. 肌肉质量；RV. 右心室；SV. 搏出量

表 5-6　健康儿童和青少年（年龄：4—20 岁，*n*=105，其中 55 个男孩和 50 个女孩）的大血管直径的 MRI 标准值（来自 MRI 相位对比流量测量的幅度图像的中位数和标准差）[8]，以体表面积（m²）为单位的绝对值

参　数	单　位	平均数（男女不限）		标准差		范　围
		男　性	女　性	男　性	女　性	
主动脉直径	cm	2.20		0.40		1.40～3.10
	cm/m²	1.62	1.70	0.28	0.28	
主动脉横截面积	cm²	4.00		1.40		1.60～7.30
	cm²/m²	2.91	2.86	0.50	0.61	
肺动脉直径	cm	2.30		0.40		1.20～3.30
	cm/m²	1.61	1.67	0.40	0.46	
肺动脉横截面积	cm²	4.40		1.60		1.10～8.70
	cm²/m²	3.15	3.17	0.58	0.67	

表 5-7　健康儿童和青少年（年龄：8—20 岁，*n*=114，其中 55 个男孩和 59 个女孩）的右心室和左心室的容积标准 MRI 值（平均数和标准差），从基于体重（kg）的 SSFP 序列轴向采集获得[9]。所有容积参数均根据体重标化，单位 ml/g 或 g/kg，标为指数 G

参数（单位）	男　性		女　性	
	平均数	标准差	平均数	标准差
RV-EDV$_G$（ml/kg）	2.59	0.45	2.52	0.37
RV-EDV$_G$（ml/kg）	0.99	0.20	0.94	0.17
RV-MM$_G$（g/kg）	0.61	0.17	0.58	0.15
LV-EDV$_G$（ml/kg）	2.60	0.45	2.55	0.39
LV-ESV$_G$（ml/kg）	0.93	0.21	0.94	0.23
LV-MM$_G$（g/kg）	1.69	0.30	1.56	0.30

EDV. 舒张末期容积；ESV. 收缩末期容积；LV. 左心室；MM. 肌肉质量；RV. 右心室

表 5-8　健康儿童和青少年（年龄：8—20 岁，*n*=114，其中 55 个男孩和 59 个女孩）的右心室和左心室的容积标准 MRI 值（平均值和标准差），从基于身高（cm）的 SSFP 序列轴向采集获得[9]。所有容积参数均根据身高标化，单位 ml/cm 或 g/cm，标为指数 H

参数（单位）	男　性		女　性	
	平均数	标准差	平均数	标准差
RV-EDV$_H$（ml/cm）	0.79	0.20	0.67	0.15
RV-ESV$_H$（ml/cm）	0.31	0.09	0.25	0.07
RV-MM$_H$（g/cm）	0.19	0.09	0.15	0.05

（续表）

参数（单位）	男 性		女 性	
	平均数	标准差	平均数	标准差
LV-EDV$_H$（ml/cm）	0.80	0.22	0.68	0.16
LV-ESV$_H$（ml/cm）	0.29	0.01	0.25	0.07
LV-MM$_H$（g/cm）	0.53	0.20	0.42	0.10

EDV. 舒张末期容积；ESV. 收缩末期容积；LV. 左心室；MM. 肌肉质量；RV. 右心室

表 5-9　健康儿童和青少年（年龄：8—20 岁，*n*=115）心房的容积和功能 MRI 标准值（平均数和标准差），来自 SSFP 序列轴向采集[10]（绝对值和基于体表面积 m² 的值）

参 数	单 位	右心房		左心房	
		男 性	女 性	男 性	女 性
最大容积	ml	89.2 ± 43.3	71.0 ± 25.3	71.2 ± 30.4	58.6 ± 19.5
	ml/BSA	58.1 ± 15.7	53.3 ± 11.8	46.7 ± 10.1	44.2 ± 8.7
最小容积	ml	41.8 ± 21.3	31.3 ± 12.8	32.9 ± 15.1	25.6 ± 8.9
	ml/BSA	27.0 ± 7.9	23.2 ± 6.2	21.5 ± 5.1	19.2 ± 3.9
搏出量	ml	47.4 ± 24.3	39.8 ± 14.7	38.2 ± 16.3	33.0 ± 11.6
射血分数	%	53.2 ± 7.4	56.3 ± 8.0	53.7 ± 6.3	56.2 ± 5.5

BSA. 体表面积

表 5-10　瓣膜狭窄的参考值，适用于 MRI[1]

瓣膜疾病	参数（单位）	严重程度		
		轻 度	中 度	重 度
主动脉瓣狭窄	峰值流速（m/s）	<3.0	3.0~4.0	>4.0
	瓣口面积（cm²）	>1.50	1.00~1.50	<1.00
	瓣口面积指数（cm²/m²）			<0.60
主动脉瓣关闭不全	反流分数（%）	<30	30~49	≥50
	反流口面积（cm²）	<0.10	0.10~0.29	≥0.30
二尖瓣狭窄	峰值流速（m/s）	<1.2	1.2~2.2	>2.2
	瓣口面积（cm²）	>1.50	1.00~1.50	<1.00
二尖瓣关闭不全	反流分数（%）	<30	30~49	≥50
	反流口面积（cm²）	<0.20	0.20~0.39	≥0.30
肺动脉瓣狭窄	峰值流速（m/s）	<3.0	3.0~4.0	>4.0
	瓣口面积（cm²）			<1.00

（续表）

瓣膜疾病	参数（单位）	严重程度		
		轻 度	中 度	重 度
肺动脉瓣关闭不全	反流分数（%）	<30	30～40	>40
	反流口面积（cm^2）	<25.00	20.00～35.00	>35.00
三尖瓣狭窄	瓣口面积（cm^2）			<1.00

参考文献

[1] Kawel-Boehm N, Maceira A, Valsangiacomo-Buechel ER, et al. Normal values for cardiovascular magnetic resonance in adults and children. J Cardiovasc Magn Reson. 2015; 17(7):29.

[2] Kaiser T, Kellenberger CJ, Albisetti M, Bergsträsser E, Valsangiacomo Buechel ER. Normal values for aortic diameters in children and adolescents–assessment in vivo by contrast-enhanced CMR-angiography. J Cardiovasc Magn Reson. 2008; 10:56.

[3] Mosteller RD. Simplified calculation of body-surface area. N Engl J Med. 1987; 317(17):1098.

[4] Kampmann C, Wiethoff CM, Wenzel A, et al. Normal values of M mode echocardiographic measurements of more than 2000 healthy infants and children in central Europe. Heart. 2000; 83(6):667–672.

[5] Schmidt KG, Beyer C, Häusler HJ, et al. Reports by the German Society of Pediatric Cardiology. Quality Standards for echocardiography in children and adolescents. Recommendations by the German Society of Pediatric Cardiology for echocardiography studies in childhood and adolescence. Z Kardiol. 1999; 88(9):699–707.

[6] Parameter(z) Echo Z-Score Calculators. Im Internet: http://www.parameterz. blogspot.com/2008/09/z-scores-of-cardiac-structures.html (Stand: 06.04.2016).

[7] Pettersen MD, Du W, Skeens ME, Humes RA. Regression equations for calculation of z scores of cardiac structures in a large cohort of healthy infants, children, and adolescents: an echocardiographic study. J Am Soc Echocardiogr. 2008; 21(8):922–934.

[8] Kutty S, Kuehne T, Gribben P, et al. Ascending aortic and main pulmonary artery areas derived from cardiovascular magnetic resonance as reference values for normal subjects and repaired tetralogy of Fallot. Circ Cardiovasc Imaging. 2012; 5(5):644–651.

[9] Sarikouch S, Peters B, Gutberlet M, et al. Sex-specific pediatric percentiles for ventricular size and mass as reference values for cardiac MRI: assessment by steady-state free-precession and phase-contrast MRI flow. Circ Cardiovasc Imaging. 2010; 3(1):65–76.

[10] Sarikouch S, Koerperich H, Boethig D, et al. Reference values for atrial size and function in children and young adults by cardiac MR: a study of the German competence network congenital heart defects. J Magn Reson Imaging. 2011; 33(5):1028–1039.

[11] Sarikouch S, Koerperich H, Dubowy KO, et al. German Competence Network for Congenital Heart Defects Investigators. Impact of gender and age on cardiovascular function late after repair of tetralogy of Fallot: percentiles based on cardiac magnetic resonance. Circ Cardiovasc Imaging. 2011; 4(6):703–711.

[12] Snider AR, Serwer GA, Ritter SB. Echocardiography in pediatric heart disease. 2nd ed. St. Louis: Mosby; 1997.

[13] Wilkenshoff U, Kruck I. Handbuch der Echokardiographie. 3. Aufl. Berlin: Blackwell; 2002.

[14] Hahn B, Bohn I, Strauer BE. Functional evaluation of left ventricular dynamics by use of 2–dimensional echocardiography: comparison with left ventriculography and assessment of normal 2–dimensional echocardiographical values. Z Kardiol. 1982; 71(7):445–451.

[15] Mori K, Hayabuchi Y, Kuroda Y, Nii M, Manabe T. Left ventricular wall motion velocities in healthy children measured by pulsed wave Doppler tissue echocardiography: normal values and relation to age and heart rate. J Am Soc Echocardiogr. 2000; 13(11):1002–1011.

[16] Kapusta L, Thijssen JM, Cuypers MH, Peer PG, Daniëls O. Assessment of myocardial velocities in healthy children using tissue Doppler imaging. Ultrasound Med Biol. 2000; 26(2):229–237.

[17] Boettler P, Hartmann M, Watzl K, et al. Heart rate effects on strain and strain rate in healthy children. J Am Soc Echocardiogr. 2005; 18(11):1121–1130.

[18] Bussadori C, Moreo A, Di Donato M, et al. A new 2D-based method for myocardial velocity strain and strain rate quantification in a normal adult and paediatric population: assessment of reference values. Cardiovasc Ultrasound. 2009; 7(7):8.

[19] Bussadori C, Oliveira P, Arcidiacono C, et al. Right and left ventricular strain and strain rate in young adults before and after percutaneous atrial septal defect closure. Echocardiography. 2011; 28(7):730–737.

[20] Marcus KA, Mavinkurve-Groothuis AM, Barends M, et al. Reference values for myocardial two-dimensional strain echocardiography in a healthy pediatric and young adult cohort. J Am Soc Echocardiogr. 2011; 24(6):625–636.

[21] Dewey FE, Rosenthal D, Murphy DJ, Jr, Froelicher VF, Ashley EA. Does size matter? Clinical applications of scaling cardiac size and function for body size. Circulation. 2008; 117(17):2279–2287.

推荐阅读

Wessel A. Normal values of two-dimensional echocardiographic evaluation of left and right ventricular geometry in children. Herz. 1985; 10(4): 248–254

索 引
Index